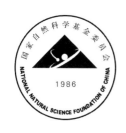

国家自然科学基金

医学科学"十四五"
学科发展战略研究报告

本书编委会／编著

科学出版社

北京

内 容 简 介

本书共有 37 章，包括医学科学总论及 36 个分支学科，通过全面分析学科研究现状和发展态势，总结学科发展规律，梳理学科发展脉络，阐释了医学各分支学科的战略地位，提出了我国优先发展领域及重要的交叉研究领域，优化了资助格局，明确了"十四五"期间的发展目标及其实现途径，以期指导我国医学科学基础研究更好、更快地发展，推动建成和发展理念先进、制度规范、公正高效的新时代科学基金体系，提升我国原始创新能力，更有力地服务创新驱动发展。

本书阐述了国家自然科学基金委员会"十四五"期间医学科学领域的发展方向与相关理念，注重遵循创新发展规律，体现发展规划的时代性，是国家自然科学基金"十四五"期间在医学科学领域的学科发展战略规划。本书有助于医学科学领域的科技工作者深入认识学科发展前沿和动态，围绕国家重大需求更好地把握学术方向；也有助于社会公众了解医学科学及其各分支学科的发展现状和趋势。

图书在版编目（CIP）数据

国家自然科学基金医学科学"十四五"学科发展战略研究报告/本书编委会编著. —北京：科学出版社，2024.4
　　ISBN 978-7-03-078231-1

Ⅰ.①国… Ⅱ.①本… Ⅲ.①医学-学科发展-发展战略-研究报告-中国-2021-2025 Ⅳ.①R

中国国家版本馆 CIP 数据核字（2024）第 055536 号

责任编辑：牛　玲　陈晶晶　姚培培/责任校对：韩　杨
责任印制：师艳茹/封面设计：有道文化

科 学 出 版 社 出版
北京东黄城根北街 16 号
邮政编码：100717
http:// www.sciencep.com

北京中科印刷有限公司印刷
科学出版社发行　各地新华书店经销
*
2024 年 4 月第 一 版　开本：720×1000　1/16
2024 年 6 月第二次印刷　印张：34 1/4
字数：550 000
定价：258.00 元
（如有印装质量问题，我社负责调换）

编　委　会

战略研究专家组

战略研究工作组

学科调研组

呼 吸 学 科

组　　长：曹　彬

成　　员：王　辰　瞿介明　陈荣昌　沈华浩　李为民

循 环 学 科

组　　长：余　鹰

成　　员：徐　涌　段胜仲　朱　毅　孔　炜　汪道文　张志仁
　　　　　区景松

消化病学科

组　　长：房静远

成　　员：刘玉兰　范建高　刘占举　厉有名　李景南　李延青

生殖医学学科

组　　长：乔　杰

成　　员：王红梅　沙家豪　漆洪波　母得志　李　蓉

儿 科 学 科

组　　长：母得志

成　　员：杜军保　罗小平　姜玉武　张爱华

泌 尿 学 科

组　长：赵明辉

成　员：张　宏　周利群　徐　涛　龚　侃　郝传明　易　凡
　　　　刘必成　张爱华　梁朝朝

运动系统学科

组　长：陈　林

成　员：蒋　青　白晓春　欧阳宏伟　余家阔　陈　棣　殷国勇

内分泌系统/代谢和营养支持学科

组　长：宁　光

成　员：王卫庆　肖海鹏　刘礼斌　毕宇芳　何金汗

血 液 学 科

组　长：程　涛

成　员：刘　兵　黄　河　李扬秋　王前飞　彭　军

神经精神学科

组　长：段树民

成　员：胡海岚　李　涛　李晓明　施福东　王建枝　吴志英

麻 醉 学 科

组　长：熊利泽
成　员：曹君利　董海龙　刘　进　黄宇光　俞卫锋　方向明
　　　　喻　田

医学免疫学科

组　长：祁　海
成　员：储以微　黄　波　张　毓　邱晓彦　吴　励　张　煊
　　　　栗占国

皮肤病学学科

组　长：陈　翔
成　员：陆前进　高兴华　满孝勇　崔　勇　陶　娟

眼科学学科

组　长：杨正林
成　员：范先群　孙兴怀　赵　晨　姚　克　刘奕志　周翔天

耳鼻咽喉头颈科学学科

组　长：韩德民
成　员：王成硕　叶京英　殷善开　吴　皓　李华伟　刘　争
　　　　文卫平

口腔颅颌面学科

组 长：边 专

成 员：王松灵 赵铱民 李铁军 蒋欣泉 何 淼

急重症医学学科

组 长：姚咏明

成 员：陈玉国 邱海波 方向明 吕 奔 卢中秋 马晓春
许硕贵 彭志勇 苏 磊

创伤/烧伤/整形学科

组 长：付小兵

成 员：黄跃生 蒋建新 李青峰 刘良明 杨思明

肿 瘤 学 科

组 长：宋尔卫

成 员：王 平 张华凤 张 毅 雷群英 孙倍成 胡 海

老年医学学科

组 长：刘俊平

成 员：刘光慧 张存泰 杨 泽 何琪杨 叶 静

康复医学学科

组 长：岳寿伟

成 员：何成奇 吴 毅 陈 林 胡昔权 单春雷

病原生物与感染学科

组　长：袁正宏

成　员：蓝　柯　刘翠华　刘　伟　苏　川　蔡启良

特种医学学科

组　长：李英贤

成　员：朱玲玲　凌树宽　杨长斌　周丽君　史春梦　骆文静
　　　　牛　超

法医学学科

组　长：侯一平

成　员：丛　斌　陈忆九　李成涛　朱波峰　官大威　王振原
　　　　陈　腾　赵　虎　贠克明　廖林川

病理学学科

组　长：卞修武

成　员：丁彦青　陈　杰　步　宏　来茂德　梁智勇　刘东戈
　　　　黄教悌　王　哲　王国平　平轶芳

检验医学学科

组　长：吕建新

成　员：王传新　王成彬　周宏伟　王　辉　李金明　欧启水
　　　　汪俊军　孙奋勇　傅启华

影像医学学科

组　长：骆清铭

成　员：周　欣　滕皋军　龚启勇　田　捷　蒋田仔　卢光明
　　　　王　凡　梁　萍　王智彪　高家红

生物医学工程学科

组　长：常　江

成　员：樊瑜波　孔德领　龙　勉　聂广军　明　东

放射医学学科

组　长：周平坤

成　员：邵春林　曹建平　黄瑞雪　金顺子　王军平

预防医学学科

组　长：郑玉新

成　员：沈洪兵　陶芳标　孙长颢　余宏杰　于典科　唐敬龙

地方病学/职业病学学科

组　长：孙殿军

成　员：高彦辉　王焕强　孙洪娜　胡伟江　吕向裴

中医学学科

组　　长：陈家旭

成　　员：余曙光　王新华　景向红　刘保延　余林中　梁繁荣
　　　　　朱　兵　曾　芳　赵国平　杨钦河　李晓娟

中药学学科

组　　长：王峥涛

成　　员：陈万生　孔令东　杨　明　邱　峰　陈凯先

中西医结合学科

组　　长：高秀梅

成　　员：王　伟　郭淑贞　战丽彬　张荣华　樊官伟

药物学学科

组　　长：孙宏斌

成　　员：张志荣　贺浪冲　谭仁详　杨胜勇　柳　红　张　灿
　　　　　张　健

药理学学科

组　　长：耿美玉

成　　员：李　佳　徐　强　胡　刚　杨　波　黄　敏

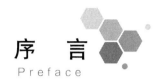

序 言
Preface

    人民健康是民族昌盛和国家富强的重要标志，医学是支撑人民生命健康的重要学科。医学遗传资源和大数据的有效挖掘与利用促进了对全周期生命健康的全面认识，医学研究技术和模式的不断发展与进步催生了对疾病发生发展机理的全新认识，医学新理论和新技术新产品的临床应用改善了对众多疾病监测和干预效果。这些医学研究成果提高了伤病诊断和防治水平，在维护生命健康、提高生活质量和延长人类寿命以及社会经济发展中都发挥了重要作用。如今，越来越大的前沿交叉技术应用使医学科学发展空前迅速，知识体系更新日新月异，医学正在向微创化、精准化、数字化和智能化方向发展。及时而全面地掌握医学科学发展现状，预判学科发展趋势，对于推进健康中国建设具有重要的现实和战略意义。

    "十四五"时期是我国进入创新国家行列之后，乘势而上迈向创新型国家前列，向建设科技强国进军的第一个五年，也是推进健康中国建设的重要时期。为更好地掌握医学学科发展现状与规律、促进学科科学布局、推进学科高效发展，国家自然科学基金委员会"十四五"学科发展战略研究工作组精心组织对医学领域36个分支学科进行了调研。战略研究专家组各位专家通过情报检索、会议研讨、专家研判、问卷调查等方式明确了医学及各分支学科的战略地位，总结了各学科发展规律与发展态势，分析了我国医学各学科发展现状与发展布局，凝练出我国

"十四五"期间医学优先发展领域及重要的交叉研究领域,提出我国"十四五"期间医学的发展目标及实现途径,形成了本战略研究报告。

本书是国家自然科学基金"十四五"期间在医学科学领域的学科发展战略规划,共有37章,包括医学科学总论及36个分支学科,通过全面分析学科研究现状和发展态势,总结学科发展规律,梳理学科发展脉络,阐释了各分支学科的战略地位,阐述了国家自然科学基金委员会"十四五"期间医学科学领域的发展方向与相关理念,提出了我国优先发展领域及重要的交叉研究领域,优化了资助格局,明确了"十四五"期间的发展目标及实现途径。注重遵循创新发展规律,体现发展规划的时代性,以期指导我国医学科学基础研究更好、更快地发展,推动建成和发展理念先进、制度规范、公正高效的新时代科学基金体系,提升我国原始创新能力,更有力地服务创新驱动发展。

我们衷心感谢为本研究报告付出心血的战略研究专家组各位成员。他们在非常繁忙的工作中、在极有限的编写期限内高质量地完成调研和编撰工作,为新时期我国医学研究方向提供了战略性指引。本书总论部分的战略研究工作得到了国家自然科学基金委员会医学科学部第四届、第五届专家咨询组全体委员的大力支持,在此表示感谢。衷心感谢国家自然科学基金委战略研究工作组和科学出版社编辑团队为本书的组织编撰与出版付出的辛苦劳动。姚刚、刘学伟、方冬、童超参与了本书的组织与编写,特此致谢。本书的出版得到国家自然科学基金(项目批准号:L1924038、L1824029)资助。

限于编撰水平和时间,本书可能存在内容和文字等方面的不足或错误,敬请读者指正。

卞修武

2023 年 12 月 31 日

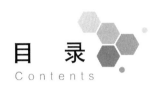

目　录
Contents

第一章

医学科学总论

第一节　医学的战略地位

一、医学的定义、特点及资助范围

医学是一门以关注人民健康为目的、研究预防及诊治身心疾病的系统学科，旨在揭示人类生命的本质，认识身心疾病的罹患风险、发生机理和发展规律，形成预防、诊断和治疗疾病以及消除或减少疾病痛苦的策略与技术，从而达到增进人类健康、延长寿命、提高生活质量的目的。

医学是最古老、最活跃、最实用、范围最宽泛的学科门类之一。医学兼具自然和社会双重属性，其研究对象是人，覆盖全人群和全生命周期，不仅需要关注身心疾病阶段化和个体差异化特点，还需符合伦理学原则，注重保护遗传资源；医学具有公益性，其研究成果服务于全人类，需要资源和信息的共享性以及结果的公开性；医学是一门实践性学科，疾病谱变化往往先于医学研究和技术的发展，医学研究和成果应用面临高风险和难预知等挑战[1]。

医学发展需要基础科学与临床实践的结合，需要多学科交叉与跨学科融合，更需与时俱进地整合新技术、新理念，使其不断修正、不断完善。国家自然科学基金委员会（National Natural Science Foundation of China，NSFC）医学科学研究资助范围不仅涵盖了诸多与身心健康相关的基础理论问题，也涉及医疗技术创新、成果转化与应用、医疗遗传资源保存与利用、医学大数据提取及人工智能（AI）应用、个体化精准诊疗等亟待解决的临床难题。

二、医学的重要性

1. 医学发展促进实现全民健康和推进健康中国建设

习近平总书记在 2016 年全国卫生与健康大会上强调："没有全民健康，就没有全面小康。要把人民健康放在优先发展的战略地位。"①身心全面健康是广大人民群众的共同追求,医疗服务的内容不仅包括对身体疾病的治疗,还应涵盖人民渐趋关注的心理咨询与身心合一的健康指导。未来医学服务的场景不再仅局限于医疗场所,更需延展至人类赖以生存的社会与生态环境;未来医学领域的发展将践行全方位、全生命周期以保障人民健康,成为夯实推进健康中国建设的核心基石。

2. 医学研究进步推动健康产业发展

医药健康产业已步入全球化融合发展模式,健康产业也成为各国国民经济支柱性产业之一。随着生活水平日渐提高和人民健康意识逐渐增强,人们的健康消费观念也逐渐由疾病治疗向全方位预防保健转变,以预防医疗产品为主导的健康产业正得以高速发展。新近兴起的健身应用程序、健康可穿戴设备、生活方式的精准化与个性化策略的物理干预等正在开启健康管理新时代[2]。医学研究的进步发展是提升健康产业创新能力和国际竞争力的重要驱动力。

3. 医学水平提升助力国家安全和社会稳定

随着社会的发展,工业化、城镇化、人口老龄化、疾病谱变化、生态环境及生活方式变化等对医学水平提出了新的要求。同时,全球化浪潮下,传染性疾病的传播和蔓延更易造成严重的社会恐慌和巨大的经济损失,也给生物安全带来了前所未有的巨大挑战。提高医疗保障水平、提升社会医疗保障能力和医疗应急响应能力,是国家安全和社会稳定的重要保障。

第二节　医学的发展规律与发展态势

一、医学的发展规律

1. 医学对机体健康的认识经历了从宏观到微观再到宏观的发展历程,基于整体观的医疗模式是未来医学发展的新方向

现代医学研究经历了从器官水平向组织、细胞、亚细胞及分子水平发展的历

---

① 习近平:把人民健康放在优先发展战略地位. 2016-08-20. www.xinhuanet.com/politics/2016-08/20/c_1119425802.htm.

程，人类对健康和疾病的认识越来越微观化。这一趋势使得医学研究更加深入、医学专业分科越发精细，医学技术正在大踏步地向微观层次深度拓展。但与此同时，这种追求精准精细的研究模式在很大程度上导致医学知识的碎片化、理论体系的割裂化和医疗资源的去整体化。事实上，人体是一个统一的整体，需要我们全方位、多视角、多模态整合学科内外、系统内外与环境内外的多因素互动的因果关系，甄别正常生理活动与疾病发生发展全病程之间的共性演进规律，以及疾病发病的起因特征。在此基础上，整合社会、环境与心理等宏观因素，完善医学知识体系的认知体系，实现医疗模式整体观变革是解决人类健康综合方案历史变迁与时代跨越的必由之路。

2. 新型信息科学技术与医疗大数据深度融合，赋能传统医疗服务模式向智慧医疗+远程服务模式的变革

随着信息技术的发展，新型信息科学技术与医疗大数据的深度融合成为不可逆转的大趋势。借助移动互联网技术，我们实现了医疗服务云端化，赋能了医疗信息大数据的系统保存，优化了医疗服务流程，改善了医疗服务品质。"互联网+远程会诊"医疗新模式为医疗区域服务拓展化发展、国际化延伸提供了坚实的基础和强有力的保障。新冠疫情进一步推动了远程医疗系统的构建和场景应用，现场诊疗和远程诊疗相结合将是今后医疗发展的必然趋势[3]。近年来，人工智能诊疗已快速渗透医疗健康领域。首款人工智能前列腺癌病理学诊断系统 Paige Prostate 已获美国食品药品监督管理局（Food and Drug Administration，FDA）批准，用于前列腺活检切片的病理诊断；我国研发的脑疾病智能诊疗"人工智能医生小豹"和心血管领域的"人工智能医生小葛"也展现出良好的临床应用前景。人工智能的应用模式和应用场景，无疑将助力临床医生提升诊治能力和效率、提高患者的就医体验和满意度，为实现传统医疗服务模式向智慧医疗+远程服务模式的转变提供重大契机。

3. 医学关注重点由以诊治疾病为主向保健、预防、诊治、康复等并重的模式转变

随着生命科学的飞速发展，特别是人们对健康内涵概念的认知提升，医学研究的观念与模式正悄然发生着转变，即由以往以个体疾病治疗为主转向以整体疾病预防为核心，从既往强调"治已病"向"治未病"（预防、保健）的康养观念转变；从重视研究疾病的病理状态转向重点研究个体的健康状态，尤其是聚焦个体从健康到疾病长时程因果关系的挖掘；从单纯重视生命后期转向全面重视生命全过程，特别是重视生命前期以至个体发生之前的母体及其所处的社会与生态环境。上述观念模式的转变无疑为医学研究创新模式的革命性变革厚植了坚实的理论与实践基础，具有重要的指导意义。

二、医学的发展态势

（一）医学发展面临的挑战

1. 医学研究任务复杂，需要医学相关多学科间的通力协作和与非医学学科间的渗透融合

随着医学学科发展的高度精细化，医学专科和亚专科呈现出前所未有的发展格局。综观疾病的防治研究历程，任何一项重大研究成果取得的突破都是多支在预测、预防、诊治方面具有多学科专业的团队优化组合、通力合作的结果。近年来，医学领域多学科诊疗（multi-disciplinary treatment，MDT）模式被广为推崇，有效地促进了患者健康和医学进步。事实上，医学的发展和进步不仅离不开医学学科内部的通力协作，更离不开与非医学学科之间的交叉渗透。医学与材料、电子、信息等现代技术的跨界合作将使得医学技术不断取得新突破，为实现智能化、可视化、精准化的临床诊疗解决众多疑难问题。

2. 基础医学与临床医学之间脱节，基础研究成果的临床转化尚需加强

近年来尽管基础医学不断创新，所取得的科研成果令人骄傲，但临床经验的积累却难以为基础医学指明研究方向和科研目标。事实上，基础医学研究成果与临床疾病诊疗之间严重脱节。需打破基础医学与临床医学以及与公共卫生学之间割裂的鸿沟，真正从临床发现的问题或临床长期悬而未解的疑难问题出发，提炼出重大的、关键的科学问题，通过临床队列—信息化挖掘—实验室验证—临床队列再验证一体化的无缝衔接，把基于临床的基础研究所获得的知识成果快速转化为临床医学和公共卫生方面的疾病防治新方法、新策略。

3. 新发突发传染病的不可预知性给医学研究和医疗保障带来重大挑战

重大突发传染病是当下乃至未来人类健康的最大威胁，新发突发传染病颠覆了人类健康防御需求格局，新发病原体未知、病原体快速变异、合并症及并发症

复杂等加大了新发突发传染病治疗难度，导致死亡率上升。需针对高致病性和高传染性病毒病原体，建立多层级的应急快速检测体系，着力加强病原学溯源应急能力建设，阻击传染病病原体对机体的吸附、侵入、复制和释放等环节，前瞻布局应对新发突发传染病的应急药物研发能力体系，健全协同攻关机制，提升联合攻关能力，保障人类生命安全。

4. 重大慢性疾病患者基数将不断扩大，慢性疾病防控形势依然严峻

随着人口老龄化日趋严重和工业化、城镇化进程加快，我国心脑血管疾病、癌症、慢性呼吸系统疾病、糖尿病等重大慢性疾病的患病人数、发病人数和死亡人数均不断增多，疾病负担日益沉重。重大慢性疾病具有起病隐匿、病程长、病因复杂、可逆性小等特点，加之居民健康知识知晓率偏低，吸烟、过量饮酒、缺乏锻炼、不合理膳食等不健康生活方式比较普遍，给重大慢性疾病防控带来巨大挑战。

（二）医学发展的机遇

1. 生命科学技术飞速发展，为实现精准诊疗提供良好契机

测序技术的飞速发展大大提高了人类认识和解析生命的能力。测序技术现已发展至第四代，即纳米孔测序法。单细胞测序技术也在不断改进完善，北京大学与哈佛大学开发的转座子插入线性扩增（linear amplification via transposon insertion，LIANTI）技术、美国俄勒冈健康与科学大学开发的单细胞组合标记测序（single-cell combinatorial indexed sequencing，SCI-seq）技术、奥地利科学院等机构开发的 CRISPR 液滴测序（CRISPR droplet sequencing，CROP-seq）技术等进一步提高了通量、保真性、基因覆盖率等技术性能。基因编辑技术大大提高了操控和改造生命的效率和准确性，已经实现点对点的编辑。获 2020 年诺贝尔化学奖的 CRISPR 基因编辑技术已被成功用于治疗 β-珠蛋白生成障碍性贫血（又称 β 地中海贫血）和镰状细胞贫血这两种遗传性血液病。此外，基因编辑技术已初步完成疾病治疗的探索，通过修正人类胚胎中的致病点突变，证实人类生殖细胞系基因编辑的安全有效性；基于基因编辑技术的临床试验也在持续开展[4]。以上技术的进步将促进医学精准诊疗的实现。

2. 信息科学快速发展，共享医学大数据资源剧增，为医疗数据挖掘整合提供珍贵的海量数据

新一代生命组学技术水平进一步提高，为解析生命和疾病铺平道路。单细胞

RNA 测序技术、表观转录组测序技术、瞬时转录组测序技术、空间转录组测序技术等转录组分析技术的进步，为绘制更为精确的转录组图谱奠定基础；蛋白质组学研究已经从单纯提高覆盖率的定性研究向更加真实地描述生命过程的定量研究和空间分布研究发展；代谢组学分析技术向超灵敏、高覆盖、原位化方向发展，代谢产物成为疾病筛查的重要标志物；微生物组学是近年研究的新热点，已表征了人体微生物组的时空多样性，建立了人体微生物组与机体健康和疾病的相关性，并亟待解析其机制。与此同时，多组学交叉、多维度分析正在推动系统生物学的深入发展，以更好地理解人类疾病的致病机理[5]。对肿瘤的研究已注重描绘肿瘤发生发展过程中肿瘤细胞及微环境中血管、免疫细胞亚群、功能状态的动态全景图谱，其中发现和确认免疫细胞的功能耗竭及免疫检查点已成为免疫组学的标志性贡献。获得的组学数据大多可以通过网络共享，极大节约了研究同行采集疾病数据的时间和资源，促进了医学研究的精深发展。

3. 多学科交叉合作程度日益加深，为医学研究迅猛发展提供重要支撑

现代医学的进步对医学研究提出了新需求。人体是非常复杂而又精密的系统，单一学科往往难以揭示其内在规律。解析人体正常和疾病状态下精细化的运行机制，需要医学、信息科学、化学、物理等多学科交叉融合。超分辨显微镜、冷冻电子显微术、新的多组学技术、人工智能技术、工程技术等的应用使得医学研究发生质的飞跃，不仅提高了疾病诊断和筛查水平，也给过去难以治疗的顽疾带来了治愈的希望。加强跨学科交叉融合，通过多维度、精准化、可视化与智能化的整合技术体系解析医学科学问题，将赋能医学领域的快速发展。

4. 我国对重大慢性疾病和新发突发传染病防治空前重视，为构建高效、全面的慢性疾病和传染病防控策略提供政策保障

重大慢性疾病和新发突发传染病已成为威胁我国居民健康的重大公共卫生问题，国家已相继出台一系列针对慢性疾病和传染病的重大政策。《国务院关于实施健康中国行动的意见》和《健康中国行动（2019—2030 年）》均明确提出针对心脑血管疾病、癌症、慢性呼吸系统疾病、糖尿病四类重大慢性疾病以及传染病、地方病等加强疾病防控。国家卫生健康委员会、国家发展和改革委员会等八部门联合印发《遏制结核病行动计划（2019—2022 年）》，提出有效遏制结核病流行和危害的六大行动。新冠疫情暴发以来，国家和政府部门也相继出台一系列针对防控新发突发传染病的政策，为有效防治新冠病毒感染提供了重要保障。此外，

慢性疾病用药的医保报销范围正在逐渐地扩大。以上措施为高效、全面防控慢性疾病和传染病提供了政策保障。

第三节 我国医学的发展现状与发展布局

一、我国医学的发展现状

（一）我国医学研究领域论文产出及影响力

根据 SCI（Science Citation Index）和 SSCI（Social Science Citation Index）数据库的引文主题聚类和传统学科分类，分析医学各研究方向发表论文情况，近 10 年间我国学者在医学领域的国际影响力提升显著。"十二五"期间，医学领域总发文量为 3 650 195 篇，其中我国发文量为 340 302 篇，占比 9.32%，世界排名第 4 位（排名前三的为美国、英国、德国）。"十三五"期间，医学领域总发文量为 4 281 379 篇，我国发文量为 651 201 篇，占比 15.21%，排名第二位（排名第一位的为美国）。2012～2021 年，中国发表医学论文总被引次数为 11 833 068 次，被引用论文数百分比为 80.19%。在这 10 年中，中国发表论文数量从 2012 年的 46 977 篇增加至 2021 年的 161 856 篇，10 年增加了 2.45 倍；排名前 1% 高被引论文数量为 6809 篇。从学科规范化引文影响力（category normalized citation impact，CNCI）反映的科研成果影响力的指标来看，在 65 个医学领域研究方向中，"十二五"期间，我国有 13 个研究方向的论文学术表现超过全球平均水平（学科规范化引文影响力>1）；"十三五"期间，我国有 22 个研究方向的论文学术表现超过全球平均水平。

（二）我国医学发展现状及存在的问题

1. 基础医学研究取得诸多具有国际影响力的原创性成果，尚需加强突破性和引领性的成果研究

"十三五"期间，我国科研人员在基础医学研究领域取得了一系列原创性成果，我国基础医学逐渐从跟随向引领阶段发展。例如，我国科研人员揭示了一种精细的 DNA 复制起始位点的识别调控机制，为理解癌症发生和癌症治疗提供理

论基础；发现肿瘤内的 T 细胞中 FBXO38 "活跃"度过低，导致 PD-1 不能被正常降解，揭示了人体免疫系统"刹车"分子及重要药物靶点 PD-1 的新调控机制，以及该机制在肿瘤免疫反应中的功能[6]；鉴定出哺乳动物多器官衰老的新型生物学标志物和可调控靶标，为建立针对衰老及与衰老相关疾病的早期预警和科学应对策略奠定了重要基础；首次证明了蛋白质聚集体可以通过"相分离/相转变"改变物质性质，从而调控其自噬降解效率，为清除神经退行性疾病中因异常相转变而累积的蛋白质聚集体提供了新思路；发现人类 *Piwi* 基因突变致男性不孕不育，揭示了该突变导致精子减少和异常的分子机制[7]；发现 m6A RNA 甲基化修饰在脊椎动物造血干细胞（hematopoietic stem cell，HSC）命运决定中的调控机制[8]，为体外诱导扩增 HSC 提供了理论依据；阐明了组蛋白去乙酰化酶 SIRT 家族介导的表观遗传学调控机制在糖尿病肾病等肾脏疾病足细胞损伤中的作用[7]；揭示了抑郁发生及氯胺酮快速抗抑郁机制，为研发氯胺酮的替代品、避免其成瘾等副作用提供了新的科学依据；获得了 2019 新型冠状病毒（简称新冠病毒，SARS-CoV-2）的全长基因组序列，成功分离病毒，解释了其入侵机体细胞的分子机制，建立了能模拟人类新冠感染症状和病理变化的动物模型，揭示了 SARS-CoV-2 逃逸抗病毒药物的机制[7]。这些研究成果都彰显出我国在医学基础研究领域的实力。但是，我国医学领域具有中国特色的、具有突破性和引领性的理论研究成果尚需加强。

2. 临床医疗技术水平比肩国际，在制定全球疾病诊疗指南方面的引领性尚需加强

我国心血管外科在冠心病的重要治疗方式（即冠状动脉搭桥术）的死亡率上和美国是接近的，新近研制的国产"人工心脏"取得突破并用于重症心力衰竭的治疗。在微创、腔镜手术方面，以及把介入治疗和外科手术结合起来的联合手术的某些领域，中国在国际上是领先的。在微创切除肺癌的技术上，中国更是领先国际水平。我国学者利用 CRISPR-Cas9 技术在造血干/祖细胞（HSPCs）中编辑 *CCR5* 基因并成功移植到一名被艾滋病病毒（HIV）感染合并急性淋巴细胞白血病的患者体内，该患者急性淋巴白血病得到完全缓解。率先发明"小分子胶水"用于治疗亨廷顿病，为亨廷顿病等许多疾病的治疗，打开了一种崭新思路。此外，我国临床医疗技术还取得了以下进展：发现大肠癌患者肠黏膜组织中具核梭形杆菌丰度升高为最常用的化疗药物 5-FU 和奥沙利铂耐药化疗失败及复发的预警标志，其预测大肠癌复发的敏感性与特异性高于美国癌症联合委员会（The American

Joint Committee on Cancer，AJCC）的 TNM 分期；从源头揭示嵌合抗原受体 T 细胞免疫治疗（CAR-T）临床应用中炎症风暴的全过程，成功构建了 EBV-TCR 样 CAR-T 细胞，并推广到复发难治的 EBV+淋巴增殖性疾病的治疗中，在该领域实现"治大病于未病"且处于国内外领先水平；研发出双靶点的 CAR-T 细胞治疗新技术，为难治/复发的 B 细胞淋巴瘤患者提供有效的治疗方案；提出联合使用 CD20 单克隆抗体抑制 B 细胞的功能以延缓胆道闭锁患儿的肝损伤，此方案的安全性和有效性在临床试验中得到了验证[7]。我国科研人员还全面估算了我国人群癌症发病率、死亡率及生存率，发现 23 种可预防致癌因素，制订了多个癌症筛查与早诊早治指南、标准，显著促进我国癌症筛查及诊治的标准化和均质化；成功研制出世界最高增强倍数的人体肺部气体磁共振成像装备（简称气体 MRI 装备），有效解决了肺部结构和气血交换功能无创、定量、可视化检测的科学难题，获批全球首个气体 MRI 医疗器械注册证，领跑国际同行率先进入临床应用；提出了中医整体功能观的康复思想，构建了康复模型，系统研究了脑卒中后功能障碍的发生机制、治疗原则、治疗方法，建立了适合中国人群的功能障碍量表评价体系，成为首个汉语人群脑卒中后认知障碍评价工具。随着我国临床医疗技术水平的飞速发展，我国专家在制定全球疾病诊疗指南方面的参与度越来越高，然而主导性和引领性尚需加强。

3. 新药研究和医疗器械研发领域成果喜人，探索性和引领性的工作尚需加强

在药学研究方面，针对心脑血管疾病、自身免疫性疾病、神经精神疾病、代谢性疾病等危害我国人民健康的重大疾病，我国基本形成了与国际同步的主流研发方向，抗肿瘤药品的研发已接近国际前沿。2018 年，我国国家药品监督管理局（National Medical Products Administration，NMPA）批准了 48 个全新药物上市，其中 10 个是国产新药。值得一提的是，这 10 个国产药物中，有 9 个是首次批准的新分子实体——在数量上首次超越了欧洲药品管理局（European Medicines Agency，EMA）和日本药品和医疗器械局（Pharmaceuticals and Medical Devices Agency，PMDA）。2021 年国家药品监督管理局共批准 83 款新药，其中国产新药 51 款（含 12 款中药）。尽管如此，与欧美发达国家相比，我国的药学研究规模大，但前瞻性、探索性和引领性的研究工作比较欠缺，且研究领域集中于个别热点领域，存在明显的同质化问题。在医疗仪器研发方面，我国研制了用于治疗恶性肿瘤的碳离子治疗系统、智能型 DNA 纳米机器人等设备。未来 5～10 年，彩色多

普勒超声、计算机断层扫描、磁共振成像、内窥镜、显微镜等大中型设备，化学发光、分子诊断等体外诊断器械，以及部分骨科植入物等均有望实现进口替代。

4. 中医药研究国际地位提升明显，尚需加强临床试验，提供更多循证证据

中医药是我国宝贵的民族医疗财富。继屠呦呦发现青蒿素并治疗疟疾的相关成果获得 2015 年度诺贝尔生理学或医学奖后，我国科研人员进一步证明青蒿素在红斑狼疮治疗中也显示出较好的应用前景；我国科研人员自主研发的降血糖天然药物桑枝总生物碱片，可有效降低糖化血红蛋白，且不良反应少；"三药三方"在新冠病毒感染治疗中发挥了良好效果。这些中医药领域的进展都显示出我国传统医学的影响力。第 72 届世界卫生大会审议通过了《国际疾病分类第十一次修订本》（ICD-11），首次将起源于中医药的传统医学纳入其中[9]。与此同时，我们仍需看到，中医实践科学依据还相对薄弱，需加强中医临床试验，提供更多的循证医学证据。

5. 预防医学研究取得了快速发展，整体研究力量尚待进一步加强

在我国目前的医学分支学科布局中，预防医学相对偏弱。近十年，我国预防医学与公共卫生事业进入健全发展时期，在推进"健康中国"建设中，国家明确提出了坚持预防为主的健康理念，加大了对公共卫生体系建设的投入，疾病监测网络逐渐完善，疾病防控能力逐渐得到加强和提升，在传染病登记报告和监测防控体系建设方面取得了长足的进步。尤其是受新冠疫情的影响，我国学者将多源大数据及其分析技术应用于流行病学分析与预测的多学科交叉研究，研发了呼吸道传染病传染关系重构和空间溯源的关键技术，提高了密切接触人员的识别效率，为疫情空间溯源提供了辅助判别手段；建立了多尺度时空耦合传播动力学模型，准确预测了全国各地的差异化疫情发展趋势；结合环境、气候、交通、经济等数据，实现了疫情空间风险的分级量化与预警，为我国差异化的分级分层疫情的精准防控提供了有力支撑。在重大慢性疾病防控方面，我国构建了"智能健康+团体干预"健康管理模式，开发了移动医疗应用平台，实现了线下公共卫生服务与基层团体组织、线上健康决策支持和处方迭代相结合的特色健康管理模式，实现高血压控制率≥45%、糖尿病控制率≥40%。此外，我国还建立了中国人群肺癌分子遗传图谱，新发现了 21 个肺癌易感基因，揭示了我国肺癌易感性的遗传基础，填补了领域空白。然而，我国预防医学各分支学科之间发展不平衡，学科发展水平与国家和民众对健康的需求还不相适应，整体研究力量尚待进一步加强。

二、我国医学的发展布局

我国未来医学需重点布局的领域方向主要有以下九个方面。一是疾病图谱的绘制：利用高精度单细胞多组学测序技术，系统解析疾病发生发展过程中基因表达调控网络和表观遗传调控网络的动态变化过程。二是疾病免疫异常机制及免疫治疗策略的研究：研究自身免疫性疾病发生机制、免疫异常机理；研发治疗新策略，解析肿瘤中免疫微环境的构成，逆转肿瘤免疫抑制性微环境。三是微生物组学与人体健康和疾病的关系：识别人体个体化微生物组学特征，阐明肠道微生物影响疾病发生机制及治疗意义。四是脑科学与脑重大疾病：绘制脑结构解析与图谱，研究脑发育及脑功能，研究脑科学在孤独症、阿尔茨海默病、帕金森病、脑肿瘤、精神疾病中的机制。五是生殖与发育的基础研究：开展人类生殖细胞成熟机制与胚胎发育精细调控研究，探究生育力衰减及决定子代命运和健康状况的调控机制，阐明不同暴露状态下各个发育阶段胎儿宫内编程和疾病易感主要机制，鉴定一批与人类生殖细胞成熟和胚胎/胎儿发育直接密切相关的靶标分子，研发无创、精准的出生缺陷筛查、阻断等新技术，力争实现人类生殖细胞与生殖器官的体外重构。六是发育编程及其代谢调节：以生命体发育和代谢的精准调控机制为主线，揭示胚胎和组织器官发育、成年组织器官可塑性及衰老、胚胎和组织器官发育的代谢调控等规律，鉴定发育与代谢的关键调控因子等。七是重大疾病诊疗新技术的研发及应用，包括：针对肿瘤、代谢性疾病、神经疾病、生殖疾病、心血管疾病等重大疾病和慢性疾病的细胞治疗技术研发；基于干细胞-生物材料-环境控制的组织器官定制化构建与修复替代技术，实现心脏、肝脏、脑、肾脏、视器等组织器官的再生重建；脑-机接口技术研发；组织工程、3D 打印、类器官构建、器官芯片等一系列技术的交叉融合；分子可视化疾病成像技术的研发等。八是中医理论与中医药现代化基础研究：探索人工智能等新兴技术与中医药的跨界融合创新，优化中医药资源保护、先进制药和疗效评价技术，开展养生保健治未病研究，进一步丰富对中医药理论科学内涵的诠释。九是人工智能与智慧医疗，包括：规范化、标准化、大规模疾病数据集的构建；人工智能在医学影像、病理、分子特征一体化识别方面的研发及应用；人工智能技术在医疗保健与大型队列融合中的大数据风险评估；等等。

第四节 我国"十四五"期间医学的
发展目标及其实现途径

"十四五"期间,国家自然科学基金委员会医学科学部将依据《"健康中国2030"规划纲要》对医学研究领域提出的重大需求,结合国际前沿领域发展走向和我国学科的发展现状,遵循保持既往优势领域、鼓励原创基础研究、针对我国特色疾病的原则,布局具有战略意义和带动效应的优先发展领域,以期推动我国医学基础研究取得具有国际影响的重大突破,解决我国可持续发展和提升国民健康水平的深层次关键科学问题。

1. 加强已取得国际公认进展的医学重要科学问题相关研究

我国学者在人类早期胚胎发育多组学图谱绘制、调控机制及不孕不育机制,T细胞新亚群鉴定以及肿瘤发生和感染过程中T细胞功能障碍的调控机制,高发恶性肿瘤(如胃癌、乳腺癌、肺癌等)的预防、早期诊治、临床分型、综合治疗及转化应用研究的一体化综合防治体系等方面已取得国际公认的原创性新进展。继续支持对这些领域重要科学问题的深入研究,力争抢占医学科研创新制高点。

2. 加强我国资源和成果优势领域的医学研究

我国在心脑血管疾病、肝病方面有病种资源优势,且整体研究水平处于国际前沿。我国既往在白血病研究领域取得举世瞩目的成绩,在治疗策略方面也取得了重要进展。中国科学家最早建立了人体胰岛素分泌及其敏感性的"金标准",首次确立了中国人动态血糖监测的正常值,新近又在干细胞治疗糖尿病方面取得重要进展。未来应充分利用我国病种资源优势,加强心血管疾病、肝病、白血病、内分泌代谢性疾病等领域研究,形成具有我国特色的诊疗优势。

3. 注重药学研究与国产药物研发

近年,在国家政策和重大专项支持下,我国药学研究领域创新进程显著加快,新药自主创新能力不断增强,我国已跻身于全球医药创新第二梯队的前列。未来应进一步支持新药研发,巩固和推动这一良好的发展态势,促进我国新药研发由仿制向创制快速转变，为人民健康提供保障。

4. 鼓励学科交叉，发展前沿医学技术，突出临床转化

鼓励学科交叉，发展 4D 打印技术、超分辨率成像技术、新型超声剪切波弹性成像关键技术、分子生物学诊断技术、医用植入/介入体技术，以及基于多模态融合影像介导的个体化手术规划、导航、定位技术等技术；推动再生医学技术和生物治疗技术发展；大力支持人工智能诊疗技术研发；推动以上创新技术实现临床转化，根据患者个体差异，基于疾病分子分型和异质性，研究制订个体化精准诊疗方案。

第五节　我国"十四五"期间医学优先发展领域 及重要的交叉研究领域

一、优先发展领域

1. 重大疾病的共性病理机制

重点研究发育与衰老病理机制以及组织器官损伤、修复与再生机制，非可控性炎症反应的始动机制、早期识别与防治策略，细胞能量代谢的稳态调控、失衡机制与疾病发生的病理机制，疾病发生、发展和转归过程中的细胞和微环境异质性机制等，为炎症、自身免疫性疾病、功能退化性疾病、恶性肿瘤等提供新视角和干预策略。

2. 免疫异常与重大疾病

免疫系统在机体防病、抗病、维持内环境稳定中发挥关键作用。重点研究恶性肿瘤、感染性疾病、自身免疫性疾病等发生发展过程中免疫应答调控的多层次、多尺度新机制和规律特征，探索基于免疫应答和免疫微环境调控的个体化诊疗新策略。

3. 肿瘤发生与演进机制及防治

重点研究基于多组学分析技术的多维度肿瘤表型特征和细胞命运的全息图谱，基于恶性肿瘤全息图谱的肿瘤筛查和早诊新方法，基于抗体/免疫细胞/肿瘤疫苗/小分子化合物的免疫治疗新技术和联合治疗新策略。

4. 常见病、多发病防治与公共卫生健康

重点研究重大传染性疾病和多发慢性疾病的发生机制、流行特征与预防，重大突发公共卫生事件的预警、监测与防控，重大疾病的发生与环境、心理、行为的关系，特殊环境因素与特有高发疾病的发生与风险评估，常见环境相关疾病、职业病、地方病的早期识别、预后评价与诊治新策略。

5. 生殖健康及儿童重大疾病的发病机制与防治

重点研究生育力修复和维持的生物学基础，人类生殖健康规律及生殖相关疾病的病因、发病机制及诊疗，常见儿童生长发育相关疾病的关键致病因素、发病机制及防治策略，恶性肿瘤、代谢性疾病、心血管疾病、呼吸系统疾病等儿童常见疾病的病因、发病机制及诊疗。

6. 衰老机制与健康老龄化

重点研究个体衰老过程中机体组织、器官结构和功能发生变化的规律及与年龄相关疾病发生的关系，衰老的生理功能和器官组织结构的变化机制，规范化衰老评价体系的建立，基于穿戴设备和移动医疗技术的衰老与健康大数据收集、分析与应用。

7. 急重症、创伤、康复和特种医学

重点研究多脏器功能障碍的组织器官损伤机制及治疗策略，心肺脑复苏与休克应对策略，常见重大致残致畸疾病的康复理论与新型康复技术，航空、航海、极地、高原等特殊环境下机体稳态失衡与疾病发生的机制及干预策略。

8. 中医理论与中药现代化研究

重点研究证候与病症、藏象与经络等中医理论基础，中医药治疗心脑血管疾病、代谢性疾病及中医药治未病等科学内涵、药效物质、体内过程及作用机制，中医药疫病治疗的基础研究，人工智能等新兴技术与中医药疗效评价体系的融合创新。

二、重要的交叉研究领域

1. 智能化医疗的基础理论与关键技术

通过医学与数学、电子信息学、流行病学等学科交叉融合，创新人工智能在医学影像、病理、分子特征一体化识别及治疗策略建议方面的研发及应用，促进人工智能技术在辅助医疗、医疗保健与大型队列融合的大数据评估等方面的应用。

2. 新型医学诊疗技术的基础研究与应用

通过医学与物理学、化学、工程学、信息学等学科交叉合作，基于疾病多组学特征和多维度形态改变，研发超分辨可视化医学成像技术、分子生物学诊断新技术、新型纳米模拟技术、医用植入/介入体技术、智能手术机器人等诊疗新技术；研发基于多模态融合影像介导的个体化手术规划、导航、定位技术等医学工程技术；促进组织工程、4D 打印、类器官构建、器官芯片、脑-机接口等技术的交叉融合及临床诊疗应用。

3. 创新药物及生物治疗新技术

通过医学与化学、纳米科学、遗传学等学科交叉合作，研发重大疾病的细胞治疗技术、针对遗传性疾病和罕见病的基因编辑技术和创新药物，以及基于基因多态、结构多态的个性化药物等。

主要参考文献

[1] 国家自然科学基金委员会, 中国科学院. 未来 10 年中国学科发展战略·医学. 北京: 科学出版社, 2012.

[2] Denny J C, Collins F S. Precision medicine in 2030—seven ways to transform healthcare. Cell, 2021, 184(6): 1415-1419.

[3] The Lancet. 20 years of precision medicine in oncology. The Lancet, 2021, 397(10287): 1781.

[4] Raguram A, Banskota S, Liu D R. Therapeutic in vivo delivery of gene editing agents. Cell, 2022, 185(15): 2806-2827.

[5] Charon R. Knowing, seeing, and telling in medicine. The Lancet, 2021, 398(10316): 2068-2070.

[6] Meng X B, Liu X W, Guo X D, et al. FBXO38 mediates PD-1 ubiquitination and regulates anti-tumour immunity of T cells. Nature, 2018, 564(7734): 130-135.

[7] 国家自然科学基金委员会. 国家自然科学基金资助项目优秀成果选编(七). 杭州: 浙江大学出版社, 2021.

[8] Zhang C X, Chen Y S, Sun B F, et al. m6A modulates haematopoietic stem and progenitor cell specification. Nature, 2017, 549(7671): 273-276.

[9] Cyranoski D. Why Chinese medicine is heading for clinics around the world. Nature, 2018, 561(7724): 448-450.

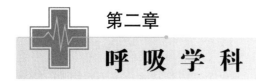

第二章

呼 吸 学 科

第一节　呼吸学科的战略地位

一、呼吸学科的定义、特点及资助范围

呼吸学科是主要研究人体肺脏及与呼吸功能相关的急/慢性疾病的流行病学特点、发病机制、诊治与预防的学科。常见的呼吸系统疾病主要包括慢性阻塞性肺疾病、哮喘、呼吸道感染、肺栓塞与肺血管病、间质性肺炎、呼吸衰竭与内科危重症、肺结节、胸膜疾病、睡眠呼吸障碍、烟草依赖、肺结核（TB）、尘肺病等[1]。

呼吸系统疾病多为常见病，具有发病率高、死亡率高、经济负担重的特点，同时新发突发呼吸道传染病还具有高传染性的特点，对人民生活、社会发展产生巨大影响。

国家自然科学基金呼吸学科的资助范围：肺结构、功能及发育异常，遗传及罕见呼吸系统疾病，呼吸道微生态与肺部疾病，环境因素、吸烟与呼吸系统疾病，呼吸调控、呼吸道感染，支气管扩张症，慢性阻塞性肺疾病，支气管哮喘，间质性肺炎，呼吸系统免疫性疾病，肺循环及肺血管疾病，急性呼吸窘迫综合征（ARDS），纵隔与胸膜疾病，睡眠呼吸疾病，肺结节，咳嗽，肺、气管移植和保护，呼吸衰竭与呼吸支持，呼吸康复及呼吸系统疾病其他科学问题等的基础研究以及临床相关研究。

二、呼吸学科的重要性

呼吸系统疾病长期以来对人类健康造成严重危害，其危害程度在我国尤为突出。如果将肺癌、肺心病、肺结核纳入呼吸系统疾病进行统计，则呼吸系统疾病的死亡率及疾病负担长期位列我国各系统疾病死亡率及疾病负担首位。呼吸系统感染性疾病发病率常年居我国各类疾病发病率首位。我国社区获得性肺炎年发病率为 7.13‰，在国际上处于较高水平[2]。以严重急性呼吸综合征（SARS）、甲型 H1N1 流感、新冠病毒感染为代表的新发突发传染病，在 21 世纪多次暴发全球性疫情，在导致巨大生命健康损失的同时，对社会稳定与经济发展造成严重威胁。同时，根据世界卫生组织（WHO）发布的全球结核病报告，我国是全球 30 个结核病高负担国家之一，肺结核在我国各类结核病中位居首位。除上述呼吸道传染病外，慢性呼吸系统疾病与心脑血管疾病、恶性肿瘤、糖尿病及代谢系统疾病被 WHO 并称为全球"四大慢性疾病"。我国 15 岁以上人群吸烟率为 26.6%，其中男性吸烟率为 50.5%，全国吸烟总人数超过 3 亿，而吸烟是慢性呼吸系统疾病最为主要的病因与危险因素[3]。2020 年我国新发癌症 457 万人，死亡人数 300 万，占全球癌症死亡总人数 30%，其中肺癌新发病例数逾 80 万，死亡人数逾 70 万，均居各类癌症之首[4]。根据《柳叶刀》（The Lancet）报道，我国 20 岁及以上人群慢性阻塞性肺疾病患病率为 8.6%，患者总人数达 9990 万[5]；同时 20 岁及以上人群症状性哮喘患病率为 4.2%，患者总人数达 4570 万[6]。慢性呼吸系统疾病导致的巨大疾病负担已与高血压、糖尿病"等量齐观"。间质性肺疾病为呼吸系统疾病诊疗难点，造成巨大疾病负担；其中尘肺病为我国首要职业病，其病例数占我国职业病的 90% 以上。以肺栓塞为代表的肺血管疾病具有死亡率高、疾病负担重的特点，我国肺栓塞住院患者死亡率达 3.9%[7]，对人民健康造成严重威胁。综合上述呼吸系统疾病流行状况与疾病负担数据可见，呼吸系统疾病防治已成为我国疾病防控与健康促进工作中不可忽视的核心工作之一。

第二节　呼吸学科的发展规律与发展态势

一、我国呼吸学科的发展规律

1. 我国学科发展的自身需求

医学发展的动力来自人民群众日益增长的健康需求。我国呼吸学科从新中国成立初期的主要针对肺结核阶段,随后发展到主要针对呼吸四病/肺心病阶段,直到进入当前的泛呼吸学科(即现代呼吸学科)阶段。这些不同阶段的主要针对疾病的变化体现了我国人民群众随着社会和科技进步对呼吸学科健康需求的动态变化。进入 21 世纪,我国科技和社会发展水平逐步和国际水平接轨,我国呼吸学科的自身发展也逐步和国际接轨,新技术的应用层出不穷:利用多种分子生物学技术和抗感染药物能够较快地锁定呼吸系统感染性疾病病原体从而进行对应治疗;得益于众多的免疫调节药物的出现,部分间质性肺病得到了有效的治疗;体外膜氧合器(extracorporeal membrane oxygenator,ECMO)技术的应用可以维持体外心肺循环,为危重症及移植患者的治疗提供有力的支持;介入技术的发展让肺栓塞的治疗水平得到了巨大的提升。这些新技术的应用使呼吸学科的发展进入了全新的时代。如今,从国际前沿领域来看,呼吸学科领域的主要发展需求包括:深入探索呼吸系统感染性疾病的重症机制,开发针对新发突发呼吸道传染病的快速诊断工具和广谱抗感染治疗策略;利用干细胞技术研究肺损伤时肺部细胞或组织的再生;利用基因编辑技术开发呼吸系统疾病的动物模型;以及结合多组学技术深入探索哮喘、慢性阻塞性肺疾病、肺血管病和间质性肺病等疾病的免疫学机制。

2. 经济社会发展需求

新冠病毒大流行对整个世界的格局造成了巨大的影响[8]。同时,慢性呼吸系统疾病对社会造成了严重的负担,根据《柳叶刀-呼吸病学》(*The Lancet Respiratory Medicine*)杂志发布的数据,2017 年全球共有 5.449 亿人患有包括哮喘、慢性阻塞性肺疾病、间质性肺病、肺结节病和尘肺病及其他慢性呼吸系统疾病,每年死亡病例达 391 万,慢性呼吸系统疾病成为 2017 年全球第三大疾病死亡原因,仅次于心血管疾病和肿瘤[9]。急慢性呼吸系统疾病在全世界范围造成了严重的社会和经济负担,对呼吸学科提出了要不断适应变化的需求。《健康中国行动(2019—2030 年)》提出,到 2030 年我国 70 岁及以下人群慢性呼吸系统疾病死亡率下降到 8.1/10 万及以下,15 岁以上人群吸烟率低于 20%。虽然我国结核病的发病率逐年下降,但每年仍有 90 万的新发病例。针对这一特殊国情,《健康中国行动(2019—2030 年)》也提出了相应的要求:肺结核发病率下降到 55/10 万以下,并呈持续下降趋势。

二、呼吸学科的发展态势

1. 呼吸学科发展面临的挑战

呼吸系统疾病种类多，影响人口基数庞大，发病率、患病率、致残率及病死率高，急性呼吸道感染更成为严重的公共卫生与社会问题，防治形势严峻，对人类健康危害大。WHO 发布的《2019 世界卫生统计报告》（*World Health Statistics 2019*）显示，全球最主要的死亡原因排名前五位的，呼吸系统疾病占据两位，包括慢性阻塞性肺疾病、下呼吸道感染。2016 年全球疾病负担（Global Burden of Disease Study 2016）数据显示，下呼吸道感染疾病负担位列第四[10]，慢性阻塞性肺疾病负担位列第六[11]。2020 年新冠病毒在全球的流行，让人类再一次感受到了急性呼吸道传染病的伤害力。从疾病负担上看，我国呼吸疾病负担沉重，慢性阻塞性肺疾病患者人数近 1 亿，20 岁及以上哮喘症状患者人数达 4570 万，此外肺癌、下呼吸道感染等的防治也均是呼吸学科的重大难题。

"十三五"期间，我国呼吸学科的研究实力有了长足进步，例如，呼吸系统疾病相关专利技术授权量位居世界第二，呼吸系统疾病相关临床试验项目数量居世界第三，呼吸系统疾病相关的药物研发量位居全球第二。在一些重要研究方向，如慢性气道疾病、肺栓塞、呼吸道感染、间质性肺疾病、急性肺损伤/急性呼吸窘迫综合征等，多项研究成果发表在《柳叶刀》（*The Lancet*）、《新英格兰医学杂志》（*The New England Journal of Medicine*）、《欧洲呼吸杂志》（*European Respiratory Journal*）、《美国呼吸与重症监护医学杂志》（*American Journal of Respiratory and Critical Care Medicine*）等国际知名科学期刊，在国际上产生了一定影响，提升了我国呼吸学科的国际影响力。但我们仍需看到，我国呼吸学科研究的整体水平仍落后于欧美发达国家。

在呼吸系统疾病临床诊疗方面，我国主要存在以下问题：①已开始重视慢性气道疾病防治研究，但对肺纤维化、支气管扩张症、睡眠呼吸障碍、肺血管病等的防治还处于起始阶段；②肺癌早期筛查、早期诊断工作相对落后，目前治疗较多集中于中晚期患者，预后较差；③导致呼吸系统疾病的危险因素，如空气污染物和吸烟等因素会长期存在，影响呼吸系统疾病的防控。

在呼吸系统疾病研究方面，以下方向亟须突破：①慢性呼吸系统疾病领域：缺少年龄、吸烟因素在哮喘炎症机制中交互影响的研究，对持续性哮喘和难治性哮喘的针对性疗法不足；各种疾病致病因素复杂，慢性阻塞性肺疾病动物模型研究不成熟；免疫与炎症在慢性阻塞性肺疾病发病中的机制方面缺乏深入、高质量研究。②呼吸道感染领域：呼吸道感染及脓毒症肺脏免疫失衡的分子机制、病原微生物逃逸肺脏免疫的分子机制，以及病原微生物诊断和耐药检测新技术仍有待进一步研究。③肺血管病领域：肺动脉的收缩、增殖、死亡机制，肺动脉和体循环动脉生物学差异和生理、病理学反应差异的机制研究亟须突破。④间质性肺疾病领域：肺纤维化病因不明、早诊及临床亚型分类困难、发病机理不清，以及缺乏有效治疗手段[12]。⑤急性呼吸窘迫综合征研究领域：目前尚缺乏可预测严重程度的特异性分子标志物，急性呼吸窘迫综合征的确切发病机制尚不清楚。⑥其他领域：结核病免疫保护机制尚未被阐明，缺乏有效的结核病免疫保护评价体系[13]；肺结节诊断新技术研究、肺移植免疫调控机制研究等有待进一步加强。

2. 我国呼吸学科发展面临的机遇

在国家层面上，国家重点研发计划多个项目聚焦于呼吸系统疾病领域，体现了国家对呼吸学科研究的科研政策导向。"十二五""十三五"期间，国家自然科学基金对呼吸学科资助的项目经费共计约 11.08 亿元，呼吸学科领域立项数量与经费投入增长显著，促进了呼吸学科的发展。此外，呼吸系统疾病防治已被纳入总体的国家战略之中，《健康中国行动（2019—2030 年）》中提出的 15 项核心行动中，有 8 项行动与呼吸系统疾病密切相关，明确提出到 2030 年 70 岁及以下人群慢性呼吸系统疾病死亡率下降到 8.1/10 万及以下，并针对人群吸烟率、新发尘肺病比例、肺结核发病率提出了具体指标要求，可见呼吸系统疾病防治工作已得到国家高度重视，其防控指标的达成需要相关疾病临床诊疗技术研究予以支撑。

自 2015 年美国提出实施"精准医学计划"以来，基于基因组学、蛋白质组学、代谢组学等多组学数据组合分析的呼吸系统疾病精准诊疗技术逐渐成为全球本领域科技创新焦点。人工智能技术在胸部影像数据分析领域已经表现出突出的技术优势和良好的应用前景，基于机器学习及人工智能算法的新型胸部影像分析技术为肺结节的鉴别诊断、肺癌的早期发现、呼吸道传染病的鉴别诊断、肺血管疾病的风险评估等临床诊疗难点提供了新型解决方案。此外，以 ECMO 为代表的新型呼吸支持技术极大地提升了呼吸衰竭患者的救治成功率，新型呼吸介入技术为肺癌、肺血管疾病、哮喘及间质性肺疾病等呼吸系统疾病的诊断与治疗提供了直观性手段，呼吸康复技术的应用使急性呼吸疾病患者的呼吸功能恢复与慢性呼吸疾病患者的长期生活质量维护效果得到了明显提升。

未来，在相关领域取得关键性技术突破将成为我国呼吸疾病防控能力整体提升的关键。

第三节　呼吸学科的发展现状与发展布局

一、呼吸学科的发展现状

（一）呼吸学科研究经费与论文情况

1. 呼吸学科领域研究经费投入

美国国立卫生研究院（NIH）在呼吸学科领域年均投入研究经费超过 20 亿美元。英国研究与创新署（UKRI）在呼吸学科领域年均投入研究经费达到 8500 万英镑。相较之下，我国在呼吸学科领域的研究经费投入依然十分有限。国家自然科学基金委员会是我国资助基础和应用基础研究的主要机构。2012～2021 年，国家自然科学基金委员会呼吸学科共资助呼吸疾病相关项目 2227 项，累计经费约 11.08 亿元。其中，国家杰出青年科学基金项目资助 6 项，总经费 0.24 亿元；优秀青年科学基金项目资助 5 项，总经费 0.068 亿元；重点项目资助 22 项，总经费 0.63 亿元；面上项目资助 973 项，总经费 5.71 亿元；青年科学基金项目资助 880 项，总经费 1.96 亿元。

2. 呼吸学科领域研究论文发表情况

2012～2021 年，全球的呼吸系统相关研究中，美国、中国、英国三国研究论文总数最多，其中美国约占 32%，中国约占 16%。世界研究总论文数和美国、中国、英国三国论文数都呈上升趋势。2012 年，中国呼吸学科领域研究论文仅占世界 8.2%，落后于美国和英国；2013 年，中国赶超英国，跃居世界第二。但从基本科学指标（Essential Science Indicators，ESI）高影响力论文水平来看，中国仍不及美国和英国，2012～2021 年美国呼吸学科领域 ESI 论文数约占世界总数的 51%，英国约占 21%，中国约占 17%。值得一提的是，在新冠病毒感染高发的 2020 年，中国呼吸学科相关 ESI 高水平研究论文大幅增加。

（二）我国呼吸学科研究已取得重要进展的优势方向

"十三五"期间，我国在呼吸疾病防治领域取得了多项国际水平系列临床研究成果，主要包括以下方面。

（1）在新发突发呼吸道传染病领域，全球首次揭示新冠病毒感染患者的临床特征，预警全球大流行；在全球率先开展洛匹那韦-利托那韦、瑞德西韦等治疗新冠病毒感染的临床试验，在疫情极为严峻的情况下依然保证了研究的科学性与规范性，为中国赢得国际声誉。

（2）在慢性阻塞性肺疾病领域，率先开展慢性阻塞性肺疾病早期诊断、早期治疗的策略及队列研究，明确了我国慢性阻塞性肺疾病流行状况，首次明确我国慢性阻塞性肺疾病患者人数为 9990 万人。

（3）在哮喘领域，探索了哮喘基础研究领域新机制，首次明确我国 20 岁及以上人群哮喘患病率为 4.2%，患者总数达 4570 万。

（4）在肺栓塞与肺血管病领域，阐明了我国肺栓塞的发病、临床特征、临床转归以及预后特征，并开展了易感基因、生物标志物、影像学相关研究。

（5）在肺癌临床基础领域，开展了肺癌免疫机制、分子靶向治疗、生物治疗研究，建立了早筛早诊体系，突破诊治难题，达到肺癌早期诊断率和五年生存率"双提升"的目标。

（6）在间质性肺疾病研究领域，阐明了肺纤维化的发病机制，规范了特发性肺纤维化等间质性肺疾病的诊断流程及治疗策略。

（7）在呼吸衰竭研究领域，在 SARS-CoV-2、甲型 H1N1 流感病毒等下呼吸道病毒感染所致急性呼吸窘迫综合征的临床表型、预后因素和救治策略研究中，取得大量原创性研究成果。

（8）在呼吸介入研究领域，在肺癌早期发现、早期诊断、早期治疗中发挥着重要作用，导航和机器人等技术的引入提升了呼吸介入操作的精准度。

（三）我国呼吸学科研究需要加强的薄弱方向

尽管我国呼吸学科研究实力有了长足进步，在一些重要研究方向上已经形成一定积累，但对标国际先进水平，我们仍需清醒地看到我国仍存在诸多薄弱之处[14]，主要体现在两个方面。一是相对于我国极为丰富的临床研究资源，基于中国人群数据、具有自主知识产权的创新性临床研究成果数量仍严重不足，国际呼吸系统疾病临床诊疗指南中我国独立取得的临床研究证据仅占极小比例，我国现行的呼吸系统疾病临床诊疗指南与规范也仍主要基于其他国家临床研究证据与技术研发成果，在多个呼吸系统疾病诊疗关键技术领域我国仍处于"模仿""跟跑"的状态，距离国际领先水平仍有极为明显的差距。二是相对于我国呼吸系统疾病巨大的疾病负担与临床诊疗需求，现阶段我国高水平科研成果的转化与新型诊疗技术的普及推广能力仍严重不足，大部分科研成果未能及时转化为疾病临床诊疗技术，各级别医疗机构疾病诊疗能力与规范性差异巨大，广大基层医疗机构面对大量的呼吸系统疾病患者，缺乏适用的诊疗技术及相应的培训质控体系。

基于上述严峻形势，建议集结我国呼吸系统疾病临床研究优势团队，对标国家重大需求与国际先进水平，在以下几个方面采取相应的应对策略。

（1）针对呼吸道传染病、肺癌、呼吸衰竭、慢性阻塞性肺疾病、哮喘、肺血管疾病、间质性肺疾病等重大呼吸系统疾病防治的关键性需求，以及呼吸支持、呼吸介入、呼吸康复等临床诊疗核心技术，开展系列临床研究，取得原创性临床研究成果。

（2）基于现有协作网络将科研成果迅速转化为临床诊疗技术并普及推广，促进我国呼吸系统疾病临床诊疗能力迅速提升。

（3）打造国际一流生物样本库与数据库，规范生物样本的采集和利用，重点加强生物样本库与数据库信息化、自动化建设，减少与国际上的代差。

（4）鼓励基础与临床转化研究，以解决临床问题为导向，开展更多基础结合临床的相关研究，在新型诊断标志物方面寻求突破，并加强成果转化。

（5）加强核心技术研发，围绕呼吸领域"卡脖子"技术，加快诊疗仪器、新型疫苗、治疗药物和吸入药物装置的国产化研究，开发健康教育与健康促进工具。

（6）鼓励呼吸疾病领域的跨学科合作，如微生物与呼吸道感染的交叉研究、干细胞与肺损伤修复的交叉研究、医疗工程技术与呼吸诊疗技术的交叉研究等。

（7）进一步增加经费支持的范围和力度，如提高呼吸学科领域国家杰出青年科学基金项目、优秀青年科学基金项目资助比例。

（8）加强呼吸学科领域人才队伍建设，一方面吸引更多优秀的海外学者回国投身呼吸学科领域研究，另一方面加大力度培养国内优秀中青年学术骨干，提升呼吸学科基础与转化研究能力。

二、呼吸学科的发展布局

呼吸学科研究要把握国际学科发展趋势，明确国家重大战略需求所蕴含的科学问题，优先发展一批有优势和有特色的重点和前沿方向。我国呼吸学科研究布局的总体思路为：在不同层次上促进国家提升对呼吸学科的重视程度和资助力度；对标国际前沿领域，发展具有中国特色的呼吸学科研究；加强科学研究及成果转化能力建设；加大对呼吸学科中青年人才的资助力度；鼓励开展交叉、新兴、薄弱学科研究，在原创、前沿、瓶颈、交叉四个导向上重点布局。具体涉及的领域包括：①肺发育与再生研究领域；②呼吸道感染炎症机制及新型诊疗方式研究领域；③哮喘发病机制研究领域；④慢性阻塞性肺疾病研究领域；⑤间质性肺疾病研究领域；⑥肺血管病研究领域；⑦急性呼吸窘迫综合征研究领域；⑧睡眠呼吸障碍研究领域；⑨支气管扩张症研究领域；⑩肺结核与耐药性结核领域；⑪肺淋巴循环疾病领域；⑫肺移植研究领域；⑬呼吸介入研究领域；⑭呼吸康复研究领域；⑮肺结节研究领域；⑯气道微生态研究领域；等等。

第四节　呼吸学科的发展目标及其实现途径

未来5～10年，我国呼吸学科发展的战略目标是：依托大型人群队列及呼吸专病队列，动态监测我国呼吸疾病流行状况及疾病负担；针对慢性阻塞性肺疾病、儿童及成人哮喘、支气管扩张症、间质性肺疾病（包括尘肺病）、肺血管疾病、睡眠呼吸障碍等慢性呼吸疾病，揭示中国人群特征性疾病发生、发展机制及关键靶点；揭示呼吸衰竭发生发展的机制及关键预测性指标；开展基于多组学标志物和影像学标志物的疾病预测、诊断、预后评估研究；研发适用于基层医院及人群密集场所的病原体快检技术；研发利用干细胞等技术的供肺功能维持及修复的技术；发展呼吸免疫学，深入探究间质性肺病、哮喘、急慢性呼吸系统感染等疾病的免疫学机制，开发新的免疫调节剂和宿主靶向药物。

要实现上述战略目标，建议从以下六个方面进行落实。

（1）加强顶层设计，完善学科发展布局。呼吸学科领域研究要把握国际学科发展趋势，明确国家重大战略需求所蕴含的科学问题，优先发展一批有优势和有特色的重点和前沿方向，形成国际上具有学科优势和专业特色的学术高地。

（2）促进优势学科领域，扶持薄弱学科领域。建议进一步优化、创新资助机制和评价体系，实现对优势学科方向和优秀团队给予长期稳定和足够的支持；建议扶持弱势学科领域，在呼吸学科的重大项目、重点项目、国家杰出青年科学基金项目、优秀青年科学基金项目等项目上适当给予政策倾斜。

（3）加强资助工具的优化组合，推动学科交叉。探索基础科学中心等资助机制，切实推动学科交叉与融合，例如微生物与呼吸道感染的交叉研究、干细胞与肺损伤修复的交叉研究、医疗工程技术与呼吸诊疗技术的交叉研究等。

（4）加强科学研究及成果转化。加强呼吸疾病的基础研究、应用研究和转化医学研究；加强呼吸疾病防治研究和转化基地建设，重点加强呼吸疾病防治技术与策略、诊疗仪器、新型疫苗、治疗药物和吸入药物装置的国产化，开发健康教育与健康促进工具，加强科研成果转化和利用。

（5）加强国际合作与交流。加强与 WHO、全球防治慢性呼吸疾病联盟（GARD）、慢性阻塞性肺疾病全球倡议（GOLD）、全球哮喘防治创议（GINA）等国际组织机构的合作，提升我国在呼吸学科研究领域的国际影响力。

（6）加大人才队伍建设力度。积极引进国外学有所成的呼吸学科相关领域专家，同时加大力度培养国内优秀中青年学术骨干。加大对海外学者来华合作研究和交流的支持力度。

第五节　呼吸学科优先发展领域及重要的交叉研究领域

一、优先发展领域

1. 呼吸道感染发病机制及诊治基础研究

急性下呼吸道感染是全球第四大疾病死亡原因，新发突发呼吸道感染病原体不断出现，细菌耐药形势愈发严峻，对社会经济、民生产生重大影响。建议措施：重点研发呼吸道感染病原体诊断及耐药监测新技术，开发基于耐药基因的快速耐药分子诊断技术；研究结核菌等耐药病原体的耐药新基因及机制；研究肺脏免疫失衡的细胞和分子机制，病原微生物侵入或逃逸对肺脏免疫的机制及对肺部微生态的影响；开发非抗生素类药物及非传统给药模式；研发应急救治抗体药物和疫苗，建立免疫保护评价体系；探究宿主感染后影响预后的关键分子机制，深入研究宿主和病原体之间的相互作用机制，挖掘预警标志物和宿主靶向药物。

2. 慢性呼吸系统疾病的发病机制及诊治基础研究

以慢性阻塞性肺疾病、支气管哮喘、间质性肺病、肺动脉高压等肺血管病为代表的慢性呼吸疾病具有高患病率、高致残率、高致死率、高疾病负担的特征。建议措施：通过人群数据库与资源库研究慢性呼吸系统疾病的表观遗传学、免疫学和病理生理学特征，解析我国人群的遗传易感因素、分子表型和临床表型特征；应用多组学联合的方法对重要慢性呼吸系统疾病进行全景描绘，细化疾病的分期与分子分型，寻找早期诊断、预后判断及精准治疗的标志物，结合人工智能提升疾病诊断水平；优化疾病动物模型、类器官模型，解析遗传、老龄化、免疫调节、代谢紊乱、微生态、细胞之间及器官之间相互作用等在疾病发生发展中的作用机制；研究吸烟、环境污染物诱发慢性阻塞性肺疾病、哮喘的相关分子机制及代谢通路，并针对新靶点开发新药物；研究干细胞、淋巴细胞、基因编辑等新型药物的疗效和机制；研究不同的早期康复方案对慢性呼吸道疾病患者影响的机理，探索更加安全有效的早期康复方案。

3. 急性肺损伤与急性呼吸窘迫综合征研究

急性肺损伤与急性呼吸窘迫综合征是连续的病理过程，急性呼吸窘迫综合征是最严重的阶段，病死率约为40%。建议措施：探讨不同因素引起急性肺损伤的炎性损伤机制及修复机制；确定病程中各细胞亚群的作用和相互关系，区域免疫、代谢、微生态与炎症的特征和相互关系；探索急性肺损伤修复的物理、化学、生物学等学科交叉产生的新疗法；研究正压机械通气、体外膜氧合器等急性呼吸窘迫综合征治疗新技术对肺气血屏障损伤-修复的二重影响和机制，为优化临床治疗策略提供理论基础和治疗靶点。

4. 支气管扩张症研究

支气管扩张症目前发病机制尚未完全明确，缺乏特异性干预手段。建议措施：构建我国多中心支气管扩张症生物资源库，探讨临床分型及其与预后的相关性，以及支气管扩张症合并症对支气管扩张症病程的影响；借助动物模型的建立，研究支气管扩张症特别是急性加重期病原体感染、气道炎症、气道微环境变化与结构破坏的相关性等病理机制，以及大环内酯类药物及中药等对稳定期支气管扩张症患者的调节作用；阐明肺早期发育关键分子的异常表达与成年期支气管扩张症的关系。

5. 肺移植研究

减少急性排斥反应的发生率，提高患者长期生存率已成为肺移植中急迫需要解决的问题。建议措施：研究免疫调控在肺移植尤其是肺移植急性排斥反应中的作用和机制，寻找新的生物标志物及治疗新靶点；研究肺移植围手术期感染的风险因素及具体机制，探讨宿主因素，寻找干预靶点。

6. 其他

成人睡眠呼吸障碍发病率为9%～38%。建议措施：加强睡眠呼吸疾病病理生理机制研究；发现新的呼吸睡眠障碍诊断指标，探索疾病亚型分类和个体化精准治疗；研究睡眠呼吸障碍与心脑血管、内分泌代谢及神经精神疾病、肿瘤等并发症或共病的发病机制及干预方法。

我国 15 岁及以上人群吸烟率为 26.6%，导致未来我国呼吸疾病发病形势严峻。建议措施：加强对中国人群吸烟成瘾的病因及机制、戒烟干预、新型烟草制品（如电子烟）戒烟及对健康的危害的相关研究。

当前国内肺淋巴循环疾病研究严重滞后，亟须改变当前现状。建议措施：加强肺淋巴循环生理和病理机制的研究，提高我国肺淋巴循环障碍性疾病的诊断和治疗水平。

二、重要的交叉研究领域

1. 肺发育与再生研究交叉，探索肺部疾病发生发展机制及干细胞疗法

肺发育与再生的研究对于理解先天性肺疾病、肺的损伤修复及多种肺部疾病的成因至关重要。建议措施：探索肺上皮干细胞增殖分化调控机制，研究间质、上皮、免疫细胞间的相互作用，以及气道上皮分化与黏液分泌及杯状细胞增生的关系，寻找促进肺上皮干细胞更新和分化的因子，改善肺部损伤的修复；建立干细胞移植评价系统，探索人肺部干细胞分离培养及移植的方法，明确肺部干细胞定植分化的微环境，研究启动肺内干细胞修复的新机制，为支气管扩张症、慢性阻塞性肺疾病和肺纤维化等以肺部结构破坏为基础的呼吸系统疾病的治疗提供新思路。

2. 与肿瘤研究交叉推动肺结节诊治

在过去的 40 多年里，我国肺癌死亡率上升了近 4 倍，成为重要的死亡原因。建议措施：采用单细胞、多组学等技术，探究肺结节演化分子机制；开发多模态影像、生物电阻抗、呼出气检测、支气管导航、机器人诊断等技术；开发敏感性和特异性均高的分子影像示踪剂，实现肺结节分子、病理、影像的可视化；基于多组学及人工智能技术、液体活检新技术，研究肺结节特异性分子及影像标志物，建立预测肺结节良恶性模型；阐明肺部结节发生发展中基因易感性、呼吸道微生态变化、呼吸道局部免疫微环境之间的交互作用及调控机制；针对关键病因，建立早期干预和逆转的新方法。

3. 与微生物组研究交叉研究气道微生态

肺部微生物呈现高度多样性，对多种肺部疾病具有重要影响。建议措施：明

确与呼吸系统疾病相关的呼吸道微生态特征；基于宏基因组学技术，研究呼吸道微生物对疾病的影响；建立系统的菌株或菌群的筛选评价体系，确定重点呼吸系统疾病相关的特征性微生态结构、关键的宿主细胞或分子，揭示呼吸道微生态的调节和作用机制；明确特定的益生元、益生菌、代谢产物、噬菌体等对呼吸道微生态的干预效用以及作用机制。

主要参考文献

[1] 陈荣昌, 钟南山, 刘又宁. 呼吸病学. 3 版. 北京: 人民卫生出版社, 2022.

[2] Sun Y X, Li H, Pei Z C, et al. Incidence of community-acquired pneumonia in urban China: a national population-based study. Vaccine, 2020, 38(52): 8362-8370.

[3]《中国吸烟危害健康报告 2020》编写组.《中国吸烟危害健康报告 2020》概要. 中国循环杂志, 2021, 36(10): 937-952.

[4] Sung H, Ferlay J, Siegel R L, et al. Global cancer statistics 2020: GLOBOCAN estimates of incidence and mortality worldwide for 36 cancers in 185 countries. CA: A Cancer Journal for Clinicians, 2021, 71(3): 209-249.

[5] Wang C, Xu J Y, Yang L, et al. Prevalence and risk factors of chronic obstructive pulmonary disease in China (the China Pulmonary Health [CPH] study): a national cross-sectional study. The Lancet, 2018, 391(10131): 1706-1717.

[6] Huang K W, Yang T, Xu J Y, et al. Prevalence, risk factors, and management of asthma in China: a national cross-sectional study.The Lancet, 2019, 394(10196): 407-418.

[7] Zhang Z, Lei J P, Shao X, et al. Trends in hospitalization and in-hospital mortality from VTE, 2007 to 2016, in China. Chest, 2019, 155(2): 342-353.

[8] World Health Organization. WHO Coronavirus (COVID-19) Dashboar. https: //covid19. who.int/[2022-11-22].

[9] Soriano J B, Kendrick P J, Paulson K R, et al. Prevalence and attributable health burden of chronic respiratory diseases, 1990-2017: a systematic analysis for the Global Burden of Disease Study 2017. The Lancet Respiratory Medicine, 2020, 8(6): 585-596.

[10] Troeger C, Blacker B, Khalil I A, et al. Estimates of the global, regional, and national morbidity, mortality, and aetiologies of lower respiratory infections in 195 countries, 1990-2016: a systematic analysis for the Global Burden of Disease Study 2016. The Lancet Infectious Diseases, 2018, 18(11): 1191-1210.

[11] Wang H D, Abajobir A A, Abate K H, et al. Global, regional, and national under-5

mortality, adult mortality, age-specific mortality, and life expectancy, 1970-2016: a systematic analysis for the Global Burden of Disease Study 2016. The Lancet, 2017, 390(10100): 1084-1150.

[12] George P M, Spagnolo P, Kreuter M, et al. Progressive fibrosing interstitial lung disease: clinical uncertainties, consensus recommendations, and research priorities. The Lancet Respiratory Medicine, 2020, 8(9): 925-934.

[13] Cadena A M, Fortune S M, Flynn J A L. Heterogeneity in tuberculosis. Nature Reviews Immunology, 2017, 17(11): 691-702.

[14] 陈志华, 江虎军, 应颂敏, 等. 我国"十三五"呼吸学科发展的重点与策略. 中华医学杂志, 2016, 96(10): 755-760.

致谢：以下专家为本章的撰写提供了帮助和指导（以姓氏笔画为序），特在此表示感谢！

王玮、王炜、王玺、王导新、王健伟、代华平、白春学、宁文、刘恩梅、刘海鹰、汤楠、孙英、孙永昌、孙加源、苏枭、李志超、李惠萍、李满祥、杨汀、肖丹、肖毅、宋勇、宋元林、张文宏、张瑾、张须龙、陈文慧、陈心春、陈静瑜、郑则广、赵红梅、胡清华、施焕中、徐凯峰、徐金富、唐向东、黄克武、曹炬、梁宗安、韩芳、詹庆元、解立新、翟振国、熊维宁

第三章
循 环 学 科

第一节　循环学科的战略地位

一、循环学科的定义、特点及资助范围

　　循环学科是研究心脏、血管和相关疾病的本质和规律的一门学科，最终目的是预防、诊断和治疗心血管疾病。循环系统（心血管系统）由心脏、血管和血液组成。心脏把血液泵入动脉，血液经动脉到达全身各组织器官的毛细血管，然后经静脉回流到心脏，形成一个封闭的循环系统。其主要功能是将氧气和营养物质运送到各组织器官，并将机体的代谢废物清除。另外，部分组织间液进入毛细淋巴管形成淋巴液，然后经小淋巴管逐步汇成大淋巴管，经左侧的胸导管和右侧的大淋巴管进入静脉，如此将部分来自血液的组织间液运送回循环系统。循环系统中的免疫细胞是免疫系统的重要组成部分，在免疫防御方面也起着重要作用。

　　循环学科是一门古老的学科，与其他学科相比有着自身特点。循环系统的稳态维持对于机体的健康举足轻重，循环系统几乎涉及身体所有的器官、组织和细胞，从研究角度讲，循环学科是医学中最大的一个交叉学科。循环学科的研究与脑科学、肾脏病学、呼吸与危重症医学以及免疫学等学科均有关联。因循环系统的重要性以及复杂性，对循环系统的科学研究也需具备很强的专业性，并且涉及多项学科技术交叉，包括医学影像学、细胞生物学、分子生物学、遗传学、生物化学以及生物信息学等。

　　国家自然科学基金循环学科主要资助各种心脏和血管（含淋巴管）疾病，以

及微循环与休克等方向相关科学问题的基础和应用基础研究，具体方向包括心肌/血管损伤和保护、动脉粥样硬化、冠心病、心律失常及心力衰竭等。

二、循环学科的重要性

循环系统包含机体的"发动机"——心脏、"能量供应线"——血管，以及"能量载体"——血液，对于维持脉搏、血压、呼吸、体温等基本生命体征有着不可或缺的重要性。心血管系统承载着体内血液运输的功能，同时也发挥着免疫监视作用[1]；并且心血管组织可作为重要的内分泌器官，调节自身和其他组织器官的生理活动[2]。因此，心血管系统的稳态维持是机体生命活动的重要基础。

循环系统的疾病主要包括高血压、冠心病、心律失常、心力衰竭、先天性心脏病、肺源性心脏病、脑卒中等，具有如下特点。

（1）患病率高，而且疾病种类繁多、相互之间错综复杂。

（2）死亡率和致残率高。全世界每年死于心血管疾病的人数超过 1700 万人，居各种死因首位。心血管疾病的致残率也相当高，约75%的患者最终都有不同程度的残疾。

（3）疾病周期长、复发率高。作为高危慢性疾病，许多心血管疾病，如冠心病、心力衰竭、高血压等，一经确诊就需要终身服药。如果用药不规范或受其他因素影响（季节、情绪或其他疾病等），极易引起疾病的复发。

（4）致病危险因素多。抽烟、缺乏锻炼、超重、肥胖、衰老、高血压、高血脂、高血糖、代谢紊乱、睡眠障碍等均能诱导或加重心血管疾病的发生发展。

（5）并发症严重。例如高血压可导致脑血管意外、心力衰竭及肾功能衰竭，心力衰竭可导致肺部淤血，进而导致肺部感染，从而增加患者的死亡率。

在过去的几十年中，越来越多的科学手段被应用于心血管疾病的诊断和治疗。例如，他汀类药物的应用[3]以及支架介入术[4]等疗法大大降低了心血管事件的致死率；一些新兴治疗手段，如干细胞疗法、抗炎治疗等也具有相当可观的潜在应用前景。同时，提高早期诊断的准确性对于心血管疾病的防治也颇为重要。越来越多的生物分子标志物的发现以及医疗成像手段的发展都为心血管疾病的早期发现提供了重要保障。纵观世界心血管系统研究发展历史，心血管系统的稳态维持、心血管疾病防治等的重要性都得到了越来越深刻的认识。心血管系统的研究将长期保持在生命医学研究中的核心地位，为提高人类的生存质量以及延长人类寿命保驾护航。

第二节 循环学科的发展规律与发展态势

一、循环学科发展规律

1. 循环学科自身发展历史

随着分子生物学技术的发展,循环学科的研究开始从解剖学视角向分子生物学视角转变,逐渐从系统组织水平扩展到细胞分子水平,从组织病理研究扩展到基因研究,进而形成了组织细胞学、分子生物学、遗传学、生物化学、生物信息学及医学影像学等多学科交叉的系统研究。

近三十年来,人类在心血管疾病的预防、诊断和治疗等方面取得了显著的成果,新药的研发和治疗方案的更新层出不穷。心电图、冠脉造影术、心电超声技术和超声心动图等诊断技术的发明和应用,心血管外科手术的开展和介入心脏病学的开创,心脏起搏器以及植入型心律转复除颤器等医疗器械的应用,弗雷明汉心脏研究(Framingham Heart Study,FHS)和预防心脏病学的提出[5],以及心血管药物——β受体阻滞剂、血管紧张素转换酶抑制剂和他汀类药物的发明和使用,延长并改善了全球数十亿心血管疾病患者的生命。

2. 社会经济发展对循环学科的需求

据 WHO 发布的《2018 世界卫生统计报告》估计,2016 年约有 4100 万人死于非传染性疾病,占全球总死亡人数(5700 万)的 72%。其中,因心脑血管疾病死亡的人数为 1790 万人,占所有非传染性疾病死亡人数的 44%,心脑血管疾病依然是全球范围内第一位致死原因。世界各国所面临的一些共性挑战包括人口老龄化、冠心病的持续危害、心力衰竭的治疗效果欠佳,以及糖尿病和高血压等重大风险因素的压力等。这些挑战对循环学科提出了多元复合的发展需求。

中国心血管疾病患病率持续上升。据《中国心血管健康与疾病报告 2020》报道,现有心血管疾病患者达 3.3 亿,其中脑卒中 1300 万,冠心病 1139 万,心力衰竭 890 万,肺源性心脏病 500 万,心房颤动 487 万,风湿性心脏病 250 万,先天性心脏病 200 万。目前我国农村、城市心血管疾病死亡占全部疾病死因的比率分别为 46.66% 和 43.81%,每 5 例死亡中就有 2 例死于心血管疾病,心血管疾病持续成为严重威胁中国人民健康和生命的"头号杀手"。在上述世界各国所面临的共性问题的基础上，中国在心血管疾病防控方面所面临的挑战包括：人口老龄化尤其严重、庞大的高血压人群基数、肥胖和糖尿病的流行，以及脑卒中的高发。因此，我们亟须加强一级预防，以减少患病人数；增加精细化、靶向性治疗措施，以挽救更多患者的生命；完善康复和二级预防体系，以降低大量患者复发、再住院和失能的风险。

二、循环学科发展态势

1. 循环学科发展面临的挑战

众多心血管疾病中，冠心病仍然是世界范围内导致死亡和残疾的主要原因。心肌梗死是导致心血管疾病死亡的重要危险因素，随着治疗手段的提高，当前第一次发生心肌梗死后的存活率接近 90%。虽然溶栓治疗或者经皮冠状动脉介入治疗能恢复冠状动脉的通畅，但随之而来的缺血再灌注损伤是心肌梗死治疗后心肌损害的主要原因，目前临床上尚缺乏针对心肌缺血再灌注损伤的有效治疗措施[6]。而且，再发性心肌梗死的发生会引起更高的死亡率。因此，如何有效地防治心肌缺血再灌注损伤和心肌梗死的再发生，以及心肌损伤后的修复，是目前心血管领域的重点和难点。

心力衰竭是诸多心血管疾病进展的终末阶段，其发病率和死亡率逐年上升，医疗负担不断加重，正在成为心血管疾病防控面临的巨大挑战。心力衰竭作为进行性疾病，不仅死亡风险高，而且住院率高，严重影响患者的生活质量。目前，心力衰竭的诊疗主要存在以下几个问题。

（1）临床上仍缺乏精确诊断。除了常规的症状、体征和超声诊断等手段外，还需开发新的生物标志物，对现有诊断标志物作适当补充。

（2）实际临床工作中，常规的治疗方法并没有得到最佳实施。

（3）对不同分型的心力衰竭，缺乏相应的诊疗措施。

（4）急性心力衰竭已成为一个严峻的公共卫生问题。

令人担忧的是，治疗急性心力衰竭的新方法仍然匮乏，以连续利尿剂输注、超滤、血管扩张剂和正性肌力药物等策略为核心的多项临床试验均未取得成功。

高血压作为心血管疾病的重大危险因素，给循环学科带来的压力有增无减。世界范围内大量的脑卒中和缺血性心脏病的发病和死亡可归因于高血压。高血压是脑卒中和冠心病发病的主要危险因素，也是导致心力衰竭的重要原因。此外，中国高血压调查（China Hypertension Survey, CHS）研究显示，全国 18 岁以上成人高血压的知晓率、治疗率和控制率偏低，分别为 51.6%、45.8% 和 16.8%[7]，虽与之前相比有所提高，但仍是亟待解决的问题。

糖尿病是心血管疾病的又一重要风险因素。糖尿病发病率呈上升趋势，全球 2019 年有 4.63 亿糖尿病患者，预计到 2030 年全球患者人数将达到 5.78 亿[8]。糖尿病患者存在多种心血管疾病的高风险，包括冠心病、脑卒中、外周动脉疾病、心肌病和充血性心力衰竭。70%糖尿病患者的最终死亡原因是心脏病。

人口老龄化日益严重，高血压、糖尿病等基础疾病发病率逐年增加，不良生活习惯导致的冠心病发病率增加以及心血管疾病发病趋于年轻化等均对循环学科的发展提出了严峻挑战。未来，循环学科的发展方向将是优化临床心血管疾病的防治策略，逐步开展针对不同心血管疾病的精准医疗工作，加强基础研究的创新，寻找新型诊断标志物，探索多种分子联合在疾病诊断和治疗中的潜在价值，以及发掘提高灵敏度和特异性的新检测技术和方法。

2. 循环学科发展的机遇

为配合学科发展，应对学科内诸多疾病面临的严峻考验，各国、各地区均给予足够重视，先后开展一系列科学研究和医疗服务计划。2010 年，美国国家心肺血液研究所（NHLBI）推出了血管介入和创新治疗研究计划（VITA），以血管生理失调、血栓性疾病和肺动脉高压为主要突破口。2011 年底，美国卫生与公众服务部（HHS）发起了"百万心脏"计划倡议，目的是通过实施确证、有效、廉价的干预措施，在 5 年内预防 100 万起心脏病和脑卒中新增病例。2015 年，美国启动"精准医学"计划，美国心脏协会（AHA）为落实该计划，成立了 AHA 心血管疾病精准医学研究所，以推动心血管疾病精准医疗的普及。过去的二十多年来由 NIH 资源研究部门资助的地区灵长类研究中心计划，致力于非人灵长类的心血管方面的研究。

在中国，1986 年刘力生教授主持首个心血管疾病循证医学研究"老年收缩压高血压试验"，使中国大规模多中心临床研究在世界舞台上逐渐崭露头角。另外几项多中心随机对照试验（RCT），在国际心血管界也产生了重要的影响，如著名的 BRIGHT 研究（比伐卢定与肝素或肝素联合替罗非班在急性心肌梗死患者急诊经皮冠状动脉介入治疗围术期的有效性和安全性研究）[9]，CSPPT 研究（马来酸依那普利叶酸片用于原发性高血压患者卒中预防的社区随机、双盲、对照临床研究）[10]和 DKCRUSH-V 研究（DK-Crush 术式与 Provisional 术式处理左主干末端真性分叉病变的有效性和安全性研究）[11]。2013 年国家自然科学基金委员会启动了"血管稳态与重构的调控机制"重大研究计划，围绕血管稳态与重构的动态调控网络和关键节点这一核心科学问题进行研究，这也是迄今中国在血管疾病领域启动的最大研究计划。在国家"十一五"、"十二五"和"十三五"基础研究发展规划中,心血管领域的研究被作为基础科学前沿领域的重点方向。国家重点研发计划整合了原有的国家重点基础研究发展计划(973计划)、国家高技术研究发展计划(863计划)、国家科技支撑计划、国际科技合作与交流专项等科研专项等,其中"重大慢性非传染性疾病防控研究"重点专项聚焦于心脑血管和恶性肿瘤等重大慢性疾病科研领域,心血管领域项目占总项目数量的约1/5,体现了对心血管研究的科研政策导向。未来循环学科还将启动更深一步的学科交叉融合研究,包括与工程材料学、数字信息技术、力学生物学的结合以探索复杂生物性状心血管调控机制、心血管疾病分子机制、心血管研究新技术等内容。

第三节 循环学科的发展现状与发展布局

一、我国循环学科的发展现状

1. 我国循环学科研究论文发表情况

利用 SCI、InCites 和 ESI 数据库对2012~2021年心血管系统领域文献进行分析。2012~2016年,发表在"Cardiac & Cardiovascular Systems"(心脏/心血管系统)研究领域的文献总量为255 180篇,其中中国在心血管相关期刊上发表的文献总量为17 009篇,占比6.67%,世界排名第七位。2017~2021年,该领域共发表文献271 465篇,其中中国发表文献20 133篇,占比7.42%,世界排名前进至第五位,文献增长率18.37%。2012~2021年,中国在《期刊引用报告》(Journal Citatioo Reports,JCR)一区期刊上共刊载心血管领域文献15 594篇,占中国在该领域发表总文献的48.45%。文献被引情况直接反映了科研成果影响力。2012~2021年,中国在心血管领域发表文献总被引次数为280 747次,被引用过的论文数百分比为55.12%;排名前1%的高被引论文数量为258篇,热点论文13篇。这体现了我国学者在心血管领域的国际影响力有了很大的提升,中国涌现出一批年富力强、达到或接近国际先进水平的优秀学术带头人。

2. 我国循环学科研究已取得重要进展的优势方向

我国心血管研究的主要优势有两个方面。第一个方面是依托我国丰富人口资源的临床研究和流行病学研究。我国人口基数大、人口资源丰富、基因丰富度高、心血管疾病谱广、患者数量多，这为我国在心血管疾病的临床研究、流行病学研究、遗传学研究，以及基于基因的精准医疗方向提供了丰富的生物资源，有利于针对病因预防→疾病发病→诊断→治疗→预后全链条的研究。同时，国内规模较大的心血管疾病临床和研究中心的优势突出，有利于大规模研究的组织与开展。

第二个方面是基于大动物模型的转化研究（临床前研究）。随着各地大动物实验中心的成立，我国在大动物（尤其是灵长类）临床前研究方面逐渐形成优势，主要用于开展干细胞的心肌修复、能量代谢与心血管疾病等研究。我国在大动物克隆、大动物疾病模型方面已经走到世界领先的地步，可将其与心血管疾病研究结合以争取在此领域取得突破。

3. 我国循环学科研究需要加强的薄弱方向

尽管我国的心血管研究取得了长足的进步，但是与先进国家比较起来仍然存在较大的差距，还存在诸多的薄弱之处，主要体现在以下六个方面。

（1）心血管临床研究方面。国际影响力仍然不够，对国际临床诊疗指南的制订贡献不多；虽然人口资源丰富，但数据采集效率低、质量不足等状况还普遍存在；缺乏精准的治疗方案。

（2）心血管转化研究方面。真正实现转化的成果仍然凤毛麟角。心血管领域研究项目多处于基础研究阶段，与转化医学以及临床应用的差距还是很大的。临床上对于转化医学的重视程度有待提高。

（3）心血管基础研究方面。源头仍然显得非常不足。一方面，我国原创性的研究比例仍然偏低，缺乏重大理论创新，原创成果少。基础支撑条件有所改善，但是仍然比较薄弱，例如动物模型、试剂、设备及信息交流等，导致从事真正的前沿创新研究难度较大。另一方面，基础研究与临床研究脱节。心血管疾病的基础医学研究与临床转化之间仍存在关键困难及障碍。

（4）交叉合作方面。心血管与其他学科的交叉合作亟须加强。

（5）经费支持方面。相比其他国家和研究领域，我国对心血管研究领域的投入仍然有限；对重要研究领域和方向缺乏连续有效的支持，科技组织形式及政策变化较多，不够稳定；此外，还缺少针对重大科学问题的科学计划。

（6）心血管研究队伍方面。我国心血管领域研究队伍的规模与心血管疾病的发病率不匹配，规模仍然过小。

针对这些薄弱之处，建议在以下几个方面采取相应的应对策略。

（1）充分利用我国的生物资源，促进临床研究的优势扩大。投资建设大规模、高质量数据库，建立高质量生物样本库，规范生物样本的采集和利用。将预防医学与临床医学紧密结合，在一级、二级预防层面上增加投入。开展更多基础结合临床的相关研究，在新型诊断标志物方面寻求突破。

（2）进一步强调转化研究。充分利用我国在灵长类大动物模型方面的优势。优化精准医疗并加快其向临床的转化应用。

（3）鼓励基础研究的源头创新和转化应用。一方面鼓励"从0到1"的原创性研究，大力推进本土原创、具有独立知识产权的研究工作；另一方面鼓励紧密结合临床的基础研究，以解决临床问题为导向，加强研究成果的临床转化。

（4）鼓励心血管领域的跨学科合作，建立真正的共享平台。

（5）进一步扩大经费支持的范围，加大支持的力度。

（6）采取引育并举的策略，加强心血管领域人才梯队建设。一方面吸引更多优秀的海外学者回国投身心血管研究；另一方面不断加强培养我国自己的优秀青年人才，为壮大心血管研究队伍储备力量。

二、我国循环学科的发展布局

目前，我国循环学科的研究开始进行策略性调整：从以临床治疗为主向以预防为主转变；从描述性和观测实验型科学，向大数据科学发现全面转变。未来循环学科主要从如下几个方面展开布局。

（1）加强我国心血管疾病的预防、临床诊断和治疗的研究体系、公共平台和创新网络的建设。构建百万级自然人群国家大型健康队列和重大疾病专病队列，结合现代生物信息学及组学手段，从基因表达谱、表观遗传修饰、分子调控网络及代谢标志物等多级水平分析，使得疾病的精准治疗成为可能。完善中国人群高血压、冠心病、糖尿病、动脉粥样硬化和心力衰竭的临床表型，发现新型治疗靶点。

（2）加强基于出生队列的先天性心脏病研究，进一步明确先天性心血管病的复杂病因；运用多元化影像学评价手段，建成符合中国人群的复杂先天性心血管病术后右心功能评价标准；进一步提高先天性心脏病、心律失常等发病机制与管理。

（3）利用代谢组学、蛋白质组学及新一代测序技术，解析扩张型心肌病、肥厚型心肌病和缺血性心肌病中的关键蛋白质和核酸物质，明确这些疾病发病机制中的表观遗传学、免疫学机制。

（4）阐明心脏病理性重塑和动脉粥样硬化过程中炎性细胞与实质性细胞的交互作用、能量代谢以及表观遗传学调控机制。

（5）寻找心肌损伤修复过程中影响心肌去分化与转分化的重编程小分子；确定人多能干细胞向心肌分化图谱、功能标志物，以及发现调控干细胞命运决定及功能的新机制；将干细胞与生物材料的功能性心肌仿生组织、心脏血管网络仿生构建运用到心肌梗死的治疗修复和心肌再生中。

（6）在数字技术和人工智能高速发展的背景下，构建高分辨、高速、智能化心脏介入血管内超声成像系统，研发基于人工智能分析技术和多场景服务模式的远程心电监测诊断管理系统等一批数字诊疗装备。

（7）借助移动医疗、云平台和可穿戴智能设备等现代信息技术，实现包括药物治疗、运动康复、心理指导、生活方式等综合立体的心血管疾病治疗和康复现代化管理模式。

第四节　循环学科的发展目标及其实现途径

未来5～10年，我国循环学科发展的战略目标是：在循环系统炎症反应启动、维持机制，以及肠道菌群调节心血管免疫应答和相关干预策略领域达到国际先进水平；在高血压和射血分数正常的心力衰竭等重要心血管疾病负担领域取得突破；推动生命早期不良暴露相关的远期心血管风险研究；在先天性心脏病、肺循环异常以及心肌损伤修复和再生领域涌现出一批原创性成果；在具有国际声誉的高产出大型队列的基础上，开展基于多组学标志物和影像学标志物的疾病预测、诊断、预后评估研究；形成5～10个具有国际影响力的，集基础、转化、临床和人群研究于一体的区域性循环学科创新群体。

为实现上述战略目标，需要从以下几方面落实切实可行的实现途径。

1. 加强顶层设计，完善学科发展布局

优化学科发展布局，明确发展任务，优化各类资源配置；对重点研究领域进行合理资助，支持并培育源于我国本土的国际化心血管专业学术期刊的发展与建设；布局和超前谋划重大任务，满足发展需求，推动循环学科层面上的技术革新。

2. 促进优势领域，扶持薄弱学科领域

对于优势领域（譬如心血管疾病遗传资源等）继续给予合理的资助和支持，加强国际合作及人才建设，不断进行新的突破；加强对薄弱领域（譬如心血管临

床转化与设备研究）的基础设施建设，进一步扩大和加大经费支持的范围和力度，加强人才梯队建设。

3. 加强资助工具的优化组合，推动学科交叉

在促进学科均衡协调发展的同时，有效利用重大项目和重大研究计划等资助手段，探索基础科学中心等资助机制，切实推动学科交叉与融合；促进循环学科与材料学、化学、遗传学、影像学、生物工程等学科的交叉；加强问题导向的综合交叉研究，如疾病的诊断、治疗、防治等方面的重大挑战性问题。

4. 加强心血管学科成果转化

优化基础研究支出结构，完善选题机制，提高基础研究质量；建立符合科学规律的评价体系，助推基础研究质量；支持基于基础研究的应用研究；对科学研究成果进行商业化应用。

5. 加强国际合作与交流

加强国际合作与交流有助于循环学科的发展和进步。重点推进国际合作的优先领域，如生物材料与心血管病、干细胞与心血管疾病、心血管领域新技术等。通过与欧美等发达国家或地区开展深层次的合作，推动我国心血管研究的快速发展，也将为世界心血管领域的发展做出重要贡献。

第五节　循环学科优先发展领域及重要的交叉研究领域

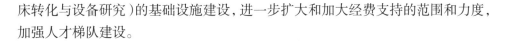

一、优先发展领域

1. 搜寻诊断心血管疾病新型标志物和防治新靶点

寻找新的治疗策略和诊断标志物一直以来都是推动循环学科发展的核心科学问题。未来5～10年，在新的药靶点筛选和发现新的诊断标志物方面所取得重要进展将可能是我国循环学科取得标志性突破的方向之一，这将为我国重大心血管疾病的临床快速诊断和新药研发提供基础。

2. 心血管疾病精准化防治策略

遗传变异也是心血管疾病药物防治过程中需要考虑的重要问题之一[12]。未来5～10年，发现并鉴定家族遗传性重大心血管疾病系谱中的突变基因，进一步澄清高血压及其并发症和心律失常的易感因素与发病机理，将为我国发现和发展心血管疾病防治的原创理论提供基础，革新我国心血管患者的治疗策略，改善国民治疗水平和生活质量。

3. 心血管疾病理论革新

自2014年以来，国际心血管疾病治疗学领域迎来了三个前所未有的重大变革。第一，心力衰竭研究领域的重点已经逐渐由射血分数降低的心力衰竭向射血分数正常的心力衰竭发生转移[13]；第二，改善能量代谢降糖药（钠葡萄糖共转运蛋白2抑制剂，SGLT2i）的问世，丰富了心血管疾病的治疗手段[14]；第三，动脉粥样硬化发生发展方面，PCSK9抑制剂（PCSK9i）的广泛使用预示着此领域的工作将更多地集中于"炎症免疫学说"[15]。此外，基于基础水平的理论创新也是未来心血管疾病治疗策略革新和新药研发的源泉，其中包括血管衰老的病理生理学新机制、血栓形成风险的预测、心力衰竭和暴发性心肌炎等疾病转归的分子变化规律、器官之间的交流（如心-肾交流、脂肪-心脏交流等）在心血管疾病中的作用和机制等。

4. 心血管疾病领域表观遗传相关药物的研发

表观遗传修饰差异被证实在诸如肥厚型心肌病、心力衰竭、心肌梗死、动脉瘤等心血管疾病的病程中起十分重要的调控作用[16]。未来以表观遗传学调控机制为切入点，评价其在心血管疾病防治中的潜力，是实现表观遗传学调控理论临床应用的重要环节。未来5～10年，心血管表观遗传学的研究将着重于发现更多的小分子抑制剂/激动剂。

5. 抗肿瘤药物的心脏毒副作用防治

肿瘤患者的生存期延长使得临床化疗药物和靶向治疗药物的心脏毒副作用逐渐暴露[17]。寻找安全的肿瘤治疗方法或采用合适的策略避免严重的心脏毒副作用将是未来的研究重点。未来5～10年，以下三个方面取得标志性成果：①建立药物心肌毒性高通量检测体系；②筛选我国人群特有肿瘤相关性心肌病变的风险基因；③阐明新型分子靶向抗肿瘤药物的心肌毒性机制并制订应对措施。

6. 心血管衰老研究

目前常用的心血管疾病动物模型无法精准模拟老年心力衰竭的病理生理过

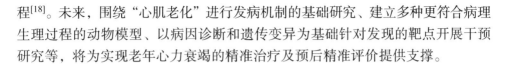

程[18]。未来，围绕"心肌老化"进行发病机制的基础研究、建立多种更符合病理生理过程的动物模型、以病因诊断和遗传变异为基础针对发现的靶点开展干预研究等，将为实现老年心力衰竭的精准治疗及预后精准评价提供支撑。

7. 心血管疾病的基因治疗与细胞治疗

传统的药物和器械治疗对严重冠心病、心力衰竭和心律失常的效果比较有限。随着对疾病认识的深入和基因治疗载体研究的发展，基因治疗或者细胞治疗逐渐应用于多种遗传性疾病。未来，基因治疗靶向递送、干细胞治疗相关应用，以及两种方法相结合等研究有可能给缺血性疾病、心力衰竭等治疗带来希望。

二、重要的交叉研究领域

1. 与遗传学科交叉革新心血管疾病风险预测方法

发病人群趋于年轻化是近年来我国临床心血管疾病的显著特征之一。通过全基因组/全外显子组测序技术筛查心血管疾病发病的风险基因，发现并筛选出更多的重大心血管疾病的早期检测标志物，可以为我国重大心血管疾病的临床快速诊断和治疗提供基础。

2. 与基础研究和生物医学工程相结合，推进成果临床转化

在已有的治疗手段基础上发现新的组合，乃至"老药新用"，是丰富临床心血管疾病用药的重要策略。生物医学工程技术的革新也为循环学科的发展做出了重要贡献。未来，人造血管技术以及生物医学工程药物控释技术的成熟，将为循环学科的发展提供助力。

3. 与生物物理学、化学合成学等学科的跨学科合作

新药研发一直以来都被认为是降低临床心血管疾病高致残致死率、改善患者生活质量最为直接的策略之一。

与生物物理学的交叉合作：利用生物物理学解析晶体结构，进而更有效、有目的性地设计抑制/促进靶点分子功能或复合体结合的小分子抑制剂/激动剂，优化小分子抑制剂/激动剂的筛选过程。

与化学和药学的交叉合作：循环学科与化学合成以及药学的相互交叉，有利于革新新药筛选方法，提升小分子药物合成速度。

4. 与影像学科交叉预测心血管疾病风险

与影像学科交叉提升心血管疾病的风险预测能力也是未来心血管疾病临床防治的重要发展方向之一。发现心血管疾病特异的早期诊断分子将有助于心血管疾病的早发现、早治疗,从而提升临床心血管疾病的防治效果。

5. 自身免疫与心血管疾病病程的联系

目前临床对于免疫相关心血管疾病还缺乏有效的治疗手段。与免疫学科的交叉,在发病机制层面系统探讨相关疾病的病因,有利于医学工作者加深对疾病的认识,进而有效选择和发现更有效的治疗策略。

主要参考文献

[1] Thomas C. Cardiovascular biology. Nature, 2011, 473(7347): 297.

[2] McGrath M F, de Bold M L K, de Bold A J. The endocrine function of the heart. Trends in Endocrinology and Metabolism, 2005, 16(10): 469-477.

[3] Ramos R, Comas-Cufí M, Martí-Lluch R, et al. Statins for primary prevention of cardiovascular events and mortality in old and very old adults with and without type 2 diabetes: retrospective cohort study. British Medical Journal, 2018, 362: k3359.

[4] Sabatine M S, Bergmark B A, Murphy S A, et al. Percutaneous coronary intervention with drug-eluting stents versus coronary artery bypass grafting in left main coronary artery disease: an individual patient data meta-analysis. The Lancet, 2021, 398(10318): 2247-2257.

[5] Kannel W B. Sixty years of preventive cardiology: a Framingham perspective. Clinical Cardiology, 2011, 34(6): 342-343.

[6] Puymirat E, Cayla G, Simon T, et al. Multivessel PCI guided by FFR or angiography for myocardial infarction. The New England Journal of Medicine, 2021, 385(4): 297-308.

[7] Wang Z W, Chen Z, Zhang L F, et al. Status of hypertension in China: results from the China hypertension survey, 2012-2015. Circulation, 2018, 137(22): 2344-2356.

[8] Saeedi P, Petersohn I, Salpea P, et al. Global and regional diabetes prevalence estimates for 2019 and projections for 2030 and 2045: results from the International Diabetes Federation Diabetes Atlas, 9th edition. Diabetes Research and Clinical Practice, 2019, 157: 107843.

[9] Han Y L, Guo J C, Zheng Y, et al. Bivalirudin vs heparin with or without tirofiban during primary percutaneous coronary intervention in acute myocardial infarction: the BRIGHT randomized clinical trial. The Journal of the American Medical Association, 2015, 313(13): 1336-1346.

[10] Huo Y, Li J, Qin X, et al. Efficacy of folic acid therapy in primary prevention of stroke among adults with hypertension in China: the CSPPT randomized clinical trial. The Journal of the American Medical Association, 2015, 313(13): 1325-1335.

[11] Chen S L, Zhang J J, Han Y L, et al. Double kissing crush versus provisional stenting for left main distal bifurcation lesions: DKCRUSH-V randomized trial. Journal of the American College of Cardiology, 2017, 70(21): 2605-2617.

[12] Zhang Y Y, Fu Z Y, Wei J, et al. A *LIMA1* variant promotes low plasma LDL cholesterol and decreases intestinal cholesterol absorption.Science, 2018, 360(6393): 1087-1092.

[13] Vaduganathan M, Claggett B L, Jhund P S, et al. Estimating lifetime benefits of comprehensive disease-modifying pharmacological therapies in patients with heart failure with reduced ejection fraction: a comparative analysis of three randomised controlled trials. The Lancet, 2020, 396(10244): 121-128.

[14] Perkins B A, Rosenstock J, Skyler J S, et al. Exploring patient preferences for adjunct-to-insulin therapy in type 1 diabetes. Diabetes Care, 2019, 42(9): 1716-1723.

[15] Hess G P, Natarajan P, Faridi K F, et al. Proprotein convertase subtilisin/kexin type 9 inhibitor therapy: payer approvals and rejections, and patient characteristics for successful prescribing. Circulation, 2017, 136(23): 2210-2219.

[16] Ordovás J M, Smith C E. Epigenetics and cardiovascular disease. Nature Reviews Cardiology, 2010, 7(9): 510-519.

[17] Plana J C, Thavendiranathan P, Bucciarelli-Ducci C, et al. Multi-modality imaging in the assessment of cardiovascular toxicity in the cancer patient. JACC: Cardiovascular Imaging, 2018, 11(8): 1173-1186.

[18] Paneni F, Diaz Cañestro C D, Libby P, et al. The aging cardiovascular system: understanding it at the cellular and clinical levels. Journal of the American College of Cardiology, 2017, 69(15): 1952-1967.

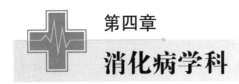

第四章

消化病学科

第一节 消化病学科的战略地位

一、消化病学科的定义、特点及资助范围

消化系统疾病主要包括食管、胃、肠、肝、胆、胰等消化系统重要脏器的疾病，涉及的器官多，疾病病种复杂。其疾病负担约占所有疾病的 1/10，1/3 的内科就诊患者的症状和体征与消化系统相关。

近年来，得益于细胞生物学、分子生物学、生物化学、内分泌学、免疫学、酶学等的空前进展，以及许多新尖精细技术的建立，消化系统疾病的病因、病理、发病机理、诊断及防治等方面的研究取得了长足的进步。消化系统疾病与全身性疾病关系密切。消化系统疾病可有消化道外其他系统或全身表现，甚至在某个时期内会掩盖本系统的基本症状；另外，全身性疾病常以消化系统症状为其主要表现或者消化道病变仅是全身性疾病的一个组成部分。随着多种交叉学科的不断发展和新兴精细诊疗技术的建立，胃肠肝病的防治取得了突破性的成就，现在的消化病学科已是内科学中一个日臻完善的分支学科。

国家自然科学基金消化病学科支持消化系统各种非传染性、非肿瘤性疾病相关科学问题的研究。肝病方面涉及肝纤维化、肝硬化及门脉高压中的肝再生、肝保护、肝衰竭和人工肝等，以及肝代谢性疾病和炎性与感染性肝病等。胃肠道疾病方面则包括免疫相关疾病、消化道内环境紊乱和黏膜屏障功能障碍及相关疾病、消化道动力异常及功能障碍性疾病等。该学科也关注消化道内分泌与神经体液调节异常、腹壁或腹膜结构异常、酸分泌异常等疾病，以及消化道血管疾病和循环障碍性疾病的发生机制。

二、消化病学科的重要性

消化系统的主要功能是消化和吸收，为人体获取能量以维持生命。含有碳水化合物、脂肪和蛋白质及维生素、金属盐类及微量元素等的食物，在胃肠道内经过一系列复杂的消化分解过程，成为小分子物质被肠道吸收，经肝脏处理成为人体必需物质，供全身组织利用。未被吸收和无营养价值的残渣则构成粪便被排出体外。消化系统有丰富的免疫组织，是重要的免疫器官。胃肠黏膜局部产生的sIgA、上皮内淋巴细胞和微皱褶细胞（M细胞）、固有层丰富的淋巴组织、大量浆细胞、T细胞和B细胞、肥大细胞和巨噬细胞等，组成了消化系统的第一线黏膜免疫防卫系统；肝脏的星状细胞和肝血窦内的吞噬细胞，以及脾脏产生的抗体和补体，组成了消化系统的第二线免疫防卫系统。消化系统有一定的清除有毒物质及致病微生物的能力，能参与机体的免疫功能，并可分泌多种激素以调节本系统和全身生理功能。

消化系统常见疾病除肿瘤外还包括炎症、先天性结构异常、免疫异常、代谢异常等，消化系统中的所有器官都有可能出现上述病理异常。消化系统疾病的重要性主要体现在以下几个方面：①病种多且患病率高，相互之间关系错综复杂；②有些疾病发病急而凶险，如急腹症可导致休克，危及生命；③可能的机制众多且复杂，诊断和治疗困难，如克罗恩病及其并发症；④疾病容易慢性化且易复发或再发，如多种肝病；⑤易感或致病因素众多且复杂，如多种胆囊、胰腺疾病和功能性胃肠病，饮食等生活习惯甚至情绪和心境均能影响其发生和发展；⑥某些疾病并发症众多或可危及生命，如终末期肝病。总体上，消化系统疾病发病率高且危害严重，临床上往往需要消化内科、胃肠外科、胆胰外科和肝外科共同诊治。

国际上消化病学科研究技术发展迅速，成果不断涌现，特别是肠道微生态、肝-肠轴、肠黏膜免疫、代谢与消化系统疾病、消化内镜技术、人工智能应用等均成为研究热点。消化系统疾病发展规律的进一步研究，不仅是临床和学术的需要，更是广大患者的迫切需求；其疾病机制的明确，直接关系到、影响到疾病的诊治和预后。因消化系统疾病是最常见的一大类疾病，对国民的危害重大，为实现全民健康，必须重视消化系统疾病发生发展规律的研究。

第二节 消化病学科的发展规律与发展态势

一、消化病学科的发展规律

1. 学科发展的自身需求

因为消化系统含有器官最多，病种复杂，涉及炎症、畸形、功能改变甚至肿瘤等。其疾病的研究明显受内镜技术发展的影响，而实质性器官如肝脏和胰腺等则与激素、神经体液调控密切相关。免疫与代谢研究的进展，在某种程度上左右着整个消化系统较多疾病的研究走向。纵观消化病学科发展史不难看出，对疾病的研究理念也经历了从宏观到微观，再到宏观与微观相结合的变化。

随着解剖学、组织学、生物学、免疫学等相关基础学科的进步，以及伴随着内镜技术、人工智能技术的发展，消化病学科也由简单的、传统的消化疾病的诊断与治疗，与流行病学、基础研究和大数据分析结合，逐渐转化为融形态与功能于一体的疾病学科。特别是干细胞、3D打印、组学等技术的快速进展，使得消化病学科发展迅速。

影像学、光学与医疗器械的进步，如新型内镜（包括细胞内镜）的研制成功和推广应用，将进一步发挥其诊断作用。针对癌变和梗阻或出血的治疗内镜［如经自然腔道内镜手术（natural orifice transluminal endoscopic surgery，NOTES）、经颈静脉肝内门腔内支架分流术（transjugular intrahepatic portosystemic stent-shunt，TIPSS）］等都在临床上发挥了很好的作用。

生物化学和分子生物学技术［如二代测序（next-generation sequencing，NGS）技术、血液或粪便甲基化分析］的发展，为消化系统疾病的预警、早期诊断和预后预测提供了平台和机会。

2. 经济社会发展对学科的需求

消化系统疾病的发病率较高（如萎缩性胃炎发病率为10%甚至更高），其中某些疾病严重影响生活质量甚至危及生命（如肝功能衰竭、重症急性胰腺炎、重度炎症性肠病、某些急腹症和消化道出血）。消化系统疾病特别是慢性疾病发生发展的规律受遗传、环境因素影响，其发生机制多较复杂（如自身免疫紊乱等），临床诊断和鉴别诊断有时较棘手（如克罗恩病等），治疗效果往往不尽如人意（如

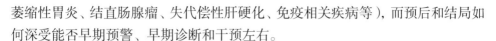

萎缩性胃炎、结直肠腺瘤、失代偿性肝硬化、免疫相关疾病等），而预后和结局如何深受能否早期预警、早期诊断和干预左右。

鉴于消化系统疾病病种复杂、患者众多且多呈慢性化病程，故一方面必须深入探讨消化系统疾病的发生原因和机制，以利于疾病诊断和预后标志物以及预防和治疗靶点的发现与验证；另一方面，形态学、功能学、生物信息学、生物学、免疫学等基础学科与内外科等临床学科的整合，对消化病学科的发展具有重要意义。近年来，消化病学科的发展倾向是强调特殊的环境因素——肠道微生态在疾病的发生发展中的作用，以及其作为诊断标志物和防治靶点的可能性等。

二、消化病学科的发展态势

（一）消化病学科发展面临的优劣势分析

前已述及，消化系统疾病众多，但其中各种炎症性疾病涉及的器官最多。例如，消化道的食管炎和胃炎、炎症性肠病（inflammatory bowel disease，IBD），病毒性或非病毒性肝炎及急慢性胰腺炎。当然很多炎症性疾病还混杂有免疫（包括自身免疫）和代谢因素，如克罗恩病、非酒精性脂肪性肝炎、自身免疫性肝炎等。而且疾病往往向慢性化发展，迁延不愈。就消化系统疾病的致死性和致畸性来说，许多影响因素参与其中。正是因为上述疾病特征且患者人数庞大，从事消化病学临床诊治和基础研究的队伍阵容很强大。消化系统疾病的研究方法多与临床技术和技能的发展相关，通过内镜和病理获取的形态学信息具有直观性强的特点。但是，免疫与代谢等因素，使得消化系统疾病病因与发生发展机制趋于复杂；遗传和环境因素的互作，也使寻求病因和发病机制之间的条线的关系难度增大。特别是疾病的慢性化，带来了观察性研究和干预性研究的长期持续化，也增加了某些临床研究结果的不确定性。

（二）消化病学科发展的挑战与机遇

目前国际上消化病学科的发展，既给我们带来挑战也带来机遇。国际消化病学科发展态势包括：①环境因素（如特殊的环境因素肠道微生态等）、宿主的代谢与免疫、应激-神经-内分泌调控等共同作用左右消化系统疾病的进程、诊治和预防；②大数据和网络处理形成的人工智能与传统的消化病诊治方法相结合，有望改善疾病的结局和预后；③早期预警和早期诊断及预防得到更多的重视，需要分析各种生物样本的标志物及预防靶点，详细研究疾病发生发展的分子机制；④综合治疗手段日渐丰富，特别是精准治疗、个体化治疗，都要求明确靶向治疗的机制的创新策略。

1. 肠道微生态与消化系统疾病

与健康人群相比，炎症性肠病患者肠道中有益菌和有害菌的平衡受到破坏，某些特定菌群通过释放炎性因子和直接作用于肠上皮细胞及免疫细胞；乳杆菌、双歧杆菌减少，放线菌、变形菌、拟杆菌等增加，菌群多样性减少，稳定性降低[1]；真菌亦有紊乱情形[2]。

肠道菌群和能量代谢、炎症的关系及其在非酒精性脂肪性肝病（non-alcoholic fatty liver disease，NAFLD）中的作用越来越受到重视[3]。首先，高脂饮食和肠道内脂肪酸可通过改变宿主胆汁酸的成分对肠道菌群的生存环境产生影响，导致肠道稳态失衡，进而影响免疫平衡。其次，肠道菌群直接影响机体的能量代谢，诱发代谢综合征和非酒精性脂肪性肝病的发生。肠道鹑鸡肠球菌（Enterococcus gallinarum）可迁移至肝脏、肠系膜等组织器官，导致自身免疫性疾病。肝硬化患者中拟杆菌门的比例显著下降，变形菌和梭杆菌显著富集。Child-Turcotte-Pugh 分级评分与链球菌比例呈正相关，与毛螺菌科（Lachnospiraceae）呈负相关[4]。

2. 肝-肠轴与消化系统疾病

马歇尔（Marshall）于 1998 年提出了"肝-肠轴"（liver-gut axis）的概念[5]，阐述了肝脏与肠道之间物质、细胞、细胞因子等通过门静脉系统等相互调节、相互影响。同时，肝脏与肠道除了具有解剖的同源性外，更被证实具有代谢的互动性、免疫的关联性，因此肝-肠轴的概念逐渐被接受，并日渐成为学界的讨论热点。肝-肠免疫的基础是肝-肠间淋巴细胞归巢/再循环，肠道来源的淋巴细胞可在肝、肠两脏器间迁移。当肝-肠间淋巴细胞归巢出现紊乱时，可引起肝、肠病变及其相关并发症的发生[6]。

多种因素同时作用导致了 NAFLD 的发生，其中肠源性和脂肪组织源性的因素不可忽视[7]。研究显示，NAFLD 发生时肠黏膜通透性升高，小肠细菌过度生长及肠道菌群失调等造成脂多糖、细菌代谢产物等入血量增多，通过门静脉到达肝脏，激活 Toll 样受体，诱发炎性细胞因子、趋化因子的释放。

3. 肥胖-代谢与消化系统疾病

NAFLD 是一种与肥胖和胰岛素抵抗密切相关的慢性代谢应激性肝病，疾病谱包括单纯性脂肪肝、非酒精性脂肪性肝炎及其相关肝硬化和肝细胞癌[8]。

NAFLD 与糖和脂代谢紊乱互为因果关系。肝脏是机体糖代谢的核心器官之一，NAFLD 的存在会加剧糖代谢紊乱，加速糖尿病的发生发展。肝脏是维生素 D 合成、代谢以及发挥生物学效应的重要器官。NAFLD 患者血清维生素 D 水平降低，血清维生素 D 水平与 NAFLD 患病率、NAFLD 患者肝纤维化和炎症程度呈负相关。

4. 应激-神经-内分泌调控消化系统疾病的发生发展

肠道菌群代谢产物可以通过调节胃肠内分泌激素影响下丘脑-垂体-肾上腺轴（hypothalamic-pituitary-adrenal axis，HPA）活化。外源性双歧杆菌、乳酸杆菌以及部分益生元同样可以通过影响胃肠内分泌激素调整 HPA 活性，但具体的机制仍有待进一步探索[9, 10]。

肠易激综合征是多因素相关的脑-肠轴功能异常所致的疾病。不同心理和生理应激诱发多种胃肠动力异常，包括胃排空延迟，肠动力、分泌增加，主要由自主神经功能及肾上腺素能系统调节。

应激对免疫系统及炎症的作用机制较为复杂，取决于应激的强度及持续时间。实验证明，心理应激下，肠黏膜促肾上腺皮质素释放素（corticotropin releasing factor，CRF）水平升高增加小鼠结肠黏膜的通透性。心理和生理应激均可激活肾上腺素能系统，活化肥大细胞，从而诱导肠黏膜屏障功能破坏、通透性增加，致使肠腔内菌群移位浸润黏膜固有层，继而激活黏膜免疫反应和固有免疫系统[11]。

5. 免疫与消化系统疾病

肠道免疫调节异常参与肠黏膜炎症的发生。肠黏膜组织内各种免疫细胞被异常激活，可释放大量的促炎性细胞因子和趋化因子等，引起肠黏膜炎症发生，如炎症性肠病（inflammatory bowel disease，IBD）[12]。固有免疫在 NAFLD 中的作用一直是研究的焦点。固有免疫系统激活是触发 NAFLD 中肝脏炎症的关键因素。活化的库普弗细胞（Kupffer cell）产生的炎性细胞因子和趋化因子会刺激肝星状细胞的有丝分裂从而促进肝纤维化。自身免疫性肝炎（autoimmune hepatitis，AIH）的发病是由错综复杂的固有免疫和适应性免疫共同参与导致的。

6. 人工智能在消化系统疾病诊治中的应用

人工智能可应用于诊断巴雷特食管（Barrett esophagus）早期瘤变及食管癌[13]、诊断胃癌及幽门螺杆菌感染与其他胃病[14, 15]、构建诊断内镜下幽门螺杆菌胃炎的 CNN 模型、识别胶囊内镜图像[16]，识别结直肠息肉[17, 18]，以及评估溃疡性结肠炎（ulcerative colitis，UC）内镜下炎症的活动性。

随着数字化病理的出现，常规的病理切片信息可以被转化成高分辨率的数字病理图像。这些数字化的图像信息可以被计算机以各种参数的形式提取和分析，比如细胞核的体积、核浆比例、细胞数量、染色深浅等。这为人工智能在病理诊断中的广泛应用提供了基础。人工智能对病理组织学细微结构的把握和对色差及灰度的辨别度都优于人类。

前述六个方面是国际研究进展和热点，同时也是我们需要关注和重视的新的机遇与挑战。我国如能在这六个方面重点布局，有可能取得新的突破。

第三节　消化病学科的发展现状与发展布局

一、消化病学科的发展现状

利用 PubMed 数据库对 2017 年 1 月 1 日至 2021 年 12 月 31 日消化系统领域的文献进行分析。发表在"Digestive systems"研究领域的文献总量为 153 680 篇，其中中国在消化病相关期刊上发表的文献（包括消化系统肿瘤）总量为 32 904 篇，占比 21.41%。如前所述，目前国际上消化病研究的主要六大方向中，我国在某些方面具有一定优势，但更多的是不足和差距。例如，肠道微生态研究中的方法学欠规范和与机制研究不对等，检测的指标和量化标准并未统一到公认的参考系统；肠道微生物群与宿主之间的关系及相互调控作用的机理研究欠深入，肠道微生态与消化系统常见疾病发生、转归、诊治和预防的对应关系特别是因果关系有待澄清。对于消化系统免疫相关疾病，东西方人群之间可能存在遗传易感性方面的极大差异，某些方面并未明确。环境因素（包括细菌、病毒、药物等）可能作为诱发因素通过"分子模拟"机制参与消化道器官自身免疫反应，该方面研究尚欠缺。基于天然免疫应答和获得性免疫应答的炎症过程是众多消化系统疾病的病理学基础，免疫攻击细胞和免疫调节细胞之间的失平衡、天然免疫和适应性免疫的关键分子和关键事件在消化道自身免疫性疾病中的作用值得进一步探索。对于应激、代谢与消化系统疾病关系的探讨，则无论是流行病学调查，还是机制阐释，均不尽如人意。人工智能在消化内镜或病理工作中的应用研究，我国距离国际先进水平还有较大差距。

1. 肠道微生态与消化系统疾病

上海交通大学医学院附属仁济医院房静远教授团队发现肠黏膜中具核梭杆菌高丰度预测结直肠癌的 5-FU 和奥沙利铂化疗耐药、术后复发与 3 年或 5 年生存率降低，作用机制与诱导癌细胞自噬有关[19]。该研究为肠道菌群标志物预测结直肠癌术后化疗效果和复发倾向，以及根除该菌逆转结直肠癌化疗耐药而改善预后等，提供了坚实的临床和基础研究证据。马雄教授团队率先证明了原发性胆汁性肝硬化（primary biliary cirrhosis，PBC）发生中肠道菌群异常，使用熊去氧胆酸治疗后肠道菌群异常得到改善。相关研究结果发表在 2018 年和 2020 年的英国胃肠道学会官方期刊《肠道》（Gut）[20, 21] 上。

浙江大学李兰娟院士团队发现肝硬化在发生发展中肠道微生态异常。厦门大学任建林教授团队发现病毒性肝炎发生发展中存在肠道菌群异常。香港中文大学威尔士亲王医院消化科于君教授在沈祖尧院士的指导下在肝病病程中的肠道细菌、真菌相关性研究方面卓有成效。

此外，上海交通大学生命科学技术学院赵立平教授在肠微生物组学与代谢性疾病基础研究方面在国际上有较大影响[22]。上海交通大学医学院附属瑞金医院宁光院士团队发现肥胖发生中存在肠道微生态异常情况[23]。目前尚缺乏针对肠道微生态的临床干预研究，微生物基础研究者与临床工作者结合欠紧密。但这些恰恰是我们最可能在国际上有所突破的地方。

2. 肝-肠轴与消化系统疾病

我国的优势和存在的问题是：前述上海交通大学马雄教授和浙江大学李兰娟院士、厦门大学任建林教授的研究成果，实属肝-肠轴研究结果，尚缺乏深入的疾病机制探讨。

3. 肥胖-代谢与消化系统疾病

上海交通大学医学院附属新华医院范建高教授在非酒精性脂肪性肝病方面的研究、浙江大学厉有名教授在酒精性肝病流行病学调查、分子发生机制方面的研究在国际上有一定学术影响。而我国在分子流行病学研究、代谢与免疫关系等方面的研究有待加强，有望取得更大成绩。目前的研究多限于单独研究糖代谢或脂代谢，缺乏多种代谢紊乱之间的相关关系和互作分析。

4. 应激-神经-内分泌调控与消化系统疾病

近几年，我国有部分专家在胃肠道神经内分泌肿瘤的临床研究中取得了一定的国际影响，但基础研究有待强化；内分泌激素代谢的分子机制和网络调控研究欠缺。

5. 免疫与消化系统疾病

我国与免疫相关的消化系统疾病研究大致分为以 IBD 为代表的肠黏膜免疫研究和自身免疫性肝病为代表的肝免疫研究。前者同济大学附属第十人民医院刘占举教授做出了较大成绩[24,25]；后者主要是上海交通大学医学院附属仁济医院马雄教授团队有较多新发现。我国在免疫与肠道微生态领域的研究尚处于初步阶段，微生物与宿主分子和蛋白质之间的相互作用、蛋白质复合体的结构和功能与生物学意义方面的研究欠缺。

6. 人工智能在消化系统疾病诊治中的应用

我国在该研究领域较薄弱。华中科技大学同济医学院附属协和医院侯晓华教授团队阐述了人工智能在辅助胶囊内镜检查肠道方面的作用。山东大学齐鲁医院李延青教授做了初步尝试[26,27]。人工智能的广泛应用尚需严格的临床对照研究，该领域的发展将对临床工作的开展大有益处，其关键是医工和医理结合，需要决策机构加强重视。

二、我国消化病学科的发展布局

鉴于我国消化病学科发展现状，我国消化病研究布局的总体思路是：将目前与临床脱节的机制研究与临床现象观察或干预研究结合起来，深入探讨疾病的发生、发展机制及其在诊断与防治中的作用，并结合多学科新进展，使之更贴近将来的临床应用。未来消化病学科主要从强化肠道微生态与消化系统疾病、肝-肠轴与消化系统疾病、肥胖-代谢与消化系统疾病、应激-神经-内分泌调控与消化系统疾病、免疫与消化系统疾病，以及人工智能在消化系统疾病诊治中的应用等方面重点布局。

（1）加强肠道微生态研究中的方法学研究，探索肠道微生态研究方法的标准化、肠微生物群与宿主之间的关系及相互调控作用的机理研究，聚焦肠道微生态与疾病发生、转归、诊治和预防的相关性及其机理研究。拓展"细菌-上皮-免疫"等多个层次的交叉调控网络，研究肠道微生态不同组分之间相互作用的细胞及分子调控机制。

（2）重视消化系统免疫相关疾病的机制研究。例如，遗传易感个体在环境因素的诱发下发生自身免疫性肝病的机制。利用动物模型及人群研究，阐明肠道菌群在 IBD 发病机制中的作用，为粪菌移植治疗 IBD 提供理论依据和应用规范。加强对我国人群 IBD 遗传易感性的研究，通过全基因组关联分析（genome wide association study，GWAS）等高通量的方法，鉴定出我国人群特异性 IBD 易感基因，用于疾病的预防与病情的监测。

（3）关注我国人群主要药物、毒物及酒精代谢肝脏酶学同工酶遗传背景及地理分布特点研究，药物、酒精和微生物与肝-肠轴的互作关系及其机制研究，以及各消化系统疾病的代谢组学研究。

（4）在脑-肠轴的基础上，逐渐形成"应激-神经-内分泌调控"的整体概念，并且将这一概念拓展至多个研究领域，包括胃肠道各种肽类激素、肠道菌群及其代谢产物、心理疾病的各种生理变化等。

（5）借鉴大脑生物学结构，构建深层神经网络，提高人工智能对内镜影像、病理判读等数据的学习效率与识别准确度。

第四节　消化病学科的发展目标及其实现途径

一、消化病学科的发展目标

未来 5～20 年，我国消化病学科发展的战略目标是：①明确肠道微生态作用于消化系统疾病的机制，以及通过调控肠微生物及其代谢物而影响疾病进程，特别是解析肠道微生态与宿主肠黏膜免疫功能的互作网络情况；②着力研究代谢紊乱与 NAFLD 等慢性肝病的关系和相关代谢机制；③诠释应激源作用于脑-肠轴，影响消化道动力、黏膜免疫功能，增加内脏敏感性及黏膜屏障通透性，重塑胃肠内分泌及肠道菌群，最终导致一系列消化道疾病的机制；④力争揭示固有免疫在 NAFLD 中的详细作用，自身免疫性肝病的免疫学机制和肠道微生态等特殊环境因素的作用机制；⑤在人工智能技术应用于消化道病变的识别和诊断、疾病预测及消化道部位识别方面发力。希望通过在上述研究重点取得突破，形成多个具有国际影响力的、集基础、转化、临床和人群研究于一体的消化病学科研究团队和平台。

二、实现上述目标的途径和需采取的措施

（1）加强战略调研，在广泛征求业内学者和第一线科研工作者意见与建议的

基础上，按照轻重缓急，本着有所为和有所不为的原则，制定今后 5 年甚至 20 年的发展战略。

（2）在前述的研究重点方向上下功夫，分门别类地将上述重点和热点的研究内容纳入各种类项目的设立中，包括肠道微生态、肝-肠轴机制、代谢与免疫、应激-神经-内分泌调控、人工智能等领域的热点问题。

（3）在项目布局方面，因为消化系统疾病的特点是多发，建议国家自然科学基金的面上项目和青年项目资助要考虑到除上述重点研究方向以外的其他项目，同时加大国家杰出青年科学基金项目和优秀青年科学基金项目等人才项目的资助力度。在与国际主流和先进机构交流的同时，提倡和重视我国自身的优势和特色研究。在研究导向上，着重强调原创、前沿、瓶颈、交叉等领域。

（4）加强优先领域的国际合作。特别是在消化内镜和消化病理中的人工智能等方面，切实以临床转化和应用为宗旨。

第五节　消化病学科优先发展领域及重要的交叉研究领域

一、优先发展领域

针对消化病学科疾病，2017～2021 年国家自然科学基金共资助面上项目 750项，青年科学基金项目 729 项，重点项目 14 项，国际（地区）合作研究与交流项目 5 项；重点项目的资助，集中于消化系统炎症、肠道微生态、肠黏膜免疫和肝脏免疫、机体代谢与肠肝疾病等方面。

建议针对肠道微生态和肝-肠轴与黏膜免疫等方向间的重大关联意义，酌情设立重大研究计划项目；针对代谢和应激与消化系统疾病，设置重大专项或多个重点项目研究；在消化内镜技术方面，鼓励开展面上项目研究；在人工智能应用方面，鼓励开展国际合作和多学科交叉研究。

1. 肠道微生态及相关消化系统疾病

（1）加强肠道微生态研究中的方法学研究：①进行基于宏基因组学策略的微生物（特别是细菌）16S rRNA 高通量测序和生物信息学组装和分析；②搭建宏基

因组与经典微生物培养方法的桥梁，促进肠道微生物组的分类学研究转向功能基因组学研究；③探寻合适的动物模型（如猪、大鼠等）用于肠道微生态与疾病发生、预防机理以及相关转化医学研究。

（2）探索肠道微生态研究方法的标准化：建立统一的检测方法、检测指标和标准操作规程（standard operating procedure，SOP），包括不同分段消化道的不同部位，粪便和黏膜标本的采集等，使不同实验室之间的测定值具有可比性，使常规检测的准确性可溯源于公认的参考系统。

（3）肠道微生物群与宿主之间的关系及相互调控作用的机理研究：①各种因素对黏膜上皮细胞和神经内分泌细胞的可塑性影响和相互作用；②肠道菌群对宿主细胞表观遗传组及基因转录组的影响；③肠道微生态不同组分之间相互作用的细胞及分子调控机制。

（4）聚焦肠道微生态与疾病发生、转归、诊治和预防的相关性及其机理研究：①研究不同个体、人生不同阶段的微生物组的动态发育过程，寻找并鉴定与疾病发生、发展直接相关的微生物类型；②从目前的肠道微生态与黏膜免疫平衡系统的关联关系研究向因果关系探讨转变，并明确作用机制；③利用肠道微生态（微生物及其代谢物）建立适用于临床早期诊断的分子标志物和检测方法。

2. 消化系统免疫相关疾病

自身免疫性肝病是遗传易感个体在环境因素的诱发下发生的自身免疫性疾病。自身免疫性肝病发病过程中自身抗原的鉴定显得格外重要，是免疫学研究和治疗方法开发的重要基础，基于肝内天然免疫应答和获得性免疫应答的炎症过程是众多肝脏疾病的病理学基础，免疫攻击细胞和免疫调节细胞之间的失平衡、天然免疫和适应性免疫的关键分子和关键事件在自身免疫性肝病中的作用值得进一步探索。关于 IBD 研究，利用动物模型及人群研究，阐明肠道菌群在 IBD 发病机制中的作用，从而为粪菌移植治疗 IBD 提供理论依据和应用规范。

3. 代谢与消化系统疾病

优先加强以下领域的研究：①我国人群主要药物、毒物及酒精代谢肝脏酶学同工酶遗传背景及地理分布特点；②药物、酒精和微生物与肝-肠轴的互作关系及其机制；③我国药物、毒物及酒精相关的胆胰疾病谱的流行病学和致病机制研究；④各消化系统疾病的代谢组学研究。

二、重要的交叉研究领域

1. 肠道微生态-肠黏膜免疫-肠肝轴

肠道菌群同时具有抑制和促进炎症反应的潜能，其组成结构及数量与免疫系统的正常功能的维持密切相关。研究肠道正常菌群通过细菌本身及其代谢产物刺激宿主免疫系统使免疫细胞活化，促使免疫系统的发育成熟的机制。阐明完整、平衡的肠道菌群是保持人体肠道内健康的免疫应答，并使宿主免于疾病的作用机制。

2. 肥胖-代谢与消化系统疾病

重点在于分析糖脂代谢紊乱、尿酸代谢紊乱、维生素代谢紊乱等与脂肪肝的关系，以及对病毒性肝炎、药物性肝病、自身免疫性肝病等慢性肝病的临床疗效与转归的影响。其中，代谢紊乱与 NAFLD 的关系是近年来的研究热点。

3. 应激-神经-内分泌调控与消化系统疾病

重点在于研究应激源作用于脑-肠轴，影响消化道动力、黏膜免疫功能，增加内脏敏感性及黏膜屏障通透性，重塑胃肠内分泌及肠道菌群，最终导致一系列消化道疾病的过程与机制。

4. 人工智能在消化系统疾病诊治中的应用

重点在于研究人工智能如何通过借鉴大脑生物学结构，构建深层神经网络，提高对内镜影像、病理判读等数据的学习效率与识别准确度。

主要参考文献

[1] Neurath M F. Host-microbiota interactions in inflammatory bowel disease. Nature Reviews Gastroenterology & Hepatology, 2020, 17(2): 76-77.

[2] Sokol H, Leducq V, Aschard H, et al. Fungal microbiota dysbiosis in IBD. Gut, 2017, 66(6): 1039-1048.

[3] Leung C, Rivera L, Furness J B, et al. The role of the gut microbiota in NAFLD. Nature Reviews Gastroenterology & Hepatology, 2016, 13(7): 412-425.

[4] Chen Y F, Yang F L, Lu H F, et al. Characterization of fecal microbial communities in patients with liver cirrhosis. Hepatology, 2011, 54(2): 562-572.

[5] Marshall J C. The gut as a potential trigger of exercise-induced inflammatory responses. Canadian Journal of Physiology and Pharmacology, 1998, 76(5): 479-484.

[6] Sutti S, Albano E. Adaptive immunity: an emerging player in the progression of NAFLD. Nature Reviews Gastroenterology & Hepatology, 2020, 17(2): 81-92.

[7] Tilg H, Moschen A R. Evolution of inflammation in nonalcoholic fatty liver disease: the multiple parallel hits hypothesis. Hepatology, 2010, 52(5): 1836-1846.

[8] Wang F S, Fan J G, Zhang Z, et al. The global burden of liver disease: the major impact of China. Hepatology, 2014, 60(6): 2099-2108.

[9] Clarke G, Grenham S, Scully P, et al. The microbiome-gut-brain axis during early life regulates the hippocampal serotonergic system in a sex-dependent manner. Molecular Psychiatry, 2013, 18(6): 666-673.

[10] De Vadder F, Kovatcheva-Datchary P, Goncalves D, et al. Microbiota-generated metabolites promote metabolic benefits via gut-brain neural circuits. Cell, 2014, 156(1-2): 84-96.

[11] Bernstein C N. The brain-gut axis and stress in inflammatory bowel disease. Gastroenterology Clinics of North America, 2017, 46(4): 839-846.

[12] Chang J T. Pathophysiology of inflammatory bowel diseases. The New England Journal of Medicine, 2020, 383(27): 2652-2664.

[13] Gehrung M, Crispin-Ortuzar M, Berman A G, et al. Triage-driven diagnosis of Barrett's esophagus for early detection of esophageal adenocarcinoma using deep learning. Nature Medicine, 2021, 27(5): 833-841.

[14] Luo H Y, Xu G L, Li C F, et al. Real-time artificial intelligence for detection of upper gastrointestinal cancer by endoscopy: a multicentre, case-control, diagnostic study. The Lancet Oncology, 2019, 20(12): 1645-1654.

[15] Itoh T, Kawahira H, Nakashima H, et al. Deep learning analyzes *Helicobacter pylori* infection by upper gastrointestinal endoscopy images. Endoscopy International Open, 2018, 6(2): E139-E144.

[16] Ding Z, Shi H Y, Zhang H, et al. Gastroenterologist-level identification of small-bowel diseases and normal variants by capsule endoscopy using a deep-learning model. Gastroenterology, 2019, 157(4): 1044-1054.

[17] Byrne M F, Chapados N, Soudan F, et al. Real-time differentiation of adenomatous and hyperplastic diminutive colorectal polyps during analysis of unaltered videos of standard colonoscopy using a deep learning model. Gut, 2019, 68(1): 94-100.

[18] Urban G, Tripathi P, Alkayali T, et al. Deep learning localizes and identifies polyps in real time with 96% accuracy in screening colonoscopy. Gastroenterology, 2018, 155(4): 1069-1078.

[19] Yu T, Guo F, Yu Y, et al. Fusobacterium nucleatum promotes chemoresistance to colorectal cancer

by modulating autophagy. Cell, 2017, 170(3): 548-563.

[20] Tang R, Wei Y, Li Y, et al. Gut microbial profile is altered in primary biliary cholangitis and partially restored after UDCA therapy. Gut, 2018, 67(3): 534-541.

[21] Wei Y, Li Y, Yan L, et al. Alterations of gut microbiome in autoimmune hepatitis. Gut, 2020, 69(3): 569-577.

[22] Zhao L, Zhang F, Ding X, et al. Gut bacteria selectively promoted by dietary fibers alleviate type 2 diabetes. Science, 2018, 359(6380): 1151-1156.

[23] Liu R X, Hong J, Xu X Q, et al. Gut microbiome and serum metabolome alterations in obesity and after weight-loss intervention. Nature Medicine, 2017, 23(7): 859-868.

[24] He C, Yu T M, Shi Y, et al. MicroRNA-301A promotes intestinal inflammation and colitis-associated cancer development by inhibiting BTG1. Gastroenterology, 2017, 152(6): 1434-1448.

[25] Zhou G X, Yu L, Fang L L, et al. CD177+ neutrophils as functionally activated neutrophils negatively regulate IBD. Gut, 2018, 67(6): 1052-1063.

[26] Su J R, Li Z, Shao X J, et al. Impact of a real-time automatic quality control system on colorectal polyp and adenoma detection: a prospective randomized controlled study (with videos). Gastrointestinal Endoscopy, 2020, 91(2): 415-424.

[27] Qu J Y, Li Z, Su J R, et al. Development and validation of an automatic image-recognition endoscopic report generation system: a multicenter study. Clinical and Translational Gastroenterology, 2020, 12(1): e00282.

第五章

生殖医学学科

第一节　生殖医学学科的战略地位

一、生殖医学学科的定义、特点及资助范围

生殖医学是研究生殖健康的现代医学科学的重要分支，重点关注从配子发生到胚胎早期发育相关生理、病理及辅助生殖技术实施过程中的相关问题，最终目的是预防、诊断和治疗生殖系统相关疾病，提高生殖健康水平。生殖系统由生殖腺、生殖管道和附属器官等组成。生殖腺（睾丸或卵巢）产生配子（精子或卵子），精子和卵子在输卵管发生结合（受精），开启早期胚胎发育，之后胚胎种植到母体子宫，并在胎盘等器官的支持下完成发育直至分娩。生殖医学学科内容涵盖广泛，包括妇科学、产科学、男科学、生殖生物学、生殖生理学、生殖免疫学、生殖遗传学、生殖药理学、生殖毒理学和流行病学等。生殖医学学科与再生医学、生物信息学、干细胞生物学、材料学与3D打印、前沿生物技术（如基因编辑技术）等具有高度的多学科交叉性。

国家自然科学基金生殖医学学科（包括生殖和围生/新生儿医学）的资助范围包括：①生育力建立和维持的相关生理、病理基础理论，包括生殖细胞发生与受精异常、早期胚胎发育及胚胎着床异常、胎盘结构与功能异常等；②生殖健康相关疾病，包括生殖系统结构、功能与发育异常，生殖系统损伤与修复，生殖系统炎症与感染，生殖内分泌异常，性功能障碍等，以及子宫内膜异位症与子宫腺肌病，母胎互作与生殖免疫相关疾病，不孕不育与辅助生殖等；③围生医学，包括胎儿相关性疾病与胎源性疾病、妊娠相关疾病、分娩与产褥相关疾病等；④新技术研发及交叉学科，包括生殖系统/围生医学疾病相关诊疗新技术与新方法等。

二、生殖医学学科的重要性

生育健康关系人类繁衍,生殖健康正在成为人口、经济、社会协调发展的重要方面,日益受到全球关注。我国在"十三五"期间先后发布的《"健康中国 2030"规划纲要》《"十三五"卫生与健康规划》《"十三五"国家科技创新规划》等政策与规划,明确提出要加强生殖健康与出生缺陷防控研究,体现了当前我国在人口生殖健康战略上的重要部署。"促进人口长期均衡发展"被列入《中共中央关于制定国民经济和社会发展第十四个五年规划和二〇三五年远景目标的建议》。因此,中国生殖医学领域科技的创新发展对于提高我国人口素质和生命质量具有重大战略意义。

当前,我国人口出生率急剧下降,育龄人口数量不断减少且生育力逐年减弱,同时出生缺陷发生率居高不下。因而,全面阐释调控生育力建立和维持的生理机制既可为人类进一步认知生命奥秘提供理论基石,也可为诊治生殖相关疾病、有效改善生育力低下及提高出生人口素质提供科学依据。此外,随着两孩、三孩政策的实施,孕产妇特点与疾病特征也在发生变化。随着"全生命周期健康保障"概念的逐渐普及,大家认识到从育龄期、孕前、孕期、产后到新生儿期的连续性监测和管理对于提高国民素质具有极为重要的意义。因此,"十四五"期间,亟须延续和深化"十三五"的研究重点,进一步加强生殖医学研究,精细梳理生育健康保障的需求层次,继续前瞻性布局基础理论创新研究和疾病防治关键技术开发,提升生殖相关疾病的预警、监测、防控水平,改善我国人口素质和生命质量,为实现"健康中国"战略目标提供科技支撑。

第二节 生殖医学学科的发展历史与发展机遇

一、生殖医学学科自身发展历史

生殖是人类生存繁衍的永恒主题,生殖医学的发展与进步极大地促进了人类生命健康。1978 年世界首例体外受精-胚胎移植婴儿(俗称"试管婴儿")出生,1984 年首个冷冻复苏的胚胎移植婴儿出生,1990 年首例经植入前遗传学诊断后胚胎移植婴儿出生，1992 年首例单精子卵母细胞胞浆内注射受精后胚胎移植婴儿出生，2000 年体外培养的人胚胎囊胚移植成功。我国也紧跟世界生殖医学的发展步伐，1988 年中国大陆地区首例试管婴儿诞生（2008 年中国科学技术协会评选的"10 个影响中国的科技事件"之一），2006 年中国首例、世界第二例"三冻"（冻精、冻卵、冻胚）试管婴儿诞生，2014 年世界首例经 MALBAC 全基因组扩增高通量测序进行单基因遗传病诊断的试管婴儿诞生，这些成果标志着我国胚胎植入前遗传诊断技术已处于世界领先水平。2018 年，辅助生育技术作为改变民生的临床技术的唯一代表入选"伟大的变革——庆祝改革开放 40 周年"大型展览。尽管如此，生殖障碍的发病机制、临床诊断等仍面临众多问题和挑战。此外，随着人口老龄化和国民对生活质量要求的提高，女性盆底功能障碍性疾病患者就诊率逐步上升，如何提高盆底重建手术的有效性和安全性，寻找合适的盆底重建材料也是急需解决的问题。

在围生医学方面，出血性疾病是导致孕产妇死亡的最常见原因，子宫收缩乏力机制的阐明、产后出血的风险评估和预测模型的构建是围生医学研究面临的挑战。胎盘源性疾病是围产儿临床结局不良的主要因素，其病理机制仍然不明，需要加强研究。

在新技术研发及交叉学科方面，复杂组织的冻存、生育力时效的维持、精准诊疗实施等方面面临诸多难题，如何在体外高质量地建立功能性配子和胚胎、如何建立人造子宫和胎盘体系是生育力重构的关键环节，组织材料质量与工程设备性能的研发与提升则是组织工程学方面面临的挑战。

二、我国生殖医学学科发展的机遇

科学的飞速发展和技术手段的快速革新为我国生殖医学的发展带来了多学科交叉的全新研究视角和研究范式，结合生殖医学相关队列的建立以及动物模型平台体系的日益完善，我国生殖医学相关基础和临床研究正迎来前所未有的发展机遇[1]。

随着单细胞组学技术的发展，对于配子、胚胎早期发育过程的了解已经从组织水平发展到细胞及亚细胞水平，"十三五"期间已揭示了与配子发生异常相关的一系列致病基因及作用机制，为进一步深入解析配子、胚胎发育机制奠定了基础[2]。利用前沿蛋白质组学技术研究配子发生和胚胎发育过程中蛋白质谱与翻译后修饰谱的变化，可用于筛选特定蛋白质修饰位点，从而进一步解析其分子调控机制。系统生物学和人工智能等信息技术同生殖医学融合,是目前科技和医疗发展的前沿交叉领域。利用单细胞生物学技术对生殖系统进行多模态、全基因组尺度的分析,并辅以系统生物学、机器学习等信息技术,实现了对正常生理水平下配子发生和胚胎发育规律的解读;子宫内膜周期性改变、不同妊娠时期胎盘蜕膜的单细胞转录组图谱均已成功绘制;干细胞生物学的蓬勃发展助推我国科学家突破性完成了从小鼠到人类的生殖细胞特化过程。上述研究进展为我国生殖医学基础研究的下一步发展奠定了坚实的技术基础。

"十三五"期间,我国初步建立了出生人口队列、辅助生殖及子代队列、生殖相关专病队列,在生殖障碍性疾病、妊娠相关疾病、胎源性疾病、生育力保护保存、辅助生殖技术安全性及新技术研发等方面取得了一系列重要进展:开展了若干多中心前瞻性随机对照临床试验,完成辅助生殖领域鲜胚/冻胚移植"三部曲"系列研究,奠定了"冷冻胚胎移植"策略在辅助生殖技术临床实践和指南中的地位;明确了第三代试管婴儿技术不宜滥用,甲状腺自身抗体阳性但甲状腺功能正常的不孕女性也不宜过多干预等原则,上述成果为临床诊疗指南的制订提供了 A 类循证医学证据,相关队列资源也为我国"十四五"期间进一步开展高水平生殖医学研究奠定了重要基础。

胚胎植入前遗传学检测(preim plantation genetic testing,PGT)正逐步走向精准化、高效化及个性化。在检测技术方面,PGT 逐步完成技术升级,准确性也随之逐步提高;但在胚胎嵌合、胚胎植入潜能、无创胚胎检测及技术突破方面仍需深入研究。由多国共同完成的"国际千人基因组计划"以及"全基因组关联性研究"正推动产前诊断从新技术、遗传学诊断走向精准医疗的进程;大型基因数据库的建立和完善为高通量测序和云计算技术提供了有力支撑。建立针对中国人群的多种疾病的基因数据库正成为我国当下和未来医疗领域的重要发展趋势。

2018 年我国制定了《卵巢组织冻存与移植中国专家共识》,标志着卵巢组织冻存技术从实验手段向临床应用转变。在男性生育力保存方面,近年我国科研团队通过将人类胚胎期睾丸在体外进行培养获得了单倍体精子细胞,为青春期前男性睾丸组织或精原干细胞的冷冻保存提供了技术保障。我国在干细胞联合高分子材料的应用基础和临床研究方面处于国际领先地位,目前已在动物模型上成功构建人工卵巢,组织工程技术与再生医学的进一步交叉融合必然助推生育力重构方面取得重大突破。

第三节　生殖医学学科的发展现状与发展布局

一、我国生殖医学学科的发展现状

（一）我国生殖医学学科研究论文发表情况

我国生殖医学正值飞速发展的黄金时期。科学网（Web of Science，WoS）数据库显示，我国在生殖医学领域发表的论文数量从"十五"期间的 2726 篇增长到"十三五"期间的 34 180 篇，增加了 11.54 倍。而同期全球生殖医学领域论文数从 76 164 篇增长为 156 861 篇，增量仅为 106%。这表明我国生殖医学研究正以高于世界水平数倍的速度迅速崛起。

10 年前，生殖医学领域的研究论文主要来自美国、英国、日本、德国、法国、加拿大、意大利与澳大利亚，中国发表论文数量仅排世界第 9 位；而近 5 年我国发表论文数已经远超英国、澳大利亚、加拿大、意大利等国家，跃居世界第 2 位。其中，我国配子发生研究领域经过多年的积累和发展，在国际上已具有一定的影响力。2020 年 PubMed 数据库中，与精子相关的研究论文约为 5000 篇，其中我国发文量为 1000 篇左右；关于卵母细胞成熟的研究论文数量为 3000 篇左右，其中我国发文量超过 800 篇。我国在这些研究领域的国际地位日益凸显。

（二）我国生殖医学学科领域取得重要进展的优势方向

1. 基础研究方面

我国在国际上最早开展单细胞层面非人灵长类、人类生殖系细胞发育和早期胚胎发育研究，绘制了生殖细胞及早期胚胎发育的单细胞转录组、DNA 甲基化组[3,4]、组蛋白修饰组和染色质高级结构图谱等[5,6]，多项突破性研究成果引领国际该领域的发展。在胎盘细胞谱系发生、胎盘发育分化和功能构建、母胎界面免疫适应性调节机制、妊娠相关疾病等研究方向我国取得重要成果，处于国际并跑水平[7]。

2. 生殖相关疾病精准诊疗方面

我国学者聚焦辅助生殖领域的热点和难点问题，完成了一系列全国多中心前瞻、随机对照研究,为临床治疗标准化以及诊疗指南的制订提供了 A 类循证医学证据,被国际权威同行誉为"世界上生育治疗临床试验的领导者"[8,9]。此外,我国学者结合先进的单细胞多组学测序技术,开发了一系列胚胎诊断新方法,在产前筛查和产前诊断领域不断创新发展,推动新产品的临床应用转化。我国的 PGT、疑难胚胎诊断等遗传诊断技术在国际上处于领跑地位。我国女性生殖内分泌疾病研究在国际上处于领先地位:基于代谢组学、微生物组学、基因组学等多学科交叉研究手段对疾病的发病机制进行了深入研究;应用我国大规模人群队列的全基因组关联分析,系统揭示了遗传、表观遗传、环境因素在生殖内分泌疾病发病中的作用与机制,推动了疾病的病因学研究[10]。我国精子、卵子及胚胎生育力保存等常规技术业已成熟,与国际水平持平。

(三)我国生殖医学学科研究需要加强的薄弱方向

尽管我国的生殖医学研究已取得长足发展,部分领域居于国际领先水平,但仍然存在诸多薄弱之处。在学科布局上,部分方向(如生殖系统损伤与修复、生殖系统炎症与感染、性功能障碍、子宫内膜异位症与子宫腺肌病、妊娠相关疾病以及分娩与产褥相关性疾病等)研究基础尚较为薄弱,国内研究力量仍待加强。新技术与新方法的研发仍有待提升。生殖医学与其他学科的交叉还需加快融合,工程领域、生物材料领域在生殖医学领域的应用仍处于探索阶段。部分领域存在技术瓶颈和伦理限制等诸多障碍因素,造成具有我国自主知识产权的新技术、新方法、新产品仍不足。符合我国人群特征的临床诊疗指南仍欠缺。

此外,我国在卵母细胞成熟方面的原创性研究较为薄弱,基础与临床的充分融合和转化未来需要强化。在干细胞体外配子分化研究方面,需要加强体外配子的功能和安全性评价。在早期胚胎发育研究领域,对于灵长类动物早期胚胎发育的研究仍然非常有限,长期困扰该领域的合子基因组启动、早期胚胎对称性打破和原肠运动等是基础研究需要挑战的关键科学问题。PGT 方面,目前测序发现的很多基因变异临床意义尚不明确,致病机制的基础研究滞后,针对胚胎嵌合、胚胎植入和胚胎无创检测的研究还处于起步阶段,相关基础机制研究及技术方法研发仍有待提升。生殖内分泌疾病研究需要结合代谢和环境建立专病队列,深入探索复杂疾病的分型及其发病机制,明确影响生殖腺发育和功能维持的关键因素,阐明遗传及环境因素在生殖腺功能减退等疾病发生发展中的作用机制。生育力保存方面,肿瘤患者性腺冷冻移植后生殖细胞发育的机制仍有待深入研究,需要进一步对体外培养卵巢和睾丸组织获得功能性配子的有效性和安全性予以评估。盆

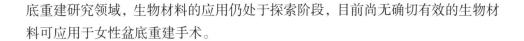

底重建研究领域，生物材料的应用仍处于探索阶段，目前尚无确切有效的生物材料可应用于女性盆底重建手术。

二、我国生殖医学学科的发展布局

为了促进我国生殖医学学科的发展，需要加强基础与临床研究的结合，加强生殖医学学科与新兴学科的交叉，进一步合理布局未来方向。基于此，建议我国生殖医学学科主要从以下几方面布局。

（1）生育力建立和维持的基础理论研究方面。运用人类临床疾病资源、非人灵长类等动物模型及多种组学技术，进一步深入研究配子发生成熟机制，探索早期胚胎发育关键事件的发生机理，关注衰老、肥胖和环境等问题对配子发生成熟、胚胎发育以及子代健康的影响，探索新型无创的卵/胚胎发育质量检测指标，推动基础与临床转化紧密结合发展。此外，运用多组学手段筛选可靠的子宫内膜容受性生物标志物，解析不同病理条件下母胎界面转录图谱，结合数字影像学和人工智能技术，通过实时动态监测胎盘发育进程，预判妊娠结局和子代远期健康。结合类器官、3D 打印等技术，在体外构建功能性人工子宫和胎盘，为早产儿、病患儿等的体外发育及治疗提供可靠平台，从根本上降低早产儿的死亡率。

（2）生殖系统相关疾病方面。探索基于人工智能精细化分型的病因学及相应的精准诊治，明确环境、微生物、代谢、遗传和免疫等因素的交互作用对疾病发生的影响。针对妇女盆底功能障碍问题，探索新的替代材料，进一步着眼于临床转化。

（3）辅助生殖技术方面。以提高妊娠率和改善妊娠结局为目标，重点关注复杂嵌合胚胎诊断、无创胚胎诊断和胚胎植入潜能研究。同时，加大遗传疾病致病基因及机制研究，明确遗传疾病的致病基因，建立专业的临床遗传咨询队伍，推动三代测序在遗传病筛查和 PGT 领域的应用，为 PGT 阻断遗传疾病传递奠定基础。生育力保护保存研究仍需向更广泛的年龄段扩展，重视青春期前（如儿童肿瘤患者）生育力的保护保存，重点布局生育力保护保存前后、移植前的安全性评价和子代表观遗传风险研究，解决如何安全有效地为不同类型肿瘤患者保存生育力以及保障其子代健康的科学问题。

（4）围生医学方面。重点关注胎盘植入性疾病预测和防治策略，减少孕产妇死亡情况。加强胎源性疾病发生机制研究，探索胎儿结构异常和遗传性疾病的病因和发生机制，建立精准、有效的孕前、产前诊断和宫内干预治疗技术。促进基因编辑技术及干细胞治疗的应用研究等，以期为胎源性疾病的诊治提供关键技术手段。

（5）加强基础研究与临床应用联动，积极推动研究成果（如患者突变检测、代谢干预等）在临床诊断或治疗上的应用。促进多学科、不同物种研究之间的交叉合作，推进具有中国自主知识产权的药物、培养液及相关产品的开发应用；开展多中心随机对照临床试验，为临床疾病诊疗共识和指南的制定提供依据；基于临床大样本的分析分类，为临床标准化诊断或治疗提供参考。

第四节　生殖医学学科的发展目标及其实现途径

未来5～10年，我国生殖医学学科发展的战略目标是：运用前沿生物技术，进一步阐明配子发生的分子机制，解析早期胚胎发育的分子调控机理，实现子宫内膜容受性生物标志物的发掘和临床应用，阐明母胎界面多细胞、多层次互作调节母儿健康的机制和妊娠免疫适应性的调节机制，揭示生殖过程和调控的底层原理，产生一批具有重要国际影响的原创性成果；推动生殖障碍疾病的精准分型及预防、诊治，实现应用自体或同种异体组织重建盆底；在辅助生殖技术产品研发、生育力保护保存方面力争取得突破；制订符合我国人群特征的生殖障碍疾病临床诊疗指南、产前遗传学诊断标准；完善孕产妇及子代出生队列，建立高效孕期并发症预测模型，提高新生儿出生质量，提升生殖医学领域的国际影响力。

为实现上述战略目标，具体实现途径包括以下几个方面。

（1）构建生殖医学研究的国家资助体系，完善学科发展布局。加强顶层规划，布局符合生殖医学发展规律的资助体系，鼓励和持续推动原始创新。

（2）发展优势方向，扶植薄弱方向，促进学科协调均衡发展。从基础理论、临床研究、新技术研发、学科交叉多层次布局生殖医学重点发展方向，捕捉各方向的科技前沿，通过重大项目、重点项目推进优势研究方向的科学理论创新和技术革新，通过专项项目和人才扶持加强对薄弱领域的持续性资助。

（3）推动学科交叉融合。鼓励医学、生物学、人工智能、影像学、数学、化学和工程学等学科交叉融合，通过重大项目、重大研究计划、基础科学研究中心等资助机制，促进学科交叉融合，协同研究生殖医学重点和瓶颈科学问题。

（4）加强转化与应用研究。鼓励和加强基于临床实践发现科学问题的生殖医学基础和临床转化研究。研发具有自主知识产权的新技术、新方法、新产品，建立国家级推广和示范平台，促进转化落地。

（5）促进人才培养与国际合作交流。扩展和加强国内国际合作与交流，强强

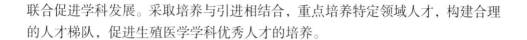

联合促进学科发展。采取培养与引进相结合，重点培养特定领域人才，构建合理的人才梯队，促进生殖医学学科优秀人才的培养。

第五节　生殖医学学科优先发展领域及重要的交叉研究领域

一、优先发展领域

1. 卵子发生、成熟、受精及异常相关机制研究

解析卵子发生和成熟的基本原理，重点关注母体微环境改变导致卵子发生异常的机制；鉴定诱发人类卵子发生及成熟障碍的基因突变；解析配子识别与单精受精的分子基础；搭建体外卵子发生体系研究平台，探索恢复女性生育力的新手段和新方法。

2. 精子发生及异常相关机制研究

解析遗传、表观遗传和微环境等因素调控人类精子发生的机理；搭建体外精子发生体系研究平台；强化精子发生及异常的非人灵长类动物模型的构建与应用；通过致病基因筛查，发现精准诊断靶标，开发改善男性生育力的新型药物。

3. 早期胚胎发育及异常相关机制研究

全面解析人类早期胚胎发育的时空调控网络；优化人工人类早期胚胎模型；解析胚内和胚外组织协同障碍导致胚胎发育异常的病理机制，探究早期胚胎发育过程中调控异常导致胎儿畸形或出生缺陷的分子机制，研发高效无创的胚胎质量检测技术。

4. 子宫内膜发育与稳态维持及其疾病研究

探究人类子宫内膜干细胞自我更新和顺序分化及其参与组织修复和再生的机制；明确内膜组织内重要细胞的表型、分子及功能特征；解析人类子宫内膜稳态失衡导致薄型内膜、低容受性内膜、异位内膜等疾病发生的机制；建立人类子

宫内膜干细胞体外分化体系以及体外子宫内膜发育疾病模型,为解析相关疾病发生机制及其干预研究提供基础。

5. 胚胎植入及胎盘发育研究

建立人类体外胚胎植入模型,解析胚胎与内膜对话的生理性规律,明确子宫内环境变化对早期胚胎发育、胚胎植入、胎盘发育、胎儿发育及远期子代健康的影响及调控机制;利用反复种植失败的临床胚胎资源,筛选母胎对话失败的病理分子机制。

6. 微生态对生殖健康的调控作用及干预策略

建立我国人群生殖系统微生态图谱,探究微生物在人类胚胎早期发育、妊娠维持以及分娩过程中的作用;探索关键致病微生物的作用机制,阐释与生殖健康相关疾病及妊娠过程中生殖道微生物与机体相互作用的分子机制。

7. 生殖内分泌重大疾病发病机理及防治策略研究

明确常见生殖内分泌疾病发生的影响因素和亚型特征,以及参与调控生殖内分泌疾病发生及相关并发症发展的关键分子和表观遗传修饰。从不同视角探讨生殖内分泌疾病不同亚型的发病机理,明确下丘脑—垂体—性腺轴精细周期性调控的生理、病理相关机制,为疾病的早期预防、亚型分类、精准诊治提供靶点,并建立新型治疗策略。

8. 妊娠期重大疾病研究

多角度剖析妊娠期重大疾病的发生机制,筛选与子痫、早产、妊娠失败和胎儿生长受限相关的靶分子,研发无创、精准、高效的孕前/胚胎植入前/产前筛查、诊断技术以及出生后早期诊断干预新技术;开发高龄产妇妊娠期并发症防治策略;优化母儿安全保障体系与孕产妇危险度评估体系。

9. 盆底功能障碍研究

针对中重度盆底功能障碍疾病,探索新术式,寻找新的同种、异种、异体或自体替代生物材料,评估治疗效果以及安全性,制定个体化的治疗-康复综合模式。

10. 辅助生殖技术安全性评估及新技术研发

明确辅助生殖技术操作对孕期并发症、生殖系统肿瘤、卵巢功能异常等发

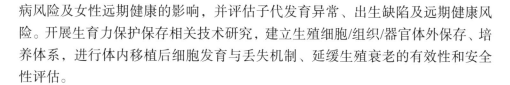

病风险及女性远期健康的影响，并评估子代发育异常、出生缺陷及远期健康风险。开展生育力保护保存相关技术研究，建立生殖细胞/组织/器官体外保存、培养体系，进行体内移植后细胞发育与丢失机制、延缓生殖衰老的有效性和安全性评估。

11. 胎源性疾病的病因以及跨代遗传研究

从多视角探讨胎源性疾病发生的分子机制；解析配子、胚胎、胎儿、胎盘变化，阐明疾病易感及其宫内编程的主要机制；揭示妊娠期子宫-胎儿/胎盘-母体间的整体性分子关联，明确不同暴露所致的代际或跨代遗传机制；开展长期、多代数据的中国人群队列研究，建立适合中国人群的重大胎源性疾病预警体系。

二、重要的交叉研究领域

1. 与生物信息学科和前沿生物技术交叉，揭示生殖过程的底层原理

借助单细胞/少量细胞多组学和超高分辨率无创成像等前沿技术，解析生殖关键环节的调控机制及多种细胞类型、细胞—微环境互作关系；建立生殖健康相关重大疾病诊断标志物及治疗干预靶点，开发配子、胚胎质量鉴定和监测的技术与产品。

2. 与系统生物学和人工智能相结合，革新生殖相关疾病的诊断技术

基于系统生物学和人工智能发展生殖相关疾病的智能诊断技术；辅助生殖过程中体外胚胎的智能选择；配子发生和早期胚胎发育过程的重要调控网络重建；不孕不育等生殖疾病的系统生物学机理研究；胚胎发育缺陷的遗传和环境因素系统探索；基于智能信息科技的生殖医学研究新型技术和设备研发等。

3. 与干细胞生物学、再生医学和组织工程学相结合，变革生育力恢复或重构策略

融合干细胞技术、生物工程材料、高通量筛选等手段，开展干细胞特化生殖细胞的研究；利用多能干细胞培育获得发育和体系结构类似于天然胚胎的类胚胎，建立和完善着床后体外胚胎培养体系；基于生殖器官分化发育调控机理，结合干细胞、生物材料、高分辨成像、生物力学等多个领域的先进技术，实现生物性人造生殖类器官（如人造卵巢、人造子宫等）的重构并用于功能恢复。

主要参考文献

[1] Qiao J, Wang Y Y, Li X H, et al. A Lancet Commission on 70 years of women's reproductive, maternal, newborn, child, and adolescent health in China. The Lancet, 2021, 397(10293): 2497-2536.

[2] Zhang Y, Guo R, Cui Y, et al. An essential role for PNLDC1 in piRNA 3′ end trimming and male fertility in mice. Cell Research, 2017, 27(11): 1392-1396.

[3] Guo F, Yan L Y, Guo H S, et al. The transcriptome and DNA methylome landscapes of human primordial germ cells. Cell, 2015, 161(6): 1437-1452.

[4] Guo H S, Zhu P, Yan L Y, et al. The DNA methylation landscape of human early embryos. Nature, 2014, 511(7511): 606-610.

[5] Wu J Y, Huang B, Chen H, et al. The landscape of accessible chromatin in mammalian preimplantation embryos. Nature, 2016, 534(7609): 652-657.

[6] Chen X P, Ke Y W, Wu K L, et al. Key role for CTCF in establishing chromatin structure in human embryos. Nature, 2019, 576(7786): 306-310.

[7] Ma H X, Zhai J L, Wan H F, et al. In vitro culture of cynomolgus monkey embryos beyond early gastrulation. Science, 2019, 366(6467): eaax7890.

[8] Shi Y H, Sun Y, Hao C F, et al. Transfer of fresh versus frozen embryos in ovulatory women. The New England Journal of Medicine, 2018, 378(2): 126-136.

[9] Yan J H, Qin Y Y, Zhao H, et al. Live birth with or without preimplantation genetic testing for aneuploidy. The New England Journal of Medicine, 2021, 385(22): 2047-2058.

[10] Qi X Y, Yun C Y, Sun L L, et al. Gut microbiota-bile acid-interleukin-22 axis orchestrates polycystic ovary syndrome. Nature Medicine, 2019, 25(8): 1225-1233.

第六章
儿科学科

第一节　儿科学科的战略地位

一、儿科学科的定义、特点及资助范围

儿科学是一门研究从胎儿至青少年时期人体生长发育规律、疾病诊治和预防、身心健康维持的医学科学。儿科学的研究人群是 18 岁以下儿童及胎儿，主要任务是研究儿科医学的基本理论和诊疗策略，提高对儿科疾病的预防与诊治水平，降低儿童期疾病的发病率和病死率，增强儿童体质，保障儿童身心健康[1]。

儿科学具有非常独特的学科特点。第一，儿童期有独特的疾病谱。各种先天畸形与出生缺陷、低出生体重、生长发育迟缓、神经发育障碍、川崎病和肠套叠等是儿童时期特有的疾病。第二，儿童期疾病会影响成人时期疾病的发生。例如，儿童时期高血压、高血脂、高血糖可造成成人后的血压、血脂、血糖异常，儿童时期的麻疹病毒感染可继发成人时期的脑炎。因此，在儿童早期发现疾病并给予有力干预，可显著降低成人疾病的发生。第三，儿童有很多与生长发育相关的疾病，如由血管舒张功能不稳定、自主神经功能不协调等导致的儿童晕厥，随血管和自主神经功能发育可自行缓解；也有很多疾病病情可随年龄增长发生动态变化，如小型室间隔缺损可自行闭合。第四，即使相同的疾病，儿童与成人也有不同的病因、预后和转归。例如阻塞性睡眠呼吸暂停低通气综合征，腺样体肥大及扁桃体肥大是儿童患者最常见的病因，占 86% 左右，腺样体或扁桃体切除可显著改善患儿的症状及预后；而在成人患者中，上气道肌肉松弛、呼吸中枢神经调节障碍及肥胖是其主要病因，因扁桃体肥大导致睡眠障碍者则不足 1%。第五，儿

童处于生长发育期,可塑性强,及时治疗其预后比成年患者更好。第六,由于儿童的脏器功能处于不断变化和完善的过程,其药物代谢及药效学具有独特性,不能仅根据体重折算药物剂量,需要专门的研究和应对。儿科学的这些学科特点要求我们需以发展、动态的视角对待儿科疾病的发生、发展与转归,制定精准防治策略。

儿科学包括发育儿科学、预防儿科学以及临床儿科学三大部分,按疾病所涉及的主要器官系统,又分为儿童保健、发育行为、呼吸、消化、心血管、血液、感染、免疫、神经、肾脏、遗传代谢、内分泌、新生儿、急救医学和儿科临床药理学等分支专业。为满足特殊年龄段医疗保健的需要,又按年龄划分出新生儿学、青春期医学等分支。目前,国家自然科学基金资助体系中,新生儿疾病研究有独立代码,其余儿科学问题研究按照疾病和科学问题的不同,分散在其他学科代码下。建议在国家自然科学基金委员会医学科学部以各器官系统命名的代码下增设相对应的"儿童"疾病代码。

二、儿科学科的重要性

儿科学是临床医学的重要分支,是研究自胎儿至青少年这一时期儿童生长发育、儿童身心健康和疾病防治的临床医学学科。WHO 评价一个国家健康水平的四大指标包括婴儿死亡率、5 岁以下儿童死亡率、孕产妇死亡率和人均期望寿命,其中有两大指标都与儿童直接相关。而儿科学的使命就是不断探索儿童相关医学理论并在实践中总结经验,提高疾病防治水平,降低儿童发病率和死亡率,增强儿童体质,保障儿童健康。因此,儿科学的发展对提高中华民族的总体素质具有重要意义。

第二节　儿科学科的发展规律与发展态势

一、儿科学科的发展规律

1. 儿科学科自身发展历史

儿科的记载最早可追溯至中国古代。《黄帝内经》中已有儿童疾病的记录,

1973 年长沙马王堆 3 号汉墓出土的帛书医方中有婴儿索痉、婴儿癫痫病等记载，唐朝时期开始在太医署内设少小科与内、外、五官科并列。19 世纪，由于营养障碍、腹泻、传染病等原因，婴儿死亡率极高，化学、生物学等学科的发展，推进了儿科学的发展。最早的纽约儿童与婴儿医院和费城儿童医院分别成立于 1854 年和 1855 年。19 世纪后期，随着医学科学的发展，医疗服务日益专科化，儿科学开始成为独立的专业。20 世纪 30 年代儿科学在我国开始受到重视，至 20 世纪 40 年代我国儿科临床医疗已初具规模，并在诊治当时各种传染病和防治营养不良方面取得了可喜的成就。1943 年，我国现代儿科学奠基人诸福棠教授主编的《实用儿科学》首版问世，标志着我国现代儿科学的建立。中华人民共和国成立以后，党和政府高度重视儿童的医疗卫生事业，在城乡各地建立和完善了儿科医疗机构，并按照预防为主的方针在全国大多数地区建立了儿童保健机构和各种托幼机构，这些机构对于保障我国儿童的健康和提高生活质量具有至关重要的作用。儿童的生长发育监测、先天性遗传疾病筛查、疫苗接种等措施得以落实，儿科常见病、多发病得到了及时诊治。

2. 社会经济发展对儿科学科的需求

2018 年的统计数据显示，我国婴儿及 5 岁以下儿童死亡率高达 6.1‰及 8.4‰，而同位于亚洲的日本分别为 1.9‰及 2.6‰。我国 0～14 岁儿童约 2.53 亿，约占全国总人口的 18%，儿童人口总数位居世界第二。因此，我国儿童健康和社会经济发展对儿科学的发展提出了极高要求。然而，较之其他临床医学学科如内科学和外科学，儿科学的发展相对滞后，儿科学各亚专科之间的发展极不平衡。儿科学的平稳发展并快速追赶发达国家，是今后较长时期我国儿科学发展的目标，唯有如此才能满足我国对儿童卫生健康日益增长的需求，因而任务十分艰巨。

二、儿科学科的发展态势

1. 儿科学科发展的优势

无论是从我国还是国际角度来看，儿科学科涵盖范围广泛，包括发育儿科学、预防儿科学以及临床儿科学。自胎儿至青少年阶段，儿童生长发育的基础理论及各器官系统变化的规律是发育儿科学所涉及的重要内容；遗传、环境因素及其互作对儿童生长发育的影响、发育中各器官系统的损伤修复，也是儿科学的重点研究内容。一方面，由于儿科学的研究对象为生长和发育中的个体，生命周期与发育相关的研究只能在儿科进行，相关研究成果的转化应用也只能在儿科开展。因此，儿科学的发展为全生命周期健康的研究奠定了早期的基础。另一方面，研究儿童疾病的发病机制和新的治疗方法则可从成人相关疾病的研究中获得思路及经验的借鉴。预防儿科学是近年来受到关注的重要学科领域，疾病的个体及群体预防、预防接种与传染病防治以及机体免疫系统发育的规律等是全球儿科学研究的重点。临床儿科学各系统疾病，尤其是新生儿疾病、先天性心脏病、遗传代谢性疾病和罕见病等的病因学、发病机制及治疗的研究已成为儿科学最具特色的研究领域。此外，由于许多成人期疾病与儿童期疾病的发生发展息息相关，儿科学的研究成果也为成人疾病的防治提供了重要参考，成为关注的重点。

2. 儿科学科发展存在的劣势

当前，儿科学科发展仍存在一定的困难。儿童是特殊人群，并非成人的"缩小版"。儿童处于生长发育的动态过程，脏器发育及其功能、心理发育尚不成熟，不同年龄段儿童的生理特质及病理反应也显著不同，疾病谱及病因学较成人有显著差异。另外，儿科学研究对象为新生儿、儿童，个体脆弱，临床研究难度大。当前对儿童慢性疾病的认知和诊治多基于成人疾病的研究和经验，这不仅使精准诊治的理念难以实现，也使得儿童慢性疾病的防治成为制约儿童健康发展的瓶颈。此外，儿科学科领域要求高，临床儿科学工作者要付出更多的专科培训时间；儿科学人才队伍尚不足，科研队伍中优秀人才更为稀少。综上，儿科学研究具有其内在的特殊规律，需要更加广泛的学科交叉融合，儿科学的发展需要得到更多重视和支持。

3. 儿科学科发展的机遇

儿童是国家的未来，儿童早期发展已经被列入《"健康中国2030"规划纲要》，成为全社会的共同责任。全生命周期健康理念日益得到重视，儿科学的发展与提高人类总体素质息息相关。多种在儿童期发病的遗传病、罕见病研究不断得到关注。这些都给儿科学发展带来了前所未有的发展机遇。此外，交叉学科新技术、新方法（包括精准医学、精密检测仪器的发展、人工智能以及新的临床药理研究方法等）将为儿科学提供更多适合的研究工具和诊治手段。儿科学研究需要兼顾发育儿科学、预防儿科学以及临床儿科学的均衡发展，才能提高儿科学科的总体水平，为提高儿童健康水平服务。

4. 儿科学科发展面临的挑战

儿科学的学科发展也面临着严峻的挑战。随着婴儿以及 5 岁以下儿童死亡率的降低，危重新生儿经抢救后存活者明显增加，出生缺陷、生长发育障碍等疾病也随之增加。另外，随着生活水平的不断提高，儿童营养过剩导致的儿童肥胖、高血压、糖尿病、心肺疾病等逐渐增多。儿科疾病谱的改变，要求基础和临床科学家加强对主要疾病的深入研究，提高对相关疾病的认知和临床处置水平；也要求人们从单纯的生物医学角度，转变为从生物医学、心理学及社会学角度综合解析疾病的发生、发展规律。例如，慢性肾脏病（chronic kidney disease，CKD）是儿童时期的重大疾病之一，严重危害儿童身心健康，但由于儿童 CKD 起病隐匿，至成年后才出现症状，故寻找早期检测的生物标志物既具挑战又尤为重要[2]。此外，开展儿童危重症的多中心临床研究，包括新型靶向治疗研究，并进行循证医学评价，制订儿童危重症的诊疗新策略，是儿科学研究的前沿和难点，也是儿科学的重大科学问题。再者，一些新型传染病的出现，也对儿科学乃至临床医学、流行病学和基础医学的发展提出了新的挑战[3]。

第三节 儿科学科的发展现状与发展布局

一、我国儿科学科的发展现状

（一）我国儿科学科科研论文发表情况

我国儿科学进入 21 世纪以来发展迅速，在世界范围内的影响力也越来越大。Web of Science 数据库显示，在 2002～2021 年的 4 个五年期间，世界范围内发表的儿科学领域论文从第一个五年的 333 699 篇增加到第四个五年的 1 009 632 篇，论文数量增加了 2.03 倍；其中中国发表的论文数从第一个五年的 5092 篇增加到第四个五年的 79 112 篇，论文数量增加了 14.54 倍，反映了我国儿科学正迅速崛起。

过去的 20 年，全球儿科学发展领先国家主要有美国、英国、德国和日本。10 年前我国儿科学发表论文数量位居第四（仅次于美国、英国和德国）；近 5 年来，我国儿科学持续高速发展，发表论文数量已跃居世界第二，仅次于美国。PubMed 数据库显示，2020 年儿童肺炎相关研究全球共发表论文 7821 篇，其中我国发表

1261 篇，高于美国的 1230 篇，位居全球第一；先天性心脏病相关的研究全球共发表论文 7257 篇，其中我国发文量 779 篇，仅次于美国，领先于英国的 427 篇，位居全球第二，可见我国儿科学的一些优势领域已经呈现，接近国际一流水平。

（二）我国儿科学研究已取得重要进展的优势方向

借助我国丰富的临床资源，我国儿科学整体研究水平不断提升，某些领域已进入加速发展期，在国际上发挥着重要的引领作用。

1. 儿童心血管疾病领域

我国先天性心脏病的病因学与发病机制研究已处于国际领先水平，尤其是在心血管发育调控、损伤与修复、心血管炎症性疾病等领域取得了重要进展。我国儿童心血管疾病病源多，在流行病学研究和基因分析方面具有明显优势。

2. 新生儿重要器官损伤和保护研究领域

我国重点开展了新生儿脑损伤、肺损伤等的机制研究，新生儿-围产临床流行病学相关研究，围产期高危因素对胎儿、新生儿发育的影响，出生早期干预与长期随访研究等，充分利用我国丰富的孕产妇及新生儿临床资源，在国际新生儿疾病研究领域占有一席之地[4]。

3. 儿童肾脏病研究领域

随着基因检测技术的飞速发展，我国学者对儿童遗传性肾脏病的认识也突飞猛进，越来越多的遗传性肾脏病被认知。北京大学对奥尔波特综合征（Alport syndrome）的研究处于世界领先水平，对我国加强对遗传性肾脏病的认知起到了积极推进作用，并参与了国际上《奥尔波特综合征遗传诊断专家共识》的制订[5]。南京医科大学在家族性低磷酸血症佝偻病研究方面和复旦大学在先天性肾脏和尿路畸形（CAKUT）研究方面[6]等，也在国际上形成了影响力。南京医科大学、北京大学研究团队长期致力于儿童慢性肾脏疾病足细胞损伤的基础及临床研究，达到世界领先水平[7]。

4. 儿童神经系统疾病领域

我国在癫痫及相关脑病的发病机制研究与治疗方面具有优势，北京大学团队在脑皮质发育不良新致病基因筛查、遗传性脑白质病、遗传性癫痫精准医学等研究方面，在《神经病学年报》（Annals of Neurology）和《大脑》（Brain）等权威期刊发表研究成果，已经跻身世界一流水平[8]。

（三）我国儿科学科研究需要加强的薄弱方向

尽管我国儿科学研究近年来取得了众多进展，但仍然存在诸多薄弱之处，需要在以下方向加强。

（1）儿童遗传代谢性疾病研究。对复杂基因检测结果及与临床表型关系的解读、相关疾病治疗方法的突破；明确我国遗传代谢病的疾病谱、患病率和致病基因突变谱；靶向治疗药物原创性靶点的发现及其机制研究。

（2）儿童内分泌疾病研究。肥胖、糖尿病、性早熟等常见内分泌疾病的基础研究；建立疾病数据库及生物样本库等大型数据库和云平台。

（3）临床药理学研究。药物基因组学、罕见病的精准药物治疗。

（4）儿童心血管疾病研究。基于儿童高血压大样本流行病学的临床研究；儿童心血管调节特征、规律与机制研究。

（5）儿童神经精神和发育行为研究。儿童神经精神疾病大样本、多中心临床研究；神经系统疾病的精准和基因治疗；儿童发育关键期的孤独症、智力发育迟缓等疾病早期诊断和干预研究。

二、我国儿科学科的发展布局

当前儿科学发展面临新挑战、新机遇，迎来了深化、提升、发展的大好局面。随着新的诊断技术如高通量多组学检测、分子影像学检测、干细胞治疗、微创和介入治疗等的进一步推广，传统儿科学疾病诊疗和研究有望获得新突破；儿童科学喂养、精神-心理卫生健康、新型康复技术的应用亦将更受关注。对于儿科学各领域的发展，应针对其实际情况予以布局。

1. 遗传代谢性内分泌疾病

建立围受孕期-孕产妇队列，开展结合生物样本的流行病学和多组学研究，加强医学人工智能技术在儿童生长发育障碍疾病及遗传病中的精准诊断研究。针对部分少见综合征、遗传病的特有面部和躯体特征，利用医学大数据分析、机器识别和学习等技术，开发特征性儿童生长发育障碍诊断技术，提高诊断效率。

2. 心血管疾病

对于儿科心血管专业领域，我国能形成引领性的研究方向包括：内源性信号分子对心血管结构与功能的调控机制，先天性心脏病的筛查与遗传学特征，儿童损伤性或炎症性心血管疾病的发病机制解析，心血管发育的调控及损伤、修复机制，心血管影像学技术等。

3. 呼吸系统疾病

通过学科交叉研究揭示耐药病原菌的耐药机制，发现新的耐药菌生物标志物和分子标记物；通过建立多中心队列，研究生命早期病毒感染对儿童肺及免疫功能发育的影响，揭示肺动脉高压发生机制；探讨环境暴露与人体微生态的关系及作用机制；解析哮喘患者组织微环境对激素抗炎效应的影响，研究激素不敏感哮喘患者的治疗策略。

4. 神经系统和发育行为相关脑科学疾病

应利用我国脑科学研究的优势及长期积累，优先布局以下研究方向：发现难治性癫痫、孤独症、神经遗传病、罕见病（如遗传性脑白质病、神经肌肉疾病）等疾病的新致病基因，解析其致病机制，探索精准治疗、基因治疗和神经调控等治疗的新策略和新方法；基于患儿手术切除的病灶脑标本、遗传性癫痫患儿 iPS 细胞/类脑器官的致病机制及治疗策略研究。

5. 儿童保健

在儿童保健与行为发育领域，探索多种模式结合的特殊儿童疾病的干预、儿童青少年超重和肥胖的早期筛查和综合管理等。在儿童保健与遗传代谢研究领域，联合基因测序和数据分析等技术中心，在出生缺陷的二级、三级预防层面形成国际上有吸引力的研究中心。

6. 新生儿疾病

通过加强新生儿科与成人疾病的整合研究、与基础学科的嵌合研究，探索新生儿重大疾病如脑损伤、肺发育不良等疾病的病理机制和干预策略。借助中国超大样本资源优势，形成新生儿救治技术的规范化应用标准，为发展中国家提供示范并取得国际同行的认可。

7. 消化道疾病

开展肠道微生态学、神经胃肠病学与儿科消化病学的交叉研究，探究肠道菌群失调在炎症性肠病、过敏性胃肠病、儿童自身免疫性疾病发病中的作用机制；布局胃肠动力性疾病的基础与临床研究，探讨肝内胆汁淤积症的分子机制，发展新型分子诊断技术。

8. 血液与肿瘤

发展基于高通量组学技术的儿童血液疾病与血液肿瘤基因学分型，筛选预后判断的分子标志物；深入研究难治性血液肿瘤的复发及耐药机制；发展基于造血干细胞移植（hematopoietic stem cell transplantation，HSCT）及基因治疗的血液肿瘤治疗新方法，加强肿瘤特异性嵌合抗原受体表达的 T 细胞（CAR-T 细胞）等靶向和过继性细胞免疫治疗的临床研究。

9. 肾脏、感染及免疫性疾病

深入开展儿童肾脏疾病致病基因及发病机制研究，研发早期无创性诊断靶标及靶向治疗新靶点，开展多中心大样本的流行病学研究和临床研究。加强感染性疾病流行病学、发病机制、病原体与机体交互作用机制、病原体耐药机制、疫苗干预效果及不良反应等研究。

第四节　儿科学科的发展目标及其实现途径

"十四五"期间我国儿科学发展的战略目标是：进一步建立健全我国儿科学科管理体系，加强我国儿科人才队伍建设，培养一支高素质的科研人才队伍；鼓励儿科学与其他学科间的交叉融合，加强学术交流，营造良好学术氛围，强化优势学科领域发展，带动薄弱领域发展，不断提高儿科学科发展整体水平，更好地为儿童健康服务。

为实现上述目标，需要从以下几方面落实具体实现途径。

（1）加强顶层设计，完善学科发展布局。推动优势学科领域发展，扶持培育薄弱方向建设，促进学科均衡协调发展；加快儿科学各专业领域临床研究中心建设，发挥辐射效应；集中优势力量攻关儿科学领域的关键科学问题，推进科学与技术层面的革新。

（2）推动学科交叉。鼓励多学科交叉合作，促进儿科学与生殖医学、妇产科学、影像学、内分泌学和材料学等学科的融合，推动儿科学各专业领域的发展，提高儿科研究整体水平。

（3）加强转化与应用研究。加强基础研究与临床应用的结合，鼓励基于临床实践发现科学问题的儿科学基础和转化研究；研发具有自主知识产权的新技术、新方法和新产品，促进新技术在儿科学重大疾病预防和诊疗中的推广与应用。

（4）促进国际合作与人才培养。加强国际合作与交流，促进学科发展；加强我国儿科学人才队伍建设，根据优先发展方向，重点培养儿科学特定领域人才，构建合理人才梯队，促进儿科学优秀人才成长，通过辐射带动作用推动儿科学发展。

第五节 儿科学科优先发展领域及重要的交叉研究领域

一、优先发展领域

1. 遗传代谢内分泌疾病

利用我国人口数量优势建立围受孕期-孕产妇队列，开展流行病学研究；结合队列研究结果，进一步利用相关动物模型，研究母体肥胖、糖尿病等内分泌代谢病、母体营养状况和关键营养素对子代代谢的影响及作用机制，寻找新的生物标志物与潜在的治疗靶点，为胎源代谢性疾病的早期诊断与干预提供坚实的理论基础。

2. 心血管疾病

加强我国优势方向的深入研究，包括：心血管发育的调控机制、先天性心脏病的筛查与遗传学特征、儿童损伤性或炎症性心血管疾病的发病机制和心血管影像学技术等。

3. 呼吸系统疾病

加强学科交叉，重点研究病原菌耐药的机制及生物标志物和分子标记；建立多中心队列，研究生命早期病毒感染对儿童肺发育及免疫功能的影响；研究肺动脉高压的发病机制、呼吸系统微生态及其保护机制、哮喘治疗中激素抗炎效应与微环境的关系及相应的治疗策略等。

4. 神经系统疾病及发育行为相关脑科学疾病

利用我国的资源优势及神经科学研究积累，重点关注神经遗传病、罕见病、难治性癫痫、孤独症等重要疾病的新致病基因及其致病机制；基于细胞和类脑器官模型等，研究重要儿童神经系统疾病的发病机制；建立精准治疗、基因治疗和神经调控等治疗新策略。

5. 儿童保健

多种模式结合建立早期筛查和综合管理体系，加强孤独症、注意缺陷与多动障碍等与发育行为相关的脑疾病研究；关注预防接种及新生儿疾病筛查，加强环境健康、滥用药物、儿童虐待等环境和社会因素对儿童行为发育影响的研究等。

6. 新生儿疾病

加强与产科、新生儿外科、麻醉科、影像科等多学科团队的嵌合研究，借助我国超大样本临床资源优势，研究新生儿心、脑、肺、肾、肠等重要脏器相关疾病的病理机制和干预策略，形成新生儿救治技术的规范化应用标准。

7. 消化道疾病

加强与肠道微生态学、神经胃肠病学的交叉研究，揭示肠道微生态在炎症性、过敏性胃肠病和自身免疫性疾病中的作用机制；进一步开展胃肠动力性疾病的基础与临床研究；探究肝内胆汁淤积症的分子机制与分子诊断。

8. 血液与肿瘤

运用多组学技术研究血液肿瘤基因分型、分子标志物筛查及致病基因生物学功能；探究难治性血液肿瘤性疾病的耐药机制；建立造血干细胞移植及基因治疗新策略。

9. 肾脏、感染及免疫性疾病

充分利用我国丰富的人口资源，开展多中心大样本的儿童肾脏疾病流行病学和临床研究，发现肾脏疾病致病基因，建立早期无创性诊断指标体系。加强感染性疾病流行病学研究，深入探讨病原体与机体的交互作用机制、病原体耐药机制、疫苗干预效果及不良反应等；建立免疫缺陷病的新生儿筛查、原发性免疫缺陷病的监控网络。

10. 儿科临床药理

加强多中心儿童新药临床研究，借助我国儿童罕见病、遗传病临床资源优势，在临床药物治疗、药物基因组学等方面形成引领性的研究方向，建立中国儿童人群的药物基因组学数据库，指导临床精准用药。

二、重要的交叉研究领域

1. 多组学、干细胞治疗等技术在发育期重要器官损伤与修复中的应用

应用多组学技术从分子-细胞-组织-器官多维度探究发育期重要器官损伤发生机制，寻找关键作用靶点；应用干细胞、外泌体治疗等新技术，对重要器官（心、脑、肺和肾等）的损伤进行修复和重建。

2. 人工智能在儿童遗传代谢性疾病筛查领域的应用

大力开展医学人工智能技术在儿童生长发育障碍疾病及遗传病中的精准诊断研究，利用医学大数据分析以及机器识别、学习等技术，制定儿童特征性生长发育障碍性疾病的诊断方案，提高诊断效率；开发基于深度学习的儿童终身高预测、生长发育评估、生长发育障碍性疾病及遗传病诊断的新技术。

3. 多学科高度融合的围产医学研究

加强生殖医学、产科和新生儿科多学科合作，建立孕产妇和新生儿多中心队列；利用医学大数据和多组学进行新生儿疾病发病风险评估及干预研究；开展胚胎发育异常与新生儿疾病发生的机制研究，寻找关键致病靶点，实现早期精准干预；研究环境因素和代谢、免疫异常等母源性因素与子代疾病的关联及发病机制，实现妊娠早期预警和精准治疗。

4. 利用大数据及大脑类器官进行脑发育及脑功能研究

充分发挥我国临床资源优势，利用大数据挖掘发育、疾病所致脑功能异常的关键因素；加强脑类器官模型的研究，深入剖析发育期大脑的结构和功能，阐明神经系统疾病发生发展的机制；以脑类器官繁殖的干细胞群取代受损或者患病组织，或利用类器官提供自体和同种异体细胞疗法，实现脑损伤修复。

主要参考文献

[1] 王卫平，孙锟，常立文. 儿科学. 9 版. 北京：人民卫生出版社，2018.

[2] Drube J, Wan M, Bonthuis M, et al. Clinical practice recommendations for growth hormone treatment in children with chronic kidney disease. Nature Reviews Nephrology, 2019, 15(9): 577-

589.

[3] Lu X X, Zhang L Q, Du H, et al. SARS-CoV-2 infection in children. The New England Journal of Medicine, 2020, 382(17): 1663-1665.

[4] Xiong T, Mu Y, Liang J A, et al. Hypertensive disorders in pregnancy and stillbirth rates: a facility-based study in China. Bulletin of the World Health Organization, 2018, 96(8): 531-539.

[5] Savige J, Ariani F, Mari F, et al. Expert consensus guidelines for the genetic diagnosis of Alport syndrome. Pediatric Nephrology, 2019, 34(7): 1175-1189.

[6] Yang N, Wu N, Dong S S, et al. Human and mouse studies establish TBX6 in Mendelian CAKUT and as a potential driver of kidney defects associated with the 16p11.2 microdeletion syndrome. Kidney International, 2020, 98(4): 1020-1030.

[7] Yu X W, Xu M, Meng X A, et al. Nuclear receptor PXR targets AKR1B7 to protect mitochondrial metabolism and renal function in AKI. Science Translational Medicine, 2020, 12(543): eaay7591.

[8] XiangWei W, Kannan V, Xu Y, et al. Heterogeneous clinical and functional features of *GRIN2D*-related developmental and epileptic encephalopathy. Brain, 2019, 142(10): 3009-3027.

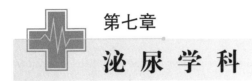

第七章

泌尿学科

第一节　泌尿学科的战略地位

一、泌尿学科的定义、特点及资助范围

泌尿学科是研究肾脏、输尿管、膀胱、前列腺和尿道等组织器官的结构及功能异常所致疾病的综合性学科。相关疾病既可由泌尿系统起病，继而影响其他系统甚至累及全身多个器官，又可以继发于其他系统或器官疾病。其临床表现可局限于泌尿系统本身，出现尿液成分改变、排尿异常和器官功能障碍等，亦可合并其他系统异常，例如高血压、心血管损伤、免疫功能紊乱、贫血及凝血障碍、代谢功能异常等。泌尿系统疾病又与遗传、感染、免疫炎症、环境等多种因素密切相关。因此泌尿学科涉及面广、知识系统复杂、专业性强，需综合应用医学、生物、理化及其他诸多学科的前沿理论和技术，探讨疾病发生和进展规律，从而指导疾病的诊断、预防及治疗。

国家自然科学基金泌尿学科的资助范围包括有关肾脏、输尿管、膀胱、前列腺和尿道等组织器官的结构与功能异常及各种相关非肿瘤性疾病，涉及疾病的病因、发病机理、诊断、治疗的基础研究和应用基础研究。从"十一五"到"十三五"的15年间，泌尿学科共有2256项课题获得国家自然科学基金资助，资助金额总计103 381.02万元。在此期间泌尿学科取得了快速发展。

二、泌尿学科的重要性

近半个世纪以来，科学技术的进步推动了生命科学和临床医学的发展，新的发现不断推动疾病的早期诊断与及时治疗。然而，随着社会的发展、生活方式的变化以及人类预期寿命的提高，临床上疾病谱也在不断地发生变化，在泌尿系统疾病中，慢性非传染性疾病取代了传染性疾病，成为威胁人类健康和生命的重要原因。各种泌尿系统疾病，无论是慢性肾脏病还是急性肾损伤（acute kidney injury，AKI），无论是原发性或继发性肾脏疾病还是泌尿道疾病，都会持续进展继而影响肾脏功能，导致慢性肾脏病（chronic kidney disease，CKD），直至终末期肾病（end stage kidney disease，ESKD），最后只能依赖肾脏替代治疗（肾移植和透析）维持生命。这不但给患者带来痛苦，同时给家庭和社会带来巨大负担，因此 CKD 已成为国际社会公认的重大疾病。更为严峻的是，CKD 患者仍在持续增加，2016 年全球 CKD 总患病率、新发病例和死亡率接近 1990 年的 2 倍[1]。新近研究数据表明，人口老龄化、肥胖人口增多、糖尿病发病率的增加和 ESKD 生存率的提高将导致 ESKD 患者的预期数量进一步增加[2]，据估计到 2040 年 CKD 将成为全球第五大死因[3]，这强烈提示从源头上控制 CKD 的发生和发展以延缓肾衰竭发生的必要性和迫切性。

2012 年发表的中国 CKD 流行病学调查显示，我国成人 CKD 患病率为 10.8%，即超过 1 亿人已经罹患 CKD[4]。在 2020 年第三版《中国肾脏疾病科学报告》中，基于医疗保险的抽样数据显示，我国 2016 年接受透析治疗的 ESKD 年龄标化患病率为 419.12 人/百万人口，年龄标化发病率为 116.10 人/百万人口。按 14 亿人口计算，2016 年接受透析的患者达到 59 万人，且每年新增超过 10 万人，已经居世界第一位[5]。每位 ESKD 患者的医疗支出约为全民人均花费的 400 倍。目前，我们面对一个严峻的现实：CKD 不仅严重威胁人民的身心健康，劳动力的丧失和庞大的医疗支出对家庭和社会也会产生巨大的负面影响。《中国防治慢性病中长期规划（2017—2025 年）》明确指出，包括肾脏病在内的慢性疾病是影响我国经济社会发展的重大公共卫生问题[6]。

包括 AKI、慢性肾小球肾炎、肾病综合征、狼疮性肾炎、慢性前列腺疾病、泌尿系统结石等在内的尚未进展至 CKD 的各种泌尿系统疾病，其发病机制及进展过程均是由多种病因和诱因引起的炎症、免疫、神经内分泌参与的错综复杂的病理变化。这些疾病均为好发于多个年龄段的常见病。因此，对于具有 CKD 高危风险的各类疾病都要实施综合性防控战略，做到早诊早治，从而降低高危人群的发病风险。

由此可见，泌尿系统疾病不仅是全球范围内的重要疾病之一，其防控也已成为"健康中国 2030"战略的重要组成部分。

第二节 泌尿学科的发展规律与发展态势

一、泌尿学科的发展规律

1. 学科发展的自身需求

泌尿学科的发展经历了从观察尿液性状辨病和经验治疗到根据病理生理机制进行疾病诊断和精准治疗的演变。为满足学科发展的自身需求,需要利用现代流行病学揭示疾病的时空变迁规律。针对泌尿学科的不同疾病,既需要继续开展病因学研究,应用组织和分子病理学、分子生物学、多组学和材料科学等学科的技术阐明疾病的发病机制并应用于疾病诊断和治疗,也需要针对多种肾脏疾病的最终共同通路——肾脏纤维化进行进展机制的研究,以期发现新的治疗干预靶点,开发更为有效的治疗手段。针对 ESKD 的治疗方案,既要利用新材料、新技术革新肾脏替代方法,还要研究改善 ESKD 患者生活质量、延长患者生命的方式和方法。因此,泌尿学科发展既要从微观上继续深入研究泌尿系统各器官微环境中固有细胞与生物分子之间时空网络精细调控的生理代谢动态平衡规律,以及病理状态中各参与细胞与生物分子的平衡失控和组织修复过程中的再平衡模式;又要从宏观上利用日益更新成熟的大数据理论和模块整合遗传背景、组织内与组织间的交互作用、环境因素等,全貌阐释生命规律及其影响因素;在此基础上,利用基础研究攻关泌尿系统疾病的症结,在关键环节、重要靶点上取得突破性进展,带动疾病预防、诊治和管理等临床实践的理念更新和跨越发展。

2. 经济社会发展对学科的需求

经济社会发展导致人类疾病谱发生变化,泌尿系统慢性疾病患者随之持续增多。这不仅对医疗资源提出了巨大需求,同时给社会和患者家庭带来巨大的经济负担。泌尿系统疾病发病率的持续攀升表明,以疾病治疗为主的手段并不完全有效,需要全方位、立体式重新构建健康管理的新模式以促进疾病整体化治疗和人类健康。因此,泌尿学科应积极共享经济社会发展所带来的科技创新红利,融合多学科前沿理论和技术,争取更多的经费和支持,促进关键性研究的开展,以深入阐释各种原发疾病的病理生理机制,开发新的有效防治措施。例如,应用遗传学和多组学（表观遗传学、转录组学、蛋白质组学和代谢组学）数据和临床信息，利用人工智能和数据模型进行综合性分析与预测，挖掘疾病发生发展和治疗的重要线索；应用单细胞分析、全基因组关联分析、单细胞测序、表观基因组和基因表达数据，结合蛋白质和代谢物及其在病理生理状态下的作用和相互作用进行关联分析，阐释致病基因或变异、遗传易感因素、疾病特定靶向细胞类型及调控机制，发现疾病预警、诊断及监测的生物标志物和治疗的靶标，从而开发精准的预警体系、治疗药物及特定细胞药物输送系统等新方法、新模式。

二、泌尿学科的发展态势

生命科学的创新成就奠定了泌尿学科发展的基石，病因和发病机制的研究成果不断提升疾病诊疗水平，泌尿学科的主攻方向逐渐从与感染和贫困相关的肾脏病向肿瘤和代谢性疾病转变。

得益于基于疾病发病机制研究成果的有效药物的开发与应用，大多数泌尿系统疾病得到有效控制。例如，以血管紧张素转换酶抑制剂/血管紧张素受体拮抗剂为基础的治疗方案可以有效控制血压、降低尿蛋白，从而延缓 CKD 的进展；针对免疫炎症和移植排异相关的以他克莫司和吗替麦考酚酯等为代表的新型免疫抑制剂和以 CD20 单抗等为代表的生物制剂已广泛用于肾脏疾病的治疗并取得肯定疗效，多囊肾托伐普坦治疗、肾性贫血罗沙司他治疗、AKI 早期透析治疗、糖尿病肾病 SGLT2 抑制剂治疗、透析患者新型抗凝剂应用均为患者提供了新的治疗方式。

抗中性粒细胞胞质抗体（ANCA）相关血管炎、抗肾小球基底膜病、狼疮性肾炎等多种危重性肾脏病、AKI、IgA 肾病（最常见的肾小球肾炎）、肾病综合征等疾病的发生发展机制研究均取得一定进展[7-11]。3D 打印和可穿戴人工肾已进入新的开发阶段，将使 ESKD 患者的生活更为舒适。但是，泌尿学科的发展仍面临诸多问题，研究基础总体上仍然较为薄弱，突破性研究成果少；疾病中晚期及其并发症治疗尚缺乏关键、有效的手段，高死亡率未得到有效遏制；肾脏替代治疗技术进展缓慢，缺乏原理性突破。

由于泌尿系统多种疾病的发病机制涉及多种细胞和生物活性因子，在疾病进展的不同阶段和肾脏组织中的不同部位存在的细胞与细胞之间、细胞与分子之间、分子与分子之间的调控网络的交互作用，以及远程器官与肾脏之间时空调控的复杂性远未阐明[12-18]；同时，社会经济发展及环境变化对泌尿系统产生的负面作用日益加剧，各种理化和生物学因素潜移默化地通过长期作用导致肾脏损伤和肾功能降低[19-22]。此外，随着诊疗技术的提高以及国际人口老龄化趋势，泌尿系统疾病的患病人群将迅速增加，各种传统和非传统危险因素的共同参与导致泌尿学科疾病的发生与发展机制更为复杂。

肾脏、输尿管、膀胱、前列腺和尿道疾病及其并发症复杂的发生和发展过程，以及现代科学技术的快速发展，决定了泌尿学科正在从单一因果关系研究向跨学科多重网络合作研究转化。研究表明，一些成人期发生的 CKD 可能在胚胎时期已经启动，发育在 CKD 发生和发展中起重要作用，并且与晚年高血压、蛋白尿及肾病发生的风险增加有关[23]。CKD 又是心血管疾病和恶性肿瘤等许多非传染性疾病的重要风险因素之一，CKD 和其他系统疾病相互之间推波助澜，持续威胁人体健康。就 ESKD 治疗而言，重点有两方面，一是减少血液透析和腹膜透析死亡率，提高移植肾的存活率和患者生活质量，这需要发展新理论、开发更高质量的血液净化新技术、研发新材料和新设备；二是制订新的治疗策略以防止急性移植物排斥反应和慢性移植物功能障碍的发生，以及减少对免疫抑制剂的需求。组学研究、单细胞测序、类器官、基因编辑等新技术的创新将会不断提高对各种泌尿系统疾病的分子和细胞生物学机制的深入认识。

以患者为中心，以疾病为导向，以探索重大发病机制为主的基础研究及临床转化应用为目标，以大数据分析、机器学习和超强分析能力等智能技术为引擎，全新的研究范式正在推动着国际泌尿学科的发展。一方面，利用血、尿标本及组织样本库对众多泌尿学科疾病发生、发展过程中的病理生理机制进行深入探索；另一方面，应用人工智能和大数据分析技术研发创新性的系统生物学整合系统，应用基因组学、转录组学、表观遗传学、蛋白质组学以及生物信息学技术将临床、病理学、免疫学、分子和细胞学及动物实验与流行病学数据进行整合，通过在疾病表型与遗传及分子数据之间建立关联，发现特定疾病发生发展中的关键途径、关键靶点和生物标志物，揭示疾病的病理生理学机制，为疾病的诊断和治疗提供新的方案。

泌尿学科的研究重点是：①通过多学科、多领域的交叉融合，深入探究本学科疾病发生和发展的发病机制，特别是糖尿病相关肾脏病、AKI、原发性及继发性肾脏疾病等热点问题；②继续关注泌尿系统其他器官（输尿管、膀胱、前列腺、尿道）非肿瘤疾病的发生和发展机制、新型生物标志物和防治措施研发，延缓/逆转疾病的慢性进展；③在生物科学及其他基础学科的研究成果、人工智能和大数据的支持下，积极推进泌尿系统疾病的机制研究，包括遗传背景、免疫炎症机制、新型治疗靶点及生物标志物、代谢或菌群紊乱与肾脏纤维化；④泌尿系统与心肺、肝脏、脑、肠道等器官间的相互作用研究；⑤ESKD 患者的肾脏替代治疗（包括治疗模式、新材料）以及介入肾脏病学研究。

泌尿学科的发展迫切需要本专业学者转变临床和基础科研理念，全方位审视泌尿系统疾病各个研究方向上的重大科学问题和突破点，利用我国临床资源优势和日益增加的科研实力，应用高通量技术和分析手段，在模拟和整合疾病发生和发展机制的基础上提出创新性理论，利用优化和研发的细胞和分子生物学工具及模式动物模型，深入探讨泌尿系统疾病复杂的病理生理过程，致力于解决泌尿系统的重大科学问题，从而服务于临床实践。

第三节　泌尿学科的发展现状与发展布局

一、泌尿学科的发展现状

在一批具有国际视野和前沿思想的临床科学家的努力下，我国在国际上较早发布了成人 CKD 患病率、住院患者 AKI 患病率及高误漏诊率，发现了肾脏病疾病谱的变化规律；对多种原发性和继发性肾脏病的遗传背景、免疫性炎症、肾脏纤维化、氧化应激、缺氧和代谢等发病机制进行了较深入的探索；开展了肾素-血管紧张素系统抑制剂延缓肾脏病、糖皮质激素治疗 IgA 肾病、罗沙司他治疗肾性贫血等高质量多中心临床试验，并被国际泌尿系统疾病诊疗指南所采纳。我国在肾移植领域也获得了较快发展，临床上以提高移植后患者的长期生存率和生存质量为重心。需要指出的是，与 20 世纪相比，我国泌尿学科虽然得到了快速发展，但是绝大多数研究成果借鉴于国际泌尿学科的经验，原创性理论较少；在泌尿系统干细胞分化、类器官等研究领域，我国尚处于起步阶段，与国际前沿还存在较大差距，在未来的很长时间内需要持续提高研究水准。

在泌尿系统梗阻性疾病的研究中，我国在结石病因学研究、纳米晶体体外研究、纳米细菌导致结石成核及生长、产甲酸草酸杆菌草酸分解基因表达等方面的研究居于国际前沿。此外，微创治疗迅速提升了结石的疗效且减轻损伤；以激光技术为基础的前列腺剜除术极大改善了前列腺增生患者的生活质量；前列腺增生同雄激素受体的相关药物成功转化临床应用。但是泌尿系统结石形成原因、中老年女性排尿异常（如膀胱过度活动症、压力性尿失禁、膀胱出口梗阻、尿道狭窄）的发病机制、神经源性膀胱的神经调控等机制研究尚待深入。脑血管病、糖尿病等引起的泌尿系统神经性病变日益突出，神经泌尿学将成为泌尿学科的重要组成部分。肾盂输尿管连接部梗阻（ureteropelvic junction obstruction，UPJO）等遗传相关疾病虽与血管和纤维条索压迫等多因素有关,但确切病因仍未阐明。盆腔脂肪增多症、间质性膀胱炎、腹膜后纤维化等其他少见疾病的病因及发病机制研究尚未取得突破性进展。

泌尿系统炎性疾病和再生医学也是本学科关注的重要领域。受益于微创技术和组织工程学的发展,近年来上尿路损伤修复和重建手术技术、下尿路损伤新型修复材料开发成绩斐然。例如,脱细胞基质材料尿道重建技术治疗前尿道狭窄、生物反应器技术模拟尿路流体环境构建仿生组织工程尿道、干细胞诱导技术获取尿路重建种子细胞、载药纳米支架材料用于下尿路功能重建等,都具有广阔的临床应用前景。深入研究泌尿系统修复的分子和细胞机制有助于实现持续性再生医学的临床转化。在前列腺相关疾病生理研究中,我国学者应用铸型法及扫描电镜重塑了前列腺导管系统的立体结构;发现免疫因素是前列腺炎症疾病的重要机制之一,与慢性前列腺炎发生密切相关。泌尿系统耐药菌感染及复杂感染的治疗仍是目前临床上的治疗难点,期待相关机制研究取得理论突破。

从"十一五"到"十三五",我国泌尿学科以责任作者发表非肿瘤专业论文13 676篇,涉及泌尿系统疾病的病因、发病机制和诊治研究。在期刊引证报告数据库Q1区的泌尿学科专业杂志《自然综述肾脏学分册》(*Nature Reviews Nephrology*)、《美国肾脏病学会期刊》(*Journal of the American Society of Nephrology*)、《国际肾脏病学》(*Kidney International*)、《欧洲泌尿学》(*European Urology*)、《自然评论泌尿外科》(*Nature Reviews Urology*)、《泌尿学杂志》(*The Journal of Urology*)、《亚洲男性学杂志》(*Asian Journal of Andrology*)上发表研究论著及综述文章295篇,在《新英格兰医学杂志》(*The New England Journal of Medicine*)、《科学》(*Science*)、《柳叶刀》(*The Lancet*)等著名医学期刊上发表了10余篇原创性论文,在其他高影响力的非泌尿学科专业杂志上也开始发表原创性论文,扩大了中国泌尿学科的国际影响力。数十位泌尿学科专家在国际各相关领域的主要学术组织任职、在国际专业杂志担任编委及以上职位,越来越多的中国学者在重要国际会议上担任主席或进行大会主旨发言,中国泌尿学科专业在国际专业领域已经占有一席之地。但是从高影响力学术期刊上发表的原始论著数量及其科学贡献和国际学术影响力来看,我国自主原始创新性的研究和理论尚未达到国际前沿的高度。因此,我国泌尿学科要利用多学科的广泛交叉融合机遇,整合本学科疾病不同节点的多层次复杂调控机制,发现新的研究突破口,提出新的理论体系,指导未来的泌尿系统疾病研究方向,这将是该领域发展的关键所在。

近年来随着我国经济发展和健康需求的增加,泌尿学科建设和研究水平有了较快发展和提高。国家经济的快速发展为疾病研究和诊治提供了强大后盾,科研环境的不断优化促进了科技创新。目前已经形成了相当规模的泌尿系统疾病基础研究人才队伍并且提高了从事前沿研究的技术能力。我国在肾脏病理、肾脏纤维化、AKI、血管炎相关性肾炎、狼疮性肾炎、肾移植等临床和基础研究方面均已取得显著成绩，形成了一定的优势，为我国泌尿系统疾病的研究和发展打下了稳固的基础。

同时，我国泌尿系统疾病的研究面临着一系列挑战。一方面，人口老龄化、生产生活方式及环境变化推动疾病谱发生重大变化。例如，糖尿病肾病患病率逐年增高、慢性肾炎发生率仍然较高、我国 ESKD 患者以中青年为主等。此外，对疾病机制的深入全貌阐释更新了治疗理念，如针对慢性前列腺炎免疫致病因素的现代治疗模式。另一方面，我国泌尿学科研究投入与发达国家相比差距较大，疾病的早防早诊早治缺乏创新理论和技术的支撑。因此，应结合我国泌尿系统疾病谱变迁，提高泌尿系统疾病诊治创新能力和研究水平，从而加强泌尿系统疾病的防控和管理以改善疾病预后。

目前我国泌尿学科面临的主要挑战有：①国家级创新研究平台少，顶尖研究人才不足，国内高质量多中心合作研究少，"从 0 到 1"的原创研究成果少，创新性转化研究少；②跟踪国外的肾脏疾病相关机制研究较多；③疾病早期干预手段有限，中晚期治疗疗效欠佳，疾病高死亡率未得到有效遏制；④肾脏替代治疗虽然延长了患者的生命，但技术瓶颈显著，关键技术设备的原理性创新研究较少。

二、泌尿学科的发展布局

生命科学的井喷式发展、互联网时代大数据的变革、中国疾病谱的快速变迁使泌尿学科呈现出前所未有的发展态势。在原发性肾小球病患病人数相对减少、代谢相关等继发性肾脏病患病人数不断增加的趋势下，泌尿学科将继续保持传统的研究优势，同时根据新的形势和国家需求变化，拓展新的研究领域，加强基础研究和临床转化，通过整合泌尿学科及其他专业相关领域的研究资源和研究力量，加强多学科协同攻关，提高泌尿系统疾病研究的创新能力；在泌尿系统疾病的流行病学、遗传背景、发病和进展机制、精准诊疗等方面取得原创性研究成果，为泌尿系统疾病的国家医疗卫生政策制定、临床医疗实践和疾病防控提供决策支持。

泌尿学科将利用传统和先进的研究技术和手段，通过多学科的联合交叉研究，实现对泌尿系统疾病的病因、发生及发展机制、临床防治的理论创新，阐释 CKD 进展至 ESKD 的各类原发性或继发性肾脏疾病、梗阻性肾病的发病机制，在此基础上发现新型疾病诊断标志物，确定新靶点和开发新药物，减轻、阻断甚至逆转泌尿系统疾病，提高肾脏替代治疗患者的生存率，改善患者的生活质量。基于此发展目标，泌尿学科的发展需要关注如下研究领域：①我国泌尿系统疾病谱的时空变迁规律及其影响因素；②CKD重要病因的发病机制，包括原发性、继发性和遗传性肾脏病，以及代谢性疾病引起的肾损害；③肾脏生理学的深入认识和AKI、肾脏纤维化发生演变的病理生理机制；④梗阻性肾病如泌尿系统结石的成因及其发生发展机制；⑤病原微生物感染相关肾脏病以及复杂难治泌尿系统感染的发病机制及抗菌药物耐药机制；⑥泌尿系统疾病发生和发展的无创性精准诊断新方法；⑦泌尿系统疾病新型分子靶点及精准分子靶向治疗策略；⑧肾脏替代治疗新技术原理、ESKD患者生活质量改善模式；⑨免疫抑制剂在肾移植和肾脏疾病中合理应用的分子基础；⑩再生医学、组织工程学与泌尿系统重建；⑪慢性前列腺炎及前列腺增生的发病机制。

第四节　泌尿学科的发展目标及其实现途径

　　泌尿学科领域的核心科学目标是阐明泌尿系统疾病复杂的发病机制，开发有效的干预手段，防控泌尿系统疾病的发生与发展，降低死亡率，提高生活质量。在"十四五"期间，通过人才培养和引进、技术创新和融合，实现泌尿学科的稳步发展，在基础和临床研究的部分领域取得原创性突破，达到国际先进水平；培养出一批具有国际战略思维、融合多学科创新能力的领军人才和后备力量；以创新带动学科发展，以高水平科研产出和前沿学术理念奠定未来引领国际泌尿学科的基础。

　　基于生命科学的迅猛发展和国内外泌尿系统疾病的流行趋势，为了完成上述目标，中国泌尿学科的临床医生与科研人员应树立全局视野，立足高远，优化学科发展布局，建立系列人才梯队，加强与国际国内多学科的共同合作与融合，在本学科的各个领域和方向布局人才和经费，深耕细作并有效避免无序竞争，尽快提高基础研究的理论高度，集中资源进行攻坚，重点突破，在本学科疾病的病因学及发病机制上取得真正的原创性发现或者形成理论体系。通过全国多中心协作，开展前瞻性随访研究。利用中国的人才优势和疾病资源优势，开展转化医学研究，将生命科学领域的研究成果与临床紧密结合，开展疾病防治的大胆探索。实现多学科交叉，建立学科的自主知识产权体系，为建立和优化泌尿系统疾病防治指南、规范和路径提供依据。发现有效干预新靶点和疾病预警、诊治和监测的新型生物标志物，为提高疾病诊疗水平提供理论依据。重视研究成果临床转化，推动建立疾病诊治中国方案，为国际泌尿学科发展贡献中国智慧。

第五节　泌尿学科优先发展领域及重要的交叉研究领域

一、优先发展领域

1. 肾脏疾病免疫炎症调控机制和肾脏纤维化机制研究

肾脏在各种致病因素作用下发生损伤后，以炎症反应启动修复过程。AKI 可获得适当修复。但持续/反复损伤则导致 CKD 的发生并最终导致 ESKD。肾脏损伤后，上皮细胞、内皮细胞和炎症细胞间发生相互作用，诱发成纤维细胞分泌细胞外基质，适当的纤维化对伤口愈合至关重要，为伴随炎症反应或炎症反应停止后的组织再生提供支架。但持续或反复的炎症反应通过激活多种细胞和分子信号途径，导致细胞外基质生成与降解失衡，从而引发和加速纤维化过程。在损伤早期，主要肾脏内特定的细胞类型或结构发生改变，出现肾小球硬化、肾小管萎缩、肾间质纤维化或动脉硬化，在疾病晚期所有肾脏结构呈现弥漫性纤维化，导致肾功能下降并进展至 ESKD。因此，肾脏纤维化是多种肾脏固有细胞和炎症细胞、多种生物分子共同参与的，并受细胞内 DNA 表观遗传学、蛋白质结构及丰度变化或/和线粒体代谢异常、组织微环境变化等多重错综复杂网络调控的病理生理过程。同时，肾脏纤维化还涉及其他诸多科学问题，包括肾脏与其他器官之间的关联机制、其他器官之间的相互调控对肾脏的影响、移植肾的移植免疫机制等，这些都是泌尿学科的难点和热点问题。

2. 疑难危重及罕见肾脏病的病因、发病机制与防治研究

以新月体性肾小球肾炎、狼疮性肾炎、各种病因所致的 AKI 为代表的疑难危重肾脏病，以及以奥尔波特综合征、多囊肾等遗传性肾脏病为代表的罕见肾脏病，仍然严重影响患者生命和肾脏存活。部分患者发病凶险而危及生命，但大多数患者因不能得到及时确诊甚至因误诊漏诊而延误治疗，或缺乏有效干预措施，最终成为 ESKD 人群的重要来源。因此，针对上述疑难危重及罕见肾脏病的病因学及机制研究、分子遗传学变异规律及疾病进展的调控机制研究是泌尿学科研究领域的重要方向。

3. 泌尿系统再生医学和前列腺疾病发病机制研究

尿路损伤与修复、尿动力学的基础研究是今后需要长期重点关注的领域,借此可以尽快加深对上下尿道损伤的病因学研究,实现对排尿异常及神经内分泌调控机制、输尿管蠕动等尿道流体力学机理、尿道重建的组织工程学及修复材料的理论突破和技术提升。此外,阐明免疫失衡、微环境紊乱等慢性前列腺炎的发生和发展机制及其影响因素可为疾病防治提供新的靶点和治疗方案,以实现早期诊治,缓解患者痛苦。

二、重要的交叉研究领域

1. 促进多学科交叉融合,开发泌尿学科新技术

肾脏及泌尿系统其他器官结构和功能的复杂性决定着泌尿系统疾病发生和发展机制的复杂性。构建细胞内部、细胞与细胞之间、细胞与器官之间、器官与器官之间的不同时空的多层次调控网络,整合多源泌尿系统疾病患者的临床数据资料,通过系统整合与精准算法,建立数学模型,分析疾病过程中细胞信号转导通路分子的动态变化规律,厘清疾病的病理生理特征与临床表型之间的对应关系,分析疾病的共性机理与关键因素,以实现泌尿系统疾病发病机制在不同阶段、不同组织、不同细胞信号途径和分子调控的多方向性的理论突破,进而指导研发精准高效的个体化干预措施。

因此,泌尿学科要通过多学科交叉融合,应用高通量分子技术、单细胞分析技术、组学技术、示踪技术、人工智能和信息分析技术,建立多维数学模型,研究各种泌尿系统疾病的免疫炎症损伤、修复及纤维化过程中的不同重要时间节点的细胞、亚细胞及信号分子通路演变及调控规律,以及肾脏与远程器官之间的交互作用机制,为泌尿系统疾病精准治疗提供关键靶点、新型治疗药物、干细胞治疗技术等有效干预措施。

同时要根据学科疾病特点,建立完善的研究工具体系。建立和开发稳定可靠的泌尿系统疾病实验动物模型和模式动物模型,利用基因编辑技术构建人源化动物模型,开发与疾病高度契合的动物模型;开发国产化单克隆/多克隆抗体、泌尿系统细胞(系),支持基础研究。应用稳定可靠的体外成像或直视技术等技术开展泌尿系统疾病研究,实现实时动态、精确直观地观察疾病发生和发展过程中分子、细胞器、细胞、组织的病理变化。此外,在理论研究的创新突破和学科发展的基础上,中国泌尿学科用于诊断和监测疾病的生物标志物的检测手段的开发与利

用、新仪器和平台的设计和升级、新型药物的开发、肾脏替代治疗的可携带透析器械及其相关材料等方面都需要攻坚克难。

2. 加强具有重要战略价值的泌尿学科国际合作

开展跨学科的国际合作能够有效促进各国科研人员共同研究，共享人类文明的智慧与成就。我国泌尿学科的发展得益于国家改革开放，得益于与国际同行的交流学习和合作研究。今后要继续以共建人类命运共同体为理念，以创新为引领，积极与世界各国同行合作，完善合作机制，拓宽合作视野，学习和引进国际前沿技术，为泌尿系统疾病防治贡献更多的中国方案和中国智慧。特别是注重学习和借鉴国际上在再生医学、类器官、干细胞研究及细胞的定向分化等领域的先进经验，以阐明泌尿系统疾病复杂机制，开发潜在治疗和干预药物。同时利用自身日益扩大的科研优势，积极参加全球范围的国际合作，逐步引领或主导国际合作研究及国际关注热点问题研究。

主要参考文献

[1] Xie Y, Bowe B, Mokdad A H, et al. Analysis of the Global Burden of Disease study highlights the global, regional, and national trends of chronic kidney disease epidemiology from 1990 to 2016. Kidney International, 2018, 94(3): 567-581.

[2] McCullough K P, Morgenstern H, Saran R, et al. Projecting ESRD incidence and prevalence in the United States through 2030. Journal of the American Society of Nephrology, 2019, 30(1): 127-135.

[3] Vanholder R, Annemans L, Bello A K, et al. Fighting the unbearable lightness of neglecting kidney health: the decade of the kidney. Clinical Kidney Journal, 2021, 14(7): 1719-1730.

[4] Zhang L X, Wang F, Wang L, et al. Prevalence of chronic kidney disease in China: a cross-sectional survey. The Lancet, 2012, 379(9818): 815-822.

[5] Zhang L X, Zhao M H, Zuo L, et al. China kidney disease network(CK-NET)2016 annual data report. Kidney International Supplements, 2020, 10(2): e97-e185.

[6] 中华人民共和国国务院办公厅. 国务院办公厅关于印发中国防治慢性病中长期规划(2017—2025 年)的通知. http://www.gov.cn/zhengce/content/2017-02/14/content_5167886.htm.

[7] Ramponi G, Folci M, De Santis M, et al. The biology, pathogenetic role, clinical implications, and open issues of serum anti-neutrophil cytoplasmic antibodies. Autoimmunity Reviews, 2021, 20(3): 102759.

[8] Pesce F, Stea E D, Rossini M, et al. Glomerulonephritis in AKI: from pathogenesis to therapeutic intervention. Frontiers in Medicine, 2021, 7: 582272.

[9] Nozaki Y. The network of inflammatory mechanisms in lupus nephritis. Frontiers in Medicine, 2020, 7: 591724.

[10] Chang S, Li X K. The role of immune modulation in pathogenesis of IgA nephropathy. Frontiers in Medicine, 2020, 7: 92.

[11] Ronco P, Plaisier E, Debiec H. Advances in membranous nephropathy. Journal of Clinical Medicine, 2021, 10(4): 607.

[12] Komada T, Muruve D A. The role of inflammasomes in kidney disease. Nature Reviews Nephrology, 2019, (8): 501-520.

[13] Djudjaj S, Boor P. Cellular and molecular mechanisms of kidney fibrosis. Molecular Aspects of Medicine, 2019, 65: 16-36.

[14] Kim J K, Park M J, Lee H W, et al. The relationship between autophagy, increased neutrophil extracellular traps formation and endothelial dysfunction in chronic kidney disease. Clinical Immunology, 2018, 197: 189-197.

[15] Guo C Y, Dong G E, Liang X L, et al. Epigenetic regulation in AKI and kidney repair: mechanisms and therapeutic implications. Nature Reviews Nephrology, 2019, 15(4): 220-239.

[16] Ratliff B B, Abdulmahdi W, Pawar R, et al. Oxidant mechanisms in renal injury and disease. Antioxidants & Redox Signaling, 2016, 25(3): 119-146.

[17] Chen Y Y, Chen D Q, Chen L, et al. Microbiome-metabolome reveals the contribution of gut-kidney axis on kidney disease. Journal of Translational Medicine, 2019, 17(1): 5.

[18] Solomon R. New approach to slowing the progression of chronic kidney disease. Cardiorenal Medicine, 2019, 9(5): 334-336.

[19] Li G X, Huang J, Wang J W, et al. Long-term exposure to ambient $PM_{2.5}$ and Increased risk of CKD prevalence in China. Journal of the American Society of Nephrology, 2021, 32(2): 448-458.

[20] Liu W, Gao C, Dai H, et al. Immunological pathogenesis of membranous nephropathy: focus on PLA2R1 and its role. Frontiers in Immunology, 2019, 10: 1809.

[21] McKinley J M, Mueller U, Atkinson P M, et al. Chronic kidney disease of unknown origin is associated with environmental urbanisation in Belfast, UK. Environmental Geochemistry and Health, 2021, 43(7): 2597-2614.

[22] Johnson R J, Wesseling C, Newman L S. Chronic kidney disease of unknown cause in agricultural communities. The New England Journal of Medicine, 2019, 380(19): 1843-1852.

[23] Kanda T, Murai-Takeda A, Kawabe H, et al. Low birth weight trends: possible impacts on the prevalences of hypertension and chronic kidney disease. Hypertension Research, 2020, 43(9): 859-868.

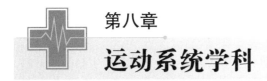

第八章

运动系统学科

第一节　运动系统学科的战略地位

一、运动系统学科的定义、特点及资助范围

运动系统（locomotor system）是指与机体运动、活动有关的组织、器官。广义的运动系统由中枢神经系统、周围神经和神经-肌接头、骨骼、肌肉、心肺和代谢支持系统等组成。狭义的运动系统主要包括骨、骨连结（关节、椎间盘）和骨骼肌等组织、器官，具有运动、支持、保护内脏器官、内分泌、储存矿物盐及涵养骨髓等功能。

运动系统学科有如下特点。

（1）疾病种类多，发病率高。贯穿从生长发育、成年到衰老的生命各阶段，涉及遗传病、衰老退行性疾病、肿瘤、创伤与感染、损伤延迟愈合或不愈合和功能障碍等诸多疾病。与其他系统比较，运动系统的发育畸形、退行性疾病和创伤发生率高，是导致残疾的主要因素，医疗资源消耗大。

（2）与其他系统联系紧密，需整合研究。运动系统疾患既包括运动组织、器官自身疾病，也包括全身性疾病所致的运动系统相关组织、器官结构和功能的异常。运动系统与其他系统特别是神经、内分泌系统间协调联系密切，整合研究需进一步加强。

（3）力学因素是运动系统发育与相关伤病发生、发展的重要机制之一。生物力学、力学生物学理论及技术的发展与应用促进了对运动系统的发育、稳态维持及相关伤病的研究与诊治。

（4）功能康复对运动系统至关重要。运动系统除需要基本完好的组织结构外，功能的维护非常关键。改变生活方式、运动锻炼以及康复治疗等有助于防治常见运动系统伤病，开展针对这些措施及其作用机制的研究对运动系统伤病的防治有重要意义。

（5）运动系统是多学科（如多组学、生物活性因子、干细胞、生物医用材料、组织工程、康复技术、人工智能、活体影像、机器人等）技术手段的重要运用领域之一。推动这些新技术、方法在运动系统疾病相关基础、应用基础与转化研究中的应用，对运动系统伤病研究及诊治至关重要。

国家自然科学基金运动系统学科的资助范围：骨、关节、肌肉、韧带及相关神经、血管等组织的结构、功能、发育异常及伤病的发生机制、诊断与治疗等相关基础科学问题的研究，涵盖代谢、感染和免疫相关疾病、损伤与修复、移植与重建、炎症与感染、疲劳与恢复、退行性病变、运动损伤、畸形与矫正等领域，同时关注生物力学、人工智能、生物材料、再生医学技术等在运动系统伤病发生、发展机制及诊治研究及应用中的科学问题。

二、运动系统学科的重要性

运动系统学科作为临床医学重要的分支学科之一，在维护人口健康方面有非常重要的地位。运动系统伤病贯穿从发育、生长到成年、衰老等个体生命的各个阶段，是导致疾病与伤残的最主要疾患之一。WHO 的报告显示，世界范围内 1/4 的人口因罹患运动系统疾病需医学干预；在发展中国家，约有 25% 的卫生保健费用于运动系统疾患的预防、治疗、护理和康复等。

我国运动系统的疾病谱兼有发达国家和发展中国家的特点。一方面，随着人口老龄化加剧，骨关节、肌肉系统的退变和疾病已成为中老年人最常见的健康问题和主要慢性疾病之一；其中骨关节炎、脊柱退变、骨质疏松及其所致骨折等运动系统伤病的发生率逐年升高，危害日趋严重。另一方面，由于工业和交通的快速发展以及灾害事故的频发、体育锻炼的兴起等，运动系统损伤的发生率居高不下。据《柳叶刀》杂志发表的《1990—2017 年中国及其各省的死亡率、发病率和危险因素》一文，2017 年骨骼肌肉疾病已经成为我国最主要的致残因素，对患者造成巨大的身心痛苦，也给家庭、社会带来沉重的经济负担[1]。因此，运动系统伤病已经成为影响国家经济、社会发展的重大公共卫生问题，是严重制约实现"全民健康"伟大目标的健康问题之一。加强对运动系统伤病发生机制、诊治与康复相关基础科学问题的研究，对于提升我国运动系统伤病防治水平、提升国民生活质量、实现"健康中国"等战略目标具有重要意义。

第二节 运动系统学科的发展规律与发展态势

一、运动系统学科的发展规律

运动系统学科是一门古老的学科。公元前 2600 年，古埃及人已开始使用夹板、蜂蜜、油脂和棉绒进行包扎、固定来治疗骨折。作为一门实践性很强的学科，运动系统学科漫长的发展过程与相关学科理论、技术的进步密切相关，例如生物力学、力学生物学领域的不断进步促进了手术方法与治疗器械的创新与改进。同时，新技术的不断出现也促进了运动系统学科的快速发展，满足不同需要的内植物、影像学及导航技术、手术机器人、现代生物学技术的诞生和进步都极大地促进了运动系统学科的发展，学科进步与技术发展间形成了良性循环。

作为受技术发展影响最大的学科之一，运动系统学科对技术的包容性更强，需求更多样化，相关技术在运动系统学科研究领域实现了深度交叉与融合，极大提高了运动系统学科的研究水平，拓宽了学科研究方向。例如，骨科手术要求内植物位置精确，机器人技术赋予了更精准地置入内植物的能力；传统内植物常因应力疲劳而失效，先进制造和先进材料技术可使内植物有更好的力学及生物学特性；现代生物学技术的诞生和进步更为运动系统学科的发展提供了强有力的技术支撑。近年来，高通量多组学、基因编辑、信号转导、发育与干细胞、组织工程、模式动物等技术的发展，加深了对运动系统发育、稳态维持、退行性变化及再生修复等生理、病理过程的分子与细胞调控机制的理解，为探寻治疗靶标提供了理论与实验基础。

当前，运动系统临床治疗朝着非手术、微创、精准、仿生的方向迅猛发展，追求以最小代价获得最大程度的运动系统结构、功能恢复，已取得明显进展。例如，骨质疏松症的抗破骨细胞吸收、促成骨细胞功能治疗已非常成熟，极大地改善了患者的预后和生活质量；采用新的术式治疗脊柱侧凸、颈椎病等疾病已取得了良好效果；关节镜的临床应用不仅解决了一些疑难关节病的诊断问题，而且实现了诊断与治疗的同步进行；此外，人工关节、椎体等人工替代品的功能及性能也更趋完善。

时代和社会的变化引起运动系统伤病谱发生明显变化。例如，骨关节结核、骨髓炎等疾病患病率显著降低，而运动系统退变、创伤患病率明显升高，尤其是随着人口老龄化的加剧，脊柱退变、骨关节炎、骨质疏松及其引起的骨折患病率愈加升高。运动系统伤病谱的变化对疾病相关研究提出了新的要求，决定了运动系统学科今后的重点发展方向。

二、运动系统学科的发展态势

1. 运动系统学科发展面临的挑战

（1）运动系统发育畸形及遗传病严重危害健康，是导致残疾的重要原因之一。目前已知累及骨骼的遗传病至少有 436 种，其中 100 多种尚未明确致病基因，部分已知突变基因的遗传病表型谱不完全清楚，且多数骨骼遗传病的发生机制没有得到深入阐明。这些不足导致目前运动系统发育畸形与遗传病缺乏精准诊治策略。

（2）运动系统伤病种类多，发病机制复杂。运动系统伤病的发生机制是运动系统学科研究的重点和难点，也是运动系统伤病防治新策略研究的基础。例如，力学、衰老、炎症等致病因素在各种运动系统伤病中发挥重要的调控作用，但详细机制尚不清楚。

（3）小鼠、斑马鱼、灵长类等多种模式动物在运动系统疾病的研究中发挥重要作用，但目前仍缺乏能精确模拟复杂运动系统疾病的模式动物与模型，制约了运动系统伤病研究的进展。此外，运动系统的研究范式面临从目前的单一层次、尺度和维度研究向伤病全过程、动态、全景式分析解码的转变。

（4）运动系统与其他系统，特别是神经、内分泌系统等联系密切，相互影响，但不同组织和系统间相互调节以及各系统疾病之间的相互影响和机制等目前尚不清楚。因此缺乏经调控其他组织、器官来防治运动系统伤病的策略和手段。

（5）随着新材料、生物医学工程、组织工程等学科和技术的发展，越来越多的新技术和新产品被广泛应用于运动系统伤病的诊治与研究之中。但相较于庞大的病患以及不同的疾病应用场景，现阶段的新技术与新产品在诊疗中的转化应用尚不充分，目前运动系统伤病诊疗中真正有效的新技术和新产品还不多。

（6）多数运动系统伤病的治疗方式来源于前期的经验积累，其中部分治疗方法缺乏在大样本自然人群队列中进行真实世界的研究，其疗效与安全性的评估不充分，难以对治疗方法加以持续改进与优化，以实现更精准的干预。

（7）运动系统伤病发生率高，手术治疗是有效的治疗方式之一，但大多数运动系统伤病患者不需要手术治疗。康复、生物治疗、药物、传统医学等非手术治疗对运动系统伤病防治具有重要意义，但是目前手段有限，治疗策略不多。

（8）运动系统疾病的防控策略面临巨大挑战。运动系统伤病疾病谱的变化，尤其是衰老、损伤相关伤病的增加，对防控提出了新的挑战。形成整合临床治疗与预防、营养、康复、传统医学等的综合防治策略将有助于运动系统疾病的防控。

2. 运动系统学科发展面临的机遇

近十年来，运动系统学科的重要发展趋势是精细化与整合并存。精细化主要指运动系统各组织、器官的研究越来越深入，力求在组织、细胞与分子水平上阐述运动系统发育、稳态维持以及相关伤病的生理、病理过程与再生修复、康复等机制，目前我们对运动系统结构、功能及其实现机制的理解达到了前所未有的深度和广度。运动系统各组织间以及运动系统与其他系统组织、器官间相互联系的整合研究不仅拓展了对运动系统结构、功能的认识，同时也为研究其他组织、器官在运动系统发育与伤病发生中的作用与机制提供了新机遇。

（1）高通量测序、模式动物等技术的进步与广泛运用，加快了运动系统发育异常与畸形疾病致病基因的克隆、鉴定，为相关遗传病的筛查与治疗提供了重要靶点和策略。

（2）近年来发展迅猛的生命科学、生物医学工程及医学等相关学科的众多理论、技术在运动系统学科中应用愈加广泛，极大地推动了运动系统学科的发展，如基因编辑、多组学、干细胞、单细胞分析技术、细胞谱系示踪、模式动物、生物信息与大数据分析、活体影像、类器官、3D 生物打印、器官芯片等。新技术的研发、现有技术的集成与综合应用是进一步推动运动系统学科发展的主要动力之一，也是解决运动系统领域关键科学问题的重要基础。例如，模式动物、细胞谱系示踪、单细胞组学等技术的应用为运动系统发育、损伤（如骨折）修复等生理、病理过程的细胞来源与分化机制的确定奠定了基础；类器官、活体影像、基于基因编辑的遗传编码技术等为运动系统相关细胞命运的决定及与其他细胞群的互作研究提供了直观可视、可溯源的解决方案。

（3）运动系统学科与其他学科的交叉融合促进了彼此的共同发展。多学科交叉是今后运动系统学科发展的优势和最主要方向之一，极具潜力。例如，再生医学在运动系统学科的应用，为运动系统疾病及其损伤修复提供了新的机遇，是目前再生医学中最有发展和应用潜力的方向之一；运动系统为新型材料提供了新的运用场景，组织工程材料的发展也为运动系统伤病的诊治提供了更多的选择；生物力学与运动系统学科的交叉则是生物力学研究的热点与重点，极大提高了运动系统伤病的诊断、防治与康复水平。

（4）运动系统学科的转化应用前景广阔。运动系统伤病非常常见，以结构损伤、功能障碍为主，对生命不构成即刻威胁，这为运动系统学科自身与再生医学、组织工程及康复等其他学科新理论、新技术的运用提供了重要场景。例如，手术机器人、内植物、干细胞与生物活性因子、再生医学、康复治疗等在运动系统中得到广泛的应用，极大提升了运动系统疾患的诊疗水平，在人民健康维护中发挥着越来越重要的作用。

第三节　运动系统学科的发展现状与发展布局

一、我国运动系统学科领域的研究现状

1. 我国运动系统学科研究的国际地位

近十年来，我国运动系统学科研究取得较快发展。2010 年全球运动系统相关领域 SCI 论文共计 53 270 篇，其中来自中国的作者或科研机构共发表 5135 篇，占 9.6%；2020 年全球运动系统相关领域 SCI 论文 75 080 篇，其中来自中国的作者或科研机构的 SCI 论文数量达到 17 696 篇，占 23.6%。2020 年较 2010 年我国在运动系统相关领域发表 SCI 论文数量增加约 2.4 倍，其中 SCI 论文占比在 2010～2015 年增加了 7.36%，2015～2020 年增加了 6.57%。2010～2020 年，在运动系统相关领域，全球"高被引论文"（highly cited paper）和"热点论文"（hot paper）总量无明显变化（2010 年 302 篇，2015 年 285 篇，2020 年 293 篇），但我国发表的热点及高被引论文数明显增加，2010 年我国热点及高被引论文发表数为 15 篇，2015 年为 27 篇。我国高质量论文比例也明显上升，2010 年比例为 0.29%，到 2020 年高质量论文比例增加至 0.54%[2]。

近年来，我国学者在《新英格兰医学杂志》（ *The New England Journal of Medicine* ）、《自然-医学》（ *Nature Medicine* ）、《临床研究杂志》（ *The Journal of Clinical Investigation* ）、《自然-通讯》（ *Nature Communications* ）、《风湿病年鉴》（ *Annals of the Rheumatic Diseases* ）、《科学-转化医学》（ *Science Translational Medicine* ）、《骨研究》（ *Bone Research* ）等杂志发表系列重要论文，极大提高了我国在运动系统基础研究领域的学术地位和国际影响力。在论文数量增加的同时进

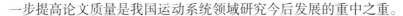

一步提高论文质量是我国运动系统领域研究今后发展的重中之重。

近年来，我国先后有《骨研究》(*Bone Research*)、《骨科转化杂志》(*Journal of Orthopaedic Translation*)等运动系统英文 SCI 期刊出版发行。这些杂志已经成为我国参与运动系统学科国际交流的重要载体与平台。多名学者受邀担任《骨与矿物研究杂志》(*Journal of Bone and Mineral Research*)、《骨关节炎与软骨》(*Osteoarthritis and Cartilage*)、《脊柱》(*Spine*)、《关节成形术杂志》(*Journal of Arthroplasty*)、《美国运动医学期刊》(*American Journal of Sports Medicine*)等国际杂志编委。

2. 我国运动系统学科研究现状

国家自然科学基金自 2010 年至 2020 年底，在运动系统领域资助研究、人才、条件三大系列各类项目共 2755 项，累计资助经费 12.777 亿元，其中国家杰出青年科学基金项目 6 项，优秀青年科学基金项目 12 项。近五年来，国家自然科学基金对人才以及重大科研类项目投入显著增加，资助国家杰出青年科学基金项目 4 项，优秀青年科学基金项目 9 项，重点项目 21 项，重大项目 1 项，累计资助经费 1.084 亿元。此外，科学技术部、国家卫生健康委员会等部门也对运动系统相关研究给予资助。在各类基金的持续资助下，国内的研究团队逐渐形成了自己的特色和优势。

我国学者发现了 *SLCO2A1* 基因突变可导致原发性厚皮性骨膜病[3]、先天性脊柱侧凸患者存在罕见无效变异和 TBX6 亚效等位基因的复合遗传[4]等，系统研究了 FOXP[5]、Kindlin[6]等关键因子及信号通路在运动系统发育中的作用和机制。深入探讨了 mTOR/Raptor[7]、FGFRs[8]、DNMT1/3a/PPARγ[9]、LGR4[10]、SMURF2[11]、R-spondin-2[12]等重要分子以及 CircVMA21[13]、Bmncr[14]等非编码 RNA（non-coding RNA，ncRNA）分子在骨量维持、骨质疏松、骨关节炎以及椎间盘退变发生中的作用和机制。

我国学者创建了世界上样本量最大的骨折流行病学数据库，通过大样本自然人群队列，探讨了多种骨关节炎治疗方式的疗效和安全性[15]，发现骨质疏松所致微骨折引起的"不均匀沉降"可诱发骨关节炎等。我国学者还发现了人类骨关节炎发病机制的分子程序和谱系进展模式[16]，提出基于单细胞测序等数据对骨关节炎进行分型的新观点[17]。通过研制镁金属[18]、蚕丝等组织工程材料以及使用 3D 打印技术及细胞因子构建再生半月板[19]等，我国学者积极探索了促进运动组织损伤修复的新材料、组织工程、细胞与活性分子[20]等措施并深入研究了相关机制[21, 22]。

此外，我国学者还深入研究了骨/软骨基质力学微环境对骨/软骨细胞的影响、骨/软骨结构与功能的定量关系、组织缺损的修复规律等;探讨了背根神经节持续受压所致神经病理性疼痛的作用机制;揭示了低强度脉冲超声、磁场等物理治疗因子促进骨-肌腱连接点损伤愈合,缓解关节炎、骨质疏松等的机制[23, 24]。

3. 我国运动系统学科领域的优势方向

(1)骨骼发育与遗传疾病基因克隆、机制研究,包括:骨骼遗传病资源收集,应用新一代测序技术等克隆、鉴定致病基因,以及利用模式动物等进行骨骼表型分析等方面的研究。

(2)退行性疾病基础研究,包括:骨质疏松、骨关节炎以及椎间盘退变等疾病发生机制与干预策略的研究等。

(3)骨/软骨损伤与修复,包括:骨/软骨、肌腱、椎间盘等损伤后修复中成体干细胞的来源、作用和机制,相关再生修复新策略研究等方面。

(4)骨骼肌研究,包括:骨骼肌的代谢及其与免疫等微环境的关系,骨骼肌的衰老与退变、再生规律等。

(5)生物医用材料研究,包括:骨与软骨等运动组织修复材料及其转化应用研究等。

4. 我国运动系统学科研究领域需要加强的薄弱之处

(1)高水平人才、研究团队储备不足。在国家自然科学基金委员会医学科学部重要的研究类项目(如重点项目、重大项目)、人才类项目(如国家杰出青年科学基金项目、优秀青年科学基金项目、创新研究群体项目等),运动学科与医学科学其他优势领域相比存在不小差距,尤其是近7年里未获得创新研究群体项目资助,需要进一步加强高水平学术带头人的培养和团队建设。

(2)研究的创新性不足,科学研究的理论与应用价值不高。2020年我国发表的热点及高被引论文比例仅为0.53%,与发达国家常年保持1%以上的比例仍有一定差距。我国运动系统领域的原创性、突破性成果不足,学术影响力与欧美科技发达国家相比有一定的差距。

(3)运动系统研究范式亟待创新。当前我国较少围绕运动系统领域重要临床问题、共性关键科学问题开展持续、深入的多学科交叉研究。

(4)研究转化应用不足。我国新型生物医用材料产业化远远落后于欧美发达国家,临床应用的国产新型医用材料基本以仿制为主,具有原创和自主知识产权的产品比较少;在再生医学、生物医学材料等研究方面,更多的是新材料在运动系统伤病中的应用,源头创新的产品或技术较少。

(5)与其他学科之间的联合协作不足。运动系统领域与其他学科之间的交叉联合较少，缺乏有效机制将运动系统伤病研究与生命科学及其他系统疾病相关研究充分整合。

（6）缺乏高质量的多中心临床研究。尽管我国拥有丰富的临床病例资源，但目前缺乏真正高质量的多中心临床研究。

二、我国运动系统学科的发展布局

当前，我国运动系统伤病谱已发生明显变化，研究内容与重点需要相应调整。同时随着新理论、新技术的出现，运动系统学科的研究已开始向大数据科学发现等方面转变。建议今后一段时期内我国运动系统学科主要从如下几个方面展开布局。

（1）利用我国运动系统遗传病/发育畸形资源，结合模式动物等，开展运动系统遗传病致病基因克隆及机制研究，在深入研究机制的基础上，探索相关疾患诊断、防治新靶点，探索运动系统发育畸形与遗传病的精准诊治新策略。

（2）建立大样本自然人群队列，开展真实世界研究，探讨多种运动系统疾病治疗方式的疗效以及进行安全性评估，使得疾病的精准干预成为可能。开展中国人群骨关节炎等运动系统伤病的危险因素研究，探寻干预新靶点。

（3）综合利用新理论、技术解析运动系统组织、器官衰老、退变规律及其调控机制，明确衰老、炎症等在运动系统伤病发生、发展中的作用和机制，探索相关疾病诊断、防治新靶点与新策略。

（4）阐述不同生理、疾病与损伤情况下运动系统稳态维持、损伤后再生修复的细胞、分子机制。通过运动系统稳态维持与再生修复的细胞来源及定向分化调控机制的研究，阐述全身、局部微环境在运动系统伤病后再生修复中的作用和机制，提出运动系统伤病的新干预策略与措施。

（5）加强新型生物材料的研发，通过开展不同材料的基因组学研究，明确生物材料与宿主局部微环境相互作用及其对再生修复的影响与发生机制。通过与生物医学工程等学科的交叉融合，加强生物材料在运动系统相关伤病中的转化应用。

（6）开展生物力学、力学生物学研究以及运动系统整合生理学的研究。通过运动系统与生物力学等学科的交叉，研究运动系统发育、损伤后重建和功能恢复的力学生物学机制及干预策略，阐明运动系统与其他组织、器官的相互影响和机制，为研发运动系统伤病的新干预措施提供理论和依据。

（7）加强运动系统伤病的非手术治疗研究。加强骨内科学、运动康复学等新型学科建设，开展营养、体育锻炼、运动干预、康复物理因子、药物、生物治疗措施、传统医学等非手术治疗措施对运动系统发育与伤病发生、发展的影响和机制研究，形成骨外科（手术）、内科（非手术）措施整合融通的运动系统伤病综合干预策略。

第四节　运动系统学科的发展目标及其实现途径

一、运动系统学科的发展目标

在未来的5～10年内，通过人才引进和培养、技术创新和融合，形成运动系统研究新范式。培养更多的高水平研究人才，使部分成为国际运动系统伤病研究领域的领军人才。形成多个在国际上有重要影响力的运动系统基础或临床转化研究中心，在致病基因克隆、运动系统发育及相关伤病机制与综合防治等领域的研究达到国际先进水平。

二、运动系统学科发展目标的实现途径

1. 加强顶层设计，优化学科发展布局与人才培养机制，强化团队建设与长期资助机制

加强国际、国内各地区、单位、各相关学科的交流，加强基础、临床交流。建设合理人才梯队，通过人才项目等，吸引青年优秀人才汇聚到运动系统研究领域，不断壮大研究队伍。对运动系统前沿、优势研究方向进行长期稳定、较大力度的项目资助。以项目为导向引领创新研究，以期获得更多的突破性成果。

2. 加强有国际影响力的研究中心的建设

经过多年的发展，目前国内已经形成相当数量有显著特色的运动系统伤病研究中心/实验室。此外，我国还有较多骨科国家临床重点专科，有利于开展运动系统伤病临床研究，其中中国人民解放军总医院成立了"国家骨科疾病与运动康复临床研究中心"，并完成了骨科国家区域医疗中心的设置。进一步促进这些基础、

临床研究中心/实验室成为我国运动系统伤病的重要研发与创新基地,将提升我国运动系统学科的发展水平。

3. 促进运动系统研究范式的转变

运动系统研究将从目前的单一层次、单一尺度和单一维度,逐渐转变为对运动系统伤病的全过程、动态、全景式分析解码。通过现有技术与新研发技术的综合应用,获取运动系统发育与相关伤病全过程关键分子、细胞事件以及调控网络信息,全景式解码运动系统发育与伤病过程及其调控机制。同时围绕运动系统发育与伤病共性关键科学问题,建立与完善临床—基础—临床的整合研究模式,通过基础研究、转化研究与临床研究的交叉与整合,解决关键科学问题,取得突破性成果,促使我国运动系统领域研究迈上新台阶。

第五节　运动系统学科优先发展领域及重要的交叉研究领域

一、优先发展领域

1. 用于运动系统研究的模式动物、伤病模型

创建可对运动系统特定组织、细胞进行谱系示踪、在体反映重要分子事件等的新型遗传动物模型;建立针对运动系统关键组织和细胞时空可控的新型基因工程修饰小鼠、斑马鱼等模式动物;构建啮齿类及灵长类等大动物运动系统伤病模型。

2. 运动系统发育与遗传病精准诊治

建立中国人群运动系统遗传病或发育畸形临床生物样本库及各年龄阶段骨健康数据库;利用运动系统遗传病/发育畸形患者及模式动物等资源,加强运动系统遗传病致病基因克隆及机制研究,探索相关疾患的预防诊断治疗靶点与新策略,提出疾病精准诊治新策略。

3. 运动系统衰老与退变的研究

研究运动系统组织、器官的衰老、退变演进规律及其调控机制;利用我国老

年病患资源，结合模式动物等解析运动系统衰老表型及衰老在骨关节炎、骨质疏松、椎间盘退变与肌少症等疾病发生、发展中的作用和机制，探索这类疾病的诊治新方法与策略；探讨节律、代谢、不同生活方式、运动方式等对运动系统衰老退行性疾病发生、发展的影响及机制，以及运动系统衰老对全身其他组织、器官功能及相关疾病的影响与机制。

4. 运动系统损伤机制

加强相关伤病情况下，运动系统不同类型组织、器官损伤的自然转归与机制研究；解析常见重大慢性疾病对运动系统的影响及机制；研究常见运动系统损伤的遗传因素与易感性，以及不同的生活习惯等对运动系统稳态维持及损伤发生的影响和机制；探索不同运动方式以及不当运动、姿势等对运动系统组织的影响及细胞、分子机制；加强肌腱、肌肉等运动系统软组织损伤机制及防治的研究。

5. 运动系统再生修复研究

研究运动系统各组织的成体干细胞身份（标记分子）与功能、表型调控机制；明确再生细胞来源、命运决定和功能行使的调控机制，阐释损伤修复微环境各组分在运动系统损伤后再生修复中的作用；解析关键信号、代谢重编程等对运动系统损伤修复再生的调控作用和机制；阐述运动系统损伤后病理性重构及愈合不良等异常修复的细胞、分子机制；加强基于分子、细胞机制的促进运动系统再生修复的药物、生物与康复治疗等非手术防治措施研究。

6. 运动系统相关的生物材料的研发及转化应用研究

加速新型生物材料的研发与转化应用，如智能响应材料、可诱导性生物医用材料等；加强材料生物学研究，开展不同材料的基因组学分析；解析新型生物材料与宿主局部微环境相互作用及其对损伤后再生修复的影响和机制；根据相关组织、器官特点，探索并优化运动系统不同组织、器官损伤后的原位诱导再生策略。

7. 基于重要运动系统伤病的转化医学研究

加强针对骨质疏松、骨关节炎、椎间盘退变、软骨损伤、肌腱韧带损伤、异位骨化、钙磷代谢紊乱遗传病等临床常见但疗效不佳的运动系统伤病的转化医学研究；建立自然人群队列，揭示中国人群高发运动系统伤病的重要危险因素，探寻干预新靶点；开展真实世界研究，明确相关运动系统疾患治疗方法的安全性与疗效。

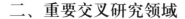

二、重要交叉研究领域

1. 加强运动系统发育与相关伤病的生物力学与力学生物学研究

以研究骨关节、肌肉系统结构/功能维持、疾病与损伤的力学机制及临床应用为主要目标，重点研究肌肉与骨关节的结构、功能维持、安全防护与损伤发生的力学机制等，探究运动系统组织损伤结构重建和功能恢复的力学生物学机制与干预策略，开展人体运动系统的在体运动学分析以及主动/被动运动模式下的生物力学研究；加强运动锻炼、超声、振动等力学物理因子、运动系统畸形矫正手术、支具等措施的生物力学与力学生物学机制研究，促进有限元等理论生物力学技术在诠释运动系统疾病与损伤机制、优化诊疗方案中的应用。

2. 强化运动系统与其他系统的整合生理学研究

研究运动系统不同组织、器官之间的相互调控以及运动系统与其他系统组织、器官之间的"对话"在机体稳态维持中的作用及细胞、分子机制，特别是发现和揭示运动系统组织与其他器官的"对话"机制，筛选具备细胞信号转导功能的代谢物等各种小分子并研究其机制。完善"骨功能"的概念与内涵，提出经调节骨功能改善全身其他脏器功能、疾患的新策略。研究神经、内分泌及肾脏等系统、器官对运动系统组织、器官发育、稳态维持与退行性疾病及再生修复的调控作用与细胞、分子机制。加强其他系统相关疾病等对运动系统组织、器官的影响、机制及相关干预措施研究。

3. 加强生物医学工程在运动系统中的运用转化

促进生物 3D 打印、类器官、微流体芯片、人工智能、多模态影像等前沿技术在运动系统伤病机制与诊治措施研究中的应用；加强数字技术、虚拟现实（virtual reality，VR）、机器人技术、物理治疗（声、电、磁、热等）措施、电子机械工程及植入物制造技术等在运动系统疾患的预防、诊断、治疗与康复中的转化应用研究。

4. 加强与预防、康复及体育等健康相关学科的交叉融合，促进运动系统伤病的综合防控

加强日常体育锻炼、营养、代谢改变等对儿童、成年、老年及相关运动系统疾病患者等人群运动系统的影响和机制研究；加强研究运动干预等对运动系统伤

病的影响、机制与优化应用策略；强化现代康复物理因子等对运动系统疾患的生物效应及机制与运用条件优化研究；整合手术与非手术（药物、生物与康复、传统医学等）策略与治疗措施，形成运动系统伤病防治的综合方案。

主要参考文献

[1] Zhou M G, Wang H D, Zeng X Y, et al. Mortality, morbidity, and risk factors in China and its provinces, 1990–2017: a systematic analysis for the Global Burden of Disease Study 2017. The Lancet, 2019, 394(10204): 1145-1158.

[2] Dou D. Applications and grants of National Natural Scientific Foundation of China's General Program in abnormalities and diseases of locomotor system: a ten-year review. Annals of Translational Medicine, 2020, 8(16): 1024.

[3] Zhang Z, Xia W B, He J W, et al. Exome sequencing identifies SLCO2A1 mutations as a cause of primary hypertrophic osteoarthropathy. American Journal of Human Genetics, 2012, 90(1): 125-132.

[4] Wu N, Ming X, Xiao J, et al. TBX6 null variants and a common hypomorphic allele in congenital scoliosis. The New England Journal of Medicine, 2015, 372(4): 341-350.

[5] Xu S Q, Liu P, Chen Y X, et al. Foxp2 regulates anatomical features that may be relevant for vocal behaviors and bipedal locomotion. Proceedings of the National Academy of Sciences of the United States of America, 2018, 115(35): 8799-8804.

[6] Wu C Y, Jiao H L, Lai Y M, et al. Kindlin-2 controls TGF-β signalling and Sox9 expression to regulate chondrogenesis. Nature Communications, 2015, 6: 7531.

[7] Lin C X, Liu L L, Zeng C, et al. Activation of mTORC1 in subchondral bone preosteoblasts promotes osteoarthritis by stimulating bone sclerosis and secretion of CXCL12. Bone Research, 2019, 7: 5.

[8] Kuang L, Wu J, Su N, et al. FGFR3 deficiency enhances CXCL12-dependent chemotaxis of macrophages via upregulating CXCR7 and aggravates joint destruction in mice. Annals of the Rheumatic Diseases, 2020, 79(1): 112-122.

[9] Zhu X, Chen F, Lu K, et al. PPAR gamma preservation via promoter demethylation alleviates osteoarthritis in mice. Annals of the Rheumatic Diseases, 2019, 78(10): 1420-1429.

[10] Luo J, Yang Z F, Ma Y, et al. LGR4 is a receptor for RANKL and negatively regulates osteoclast differentiation and bone resorption. Nature Medicine, 2016, 22(5): 539-546.

[11] Xu Z, Greenblatt M B, Yan G, et al. SMURF2 regulates bone homeostasis by disrupting SMAD3 interaction with vitamin D receptor in osteoblasts. Nature Communications, 2017, 8: 14570.

[12] Zhang H, Lin C, Zeng C, et al. Synovial macrophage M1 polarisation exacerbates experimental

osteoarthritis partially through R-spondin-2. Annals of the Rheumatic Diseases, 2018, 77(10): 1524-1534.

[13] Cheng X, Zhang L, Zhang K, et al. Circular RNA VMA21 protects against intervertebral disc degeneration through targeting miR-200c and X linked inhibitor-of-apoptosis protein. Annals of the Rheumatic Diseases, 2018, 77(5): 770-779.

[14] Li C J, Xiao Y, Yang M, et al. Long noncoding RNA Bmncr regulates mesenchymal stem cell fate during skeletal aging. The Journal of Clinical Investigation, 2018, 128(12): 5251-5266.

[15] Zeng C, Dubreuil M, LaRochelle M R, et al. Association of tramadol with all-cause mortality among patients with osteoarthritis. The Journal of the American Medical Association, 2019, 321(10): 969-982.

[16] Ji Q B, Zheng Y X, Zhang G Q, et al. Single-cell RNA-seq analysis reveals the progression of human osteoarthritis. Annals of the Rheumatic Diseases, 2019, 78(1): 100-110.

[17] Zhou W Y, Lin J X, Zhao K, et al. Single-cell profiles and clinically useful properties of human mesenchymal stem cells of adipose and bone marrow origin. American Journal of Sports Medicine, 2019, 47(7): 1722-1733.

[18] Zhang Y F, Xu J K, Ruan Y C, et al. Implant-derived magnesium induces local neuronal production of CGRP to improve bone-fracture healing in rats. Nature Medicine, 2016, 22(10): 1160-1169.

[19] Zhang Z Z, Chen Y R, Wang S J, et al. Orchestrated biomechanical, structural, and biochemical stimuli for engineering anisotropic meniscus. Science Translation Medicine, 2019, 11(487): eaao0750.

[20] Liu J H, Chen C Y, Liu Z Z, et al. Extracellular vesicles from child gut microbiota enter into bone to preserve bone mass and strength. Advanced Science, 2021, 8(9): 2004831.

[21] Yin Z, Hu J J, Yang L, et al. Single-cell analysis reveals a nestin[+] tendon stem/ progenitor cell population with strong tenogenic potentiality. Science Advances, 2016, 2(11): e1600874.

[22] Gao B, Deng R, Chai Y, et al. Macrophage-lineage TRAP[+]cells recruit periosteum-derived cells for periosteal osteogenesis and regeneration. The Journal of Clinical Investigation, 2019, 129(6): 2578-2594.

[23] Kang H, Zhang K Y, Pan Q, et al. Remote control of intracellular calcium using upconversion nanotransducers regulates stem cell differentiation *in vivo*. Advanced Functional Materials, 2018, 28(41): 1802642.

[24] Zhang B, Chen H G, Ouyang J J, et al. SQSTM1-dependent autophagic degradation of PKM2 inhibits the production of mature IL1B/IL-1beta and contributes to LIPUS-mediated anti-inflammatory effect. Autophagy, 2019, 16(7): 1262-1278.

第九章

内分泌系统/代谢和营养支持学科

第一节　内分泌系统/代谢和营养支持学科的战略地位

一、内分泌系统/代谢和营养支持学科的定义、特点及资助范围

1. 内分泌系统/代谢和营养支持学科的定义

内分泌代谢病学历史悠久，早在《黄帝内经》中就有描述，"西方医学之父"希波克拉底所提出的"体液（humours）学说"已具内分泌学雏形，但直到1905年，激素概念的提出才成为现代内分泌代谢病学作为一个学科正式出现的标志。随着现代医学的发展，内分泌代谢病学研究和涉及的范围已极大超出经典内分泌代谢病学的原有范畴，并与其他生物医学学科相互渗透、融合。现代内分泌代谢病学已成为一门集人类功能基因组学、分子细胞生物学、遗传流行病学和临床医学于一体的新兴学科。

2. 内分泌系统/代谢和营养支持学科的特点

内分泌代谢病学科的特点是以系统生物医学为基础，以转化型医学为理念，运用高通量、高灵敏度的现代分析技术，借助基因组学、蛋白质组学与代谢组学等基础研究方法和分子影像学、遗传流行病学、临床检验学与循证医学等临床研究方法，从分子、细胞、动物、临床乃至群体多个层面进行研究。内分泌疾病涉及的学科众多，因而学科间的融合和交叉趋势明显，在亚学科细分方面，逐渐形成内分泌腺体激素分泌功能异常的内分泌亚专业和以慢性非传染性疾病为主的代谢性疾病亚专业。这两类亚专业疾病的预防和治疗策略有较大差异，前者以临床诊

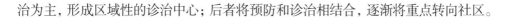

治为主,形成区域性的诊治中心;后者将预防和诊治相结合,逐渐将重点转向社区。

3. 内分泌系统/代谢和营养支持学科的资助范围

国家自然科学基金内分泌系统/代谢和营养支持学科的资助范围:①内分泌系统免疫相关疾病;②松果体、下丘脑、垂体及相关疾病;③甲状腺、甲状旁腺及相关疾病;④肾上腺及相关疾病;⑤性腺及相关疾病;⑥胰岛生理调控及功能异常;⑦糖稳态失衡与靶器官胰岛素抵抗;⑧糖尿病;⑨能量代谢调节异常与肥胖;⑩脂质代谢异常;⑪脂肪组织生理调控与功能异常;⑫骨转换、骨代谢异常及钙磷代谢异常;⑬氨基酸、核酸代谢异常;⑭水、电解质、微量元素、维生素代谢异常及酸碱平衡异常;⑮营养不良与营养支持;⑯内分泌系统疾病/代谢异常和营养支持领域研究新技术与新方法。

二、内分泌系统/代谢和营养支持学科的重要性

内分泌代谢性疾病的病因学已深入到遗传、环境、免疫、肿瘤研究的各个方面,由基因突变导致的内分泌疾病逐步得到阐明[1]。新技术,尤其是高通量、高灵敏度的检测技术和基因组学、蛋白质组学、代谢组学等多组学研究手段相继涌现,以此为靶点的新药物与新的治疗方法也应运而生,使内分泌疾病的诊治水准不断提高。在近数十年中,许多大规模、多中心的临床试验结果为内分泌疾病的诊治提供了更科学的令人信服的依据,使一些长期悬而未决的问题有比较明确的解释[2,3]。另外,与生活方式及增龄相关的内分泌代谢性疾病(肥胖、糖尿病、骨质疏松等)患病率的飙升引发了全社会的关注[4],加强防控已刻不容缓。

第二节 内分泌系统/代谢和营养支持学科的发展规律与发展态势

一、内分泌系统/代谢和营养支持学科的发展规律

1. 学科发展的自身需求

19世纪中期,化学、解剖生理学的发展促进了实验生物学和人体病理学的研

究，动物实验证实了切除性腺、肾上腺、胰腺对机体的不良后果。临床研究发现，肾上腺受损、甲状腺切除与特征性疾病之间存在因果关系。至 20 世纪初，生理学家报道了由小肠分泌入血后刺激胰液分泌的物质——促胰液素（secretin），并提出"激素"的概念。随着激素生理生化进展以及对内分泌疾病认识的深化，内分泌学被归为生物科学和医学的一门分支学科，主要研究产生激素的器官、激素的作用及其生理与病理状态的学科。至 20 世纪中期，基础理论与临床研究的蓬勃发展和二者之间的紧密联系已形成了在众多学科中具有特色的经典内分泌学。20世纪下半叶起，生物医学科学中的分子生物学、免疫学、遗传学等学科的突飞猛进，促使内分泌学以前所未有的速度向前发展。

2. 经济社会发展对学科的需求

一是随着工业化进程、城镇化进程和人口老龄化程度的加快，一系列代谢性疾病患病率明显上升。例如，我国糖尿病的患病率由 20 世纪 80 年代初的大约 1%增加到 2017 年的 12.8%。与此相似，其他代谢性疾病如肥胖、骨质疏松等疾病的患病率也明显上升[5-7]。二是随着生活状态、环境以及诊断技术等因素的变化，内分泌代谢性疾病谱发生明显改变[8,9]。20 世纪 30 年代，我国甲状腺疾患以碘缺乏病为主，即地方性甲状腺肿和克汀病，导致不同程度的脑发育障碍。我国自 20 世纪 60 年代在碘缺乏地区实施食盐加碘，并于 1994 年开始全民食盐加碘，极大遏制了碘缺乏病的发生。但近年碘过量摄入所致甲状腺疾病的发病率明显升高。我国研究证实，与碘摄入轻度缺乏相比，碘摄入超足量和碘摄入过量分别可致自身免疫性甲状腺炎的发病率增高约 5 倍和 6.5 倍，亚临床性甲状腺功能减退症的发病率增高约 13 倍和 14.5 倍；而甲状腺功能正常或甲状腺自身抗体升高人群中促甲状腺激素超常（甲状腺功能减退）的累计发生率增高约 6.5 倍和 10 倍[10]。三是由诊断技术提高而导致的疾病发生率明显改变。以往认为原发性醛固酮增多症为少见疾病，在高血压人群中患病率不到 1%。从 20 世纪 90 年代起，普遍采用醛固酮/肾素活性比值作为原发性醛固酮增多症的筛查指标，发现原发性醛固酮增多症占高血压的 10%～20%。四是在疾病认识程度上发生明显变化，其中一个重要进展是疾病的亚临床状态，即临床症状轻微但生化指标（尤其是激素）测定异常的一种状态。理论上，各种激素过多或缺乏导致的疾病皆有亚临床状态，但目前较为肯定并研究较多的是亚临床性甲状腺功能减退症和亚临床甲状腺功能亢进症。毋庸置疑，内分泌和代谢疾病的临床研究已取得长足进展和丰硕成果，但与基础研究所取得的丰硕研究成果以及对人民健康水平的要求相比，仍有很大距离，有赖于更多的努力。

二、内分泌系统/代谢和营养支持学科的发展态势

现代生物医学的进步极大地推动了内分泌代谢病学科的发展，而生活方式的改变等因素也使内分泌代谢性疾病的疾病谱和患病率明显改变。经典内分泌代谢性疾病学科根据疾病的表型特征来研究疾病的分子病理与病理生理机制；基因组学和蛋白质组学等组学的研究为内分泌代谢性疾病的诊疗提供了崭新的分子途径和药物的分子靶点，使现代内分泌系统/代谢和营养支持成为生物医学研究的前沿学科。

随着人类基因组计划的开展，人类对自身的基因组结构有了更深入的理解。因此，如何从基因组结构到基因组生物学，再到疾病生物学，并最终用于临床成为一种需求，精准医学应运而生。精准医学是将基因组学、蛋白质组学和代谢组学等所获得的更详细和精确的人体数据用于疾病分类，从而在基因、蛋白质和小分子代谢产物水平诊断疾病，并结合更加精确的靶点药物和治疗，实现疾病的个体化治疗[11, 12]。将精准医学的理念用于内分泌代谢性疾病中，使人们对内分泌代谢性疾病的发病机制的理解有了长足的进展，例如嗜铬细胞瘤、原发性醛固酮增多症、库欣综合征、垂体促肾上腺皮质激素（ACTH）瘤、胰岛细胞瘤等的致病基因已经明确，为今后的靶向药物开发奠定了基础。

未来，在内分泌代谢性疾病预警和预报方面，将会建立更好的融临床流行病学、以计算生物学为基础的统计学、临床内分泌代谢性疾病学于一体的，并能够处理海量数据的疾病预测和预报系统。在内分泌代谢性疾病诊断方面，精准医学将应用于临床，更清晰地描述基因、表观遗传学及激素和生物标志物在单个细胞、局部组织、个体至群体中的变化趋势以及与疾病发生和发展的关系，从而精确诊断内分泌系统/代谢和营养支持疾病的亚临床状态，实现疾病的早期诊断。在定位诊断方面，激素示踪和腺体显像技术将更清晰地在体动态显示正常及病变腺体中激素的分泌，同时小分子蛋白质的高通量质谱技术的应用也将极大地提高激素检测的精度，因此，临床功能性定位将会使疾病诊断水平明显提高。在内分泌代谢性疾病管理方面，将建立基于医院或医学中心的疾病登记制度和生物样本库。对少见内分泌代谢性疾病进行登记随访。在内分泌代谢性疾病治疗方面，基于激素分泌机制的靶点药物将成为治疗激素分泌亢进症的有效方法，对代谢性疾病的治疗也将依赖对代谢通路的更详尽了解以及由此发现的可逆转代谢异常的靶点药物。

第三节　内分泌系统/代谢和营养支持学科的发展现状与发展布局

一、内分泌系统/代谢和营养支持学科的发展现状

我国的内分泌代谢病学科起步于 20 世纪 30 年代,北京协和医院开展了钙磷代谢的研究,结果发表于《科学》(*Science*)杂志。50 年代后,天津医科大学总医院开展地方性甲状腺肿的防治、上海交通大学医学院附属瑞金医院开始肾上腺及垂体激素的研究,标志着内分泌代谢病学科在中国的建立。50～60 年代,中国内分泌代谢病的临床能力已具一定水平,尤其是在因营养和环境等因素而导致的内分泌代谢性疾病方面做出突出成绩,如地方性甲状腺肿的防治,标志性的成果是碘与甲状腺疾病关系的研究 2005 年发表于《新英格兰医学杂志》(*The New England Journal of Medicine*)杂志。近十年来,中国临床内分泌代谢病学科研究取得了长足进步,部分领域处于国际前列,在某些方面已处于领先地位,在利用基因组学技术对内分泌肿瘤细胞进行泛癌(pan-cancer)分析方面尤为突出[12-14]。但在总体上,我国与国际先进水平仍有很大差距,主要表现在:在流行病学方面,全国性的内分泌代谢病的流行病学资料还在积累阶段,不论是流行病学调查体系还是基于医院系统的疾病登记系统皆不健全;在临床治疗方面,我国在临床诊治、临床路径和循证医学研究等方面尚不规范,未形成规范化的内分泌代谢性疾病临床诊治中心;在临床测试方面,绝大多数的医院尚未建立完整的激素检测平台,从而导致部分疾病诊断困难;在基础研究方面,激素的作用机制、内分泌代谢病发生机制的研究创新性不足,没有体现具有中国特色的研究实力。

二、内分泌系统/代谢和营养支持学科的发展布局

在内分泌代谢性疾病的预警方面,需建立融临床流行病学、以计算生物学为基础的统计学、传统临床内分泌代谢病学于一体的,并能处理海量数据的疾病预测和预报系统。建立此系统需要解决的关键技术包括:①更具代表性的人

群队列和反映中国实际状况的抽样人群；②经循证医学证实的系统化和数据化的内分泌代谢性疾病诊疗体系；③可处理海量数据的以计算生物学为基础的但又简便易行的统计学方法。

在内分泌代谢病的诊断方面，引入能够更加反映体内复杂的内分泌系统和代谢状态变化的系统生物医学的理念，运用基因组学、蛋白质组学和代谢组学的先进技术和方法，从分子特征到细胞功能去发现新的激素和生物标志物；更清晰地阐明正常人整体激素分泌图谱、疾病状态下内分泌功能改变或疾病生物标志物的变化趋势与疾病预后的评估预测；利用多组学方法，精细描绘更早期甚至单个细胞的激素变异和生物标志物的细微改变，从而描绘精细内分泌疾病的表型以诊断内分泌代谢病的亚临床状态。

在内分泌代谢病的评估方面，需发展无创和无毒的激素示踪和腺体显像技术。目前腺体分泌异常的直接检测多采用有创的介入方法，激素示踪多采用同位素标记，是有创或放射性损伤，因而限制了临床应用。目前化学发光或其他特异示踪技术已露端倪，质谱技术、高内涵细胞成像等用来检测腺体自身变化的技术也已出现，这些技术都具有应用于临床功能性定位的潜力。但技术的完善、临床前的评估，以及初步的临床应用，将是实现将此类以化学性诊断为基础的物理诊断方法用于临床的关键。

在内分泌代谢病的治疗方面，干细胞及腺体移植技术的应用是治疗激素缺乏性疾病的未来发展方向。其关键不仅在于免疫抑制方法的发展，而且在于定向分化并规模化产生的干细胞技术的运用。体外利用组织工程技术产生具有激素间相互调控的腺体并移植体内将是未来治疗激素缺乏性疾病的主要手段。深入开展药物基因组学、药物蛋白质组学和药物代谢组学研究，从而实现真正意义上的治疗个体化。在队列性药物干预实验的基础上，开展药物基因组学和药物代谢组学研究，并开发可临床使用的基于芯片的简便易行的方法，从而做到根据药物基因组学和药物代谢组学选择治疗方法，进而提高治疗效率。

在内分泌代谢病的研究方面，建立基于医院或医学中心的疾病登记制度和生物样本库。登记制度可委托大的医学中心建立并维护，对少见的内分泌疾病进行登记随访，不仅可以对疾病的诊疗方法进行规范化而且可以了解发病人数、治疗情况，对于制定战略规划和卫生政策亦极有裨益。建立相应的生物样本库不仅可保护疾病资源，而且是探索新的治疗方法的必由之路。生物样本库的建立可采用虚拟性的，即样本可保留在样本采集的单位，但样本库的数据共享，注意样本库的建立与保存方法应统一，以利于规范化。

第四节 内分泌系统/代谢和营养支持
学科的发展目标及其实现途径

内分泌系统/代谢和营养支持学科的发展目标及其实现途径包括以下方面。

1. 加强顶层设计，完善学科发展布局

基于内分泌代谢性疾病的复杂病因，亟待从顶层设计出发，攻克内分泌代谢性疾病的发病机制，从而以病因机制带动循证医学和转化医学的发展。从病因机制上，需要开发更为贴近人类的大动物代谢病模型，运用更精细、更多维度的数据采集人代谢表型；深入研究生物节律紊乱参与代谢稳态失衡的病生机制；探索肠道菌群与传统代谢器官及免疫、神经系统功能对话互作调控分子机制[3, 15, 16]。

在内分泌代谢病的循证医学和转化医学方面，需要基于病因特点，开展病因诊断研究，建立高通量、高精度质谱对代谢小分子和激素进行准确的定性定量，并建立人体代谢相关指标的数据采集系统和分析系统，以期更早期探知激素和生物标志物以及群体性的微细改变，从而精确诊断内分泌代谢病的亚临床状态，实现疾病的早期诊断及精确分型。在阐明发病机制和明确治疗靶点的基础上，开展转化医学研究，寻找更多的内分泌代谢病的治疗手段。

2. 促进优势学科领域，扶持薄弱学科领域

基于我国内分泌代谢病患病率高、患病人数多的特点，需要开展内分泌代谢病大型队列研究，完善生物样本库的建立，构建预警及预报体系。利用循证医学研究，重点探索中国人群体代谢表型及内分泌代谢病谱变迁；进一步完善预警及预报体系，构建内分泌代谢病在不同人群中的特色危险因素谱；加强内分泌代谢病临床研究，开展设计精良、实施规范的随机对照临床试验，提供基于我国患者自身数据的高质量循证医学证据，为临床实践指南提供符合中国人群特点的高水平诊疗依据。建立以大型临床内分泌中心为主的诊治新技术、新方法研发和转化医学基地，制订相应诊治规范、指南和共识，同时利用物联网及大数据分析技术，辅助内分泌代谢病标准化诊疗流程的推广实施是未来的重要发展方向。

3. 加强资助工具的优化组合，推动学科交叉

加强资助工具的优势互补，通过与药学、结构生物学、基因组学、蛋白质组

学等学科的交叉，重点开展基于激素分泌机制的靶点药物的开发，深入开展激素及与激素受体有关的结构生物学研究。结合药物基因组学、药物蛋白质组学、药物代谢组学研究以及药物宏基因组研究，针对新型天然药物及中药单体化合物中有效成分的药理学效应、靶向器官和作用机制做出深入的探讨和解析。

4. 加强科学研究及成果转化

研发新技术、新方法助力内分泌代谢系统概念的重构及治疗突破，积极推动和加强成果转化。开展单细胞研究，对内分泌代谢相关脏器细胞进行重分类分型。积极发展无创和无毒的激素示踪和腺体显像技术，应用并完善化学发光或其他特异示踪技术，开发更高精度和新的腺体功能显像及肿瘤功能定位技术。探索将干细胞（如 iPS 等细胞）诱导为类器官以及将腺体移植技术用于临床治疗，逐步形成有中国特色的先进治疗体系。同时，联合多学科交叉融合，探索新的分型标志、诊疗方法。

5. 加强国际合作与交流

对标内分泌代谢病领域的国际高标准，加强国际合作平台的建设，建立健全国际合作和科研项目相互促进的优化模式。注重国际合作与交流方式的多样化，线上与线下并行，通过项目合作、学会合作、会议交流、专家组指导、现场观摩等方式，吸收最先进的科研和诊疗模式。注重学术期刊的宣传作用，发展国内创办的国际期刊，将期刊作为科研桥梁，将国内最新科研动态在国际发声，接受国际同行的审阅和讨论，共同促进内分泌代谢病学科的发展。

第五节　内分泌系统/代谢和营养支持学科优先发展领域及重要的交叉研究领域

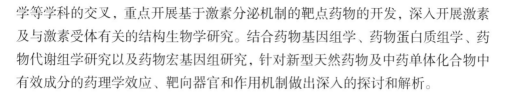

一、优先发展领域

1. 胰岛 β 细胞命运决定机制和内分泌细胞之间相互作用机制研究

胰岛功能的核心是 β 细胞的胰岛素分泌，β 细胞减少和 β 细胞分泌功能的不可逆丧失分别是 1 型和 2 型糖尿病发病以及不可治愈的根本原因。胰岛内其他内分泌细胞与 β 细胞的相互作用，共同维持稳定迅速响应的胰岛素分泌功能。最新研究发现，胰岛干细胞贡献于成体 β 细胞的新生，解析胰岛成体干细胞激活和 β 细胞新生的机制，发展基于成体干细胞激活的器官再生方法，研发逆转胰岛衰老、预防和治疗糖尿病的新方法和先导化合物，将对预防胰岛衰老、治疗由 β 细胞衰竭导致的糖尿病具有重要意义。另外，最新研究发现，2 型糖尿病患者的 β 细胞生存和功能障碍可能更多来源于 β 细胞的退分化，而非死亡。退分化的 β 细胞持续存活，但不分泌胰岛素，并可能转化成其他胰岛内分泌细胞，导致胰岛内分泌细胞之间对话障碍。目前对小鼠 β 细胞的命运决定的规律已经有了一定的认识，而阐明人胰腺胰岛 β 细胞的命运决定机制将是下一个重要的研究方向，最终目标是在体外模拟 β 细胞发育成熟的步骤，培养出足够数量及功能完备的人胰岛组织，移植体内替代治愈糖尿病。

2. 激素在机体发育、成熟和衰退自然变化过程中的作用研究

激素在生命周期的不同阶段存在不同的变化规律。激素在生命周期关键阶段的复杂网络调控如何被启动，激素的变化又如何进一步参与调节机体的发育、成熟以及老龄化过程，激素在生命周期中扮演何种角色，以及由此衍生的不同性别、不同生命周期的激素的正常值范围，这些都是重要的研究方向。建立以单细胞分子、亚细胞结构、激素分泌过程、细胞与细胞联系为基础的从正常到激素功能性疾病的全生命周期激素功能分子解析，以明确内分泌腺体及细胞的全局特征、重新认识激素在机体发育及衰老这些重要生命阶段中的作用。

3. 环境与遗传交互作用对内分泌代谢病发生发展的影响研究

内分泌代谢病是复杂的多因素疾病，受环境与遗传因素的共同影响。以糖尿病为例，全球 2 型糖尿病全基因组关联分析已发现并验证超过 400 个遗传变异位点与糖尿病的发生风险密切相关，但这些遗传变异位点一共能解释的糖尿病遗传风险仍然非常有限（不足 20%）。此外，在过去的 40 年间，随着生存环境的变迁以及生活方式的改变，中国乃至全球人口的糖尿病患病率呈现爆发式增长。这些现象充分表明，环境与遗传共同影响着糖尿病的发生发展。然而，环境与遗传作为两大类既相对独立又互为影响的危险因素，其各自所涵盖的因素谱，以及对糖尿病发生发展的影响模式以及影响机制，一直以来是糖尿病病因学领域尚未打开的"黑匣子"。以基因组学为基础的多组学技术的发展和生物信息技术的进步为研究环境与遗传交互作用提供了机遇，该领域的深入研究将为糖尿病精准医学提

供可靠的科学依据。

4. 界定热量限制和营养均衡的平衡点研究

生物进化的历史，同样也是一个从自然界获取能量方式从而不断优化的过程。时至今日，多数人面临过量的热量供给/摄入，这与慢性代谢性疾病的发生密切相关。低等动物与非人灵长类的热量限制研究均提示减少约30%的热量摄入能够减少多种慢性代谢性疾病的发生，并可能延长寿命。合理的热量限制也将成为慢性代谢性疾病防治的一种手段，成为当前研究的热点问题，那么当人类的热量摄入减少到什么程度，能够获得最大的代谢效益，同时也不出现营养失衡或缺乏，是实现精准营养和精准代谢防控的重要科学问题。

5. 代谢健康相关的体重调定点及潜在机制研究

遗传因素解释了40%～70%的肥胖病因。尽管环境因素能够在短时间内增加整体人群的体重，但个体在整体人群中的相对位置通常是固定的。"体重调定点"是肥胖研究领域的一个假设：是否与人类"体温调定点"概念类似，体重也存在一个相对稳定的区间范围？是否又与"体温调定点"不同，每个人都有各自的"调定点"？如果调定点存在，物理位置在何处？是不是一个反馈环路或网络？由哪些成分构成？受何种因素调控？探讨能够维持代谢健康的最佳体重调定点及其潜在机制，将有助于从关口前移角度有效降低代谢性疾病负担，有望提供潜在药物干预靶点。

6. 具有中国特色的有效预防代谢性疾病的生活方式研究

西方社会传统是游牧文明，而东方则是农耕文明；东西方饮食存在较大的差异，东西方人群的糖尿病、肥胖等代谢性疾病的发病特征也存在明显的不同。代谢性疾病在中国南北方也呈现不同的流行态势，南米北面、南甜北咸等不同的饮食模式是不是其中的一个原因？中国幅员辽阔，饮食文化多样，探讨是否存在适合全民预防糖尿病的饮食模式，以及这种饮食模式的构成，将有助于拓展代谢性疾病饮食干预范围。通过大规模队列调查和随访研究，寻找生活方式中影响代谢性疾病发生发展的关键因素。以此为基础，建立能有效预防和干预代谢性疾病的生活方式，建立符合不同人群、不同代谢性疾病发病阶段的运动模式。

7. 代谢性疾病多危险因素综合管理目标和精准干预策略研究

代谢性疾病的防控需要生活方式、血糖、血脂和血压等多因素的综合管理和干预。如何为代谢性疾病及高风险人群构建个体化、全方位、全程管理和精准干预策略？适宜我国肥胖和糖尿病患者的间歇性低热量和特定饮食模式、有助于改善代谢稳态的运动类型有哪些？哪些因素影响或介导了干预效能？如何评估我国糖尿病患者血压控制合理目标、血糖和血脂新型治疗策略的精准有效性和个体适用性？探讨多重危险因素综合管理目标和精准干预策略，勾画不同干预模式及目标产生最大代谢获益的个体特征，将为实施代谢性疾病精准干预提供多维度、全方位的科学数据。

二、重要的交叉研究领域

1. 腺体功能障碍性疾病的精准分类、显像和治疗研究

质谱与基因检测技术的进步，使得对激素（基础与储备能力）的检测精度与广度有了大幅提升，对内分泌疾病的分子病理特征与分子病因学的认识有了根本改变，功能影像学使得之前隐匿的内分泌肿瘤得到精确定位。如何在此基础上，在腺体功能障碍性疾病中广泛应用这些先进的技术，使得腺体功能障碍性疾病实现精准分类、精确定位及其指导下的精准治疗，从而最大限度地提高临床诊治率，降低复发与病死率，提高患者生活质量，是潜在的研究方向。

2. 中枢神经系统、内分泌系统、免疫系统调控代谢稳态的机制研究

高等生物进化出复杂的中枢神经系统、内分泌系统、免疫系统以维持机体稳态。糖代谢与能量平衡同样受到这些系统的共同调控。中枢神经系统调控食欲与能量吸收、调控激素分泌、调节免疫反应，内分泌激素反馈作用于中枢神经与免疫系统，而免疫系统同样参与了中枢神经与内分泌器官的功能维持。中枢神经调控紊乱、内分泌激素失衡、机体多组织慢性炎症反应均参与了肥胖、糖尿病等代谢相关疾病的发生发展。然而，中枢神经系统如何与内分泌、免疫互作影响代谢靶器官功能、调节糖稳态？具体机制如何？除传统内分泌器官外，肠道、脂肪、骨等组织也被认为具有部分内分泌器官功能，如何与免疫系统协调，影响代谢靶器官并参与糖稳态调节均有待于深入研究。

3. 内分泌代谢病预防和治疗的肠道微生物研究

近10年来，得益于二代测序、培养组学等方法学的突破，研究人员对大量之前无法在体外培养的肠道共生菌进行了标识和归类，解密其基因组序列为研究各种肠道微生物的生态位和功能特性奠定了基础。越来越多的研究证明，肠道共生菌因与宿主共生，对宿主代谢稳态的调控十分关键。肠道菌群紊乱是促使人类肥

胖和胰岛素抵抗发生的原因之一，但其是否促使人类糖尿病的发生尚未获证实。不少菌群来源物质，如脂多糖、短链脂肪酸、胆汁酸、氨基酸，被认为可能是肠道共生菌调控宿主血糖和胰岛素敏感性的介质。寻找靶向肠道共生菌的治疗方法，从新型益生菌、特异靶向细菌代谢的小分子化合物、粪菌移植，到人工合成有治疗作用的工程肠道共生菌，是否比现有的治疗手段更为优越，临床获益及安全性如何，均有待于进一步的研究。

4. 机体激素分泌及能量代谢调控的时空网络机制

自然界所有的生物都是一个开放的系统，需要不断地和外界环境进行物质和能量的交换，并维持一个稳态存在。一旦机体和细胞维持这种能量稳态的能力被削弱甚至被破坏，机体则会产生不正常的病理状态，只能走向疾病、衰老甚至死亡。目前对于机体激素分泌及能量代谢的时空感应机制仍非常不清楚。所以，研究机体的物质和能量稳态及如何维持这种稳态就显得极其重要，其主要研究方向是寻找维持能量代谢动态平衡过程的时空网络调控的关键蛋白质机器。

5. 胰岛素抵抗网络的全貌解析研究

胰岛素抵抗是糖尿病的重要发病特征之一，是糖尿病发病"双重缺陷"的重要一环，表现为多种组织细胞（如肌肉细胞、脂肪细胞、肝细胞等）对正常浓度的胰岛素产生脱敏的复杂过程。尽管既往进行了大量细致的研究工作，但目前大多数胰岛素抵抗的成因依然未知，尤其是对机体如何协同调控不同组织及其相关信号通路仍缺乏系统的阐述。因此，在现有的研究基础上，进一步对不同组织器官对胰岛素功能的协同调控机制进行系统的解析和绘制，获得机体胰岛素抵抗网络的全貌是糖尿病研究的一个重要研究方向。

6. 人工智能赋能糖尿病及并发症精准防诊治研究

糖尿病作为流行广泛的慢性疾病，发病和发展过程受到包括遗传、环境、生活行为等多维因素的影响。精准防诊治糖尿病及并发症是当前的公共卫生挑战之一。随着测序技术、质谱技术、可穿戴监测设备等新技术的发展，基因组、代谢组、行为组等多组学数据逐步积累，对在多个维度下对多来源数据进行组合和关联的分析能力提出了迫切的需求。人工智能算法，正适合处理数据量大、含有噪声、内部关联复杂的医学数据，其在糖尿病早期危险因素分析、早期筛查高危人群、智能辅助诊断和管理、治疗方案分析及疗效预测等方面的应用都是潜在的研究方向。

主要参考文献

[1] Lin S C, Hardie D G. AMPK: sensing glucose as well as cellular energy status. Cell Metabolism, 2018, 27(2): 299-313.

[2] Zhang C S, Hawley S A, Zong Y, et al. Fructose-1, 6-bisphosphate and aldolase mediate glucose sensing by AMPK. Nature, 2017, 548(7665): 112-116.

[3] Liu R X, Hong J, Xu X Q, et al. Gut microbiome and serum metabolome alterations in obesity and after weight-loss intervention. Nature Medicine, 2017, 23(7): 859-868.

[4] Wang T G, Lu J L, Shi L X, et al. Association of insulin resistance and β-cell dysfunction with incident diabetes among adults in China: a nationwide, population-based, prospective cohort study. The Lancet Diabetes and Endocrinology, 2020, 8(2): 115-124.

[5] Wang L M, Peng W, Zhao Z P, et al. Prevalence and treatment of diabetes in China, 2013-2018. JAMA, 2021, 326(24): 2498-2506.

[6] Wang L M, Zhou B, Zhao Z P, et al. Body-mass index and obesity in urban and rural China: findings from consecutive nationally representative surveys during 2004-18. The Lancet, 2021, 398(10294): 53-63.

[7] Bi Y F, Wang L M, Xu Y, et al. Diabetes-related metabolic risk factors in internal migrant workers in China: a national surveillance study. The Lancet Diabetes and Endocrinology, 2016, 4(2): 125-135.

[8] Wang J Q, Liu R X, Wang F, et al. Ablation of LGR4 promotes energy expenditure by driving white-to-brown fat switch. Nature Cell Biology, 2013, 15(12): 1455-1463.

[9] Li G W, Zhang P, Wang J P, et al. The long-term effect of lifestyle interventions to prevent diabetes in the China Da Qing Diabetes Prevention Study: a 20-year follow-up study. The Lancet, 2008, 371(9626): 1783-1789.

[10] Teng W P, Shan Z Y, Teng X C, et al. Effect of iodine intake on thyroid diseases in China. The New England Journal of Medicine, 2006, 354(26): 2783-2793.

[11] Efeyan A, Zoncu R, Chang S, et al. Regulation of mTORC1 by the Rag GTPases is necessary for neonatal autophagy and survival. Nature, 2013, 493(7434): 679-683.

[12] Cao Y N, He M H, Gao Z B, et al. Activating hotspot L205R mutation in PRKACA and adrenal Cushing's syndrome. Science, 2014, 344(6186): 913-917.

[13] Cao Y N, Gao Z B, Li L, et al. Whole exome sequencing of insulinoma reveals recurrent T372R mutations in YY1. Nature Communications, 2013, 4: 2810.

[14] Cao Y N, Zhou W W, Li L, et al. Pan-cancer analysis of somatic mutations across 21 neuroendocrine tumor types. Cell Research, 2018, 28(5): 601-604.

[15] Gu Y Y, Wang X K, Li J H, et al. Analyses of gut microbiota and plasma bile acids enable stratification of patients for antidiabetic treatment. Nature Communications, 2017, 8(1): 1785.

[16] Zhao L P, Zhang F, Ding X Y, et al. Gut bacteria selectively promoted by dietary fibers alleviate type 2 diabetes. Science, 2018, 359(6380): 1151-1156.

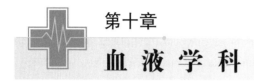

第十章
血 液 学 科

第一节　血液学科的战略地位

一、血液学科的定义、特点及资助范围

血液学是以血液成分及造血组织为主要对象，通过研究血液系统发生演变、生理调控和病理机制及相关疾病诊疗技术方法，以防治人类疾病，以及应用血液成分评估和干预其他系统疾病的一门医学科学。

在长期发展过程中，血液学形成了独特的学科特点。

1. 血液学研究可直接在细胞和分子水平开展

较其他组织器官，血液系统易取材，不同类型血细胞形态和表型清晰，适于细胞和分子生物学技术的快速应用，较易取得突破性进展。现代分子诊断、分子靶向治疗、癌症分化治疗、基因治疗等重大突破均始于血液学研究。以造血干细胞（HSC）为例，20世纪50年代开始，HSC基础研究和临床应用并肩发展，相互促进和渗透，使HSC移植成为治愈某些血液系统恶性疾病的主流手段。因此，HSC生物学与移植分别被认为是干细胞生物学和再生医学的重要奠基学科，为认识其他成体干细胞生物学本质和临床应用提供了重要基础。

2. 血液学研究的窗口及镜像效应

血液循环遍布人体各个组织器官，血液组织不仅可以直接用于血液病诊断，还可反映其他系统的健康及疾病状态。除血液病外，血液系统还参与许多非血液系统疾病的发生发展。近年来备受关注的血液生物标志物在不同疾病的研究和应用都离不开血液学相关理论和技术的支持。

3. 血液学研究成果相对易转化

血液学基础研究与临床应用密切相关。以细胞治疗为例，HSC 从最初就与临床骨髓移植治疗密切相关；血液中的免疫细胞广泛应用于免疫治疗，因此血细胞是临床转化应用最成熟和便捷的一类细胞，对开发新型细胞和基因疗法具有重要的推动作用。

国家自然科学基金血液学科资助范围：造血、造血调控与造血微环境；红细胞与相关疾病；白细胞与相关疾病；巨核细胞、血小板与相关疾病；出血、凝血、纤溶与血栓；再生障碍性贫血与骨髓造血衰竭；骨髓增生异常综合征；骨髓增殖性肿瘤；白血病；淋巴瘤与淋巴细胞疾病；骨髓瘤与浆细胞疾病；血液病感染与干预；造血干细胞移植与并发症；血液系统疾病免疫治疗；输血、血液再生与血液制品；血液系统疾病研究新技术与新方法等。

二、血液学科的重要性

血液学是一门非常重要的医学学科，血液疾病与心血管、呼吸、泌尿、消化、内分泌等系统和外科、妇产科、眼耳鼻喉及口腔科疾病密切相关，这些疾病均可出现血液学问题。HSC 分化形成的各类血细胞（红细胞、白细胞、血小板等）担负着人体血液系统的基本职能，承载着人体各组织器官的生理和病理信息，是人体各器官物质和信号交流的媒介，可为其他医学分支学科提供重要的研究基础和范式。因此针对疾病临床需求深入开展血液学基础和临床研究意义重大。

第二节 血液学科的发展规律与发展态势

一、血液学科的发展规律

1. 血液学科自身发展历史

血液学是当今医学领域中发展最为迅猛的学科之一。现代血液学始于对血细胞的形态观察，其创立和发展仅有 200～300 年。19 世纪几乎所有血液学的标志性事件都发生在欧洲。英国的威廉·休森（William Hewson）、德国的保罗·埃尔利希（Paul Ehrlich）等都为血液学的创立和发展做出了巨大的贡献，第二次世界大战特别是核武器的应用，客观上极大地推动了血液学研究，学术重心也逐渐转向了美国，由描述性研究过渡到了分子机制研究，学术成果由主要是个人的贡献转为科学院群体智慧的结晶。

血液学可分为基础血液学和临床血液学。基础血液学侧重于血液系统生理调控及其与疾病关联的和潜在的临床价值，进而为临床血液学奠定必要的基础。其主体部分为沿用已久的"实验血液学"，它将基础生物学技术应用于血液学研究，即用动物实验或分子实验研究血液系统发生发展的机制、结构、功能及其病理意义和临床应用价值。实验血液学研究可追溯到20世纪初，始于对动物白血病的研究。20世纪60年代末，国际实验血液学会（ISEH）诞生，70年代初ISEH会刊《实验血液学》的创刊标志着实验血液学研究逐步形成了自身的学科体系和范畴，实验血液学的发展由此进入高潮。20世纪末，HSC调控和移植的研究奠定与促进了新的生命科学研究领域——干细胞生物学和随后的再生医学等新领域的诞生。虽然实验血液学只有近百年的发展史，但它为近代医学和生命科学的发展做出了重要贡献。实验血液学的新技术、新方法的应用支撑着临床血液学的发展，也极大地推动了医学遗传学、免疫学、临床病理和实验医学、肿瘤学、核医学、血库医学和输血医学的创立与发展[1]。

我国现代血液学研究一开始就明显落后于西方国家，1949年前仅少数大医院设置了内科血液专业组和病房，1949年后血液学科的建设才逐步建立和完善。1943年，易见龙在美国为中国抗日战争中的救伤输血建立了首个"华人血库"。1957年，邓家栋在天津主持建立了我国第一个基础与临床相结合的综合性血液学科学研究单位，即输血及血液学研究所，后归于中国医学科学院。该研究所成立后，积极协调全国性的学科协作，组织专业培训，开展临床和基础理论研究。至1973年，全国组成了5个大的血液学协作区，各省（自治区、直辖市）组织了协作组，个别条件好的省、直辖市还成立了地方性的研究机构。目前，全国血液学机构从无到有、从一枝独秀到百花齐放，逐渐形成了良好的发展态势[2]。

2. 社会经济发展对血液学科的需求

自20世纪80年代，特别是"十二五"和"十三五"期间，我国血液学进入快速发展期，取得了令人瞩目的成就。但由于血液系统细胞组成复杂，对其生理起源、发育与特化规律、恶性病变机制仍认知不清。与发达国家相比，我国血液病诊疗规范性不足，东西部医疗资源不均衡，非同质问题突出，导致部分患者难以得到有效的诊断和治疗。同时，我国血液学的研究队伍体量和国际领军人才相对较少，学科发展不平衡，尚存在许多空白或弱势亚学科。因此，客观分析血液学研究国内外现状和发展趋势，认真做好和落实"十四五"规划十分必要。急需针对目前的研究难点和问题，探索开创性的综合思维与组织新的科研模式，整合系统生物学、发育生物学、材料生物学和遗传学等专业领域，充分利用前沿高精尖技术，实现学科大交叉到血液研究跨越，指引临床转化应用，为血液疾病诊治提供新思路。

二、血液学科的发展态势

结合血液学特点和发展现状，分别从优势、劣势、机遇、挑战和创新等 5 个方面对我国血液学科的发展态势做一简要分析。

1. 优势

血液学具有易取材、可进行精细诊断的特点，长期以来在基础和转化研究领域较为活跃，很多先进的诊疗方法都率先应用于血液学领域，在造血发育、白血病诊疗等若干领域处于国际先进水平。

2. 劣势

由于我国幅员辽阔，医疗资源存在分布和发展不均衡、诊疗水平参差不齐、学科布局欠合理、研究不够全面、高质量临床研究数量相对不足、水平相对较低等问题，导致很多原创和关键技术缺少重大突破。

3. 机遇

"十四五"时期是我国全面建成小康社会、实现第一个百年奋斗目标之后，乘势而上开启全面建设社会主义现代化国家新征程、向第二个百年奋斗目标进军的第一个五年。血液学发展也迎来了重要战略机遇期，国家在创新体系平台建设以及政策环境方面对血液学发展都将产生新的推动。

4. 挑战

血液学发展在整个医学领域布局里比重仍然较小，各方面研发投入有待进一步加大；在血液生物样本库、大数据及新技术和新疗法方面还不规范，高质量临床队列和人群医学研究较难开展。

5. 创新

注重高新技术的发展和应用，以及与物理化学、材料、生物工程等学科大交叉，有望形成独特的血液学科研究模式，为解决血液学科疑难问题提供全新思路。

第三节　血液学科的发展现状与发展布局

一、我国血液学科的发展现状

（一）我国血液学疾病领域研究概况

对血液学疾病领域的论文检索结果显示，世界和中国的血液学疾病均以血液肿瘤和贫血性疾病为主要研究方向。中国血液肿瘤研究在世界的占比为 20.2%，输血不良反应研究占世界的 7.5%，其余方向约占 10%～20%。

（二）研究热点领域

基于 Web of Science 高影响因子期刊（IF>10）论文、血液学期刊影响因子 TOP10 的论文、ESI 高被引和热点论文分析，2016～2020 年血液学领域总体研究热点有：血液肿瘤分子诊断、影像诊断与药物治疗研究；血细胞改变与动脉粥样硬化相关性研究；HSC 增殖和分化机制及血液肿瘤的发生；红细胞、血小板及相关生理和病理机理研究；新冠感染中血小板减少症；等等。美国研究热点为：红细胞、血小板及相关生理和病理机理研究；血液肿瘤基因相关性与分子作用通路；淋巴瘤的靶向药物研发及放化疗、免疫治疗；血液肿瘤分类、诊断与治疗标准；白血病靶向药物研发及药物治疗方案。中国的研究热点为：血液肿瘤药物研发及治疗方案研究；血液肿瘤基因相关性与分子作用通路；血细胞发育调控的生理、病理研究；白血病的发生机制；血液肿瘤基因相关性；等等。

（三）研究论文产出

从论文发表数量来看，以第一/通讯作者进行限定，发文量最多的国家是美国，其次是中国和日本。美国不仅发文量远超其他国家，其论文被引频次也遥遥领先。中美两国对比来看，美国篇均被引频次约为 11，中国篇均被引频次约为 5。2015～2019 年，我国血液学科技产出数量增长、质量提升。SCIE（Science Citation Index Expanded）/SSCI 论文数量达到 11 498 篇，高分产出逐年增高，一区文献达到 741 篇，被国际权威指南引用的文献数量达 114 篇，血液学授权发明专利累计 125 项。

（四）优势领域与薄弱之处

1. 造血调控基础研究

"十三五"期间，我国在造血调控基础研究领域进步显著。在造血发育、多能干细胞重编程与转分化、造血微环境、代谢组学和表观调控方面已发表多项高水平成果；2017 年我国率先启动血细胞图谱（Atlas of Blood Cells，ABC）研究计划，取得突破性进展，在《自然》（Nature）、《自然-细胞生物学》（Nature Cell Biology）、《自然-免疫学》（Nature-Immunology）等权威学术期刊上发表了一系列有影响的研究论文。"十二五"和"十三五"期间培养了 10 多位国家杰出青年科学基金和优秀青年科学基金获得者，1 人入选血液学顶级学术期刊《血液》（Blood）编委。举办连续七届"天津干细胞国际论坛"和首届"国际造血和免疫研讨会"等国际交流活动，展现了我国在此研究领域的学术影响力。

本领域我国相对薄弱之处主要有：对灵长类，特别是人类胚胎造血起源、发育的精细解析研究不足；基础与临床结合仍不够紧密，科研成果转化成临床应用还相对薄弱；在国际组织任职的代表性科学家比例较低。

2. 血液相关疾病研究

我国学者阐明了微环境在 HSC 向成熟红细胞分化以及地中海贫血、髓系发育不良、红细胞增多症等疾病中的调控机制；探索和揭示了阻断原发免疫性血小板减少症（ITP）发病的途径及诱导 ITP 免疫耐受的机制；在急性髓系白血病（AML）发病机制、靶向干预和髓系细胞中炎症反应调控及对其他病理过程的影响方面取得了重要研究进展；从转录失调和 RNA 剪接异常的角度解析了急性淋巴细胞白血病（ALL）发生发展的关键基因，揭示了骨髓微环境和物质合成关键酶突变在 ALL 耐药过程中的重要作用；针对已经明确的机制及靶点设计相应的治疗药物；开展了 ITP 系列临床研究。

本领域我国薄弱之处和亟待解决的问题主要有：红细胞发育微生态仍是领域内悬而未决的重要科学问题之一[3]；凝血疾病治疗的基础和临床研究严重滞后；再生功能性红细胞和血小板研究是再生医学领域的热点[4-8]，需要加强；应着重关注 AML 的发病机制[9]、白血病干细胞免疫逃逸及新型疗法，提高髓系恶性肿瘤的诊治水平；解析髓系细胞作为微环境的重要成员参与血液及其他系统疾病的发生和演进机制[10,11]；ALL 研究总体还处于"跟跑"状态；需加强复发难治的淋巴细胞白血病的分子病理机制研究、血液罕见病研究，以及学术上认为小众但可能具有高度创新性的研究。

3. 细胞免疫和基因治疗

我国细胞免疫治疗领域发展迅速，在嵌合抗原受体 T 细胞治疗（CAR-T）基础研究和临床试验方面瞄准国际前沿，取得了一系列进展[12-15]。四川大学进行了多个靶点的抗肿瘤 CAR-T 细胞研究；中国医学科学院血液病医院自主研发出抗 CD19 CAR-T 专有技术，并已获批 IND 和突破性技术疗法；徐州医科大学血液病研究所用抗 BCMA CAR-T 和抗 CD19 CAR-T 联合方案治疗复发难治的多发性骨髓瘤；浙江大学医学院附属第一医院开展复发难治 ALL 的 CAR-T 治疗，开发通用型 CAR-T 细胞产品，创建"CAR-T 细胞联合 HLA 半相合 HSC 移植"一体化技术体系；华中科技大学同济医学院附属同济医院用抗 CD19 CAR-T 和抗 CD22 CAR-T 双靶点治疗 B-NHL 取得重要进展；四川大学华西医院开展"全球第一例"CRISPR-Cas9 基因编辑人体临床试验，同年首名癌症患者接受了经 CRISPR 技术改造的 T 细胞治疗；中国医学科学院血液病医院建立了利用 CRISPR-Cas9 进行高效定点整合的新技术，优化并开发了基因治疗新方法，正在开展国内第一个 CRISPR-Cas9 基因工程 CD34$^+$ HSC 自体移植技术治疗地中海贫血新药临床试验（IND）；华东师范大学建立了人体 HSC 高效基因编辑技术，开创了 β 地中海贫血治疗新方法。

本领域我国薄弱之处和亟待解决的问题主要有：CAR-T 临床试验设计的规范性有待进一步提高；具有自主知识产权的 CAR-T 研发成果尚少；治疗性抗体的研发、双特异性 T 细胞衔接子（BiTE）等研发方面落后于西方发达国家；基因治疗基础研究及其产业化发展仍明显落后于西方发达国家。

4. 造血干细胞移植

我国在造血干细胞移植领域主要亮点成果有：对移植后主要并发症的发病机制有了更深入的认识，对移植后复发和移植物抗宿主病（GVHD）等并发症的防治形成了中国特色专家共识；从造血微环境角度探索降低造血干细胞移植后并发症的新方法及其机制的系列成果[16-20]；阐明移植后免疫重建与调控相关研究；脐带血移植应用逐渐推广。

本领域我国薄弱之处和亟待解决的问题主要有：GVHD、重症感染、植入不良等重大并发症相关基础科学研究；间充质干细胞（MSC）如何与造血干细胞移植桥接；移植后免疫重建规律以及与重要并发症发生的关系和机制；移植后复发、

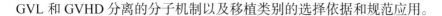

GVL 和 GVHD 分离的分子机制以及移植类别的选择依据和规范应用。

5. 临床队列研究

在血液分子流行病学与遗传易感性研究方面，上海交通大学医学院附属瑞金医院血液学研究所基于 1223 例 ALL 患者转录组学研究，整合基因组、转录组、蛋白质组等全景式组学技术，从分子、细胞和免疫影像等多维度揭示与发病机制紧密联系的关键分子，建立了血液疾病诊断模型，开发了高敏感特异性的诊治新技术和个体化精准治疗体系。

本领域我国薄弱之处和亟待解决的问题：与人口学数据结合不够密切，患者发病机制组学数据缺乏相应的临床资料支撑；机制研究向临床转化比例较低，未能形成关键分子的发现—生物学功能阐明—靶向药物筛选—临床试验验证全链条体系。

6. 关键新技术研究

生物信息学和人工智能已成为指导科研、医疗、商业、生活等方面的重要学科。我国在造血发育和血液疾病精准基因组医学研究中与国际水平相当。

本领域我国薄弱之处和亟待解决的问题主要有：内源和外源关键因子在造血发育过程中的调控作用尚不明确，单细胞体内示踪技术有待开发；血液疾病分子特征和致病机制尚不明确；针对血液学科在医疗健康大数据领域的研究匮乏，生信分析与人工智能尚不能满足需求。

7. 血液资源库建设与应用

血液病样本为新鲜骨髓细胞，数量有限，样本珍贵。为临床及科研服务的血液样本库，其主要职能在于建立设施完备、运转有序的规范化血液系统疾病队列样本采集、储存、管理、服务体系，为临床和基础研究提供高质量的样本资源和信息支持。中国生物样本库已积累很多临床样本资源，但普遍使用率不高，共享意愿不强，样本采集前期规划、临床数据信息提取和相关问卷调查不足，导致临床样本与下游应用者脱节；中国制药和体外诊断产品原始研发刚刚起步，还未形成大规模需求，亟待加强。

二、我国血液学科的发展布局

（一）重点研发投入和项目资助情况

据不完全统计，"十三五"期间科学技术部暂未专门立项支持血液系统及相关疾病重点研发计划项目；在以干细胞及转化研究为主的国家重点研发计划和重大新药创制专项中，血液领域相关研究分别获批 25 项和 5 项。国家自然科学基金资助血液学相关的重大项目、重点项目及人才类项目（优秀青年科学基金项目、国家杰出青年科学基金项目、创新研究群体项目等）共计 82 项，累计资助约 1.68 亿元。

（二）血液学国家大平台建设情况

1. 国家重点实验室

实验血液学国家重点实验室依托中国医学科学院血液病医院建设，是国内在实验血液学领域从事基础和转化研究的国家重点实验室，主要开展干细胞生物学及其基础研究方面的应用，造血系统的病理生理学，以及病理情况下的造血微环境的细胞和分子机制等。医学基因组学国家重点实验室依托上海交通大学建设，主要以白血病等恶性肿瘤以及原发性高血压、2 型糖尿病等我国多发的人类重要疾病为对象，定位、识别相关基因，研究其蛋白质产物的调节通路和网络，开发疾病预防、诊断和治疗的新途径。

2. 国家血液系统疾病临床医学研究中心

2019 年，中国医学科学院血液病医院、北京大学人民医院、苏州大学附属第一医院获批国家血液系统疾病临床医学研究中心，这是我国首次在血液病领域设立国家临床医学研究中心。该中心是以临床应用为导向，以医疗机构为主体，以协同网络为支撑，开展临床研究、协同创新、学术交流、人才培养、成果转化、推广应用的技术创新与成果转化类国家科技创新基地。

3. 国家转化医学中心

2020 年 12 月，转化医学国家重大科技基础设施（上海）瑞金基地正式启用，这是国内首个集临床医学与基础研究于一体的大科学设施，将开发肿瘤、代谢性疾病和心脑血管疾病等领域重大关键技术，研究发病机理和规律，解决疾病的发生、发展与转归中的重大科学问题。

（三）我国血液学科发展前景

根据目前血液学医疗和研究机构全国布局和发展情况，到 2025 年，我国有望形成国际上有吸引力的血液学研究中心的有中国医学科学院血液病医院及实验血液学国家重点实验室、北京大学血液病研究所、苏州大学附属第一医院及江苏省血液研究所、上海血液学研究所、军事医学科学院等，其他如华中科技大学、浙江大学、山东大学、南京医科大学、徐州医科大学、陆军军医大学、暨南大学、解放军总医院等也在快速发展壮大中。

到 2025 年，我国有望形成一支约 200 人的具有一定国际影响力的从事基础及临床研究的科学家队伍，预计主要分布在北京、天津、上海、浙江、江苏、广州等具有优质科研基础和氛围的科研院所和高等院校，如中国医学科学院北京协和医院、中国科学院、清华大学、北京大学、中山大学、上海交通大学、复旦大学、浙江大学等。

第四节　血液学科的发展目标及其实现途径

一、发展目标

紧密结合国家医药卫生领域重大需求，以服务患者为宗旨，以解决临床问题为导向，以急性白血病、淋巴瘤和多发性骨髓瘤为代表的血液肿瘤，再生障碍性贫血和骨髓增生异常综合征为代表的骨髓衰竭性疾病，以地中海贫血、血友病为代表的遗传性血液病等核心病种为抓手，利用前沿新技术研究手段，实现血液疾病的精准诊疗，构建一体化治疗体系；阐明血细胞的生理、病理调控机制，加快推动基础研究成果向临床应用转化，为相关疾病的诊治提供新靶点和新策略；在造血干细胞移植、细胞免疫治疗、基因治疗等领域取得从基础研究到临床转化的突破性成果，建立血液病诊疗中国规范，惠及更多患者。

二、实现途径

1. 加强顶层设计，完善学科发展布局

"十四五"期间，要把握国际学科发展趋势，明确国家重大战略需求所蕴含的科学问题，资助体系顶层设计与自由探索相结合，优先发展一批优势和特色的重点和前沿方向。重视基础研究和临床研究，鼓励开展交叉、新兴、薄弱学科研究，大力促进血液学科交叉融合；吸引和培养一批具有国际影响力的科学家及研究团队，打造国际上具有学科优势和特色的学术高地，部分学科学术影响力达到世界领先。

2. 促进优势领域，扶持薄弱学科领域

为鼓励既有优势领域学科解决更重大的科学问题，建议进一步优化形式、创新资助机制和评价体系，对优势学科方向和优秀团队给予长期稳定和足够的支持；建议扶持弱势学科领域，如血液病流行病学调查等，在血液学创新团队、重大项目、重点项目、协同创新中心、国家杰出青年科学基金项目、优秀青年科学基金项目等需要全部学科竞争的项目上适当给予政策倾斜，帮助血液学科更快更好发展。

3. 加强资助工具的优化组合，推动学科交叉

学科交叉融合是科技发展的特点和动力，是实现科学技术跨越式发展的重要手段。对于血液学科而言，其最新发展趋势已对学科交叉提出了更高要求。如血液生态与各类重大疾病的相互关系，新型研究及诊疗技术的研发和交叉等。因此，在促进学科均衡协调发展的同时，切实推动学科交叉融合。

4. 加强科学研究及成果转化

加强血液病防治研究和转化基地建设，完善成果转化全链条，尤其在新技术、新疗法等方面，加强科研成果转化和利用。

5. 加强国际合作与交流

建议支持我国科学家与其他国家科学家围绕全球血液系统疾病预防诊治研究的科学问题，联合提出国际合作研究计划，共同展开合作研究。加强国际合作交流，提高我国血液学国际影响力。

6. 加强科研支撑平台建设，构建中国血液学科技创新体系

加快构建中国血液学科技创新体系。依托国家级血液学大平台，全力推动国家级大型多中心流行病学研究、开展血液系统疾病基础研究及转化研究。充分发挥中国血液学专科联盟和各地血液（病）学研究所等协同网络机制，加强开展血液病同质化和诊疗规范研究；完善血液系统疾病标本资源库，助力我国血液疾病基础和临床研究迅速发展。依托血液学领域的学协会，开展学术研究和交流，推动血液学高质量发展。

7. 加大血液学研究人才队伍建设

建议继续对血液学科加大在创新群体项目、国家杰出青年科学基金项目和优秀青年科学基金项目上的支持，加大对从事血液学研究的人员及团队的支持。在

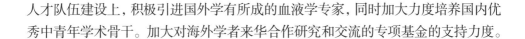

人才队伍建设上，积极引进国外学有所成的血液学专家，同时加大力度培养国内优秀中青年学术骨干。加大对海外学者来华合作研究和交流的专项基金的支持力度。

第五节 血液学科优先发展领域及重要的交叉研究领域

一、优先发展领域

1. 血液细胞生态与重大疾病预警及精准干预

基于大数据、谱系追踪及功能基因组绘制血细胞发育精细谱系图，辅助临床疾病风险预警诊治及新药筛选；体内/外获得各类造血潜能细胞及功能性血细胞；研究血液细胞生态实时反映机体生理和病理动态变化，开展血细胞和免疫细胞异质性起源及稳态维持调控的研究，建立免疫防御动态监测，开发精准干预手段。

2. 基于生物学新机制的分子标志物的临床验证和转化

借助单细胞组学、表观遗传学、蛋白质组学、代谢组学等新兴前沿技术，研究血细胞异质性、非编码 RNA 的修饰调控、DNA 修饰、蛋白质修饰和代谢调控等在造血分化发育和血液系统疾病发生发展中的作用机制，开发新型小分子药物，推动血液生理调控机理研究和系统疾病靶向药物开发。

3. 新型药物靶点发现及血液病临床研究

综合运用组学、高通量药物筛选、基因功能干预等手段，发现和建立新的靶向治疗策略。研究关键分子靶点调控机制，针对重要信号通路和关键分子靶点设计、合成多种小分子化合物，发现已有药物的新功能，推动基于发病机制的靶向治疗策略探索。

4. HSCT 综合优化治疗体系的研究

针对恶性血液肿瘤耐药复发、GVHD、重症感染、植入不良等重大并发症，结合国际国内发展布局，加强在移植后免疫重建规律探寻、GVL 和 GVHD 分离机制研究、造血干细胞移植的桥接及作用机制探索等新机制方面的创新和系统研究。

二、重要的交叉研究领域

1. 血液病细胞免疫及基因治疗研究

近年我国细胞免疫治疗领域发展迅速，尤其是 CAR-T 细胞免疫治疗与美国差距小，加之国家政策、机制改革、临床资源等优势，我国有望在肿瘤特异性新靶点发现与临床确证、新的免疫效应细胞发掘及其改造策略等方面取得优先突破。此外，基因治疗单基因遗传病作为血液疾病前沿新兴治疗技术，与生物学科交叉紧密，应着力规范开展此类生物学技术临床应用转化，有望在某些常见病种如（重型地中海贫血）治疗上取得突破性成果。

2. 基于血液系统的大数据科学、信息化技术和智能医学

开展基于血液系统疾病全维度数据的智能诊疗研究，将人工智能技术应用于医疗大数据分析与应用，指导健康管理、临床决策和药物开发，通过对若干重大疾病智能化诊疗研究，整合和挖掘高质量队列研究数据，建立疾病预防、致病机理解析及诊疗决策的新理论、新模型，逐步实现诊疗决策系统的精准化、个体化和智能化，为重大疾病诊疗和药物干预提供新的理论基础和解决方案。

主要参考文献

[1] 程涛. 基础血液学. 北京: 科学出版社，2019.

[2] 王建祥，肖志坚，沈志祥，等. 邓家栋临床血液学. 2 版. 上海: 上海科学技术出版社，2020.

[3] Gong Y, Zhang X H, Zhang Q Q, et al. A natural *DNMT1* mutation elevates the fetal hemoglobin level via epigenetic derepression of the γ-globin gene in β-thalassemia. Blood, 2021, 137(12): 1652-1657.

[4] Zhen R, Moo C, Zhao Z Z, et al. Wdr26 regulates nuclear condensation in developing erythroblasts. Blood, 2020, 135(3): 208-219.

[5] Li W, Wang Y M, Zhao H Z, et al. Identification and transcriptome analysis of erythroblastic island macrophages. Blood, 2019, 134(5): 480-491.

[6] Qu X L, Zhang S J, Wang S H, et al. TET2 deficiency leads to stem cell factor-dependent clonal expansion of dysfunctional erythroid progenitors. Blood, 2018, 132(22): 2406-2417.

[7] Han X, Zhang J Y, Peng Y L, et al. Unexpected role for p19INK4d in posttranscriptional regulation of GATA1 and modulation of human terminal erythropoiesis. Blood, 2017, 129(2): 226-237.

[8] Wang H T, He J, Xu C L, et al. Decoding human megakaryocyte development. Cell Stem Cell, 2021, 28(3): 535-549.

[9] Shlush L I, Mitchell A, Heisler L, et al. Tracing the origins of relapse in acute myeloid leukaemia to stem cells. Nature, 2017, 547(7661): 104-108.

[10] Bourdeau V, Ferbeyre G. Engaging a senescent response to cure leukemia. Nature Medicine, 2014, 20(2): 123-124.

[11] Peng D Y, Wang H F, Li L, et al. miR-34c-5p promotes eradication of acute myeloid leukemia stem cells by inducing senescence through selective RAB27B targeting to inhibit exosome shedding. Leukemia, 2018, 32(5): 1180-1188.

[12] Hu Y X, Wu Z, Luo Y, et al. Potent anti-leukemia activities of chimeric antigen receptor-modified T cells against CD19 in Chinese patients with relapsed/refractory acute lymphocytic leukemia. Clinical Cancer Research, 2017, 23(13): 3297-3306.

[13] Hu Y X, Zhou Y, Zhang M M, et al. CRISPR/Cas9-engineered universal CD19/CD22 dual-targeted CAR-T cell therapy for relapsed/refractory B-cell acute lymphoblastic leukemia. Clinical Cancer Research, 2021, 27(10): 2764-2772.

[14] Zhao H L, Wei J P, Wei G Q, et al. Pre-transplant MRD negativity predicts favorable outcomes of CAR-T therapy followed by haploidentical HSCT for relapsed/refractory acute lymphoblastic leukemia: a multi-center retrospective study. Journal of Hematology & Oncology, 2020, 13(1): 42.

[15] Li X, Guo X, Zhu Y Q, et al. Single-cell transcriptomic analysis reveals BCMA CAR-T cell dynamics in a patient with refractory primary plasma cell leukemia. Molecular Therapy, 2021, 29(2): 645-657.

[16] Tikhonova A N, Lasry A, Austin R, et al. Cell-by-cell deconstruction of stem cell niches. Cell Stem Cell, 2020, 27(1): 19-34.

[17] Hurwitz S N, Jung S K, Kurre P. Hematopoietic stem and progenitor cell signaling in the niche. Leukemia, 2020, 34(12): 3136-3148.

[18] Batsivari A, Haltalli M L A, Passaro D, et al. Dynamic responses of the haematopoietic stem cell niche to diverse stresses. Nature Cell Biology, 2020, 22(2): 7-17.

[19] Méndez-Ferrer S, Bonnet D, Steensma D P, et al. Bone marrow niches in haematological malignancies. Nature Reviews Cancer, 2020, 20(5): 285-298.

[20] Duy C, Li M, Teater M, et al. Chemotherapy induces senescence-like resilient cells capable of initiating AML recurrence. Cancer Discovery, 2021, 11(6): 1542-1561.

致谢：以下专家为本章的撰写提供了帮助和指导，特在此表示感谢！

鞠振宇、诸江、徐开林、郝莎、郝牧、赵维莅、郑俊克、郑国光、陈路、陈彤、张曦、张磊、余佳、何萍、邱录贵、安秀丽、刘凌波、刘胡丹、刘静、任瑞宝、马士卉

第十一章

神经精神学科

第一节　神经精神学科的战略地位

一、神经精神学科的定义、特点及资助范围

神经精神学科是以研究神经系统的基本结构和功能，解析各类神经精神疾病的病理机制为基础，以为神经精神疾病的预防和诊疗提供基础和临床的科学依据为目标的医学分支。神经系统主要通过神经细胞感受和传导信息，通过中枢神经和周围神经来协调全身各组织器官的功能活动，使生物体成为一个有机整体进行各种复杂活动，是生命活动控制系统的核心。随着神经科学的发展，神经精神学科已经发展为涉及基础医学（神经生物学、神经解剖学、神经遗传学等）、临床医学（神经病学、精神病学、心理学等）、药学、计算机科学、信息工程学等多学科交叉融合的综合性学科，其主要特点是针对人类脑健康和精神健康问题展开多学科、跨领域的研究。

国家自然科学基金神经精神学科主要资助神经系统、精神卫生与心理健康领域的基础研究。在神经系统方向，主要资助神经系统疾病的病因、发病机制、诊断、治疗和预防的相关研究，包括神经系统常见疾病如脑血管疾病、认知功能障碍、神经发育障碍、神经系统损伤与修复、神经退行性疾病、癫痫、疼痛与镇痛等领域的研究。在精神卫生与心理健康方向，主要资助精神行为障碍的病因、发病机制、诊断、治疗和预防的相关研究，包括焦虑障碍、抑郁障碍、精神分裂症、睡眠障碍、药物依赖及其他成瘾性障碍、应激相关障碍、神经发育障碍和精神障碍的心理评估与干预等方面的研究。此外，神经疾病和精神疾病共病的病因学和临床转化研究，以及神经精神领域研究的新技术和新方法等方面的研究也属于本学科的资助范围。

二、神经精神学科的重要性

神经系统是生物体的控制系统,对于生命体的生存、活动和发展至关重要。随着神经精神学科的快速发展,目前对神经细胞的功能和机制有了较好的认识,但在神经系统的整体功能层面,尤其对神经环路和神经网络的工作原理还研究得不够,是该领域的前沿,也是研究的难点。神经精神疾病包括神经退行性疾病[如阿尔茨海默病(Alzheimer' disease,AD)、帕金森病(Parkinson's disease,PD)等]、脑血管疾病、慢性疼痛、癫痫、抑郁障碍、焦虑障碍、精神分裂症等600多种疾病,目前全球有近10亿人患有神经精神疾病,每40秒就有1人死于自杀。我国同样面临着神经精神疾病带来的严峻挑战,随着经济社会的快速发展,社会压力加大诱发精神行为问题、老龄化加剧导致神经退行性疾病大幅增多、环境污染加重先天性和发育期神经缺陷等已严重威胁到人民的身心健康。

神经精神疾病具有患病率高、致残率高和慢性化的特点。虽然各国政府部门、科研机构和医疗机构给予高度重视和投入,但绝大部分疾病仍然缺乏早期诊断和治疗的有效方法,这是亟待解决的重大科学难题。针对神经精神疾病的发病机制进行系统性、连续性和深入性的基础研究既符合国家针对脑科学的战略性布局,也有利于应对威胁社会公共卫生的日益严峻的脑健康问题。因此面向国家重大需求,以"健康脑"为导向,从神经精神疾病的发病机制出发,立足于理解大脑的工作原理,充分利用我国神经精神疾病临床资源优势,在多学科交叉的基础上加强针对神经系统疾病的基础研究显得极为迫切。

第二节　神经精神学科的发展规律与发展态势

一、神经精神学科的发展规律

1. 神经精神学科发展的自身需求

随着近年来脑科学、分子生物学与系统生物学的发展,人类对于大脑的认识也从脑的基本解剖、生理功能和病理改变等逐步深入到从生化分子和整体系统层面来探索大脑运行原理、解析脑疾病机制。神经精神学科也由传统的医学分支学科，发展为涉及基础医学、临床医学、药学、计算机科学、信息工程学等多学科交叉融合的综合性学科，学科发展逐步趋向多元化、精细化。

近 30 年来，随着脑科学的快速发展，神经精神学科已成为最活跃的研究领域之一。一系列标记、监测与操控神经元投射和活动的方法，如神经元标记、神经环路示踪、脑结构功能成像、神经网络活动同步检测与神经调控等技术的开发与利用，拓展了人类对脑及神经精神疾病的理解和认识。美国、欧盟、日本和我国等相继提出了大型脑科学计划，旨在以防治神经精神疾病为着眼点，研发新型工具和技术，从超微、微观、介观和宏观等多尺度上绘制神经元的连接图谱；展示不同功能状态下大脑的活动图谱；探究神经元活动与行为之间的联系；建立整合的人脑研究网络，以期全面、系统地探索和揭示脑的活动与功能规律；以此为基础，发展并应用人工智能掌握脑的深层运作原理，开发新型神经操控技术以治疗神经精神疾病，逐步推动脑科学相关研究向认识脑、保护脑和模拟脑三个方向发展。

2. 社会经济发展对神经精神学科的需求

随着全球一体化的推进和经济社会的发展，世界各国面临的一系列共性挑战，如生活节奏加快、社会压力增加、人口老龄化等因素，使全球神经精神疾病的发病率呈日益升高的趋势。尽管神经精神疾病非首要致死原因，但由于其病程长、复发率高、致残率高，严重影响患者生活质量，给患者家庭和社会造成极大的疾病和经济负担，已成为影响人民身心健康的重要因素。

随着人口老龄化和竞争压力的加剧，高发的神经精神疾病给国家、社会和个人都带来了沉重的压力和负担，引起了全社会对该类疾病诊疗的高度重视。据中国疾病预防控制中心调查统计，2019 年我国现有痴呆患者约为 900 万，其中阿尔茨海默病患者约有 600 万，跃居世界第一，是全球增速最快的国家之一。同时，我国帕金森病、脑血管病和癫痫等神经系统疾病的患病率也在逐年上升。根据全国性精神障碍流行病学调查，中国精神疾病患者在过去 30 年明显增加，18 岁以上成年人群中的精神障碍终生患病率高达 16.6%，6～16 岁儿童及青少年的精神障碍总患病率为 17.5%，占整体疾病负担的比重超过 10%。当前，亟须结合当前基础与临床研究的进步，推动神经精神学科的快速发展，实现神经精神疾病的早期预警和干预，减少患病人数；提升诊断方法和技术，早期发现疾病；推动精准治疗、靶向治疗，促进康复，改善预后，并优化完善康复和二级预防体系，降低疾病致残率、复发率，改善生活质量。以上这些均是提升国民健康所面临的重大挑战和需求。

二、神经精神学科的发展态势

1. 神经精神学科发展的机遇和优势

为了揭开大脑的奥秘,更为了应对神经精神疾病给人类带来的严峻考验,全球各国先后推出了一系列脑科学研究计划。2013 年,美国宣布启动"推进创新神经技术脑研究计划"(简称"脑计划"),其核心在于新技术的突破和探索,旨在对人类大脑意识的深度挖掘,现已在多个领域取得进展,并且研发出了一系列对脑科学研究有重要支撑作用的设备和技术。几乎与美国同时,欧盟也提出了"人脑计划",更侧重基于信息技术对脑数据进行研究,应用人工智能手段掌握脑疾病的深层运作原理,并加速新型治疗手段的开发。2014 年,日本推出名为"Brain/MINDS"的日本脑计划,主要通过对狨猴大脑的研究来加深对人类大脑疾病的理解。随后其他发达国家也纷纷提出各自的脑研究计划。

在中国,"脑科学与认知科学"被《国家中长期科学和技术发展规划纲要(2006—2020 年)》列为基础研究的 8 个科学前沿问题之一。国家自然科学基金、973 计划、863 计划和国家科技支撑计划等对神经精神疾病相关研究也给予了长期大力的资助。2021 年,在经历 6 年多的论证后,中国脑科学与类脑计划(简称"中国脑计划")正式启动。中国脑计划将从认识脑、保护脑和模拟脑三个方向展开研究,逐步形成脑认知原理的基础研究、脑重大疾病、类脑人工智能三者紧密交织的"一体两翼"的研究格局。其中,保护脑,也就是研究神经精神相关脑疾病的机制,旨在预防和治疗重大神经精神疾病。在第一批启动的中国脑计划重大项目的 59 个研究领域中,就有 13 个涉及神经精神疾病的相关研究。相对于美国对脑基础研究的侧重,我国具有人口众多、神经精神疾病临床病例丰富的特点,具有大样本研究的独特优势,因此,我国神经科学研究对神经精神疾病更为关注。

除国家科技政策的大力导向支持外,神经科学前沿技术的革新也为神经精神学科的发展提供了巨大的机遇。以光遗传学和化学遗传学为代表的神经调控技术、新型整体透明脑成像技术、高精度大范围神经活动检测技术、神经元单细胞组学分析和脑-机接口等技术的发展,为研究大脑的精细结构及精准功能提供了条件,为解析神经精神疾病的分子、细胞和环路机制奠定了基础。未来神经精神学科还将启动更深一步的学科交叉融合研究,包括与计算机学科、光电物理学和化学生物学等学科的结合,解析神经精神疾病机理、开发新型干预治疗手段等。综上所述,在国家政策的强力导向下,随着新型技术的快速发展,神经精神学科的发展将迎来前所未有的机遇。

2. 神经精神学科发展面临的挑战

神经精神疾病的临床表型复杂，绝大多数疾病缺乏精准诊断手段，临床容易误诊和漏诊；焦虑、抑郁等精神疾病缺乏客观诊断标准及客观分型标准；阿尔茨海默病/帕金森病等缺乏早期诊断的标准等。因此，重大神经精神疾病普遍面临寻找能够预警和早期诊断的各种指标（包括基因谱、血液和脑脊液、脑影像和脑功能指标等）、制定可以推广应用的诊断规范和指南等挑战。此外，目前神经精神疾病普遍缺乏有效的治疗方法，例如，10%～30%抑郁症患者对现有的治疗方法无反应，会发展成为难治性抑郁症；临床多采用经验性的缓解部分临床症状的对症治疗，但相关药物和干预手段的治疗机制也不完全明确；尚无个体化精准治疗的药物和技术；缺乏神经精神疾病预后判断标准；有效的临床药物靶点不多；新药研发经济负担重、周期长、失败率高等困难和挑战等，迫切需要研发有效的治疗策略。因此，非常有必要从基础研究创新、新技术开发、多学科交叉和生物样本大数据分析等角度来对神经精神疾病的生理、病理机制展开深入系统的研究，以新技术的开发和新机理的解析来推动神经精神疾病的诊疗进步。

第三节　神经精神学科的发展现状与发展布局

一、我国神经精神学科的发展现状

1. 我国神经精神学科研究论文发表情况

利用 Web of Science 和 InCites 数据库对"十二五"和"十三五"两个五年计划期间（2012～2021 年）脑科学（聚焦神经精神领域）的 SCI 论文进行分析。"十二五"期间，该领域的文献总量为 191 612 篇，其中中国发表文献总量为 21 622 篇，占比 11.28%，排名世界第二。"十三五"期间，该领域共发表文献 243 803 篇，其中中国发表文献 43 024 篇，占比 17.65%，世界排名稳居第二。中国文献增长率达到 98.98%。2012～2021 年，中国在神经精神领域《期刊引证报告》（*Journal Citation Reports*，JCR）一区期刊上共刊载文献 20 466 篇，占中国发表总文献的 31.66%。文献被引情况直接反映了科研成果的影响力，这 10 年间中国发表论文总被引次数 926 128 次，被引用过的论文数百分比为 84.51%。中国在这 10 年中，排名前 1%的高被引论文数量为 740 篇，无论是从文章数量还是质量上都取得了长足进步。但与世界科技强国相比，我国在高影响力期刊上发表的论文和具有广泛国际影响力的工作数量仍有待继续提高。

2. 我国神经精神学科研究已取得重要进展的优势方向

在全球多个国家实施脑计划的背景下，脑科学近年来在相关研究和技术开发上取得了突飞猛进的发展，为神经精神疾病的基础和临床研究奠定了坚实的基础。我国从"十五"到"十三五"期间启动了一系列脑疾病的研究计划和项目，研究人员对抑郁障碍、焦虑障碍、精神分裂症等重大精神疾病[1-6]，以及脑发育障碍与神经退行性疾病、脑损伤和慢性疼痛等开展了大量的基础及临床基础研究[7-13]，取得了一批重要的研究进展并逐步形成了特色和优势，在国际一流杂志包括在《细胞》(Cell)、《自然》(Nature)、《科学》(Science)上陆续发表了一系列有影响力的论文，体现出我国神经精神领域研究整体水平有了很大的飞跃。

从整体来看，我国神经精神学科研究的主要优势有两个方面。第一个方面是我国拥有众多的神经精神疾病患者人群，样本类型丰富，数量庞大，信息完善，这有利于建立大规模患者临床数据库、随访数据库和生物资源库。这些宝贵的临床和生物资源将为研究相关疾病的病因和发病机制、发现新的治疗靶点、开发早期诊断和综合干预新技术提供重要的保障。第二个方面是我国在非人灵长类模型、信息科学、脑-机接口等领域有很好的技术积累，已经形成如北京和上海的脑科学与类脑研究中心、浙江大学脑与脑-机融合前沿科学中心、复旦大学脑科学前沿科学中心、中国科学院脑科学与智能技术卓越创新中心等多个以脑功能调控和机制解析为主要研究方向的联合攻关中心，初步具备了临床诊疗→病理解析→机制阐明→临床诊疗的闭环研究、技术开发和转化的能力。在对精神疾病神经生物学机制研究方面，我国学者在氯胺酮抗抑郁作用机制、大麻治疗抑郁症的神经环路、精神分裂症易感基因位点、精神药物药理和成瘾等研究领域取得了一系列具有重要意义的成果[1-6,14,15]，涌现出一批被国际学术界认可的中青年科学家，相关研究成果发表在《自然》和《科学》等国际顶级期刊上。在神经疾病神经生物学机制研究方面，我国学者在脑功能受损和慢性疼痛、神经系统发育和神经退行性疾病研究领域取得了具有临床转化前景的成果[7-13,16-18]，研发了如神经精神疾病易感基因的大动物模型克隆等国际领先的技术，均处于国际领跑的位置。

3. 我国神经精神学科研究需要加强的薄弱方向

尽管我国神经精神学科在近年来取得了长足的进步，但与先进国家相比仍然在很多方面存在较大的差距和诸多的薄弱之处，如缺乏重大突破性理论研究和技术成果，很多研究具有跟风性质，自主性和创新性不足等。同时，由于大部分研究队伍体量较小，研究缺乏整体性及系统性的规划等问题也日益突出。

从研究对象的角度来看，我国神经精神学科研究的薄弱之处主要表现在：①神经精神疾病主要涉及脑高级功能紊乱，多数疾病病因不清；②临床表型复杂，多数疾病缺乏客观的生物学标志物；③发病机制不明，绝大多数疾病缺乏对因治疗靶点，目前以对症治疗为主，治疗效果个体差异大，药物毒副作用明显，难以预测疗效和实施个体化用药方案。因此，阐明神经精神疾病病因及发病机制，明确个体对治疗具有不同反应的原因，减少药物毒副作用，是临床基础研究领域亟待解决的关键性问题。

从研究体系的角度来看，制约我国神经精神学科研究发展主要存在以下几方面的问题。

（1）神经精神学科研究是一个系统的、复杂的体系，目前还缺乏健全的统一协调和管理机制，制约了学科的整体推进。

（2）神经精神学科是一个具有多学科协同特点的大科学，其涉及临床医学、神经科学、认知科学、心理学，以及教育学、计算机科学、信息科学、纳米科学等领域，但目前还缺少有效的学术交流和合作平台，对不同项目和学科进行优势互补。

（3）基础研究是整个神经精神科学研究的基石，同其他科研方向一样，神经精神学科研究也具有明显的"重应用、轻基础"的倾向，所以，目前神经精神学科的基础研究还相对薄弱，对于大脑基本功能和神经系统疾病的发病机制的研究不深入，严重制约该学科的发展。

（4）我国现今大部分的研究还是局限于单纯临床问题或者基础科学问题的阐明，缺乏多学科交叉来实现理论和技术的创新。临床科研人员对涉及的基础科学问题认识不够深入，基础科研人员对基础科学问题的临床意义缺乏了解，学科交叉型和基础临床结合型研究相对匮乏，临床问题与基础理论突破的共同推进还不够。

因此，建议在下阶段有针对性地弥补上述几个方面的缺陷，以加速提高我国神经精神学科在国际上的学术地位和影响力，通过支持转化和合作，让研究结果直接促进和服务我国健康事业的发展,进一步加强神经精神学科研究队伍建设以及扩大研究规模,逐步解决神经精神疾病研究存在的科研经费不足和研究条件相对落后、研究人员配备不足、学科建设与发展不平衡等问题,从而实现我国在神经精神学科领域的"弯道超车"。

二、我国神经精神学科的发展布局

目前,我国神经精神学科研究正在进行策略性调整:从描述性和观测实验性学科,向全面融合多学科系统性解析脑组织功能转变;从临床对症治疗为主向充分揭示神经精神疾病发病机制并精准对因防治疾病发生转变。"十四五"期间,我国神经精神学科研究应重点在以下六个方面进行布局,层层呼应、交叉推进。

(1)加强脑认知功能的神经机制及神经环路的基础研究。利用现代神经科学前沿技术和各种组学手段,对脑功能进行系统性的研究,从行为、神经环路、细胞、分子等多层次解析脑认知功能的神经机制。

(2)建立脑研究资源库、样本库、疾病队列和人群队列支撑平台。充分利用我国临床病例多和样本资源丰富的优势,构建脑研究资源、样本库。通过构建神经精神系统重大疾病专病队列和大型健康队列,结合现代生物信息学及多组学技术,促进疾病精准治疗。

(3)发展神经精神学科研究新技术。重点布局研发和应用新技术、新方法,推进神经精神学科重大问题的研究,开发工具绘制动态图,进一步优化光、声、电、磁遗传学等非入侵性工具并应用于人脑研究等。

(4)开发神经精神重大疾病早期诊断和早期干预治疗技术。重点布局对脑重大疾病进行系统深入的转化医学研究,提出新的防治对策。

(5)阐明神经精神重大疾病的发病机制。聚焦神经系统工作原理和神经精神重大疾病发病机理这两大主题,在多学科交叉的基础上,以微观、介观和宏观尺度的动态神经网络工作原理为科学问题,以感知运动、情感情绪和学习记忆神经结构与功能解析为主要突破环节,在解码大脑高级功能活动原理的基础上阐明神经精神疾病的发病机制。

(6)研发脑-机交互的智能技术。充分利用我国在非人灵长类模型和脑-机接口等领域的技术积累,辅以我国临床研究所具有的独特优势,重点强调脑科学与其他学科分支结合与互动,促进学科创新发展。

第四节　神经精神学科的发展目标及其实现途径

"十四五"期间，我国神经精神学科发展的战略目标是：在神经免疫和神经炎症领域达到国际先进水平；在脑血管病的病因学和发病机制领域取得突破；进一步推动神经遗传与脑发育障碍的机制研究，制定精准化诊治策略、规范和指南；在慢性疼痛机制和干预策略领域涌现出一批原创性成果；推动难治性癫痫、情感障碍、冲动控制和成瘾等精神疾病、神经退行性疾病的干预策略和机理研究；支持周围神经系统及相关疾病机制研究达到国际先进水平；形成 5～10 个具有国际影响力，集基础、临床和转化于一体的神经精神学科创新研究群体。

为实现上述战略目标，有如下几个方面的建议。

（1）加强顶层设计，优化学科布局，明确学科发展方向，完善学科战略布局；做好超前谋划，推动学科理论与技术革新；优化资源配置，加强重点领域人才引进与培育措施，加大重点研究领域资助力度。

（2）加强优势领域发展，扶持薄弱领域。对于我国神经精神学科优势领域，继续给予合理的经费资助和政策支持，促进优势领域发展成为国际引领性学科方向。进一步提高对薄弱领域的经费支持，健全对基础研究领域长期稳定支持的有效机制。

（3）鼓励学科交叉研究，推动神经精神学科全面发展。有效利用重点项目、重大项目和重大研究计划项目等资助工具，凝聚多学科背景人才队伍，切实推动学科交叉融合。鼓励利用生物学、工程学、物理学、数学和计算机科学等多学科手段来解决神经精神学科领域内的重要问题。鼓励临床科研人员与基础科研人员合作凝练和解决科学问题。

（4）推动学术交流和合作平台建设，加强神经精神学科成果转化。建立符合学科发展规律的评价体系，支持基础研究向应用转化。强调脑科学与其他学科分支的交叉融合。

（5）加强国际合作与交流。加大国际组织间合作研究项目资助范围和力度，鼓励我国与欧美等发达国家或地区充分利用双方优势开展深层次合作交流，重点推进神经精神学科重大挑战性问题的国际合作攻关。

第五节　神经精神学科优先发展领域
及重要的交叉研究领域

一、优先发展领域

1. 脑损伤的炎性免疫机制及再生修复机制研究

从研究脑损伤（包括脑缺血、脑出血、难治性癫痫、中枢神经系统炎性脱髓鞘病及颅脑外伤等）的关键分子和再生修复的细胞机制出发，重点关注脑损伤过程中介导神经炎症转变为神经退变的驱动因素，阐明脑损伤后修复和神经网络重建过程中免疫和炎症反应的具体作用，鉴定新型的特异性蛋白质或抗体，研究表观遗传学调控分子、神经元活性相关调节基因等在脑损伤过程中的作用，重点关注神经干细胞衰老、神经细胞凋亡和自噬、神经元-胶质细胞相互作用、神经退变、轴突芽生和血管新生、干细胞治疗等方面的研究，为发现脑损伤治疗的新靶标和新技术提供理论依据，探索脑损伤的免疫干预策略。

2. 神经退行性疾病的发生机制和干预策略研究

从解析正常脑老化向神经退行性变转化的细胞分子和神经环路机制出发，重点关注神经突触慢性退行性变、老化和中枢神经系统免疫稳态在神经退行性疾病（包括痴呆、帕金森病、肌萎缩侧索硬化、多系统萎缩等）发生发展过程中的作用机制，不同类型胶质细胞的分类与功能，细胞新生障碍的细胞分子调节机制和干预策略。通过筛选神经退行性疾病的中枢和外周标志分子并建立相应的检测技术，为神经退行性疾病的早期诊断、药物开发及临床治疗提供实验基础。

3. 脑发育障碍及相关疾病的发病机制研究

从揭示正常脑发育的发生发展机制出发，重点解析脑发育相关的基因及其功能和作用机制，解析脑发育障碍（包括运动障碍、语言障碍、智力障碍等）的神经环路基础和细胞分子机制，研发早期诊断标志物及评估疾病进展和转归的预警标志物，寻找治疗靶点，建立个体化的精准诊治策略。

4. 慢性疼痛的发生机制和干预策略研究

重点关注慢性疼痛的发生、发展和维持的外周和中枢机制，解析慢性疼痛诱发厌恶、焦虑和抑郁等负性情绪的脑内环路的病理生理机制，以及慢性疼痛条件下药物依赖的发生机制及量效规律等，针对慢性疼痛发生机制提出有效和安全的干预手段，为解决慢性疼痛及其诱发的精神障碍和药物依赖等问题提供新的治疗靶标和理论支持。

5. 重大精神疾病发生发展机制和治疗靶点的研究

以自然人群队列和临床大数据为基础，研究重大精神疾病（如焦虑障碍、抑郁障碍和双相情感障碍、精神分裂症等）的遗传、社会和环境等因素对精神疾病发生发展的影响，解析神经环路机制和分子机制；建立新型疾病动物模型特别是非人灵长类精神障碍模型；发现诊断和/或治疗疾病的生物学标记及新的药物靶点；解析精神疾病治疗药物的药理作用机制，为新型药物的研发提供新思路。

6. 冲动控制障碍和成瘾的神经机制和神经调控

在人群（特别是青少年人群）中探讨遗传、社会和环境因素对冲动控制障碍及在成瘾发生、发展及转归过程中的作用，发现神经环路和/或脑网络特征性指标，阐明冲动控制障碍和成瘾的神经机制，绘制相关神经网络形成和演变的细胞及分子图谱，结合临床和基础研究研发有针对性的治疗手段，如神经调控技术等从而进行有效干预。

二、重要的交叉研究领域

1. 脑疾病的神经环路基础和分子细胞机制解析

神经环路是大脑功能实现的关键模块。近几年来基因编辑、分子探针、病毒示踪、显微成像、单细胞测序、大数据分析等新技术快速发展，人们可以从神经突触到全脑网络多个尺度上高效地解析神经环路的结构和功能活动。因此，利用这些新技术和脑疾病动物模型，包括基因编辑的动物模型，解析各种神经精神疾病的神经环路基础和细胞分子机制，是本领域最重要的前沿方向之一。"十三五"期间，我国科学家在不同尺度上的脑环路基础研究方面取得了很好的进展，并在单细胞组学、高分辨微观成像、高通量介观成像等多种神经环路解析技术方面取得了国际领先的成果[19-22]。在此基础上,"十四五"期间应结合多种交叉学科技术,特别是数据技术,包括高通量显微成像和测序数据的获取以及基于人工智能等技术的图像处理、组学分析、数据挖掘等方法,将其系统地应用于脑疾病动物模型神经环路和分子机制的解析。这些系统研究将积累大规模的关键数据,并有望在解析脑疾病机理和发现新型干预治疗途径方面取得系列重大突破。

2. 神经调控新技术研发、机理研究和临床应用

神经调控技术通过植入性或非植入性技术,通过电、磁、光、声等物理或化学方法调控神经系统的功能,从而改善神经精神疾病患者的生活质量。这一类技术(如脑深部电刺激、经颅磁刺激等)在近年来得到快速发展,并获得了越来越广泛的应用,但其具体神经机理尚不十分清楚。同时随着物理、化学、材料等交叉学科新技术的发展,各种神经调控技术有相当大的发展空间,其适应证范围也将进一步扩大。在"十四五"期间促进神经调控现有技术的优化,加强创新技术的研发,重视机理研究以及临床应用研究,同时完善相关伦理研究和规范,将具有重要的科学和社会意义。

主要参考文献

[1] Wang Q, Wu H M, Yue W, et al. Effect of damaging rare mutations in synapse-related gene sets on response to short-term antipsychotic medication in Chinese patients with schizophrenia: a randomized clinical trial. JAMA Psychiatry, 2018, 75(12): 1261-1269.

[2] Cui Y H, Yang Y, Ni Z Y, et al. Astroglial Kir4.1 in the lateral habenula drives neuronal bursts in depression. Nature, 2018, 554(7692): 323-327.

[3] Liu Z, Li X, Zhang J T, et al. Autism-like behaviours and germline transmission in transgenic monkeys overexpressing MeCP2. Nature, 2016, 530(7588): 98-102.

[4] Yang Y, Cui Y H, Sang K N, et al. Ketamine blocks bursting in the lateral habenula to rapidly relieve depression. Nature, 2018, 554(7692): 317-322.

[5] Shen C J, Zheng D, Li K X, et al. Cannabinoid CB1 receptors in the amygdalar cholecystokinin glutamatergic afferents to nucleus accumbens modulate depressive-like behavior. Nature Medicine, 2019, 25(2): 337-349.

[6] Xue Y X, Deng J H, Chen Y Y, et al. Effect of selective inhibition of reactivated nicotine-associated memories with propranolol on nicotine craving. JAMA Psychiatry, 2017, 74(3): 224-232.

[7] Chen W J, Lin Y, Xiong Z Q, et al. Exome sequencing identifies truncating mutations in PRRT2 that cause paroxysmal kinesigenic dyskinesia. Nature Genetics, 2011, 43(12): 1252-1255.

[8] Deng J, Zhou H, Lin J K, et al. The parabrachial nucleus directly channels spinal nociceptive signals to the intralaminar thalamic nuclei, but not the amygdala. Neuron, 2020, 107(5): 909-923.

[9] Jia L F, Quan M N, Fu Y, et al. Dementia in China: epidemiology, clinical management, and research advances. Lancet Neurology, 2020, 19(1): 81-92.

[10] Sun H L, Chen S H, Yu Z Y, et al. Blood cell-produced amyloid-β induces cerebral Alzheimer-type pathologies and behavioral deficits. Molecular Psychiatry, 2021, 26(10): 5568-5577.

[11] Zheng J, Li H L, Tian N, et al. Interneuron accumulation of phosphorylated tau impairs adult hippocampal neurogenesis by suppressing GABAergic transmission. Cell Stem Cell, 2020, 26(3): 462-466.

[12] Zhao D D, Meng J, Zhao Y J, et al. RPS23RG1 is required for synaptic integrity and rescues alzheimer's disease-associated cognitive deficits. Biological Psychiatry, 2019, 86(3): 171-184.

[13] Zhang C, Zhang M, Qiu W, et al. Safety and efficacy of tocilizumab versus azathioprine in highly relapsing neuromyelitis optica spectrum disorder (TANGO): an open-label, multicentre, randomised, phase 2 trial. Lancet Neurol, 2020, 19(5): 391-401.

[14] Zhou Y M, Zhu H W, Liu Z Y, et al. A ventral CA1 to nucleus accumbens core engram circuit mediates conditioned place preference for cocaine. Nature Neuroscience, 2019, 22(12): 1986-1999.

[15] Li Y, Li C Y, Xi W, et al. Rostral and caudal ventral tegmental area GABAergic Inputs to different dorsal raphe neurons participate in opioid dependence. Neuron, 2019, 101(4): 748-761.e5.

[16] Zhu Z, Ma Q, Miao L, et al. A substantia innominata-midbrain circuit controls a general aggressive response. Neuron, 2021, 109(9): 1540-1553.e9.

[17] Zhou W J, Jin Y, Meng Q, et al. A neural circuit for comorbid depressive symptoms in chronic pain. Nature Neuroscience, 2019, 22(10): 1649-1658.

[18] He X Z, Li J R, Zhou G J, et al. Gating of hippocampal rhythms and memory by synaptic plasticity in inhibitory interneurons. Neuron, 2021, 109(6): 1013-1028.e9.

[19] Zhong S, Ding W, Sun L, et al. Decoding the development of the human hippocampus. Nature, 2020, 577(7791): 531-536.

[20] Wang H, Zhu Q Y, Ding L F, et al. Scalable volumetric imaging for ultrahigh-speed brain mapping at synaptic resolution. National Science Review, 2019, 6(5): 982-992.

[21] Liu Y T, Tao C L, Zhang X K, et al. Mesophasic organization of GABA$_A$ receptors in hippocampal inhibitory synapses. Nature Neuroscience, 2020, 23(12): 1589-1596.

[22] Sun F M, Zeng J Z, Jing M, et al. A genetically encoded fluorescent sensor enables rapid and specific detection of dopamine in flies, fish, and mice. Cell, 2018, 174(2): 481-496.e19.

致谢: 以下专家为本章的撰写提供了帮助和指导,特在此表示感谢!

马欢、毕国强、郑加麟、朱东亚、周嘉伟、仇子龙、张玉秋、斯科、王良、高志华、徐晗、邱爽

第十二章

麻 醉 学 科

第一节　麻醉学科的战略地位

一、麻醉学科的定义、特点及资助范围

麻醉学科是一门应用麻醉相关基础理论、基础知识、专门技术、药物和设备，以消除患者手术疼痛，合理控制应激和维护重要脏器功能，保证患者安全，为手术创造良好条件的医学分支学科。随着现代医学科学的发展，麻醉学科所涉及的医疗业务范畴日趋广泛，从传统的手术麻醉逐步拓展到临床麻醉、危重病监测和治疗、疼痛诊疗和急救复苏等。近年来，围术期医学概念和麻醉治疗学的提出进一步扩展了麻醉学的理论和实践新内涵，麻醉学正经历着向更加关注患者术后转归的围术期医学的历史转变。

麻醉学历经了手术无痛、保证手术患者安全和促进手术患者术后良好转归的三次飞跃。伴随着这三次飞跃，麻醉学的理论和实践内涵得以发展和完善。保障生命安全和促进术后转归最核心的手段是对生命机能（涵盖机体的各个系统功能）的调控。因此，麻醉学与其他医学学科有着广泛交叉融合的特点，其他医学学科的理论和实践的进步也为麻醉学提供了更好的调控生命机能的手段。

随着麻醉学二级学科框架（临床麻醉/围术期医学、疼痛医学和危重症医学）的日趋完善和现代医学突飞猛进的发展，麻醉学研究逐渐衍生出多个重要的交叉研究方向，如麻醉与意识、麻醉与睡眠、麻醉与认知、麻醉与免疫、麻醉与肿瘤、麻醉与人工智能、麻醉治疗学等，这些交叉研究将为麻醉学的内涵扩展和促进医学发展发挥重要作用。

为外科手术提供良好条件的麻醉，需要联合使用使患者意识可逆性消失的全身麻醉药（包括静脉麻醉药和吸入麻醉药）、抑制疼痛信号传递的麻醉性镇痛药（主要是阿片类药物）和肌肉松弛药（包括去极化类和非去极化类肌松药）。因此，这些全身麻醉药和相关用药的研发、麻醉相关技术及其对机体各器官和系统功能的影响一直是麻醉学研究的重点。尽管麻醉学的理论体系和临床技术得到了巨大发展，但仍存在许多危害手术患者生命安全和影响患者长期转归的临床问题（如围术期神经认知障碍、手术相关慢性疼痛、围术期重要脏器功能损伤、围术期免疫功能损伤等），并且一些麻醉学领域的基础科学问题（如全麻作用机制、急性疼痛慢性化及其易感机制、麻醉药及手术应激对衰老脑和发育脑的影响及其机制等）尚不完全清楚。这些未知的科学问题和尚未解决的临床问题都是麻醉学的重要研究方向。

国家自然科学基金麻醉学科资助范围涵盖麻醉学及相关领域研究，包括麻醉机制、疼痛与镇痛、器官（心脏、脑、肺脏、肝脏、肾脏、肠道等）功能保护、围术期神经认知障碍和脑健康、麻醉药物研发、麻醉学交叉领域研究等[1, 2]。

二、麻醉学科在医学发展中的战略地位

近年来，我国麻醉学科的发展取得了令人瞩目的成绩，麻醉专业人才队伍的数量和质量，以及麻醉学创新能力均得到显著提高，为我国医学发展（特别是外科学、安全医疗、舒适化医疗）和保障人民健康作出了重要贡献。"健康中国"和"教育强国"战略对麻醉学科建设提出了新的要求，2018 年国家卫生健康委员会等七部门联合印发了《关于加强和完善麻醉医疗服务的意见》（国卫医发〔2018〕21 号），对开创麻醉学科发展新局面、提升麻醉医疗服务能力提出了整体发展目标和新的要求。在新时代背景下，麻醉学科面临着新的任务和使命。

随着医学整体水平的发展，我国手术麻醉安全得到显著提升，但患者手术后中远期并发症的发生率与围术期死亡率仍居高不下，已成为影响外科患者安全的重大临床问题，也成为重要的医疗负担。围绕影响围术期安全与中长期转归的一系列临床问题，如麻醉深度的精细化监测和调控、麻醉和应激对脆弱脑（发育脑和衰老脑）功能的影响及其远期效应、术后急慢性疼痛控制、围术期重要脏器功能保护、围术期应激调控、基于大数据和人工智能的围术期医学信息技术平台和智能化决策系统构建等，结合基础研究、药物与装备研发、人工智能等领域的创

新理论和技术进步，开展以提升临床安全和手术后中长期转归为目标的麻醉学前沿与交叉研究符合"健康中国"战略需求。

第二节 麻醉学科的发展规律与发展态势

一、麻醉学科的发展规律

自 1846 年 10 月 16 日威廉·莫顿（William Morton）在麻省总医院成功实施乙醚麻醉以来，现代麻醉学走过了百余年的发展历程，并逐步构建了完整的能够支持临床实践的理论和技术体系，成为临床医学的重要分支学科。随着现代医学科学的发展，麻醉学科所涉及的医疗服务范畴日趋广泛，从传统的手术麻醉逐步拓展到临床麻醉、危重病监测和治疗、疼痛诊疗和急救复苏等。近年来，围术期医学概念和麻醉治疗学的提出进一步扩展了麻醉学的理论和实践新内涵，麻醉学正经历着向更加关注患者术后转归的围术期医学的历史转变。围绕麻醉学领域的基础科学问题、危害生命和健康的重大临床问题和技术难题，麻醉学的科学研究形成四大领域：①麻醉学/围术期医学的基础和临床研究；②痛与镇痛的基础和临床研究；③危重症医学的基础和临床研究；④麻醉学交叉领域研究。未来，麻醉学科将借鉴生命科学与医学其他学科的相关科学问题及技术，创新麻醉学基础理论和技术，并应用这些新理论与方法/技术去研究和解决麻醉学领域中的重大科学难题，从而朝着更高层次发展。

麻醉是手术治疗过程中必不可少的环节，麻醉及相关诊疗技术已成为保障患者围术期安全和术后长期转归的关键环节之一，也直接推动临床医疗质量的整体提升。我国人口老龄化程度日益加剧、手术治疗和舒适化诊疗需求快速增长的国家医疗背景，对麻醉学发展提出了更高的要求。因此，创新研究麻醉学基础科学问题，深入剖析影响我国手术患者麻醉、围术期安全和中长期转归的关键临床问题，结合临床医学、基础医学、生物医学工程及人工智能等学科的发展前沿，发展麻醉学技术，从而探索能提升手术患者围术期安全和中长期转归的有效策略，是新时代背景下医疗卫生事业发展对麻醉学科提出的新要求，也是践行"健康中国"发展战略的迫切需求。

二、麻醉学科的发展态势

（一）麻醉学科发展趋势及挑战

1. 全麻机制与精准麻醉

全麻机制一直是麻醉学领域尚待解决的核心科学问题，也是实现精准麻醉的关键基础。近年来的研究主要集中在明确全身麻醉药物作用靶点，阐明全麻引起意识状态转变的神经机制，以及解析麻醉后不同意识阶段的大脑功能活动特征等。在微观层面，利用结构生物学技术，从空间构象角度阐明不同麻醉药物起效的分子靶点；在介观层面，利用脑功能成像及神经科学新技术，从神经环路层面解析全麻药物如何影响脑内信息传递网络已成为全麻机制研究的热点；在宏观表征层面，利用脑电分析技术，探索可以指导临床精准麻醉实施的皮层脑电表征，从而实现对麻醉下意识状态的精准监测。随着脑科学、人工智能、生物信息学等生命科学前沿和相关技术的不断突破，从全新的视角解析全麻机制将根本性地推动麻醉理论和临床实践的发展变革。

2. 麻醉与围术期脑健康

在麻醉药物所引起的清醒—无意识—觉醒的连续过程中，大脑是受麻醉药物影响最大的器官。因此，麻醉对脑功能影响的相关研究一直是麻醉学领域的重要课题。由于老年脑衰老期和小儿脑发育期是受全麻药物影响最为敏感的阶段，因此，近年来麻醉与脑健康相关的基础和临床研究，多在这一背景下开展。

（1）全麻药物神经发育毒性。2016 年美国 FDA 发出警告，认为"孕妇或儿童反复多次或长时间（超过 3 个小时）使用全身麻醉或镇静药物，可能会伤害孕妇所怀胎儿或 3 岁以下儿童的大脑"。这一警告主要基于前期的一些基础研究证据，提示多次或长时间全麻药物暴露会导致大脑神经细胞受损，并可能对行为或学习能力造成长期不利影响。然而，一些随后发表的大规模国际多中心临床研究（如 GAS、MASK、PANDA 等研究）并未能得到一致且确切的结果支持上述观点。麻醉与特定人群脑健康的问题仍需更多研究。探讨全麻药物神经发育毒性发生机制，为将来进一步筛选出适合婴幼儿麻醉的麻醉用药、寻找防治全麻药物神经发育毒性新途径提供理论依据，对提高临床小儿麻醉的安全性具有重要的理论和实践意义[3]。

（2）全麻药物对衰老脑功能的影响。老年手术人群作为全身麻醉术后易出现脑功能损伤的高危群体，其突出的脑健康问题包括术后谵妄、术后认知功能障碍等，并有可能诱发或加速阿尔茨海默病等神经退行性疾病。全身麻醉和手术应激对衰老脑的影响主要包括两个方面：首先，衰老脑神经结构与功能变化导致了其对麻醉药物作用更加敏感。其次，老年患者常伴随复杂的基础内环境紊乱、代谢障碍等，导致神经系统脆弱性增加。这一领域研究的重点是：利用先进的神经科学技术，创新基础研究范式，获取麻醉对老年脑功能影响的多尺度和多层次信息，揭示老年脑麻醉易感性及其神经调控机制，明确不同麻醉药物对不同脑功能状态下的效应差异，发现可用于预测与评价围术期脑功能的分子标志物、脑电监测或影像学特征等客观指标，为预测预警和诊断评价围术期脑功能状态提供有效手段，为开发新的防治策略或干预药物提供新的靶点[3, 4]。

（3）麻醉与围术期脑功能保护。重要脏器功能损伤是导致术后患者死亡的重要因素，2019年《柳叶刀》杂志报道，中国患者术后死亡的第一风险因素已由下呼吸道感染转变为围术期脑卒中，提示以脑损伤为代表的重要脏器损伤保护已经成为改善围术期转归的重要方面[5]。因此，探索构建以脑功能为核心的围术期脏器保护模式，阐明脑保护的作用机制及其与其他脏器功能的联动关系，是目前麻醉学亟须解决的重要科学问题。脑与外周器官存在广泛而复杂的交互作用，包括脑-脾轴、脑-心轴、脑-肠轴、脑-肾轴、脑-肺轴等，因而脑保护可以联动外周其他脏器的功能保护。

3. 疼痛与镇痛

疼痛是与意识相关的多维性主观感受（感觉成分）和情感体验（情感成分）。疼痛的情感体验是与疼痛刺激密切相关的厌恶、焦虑、恐惧以及迫切想终止疼痛刺激的愿望等，是疼痛后产生的各种负性情绪，是高级中枢对疼痛相关信息整合的结果。慢性疼痛不可避免导致负性情感反应，长时间的负性情感体验既可使痛的感觉加重，也会引起慢性疼痛患者并发精神行为问题，如抑郁、焦虑等。随着病理性疼痛病程的迁延，这两种成分相互影响交织在一起形成恶性循环，这也是慢性疼痛迁延不愈的重要原因之一。因此，痛与镇痛的研究正从以脊髓为中心、以疼痛感觉为重点的疼痛基础和临床研究向更加关注疼痛多维度临床表征及痛觉信息调控的脑机制、痛感觉和痛情绪相互作用以及慢性疼痛与精神障碍共病机制研究转变。

4. 麻醉学领域其他重要科学问题

为从战略高度提升我国麻醉学科整体科学研究水平，缩小与国际发展前沿的差距，我国麻醉学专家全面、系统地梳理了麻醉学涉及的基础和临床科学问题，曾于 2018 年发表《麻醉学亟待解决的十大科学问题》，内容包括：①全麻药物作用机制；②全麻药物和围术期应激对发育脑功能的影响及其远期效应；③全麻药物和围术期应激对衰老脑功能的影响及其远期效应；④痛与镇痛的基础和临床研究；⑤围术期重要脏器保护与患者术后长期转归；⑥全麻及相关药物和围术期应激对免疫功能的影响及其远期效应；⑦精准麻醉与镇痛方案的可行性及其理论基础；⑧基于大数据和人工智能的围术期医学信息技术平台和智能化决策系统的构建；⑨麻醉药物与技术的新用途；⑩中医药应用于围术期的价值及理论基础[6]。

（二）麻醉学科发展的机遇

在学科广泛交叉融合的大背景下，麻醉学科发展迎来了新的机遇。一方面，得益于脑科学、分子生物学、基因及相关组学、生物信息学等生命科学前沿和技术的不断突破，麻醉学领域得以从全新的视角审视以往研究工作中难以解决的关键科学问题，根本性地推动麻醉理论和临床实践的变革；另一方面，由大数据分析、智能药物研发、数字化医疗等信息技术引发的医学研究范式变革，打破了麻醉学基础研究与临床实践之间的壁垒，使得基础研究与临床研究的双向转化更加顺畅，成果的应用价值得以凸显。

第三节　麻醉学科的发展现状与发展布局

一、我国麻醉学科的发展现状

1. 我国麻醉学科研究总产出和具有影响力的研究成果持续增加

随着我国科技投入的不断增加，特别是国家自然科学基金的稳定支持，我国麻醉学科的论文发表数量在逐年增加。1998～2008 年，中国①麻醉学者共发表 SCI 论文 277 篇；2009～2019 年，中国麻醉学者以通讯作者发表 SCI 论文达 10 962 篇，如果加上第一和共同参与作者，总数达 17 520 篇。目前，我国多个单位的麻醉学科每年均在国际麻醉学领域主流期刊《麻醉学》(Anaesthesiology)、《英国麻醉学杂志》(British Journal of Anaesthesia)、《疼痛》(Pain)、《重症监护医学》(Intensive

---

① 未统计台湾省数据。

Care Medicine）等发表多篇论文，同时我国麻醉学科的研究成果还发表在《柳叶刀》（*The Lancet*）、《美国医学会杂志》（*The Journal of the American Medical Association*，*JAMA*）、《美国医学会杂志-外科》（*JAMA Surgery*）、《科学》（*Science*）、《临床研究杂志》（*The Journal of Clinical Investigation*）、《自然-神经科学》（*Nature Neuroscience*）、《美国呼吸与重症监护医学杂志》、《科学-转化医学》（*Science Translational Medicine*）、《自然-通讯》（*Nature Communications*）、《生物精神病学》（*Biological Psychiatry*）、《当代生物学》（*Current Biology*）、《美国科学院院报》（*Proceedings of the National Academy of Sciences of the United States of America*）、《神经科学杂志》（*The Journal of Neuroscience*）等相关领域顶级/重要刊物上。

2. 我国麻醉学科的国际学术地位与国际影响力显著提升

随着我国麻醉学者的科学研究得到国际社会认可，从2006年开始，中国麻醉医生在多个国际重要学术组织担任重要学术职务。先后有多人担任世界麻醉医师学会联盟（WFSA）、国际麻醉药理学学会（ISAP）、亚澳麻醉学会（AARS）、欧洲麻醉与重症医学会（ESAIC）在线考试委员会等学术组织主席、常务理事、理事/委员等职务，在国际学术组织中有了中国麻醉学科的代表和声音。在WFSA年会（WCA）学术委员会中有多名中国麻醉医生成为理事，在WCA、美国麻醉医师学会年会（ASA）、欧洲麻醉学年会（ESA）等重要会议上都有中国医师作学术报告。以第16届世界麻醉医师大会为例，中国[①]学者作为大会主持或讲者参与了其中12个板块的学术活动，被指定为专题报告的主席共12场，作专题发言共28场，Workshop主持共2场。这些学术交流充分展示了中国麻醉学的发展，扩大了国际学术影响力，彰显了中国麻醉学者的风采。

3. 我国麻醉学研究已取得重要进展的优势方向

从21世纪开始特别是近十年来，我国麻醉学家在国际麻醉学及相关杂志发表麻醉学研究论文的数量和质量不断提升，体现出了我国麻醉学研究整体水平有了很大的飞跃，在某些研究领域已经开始有一定的影响力，并正在逐步形成特色和优势。

我国高水平的麻醉学基础研究和应用基础研究是主体，临床研究在规范开展的基础上逐渐开始产出高质量的研究成果。从整体来看，我国麻醉研究的优势方向，包括围术期重要脏器功能损伤机制及干预策略研究、慢性疼痛及疼痛-抑郁共病机制、术后认知功能障碍机制及临床干预策略研究、脓毒症发生机制等。可

---

① 未统计台湾省数据。

喜的是，我国麻醉学者在一些麻醉学相关领域（如儿童注意缺陷与多动障碍、抑郁症、睡眠调节机制、卒中防治等）的研究也取得较好研究成果[7-10]。

4. 我国麻醉学科发展的薄弱环节和差距

尽管我国麻醉学科的临床实践和科学研究整体水平都有了长足进步，但与欧美等发达国家的麻醉学科相比，我国麻醉学科在科学研究水平、自主创新能力、麻醉学高端人才数量、麻醉学人才培养质量等方面尚有较大差距，这已成为制约我国麻醉学科可持续发展的核心问题。例如，在基础科学研究上，我国麻醉学科至今鲜有重大理论创新的学术论文；在临床研究上，也少有重大国际影响力的临床研究成果；在临床诊疗技术上，缺乏公认并广泛应用的原创性技术；在药物研发上，至今尚没有具有自主知识产权且在全球范围被广泛使用的麻醉药物；在人才培养上，大多麻醉学科科研人员缺乏正规严格的科研技术和科研思维的训练，整体科研能力较为薄弱。我国麻醉学科建设水平也远落后于其他临床学科，主要反映在体现学科建设水平的核心指标上，如麻醉学科至今尚没有中国科学院或中国工程院院士，国家杰出青年科学基金项目获得者只有 4 位，标志性的重大类型研究项目（如国家自然科学基金重大研究计划项目、重大项目和重点项目）和重要成果（如获得国家自然科学奖、国家技术发明奖、国家科技进步奖的成果）也很少，一些国家级的学科平台建设项目（如国家重点实验室、省部共建国家重点实验室、国家临床医学研究中心）至今仍为空白。

从整体上看，我国麻醉学科的科学研究水平在各个研究方向上都尚未形成规模优势，大多数研究属于跟踪性创新，缺乏高水平的原始创新成果，更缺乏突破性或原创性的学术思想。我国麻醉学需要继续加强的薄弱且重要领域有：①全麻机制研究；②麻醉深度监测及预测研究；③麻醉和围术期应激对免疫系统的影响及长期效应；④个体化麻醉与镇痛方案选择的理论基础；⑤术中精细麻醉管理对患者长期预后影响的多中心临床研究；⑥基于麻醉学理论创新的转化研究；⑦针刺理念在围术期的应用及机制；⑧麻醉治疗学（利用全身麻醉方法治疗某些疾病）的理论基础等。

二、麻醉学科的发展布局

根据国际麻醉学发展趋势和我国麻醉学发展历史与现状，我国麻醉学科发展的布局从宏观领域水平上应包括：麻醉学/围术期医学的基础和临床研究；痛与镇痛的基础和临床研究；危重症医学的基础和临床研究；麻醉学交叉领域研究。总体上看，我国麻醉学的科学研究在上述四个领域大多处于跟跑，少数处于并跑，鲜有领跑的水平。为突破我国麻醉学科发展的瓶颈，关键在于对四个研究领域的核心和重要科学问题的凝练和研究力量的聚焦，而国家自然科学基金资助的布局是引导我国麻醉学研究创新发展的关键之一，应进一步加大对麻醉学科的支持力度，力争未来在麻醉学若干领域形成多个在国际上有竞争力和影响力的研究方向和研究团队/群体。

第四节　麻醉学科的发展目标及其实现途径

近十年来，我国麻醉学研究发展迅猛，涌现了一批优秀的麻醉学基础和临床研究团队，为未来开展创新性的基础研究和高质量的临床研究提供了重要的人才保障，为实现我国麻醉学科的跨越发展和从麻醉大国到麻醉强国的转变奠定了良好基础。我国麻醉学研究战略发展目标是："十四五"期间在围术期脏器功能保护、痛与镇痛的基础研究、危重症免疫调控、围术期神经精神损伤的基础和临床研究、针刺在围术期的应用研究等领域达到国际先进水平，并能够形成规模优势；在全麻机制、新型麻醉药物研发、麻醉相关研究（围术期脑缺血、睡眠障碍、抑郁症等）等领域具有一定的国际影响力；在麻醉交叉领域（麻醉与退行性疾病、麻醉与肿瘤、麻醉与人工智能、麻醉与大数据等）的研究优势初步显现。通过麻醉学研究的发展培养和造就一批在国际麻醉学领域具有影响力的学术领军人才和研究团队。

为达到上述发展目标，需要切实落实以下实现途径。

（1）加强顶层设计，进一步梳理和凝练麻醉学优势研究领域，引导和促进各研究团队开展协同和差异性发展的研究方向。

（2）加大对麻醉学优势方向的项目资助力度，通过设置重大研究计划、重大项目等引导多个单位开展协同攻关；对重点研究领域进行合理布局和持续资助。

（3）开展以改善手术患者的术后长期转归为目标的高质量多中心临床研究，构建围术期医学的理论体系。

（4）进一步优化学术氛围，大力弘扬科学家精神，吸引和支持青年科学家聚焦麻醉学基础研究，为他们提供快速成长的平台。

（5）积极申请和构建省级以上的科学研究平台，特别是建设国家麻醉学临床医学中心、重点实验室等。

（6）努力创办我国自己的高水平国际麻醉学术期刊。

（7）开展广泛而有深度的国际学术交流。

第五节　麻醉学科优先发展领域及重要的交叉研究领域

一、优先发展领域

1. 麻醉与围术期脑健康的基础和临床研究

针对神经细胞、神经系统信号传导及不同脑（发育脑、疾病脑、衰老脑）状态特点，围绕全麻药物神经发育毒性、围术期脑功能稳态维持、围术期神经系统并发症（术后谵妄、术后认知功能障碍、围术期脑卒中等）等进行基础与临床研究，创建围术期脑功能维护及防治新策略，采取提高临床麻醉安全性、改善术后转归、建立脑健康及功能保护的有效措施。

2. 全麻机制

围绕分子、细胞、神经环路和脑功能一体化的系统整合研究思路，重点解析不同全麻药物皮层脑电表征差异的神经机制，探究全麻与睡眠觉醒机制的异同，明确全麻药物作用的介观脑网络连接与功能调控机制，揭示全麻药物复合作用靶点的意识调控整合机制，为优化麻醉方案及精准麻醉提供理论基础。

3. 疼痛的基础和临床研究

在分子、细胞、环路及整体水平，重点开展疼痛的多维度机制研究，探讨基于遗传学的临床个体化慢性疼痛治疗策略、急性疼痛慢性化及慢性疼痛与精神障碍共病的临床易感因素、易感基因、预警和防治方案，进行围术期镇痛策略与患者长期转归的关系研究，为术后疼痛控制及舒适化医疗提供支撑。

4. 围术期重要脏器功能保护策略

以围术期重要脏器功能损伤的易感性、分子机制及对术后长期转归的影响为核心，开展基于脑与外周器官互作机制的麻醉与围术期细胞缺氧损伤的重要细胞器机制、围术期重要脏器功能损伤的免疫机制及保护策略，以及术前预康复策略对围术期重要脏器保护的机制等研究，为围术期重要脏器功能保护提供策略。

5. 麻醉与手术患者的长期转归

以麻醉影响手术患者长期转归为着眼点，研究不同麻醉/镇痛药物或麻醉方式可能改变机体免疫功能而影响肿瘤患者术后肿瘤复发和转移、麻醉深度过深合并术中低血压增加患者术后死亡率、术中输血和液体管理与患者术后并发症发生率的相关性、围术期心脑血管并发症发生率增加等问题，探索保护重要器官功能、防治相关并发症、改善患者术后长期转归的有效措施，为安全医疗提供支撑。

二、重要的交叉研究领域

随着学科交叉融合不断加强，特别是近年来神经生物学技术、连接组学与介观图谱技术、人工智能、生物医学工程技术的不断进步和融合，对脑功能、神经免疫调节等的认知也不断深入，麻醉学领域发生重大变化，新的学科内涵与未来方向的凝练迫在眉睫。因此，基于神经环路调控、表观遗传修饰、神经免疫调节、脑功能状态监测等技术手段，在明确麻醉对机体生物学影响的基础上，探究麻醉对机体不同系统影响的监测预警策略，通过药物、非侵袭性物理调节等手段构建麻醉与围术期管理新策略，有望实现针对改善手术患者围术期安全和中长期转归的重大理论突破和有效干预，从而为我国麻醉学科未来发展确定新的内涵和发展方向。

1. 麻醉与肿瘤

以肿瘤患者手术的麻醉方案为目的，探讨麻醉管理和麻醉药物对术后肿瘤复发、转移的影响。

2. 麻醉与免疫

研究围术期机体免疫功能变化规律及影响免疫功能的易感因素，寻找围术期免疫调控的有效策略。

3. 麻醉与睡眠

麻醉与睡眠存在共性的调节机制，睡眠障碍也是围术期患者的临床共性问题，研究二者相关影响的机制，对探索围术期睡眠改善策略具有重要意义。

4. 麻醉与针刺

探讨将传统针刺技术在围术期应用的可行性、适应证及标准化实施方案。

5. 麻醉与疾病脑

研究包括创伤性脑损伤在内的神经外科手术、围术期易发生脑血管意外的高风险手术（如动脉瘤夹闭、心肺转流的心内直视手术等）、神经精神疾病患者（如癫痫、神经退行性疾病、孤独症、抑郁症等）非神经外科手术的术中脑功能保护策略，优化麻醉用药对该类患者人群的术后临床转归具有重要意义。

6. 麻醉相关创新药物研发

聚焦于新型全麻药物和镇痛药物的靶点发现和化合物筛选。

7. 全麻深度监测和预测

利用全麻机制的创新理论、人工智能和大数据等创建麻醉深度的监测和预测方法，研制/更新相应的监测设备。

8. 麻醉相关罕见病

利用分子生物学、遗传学等技术研究恶性高热、异丙酚输注综合征等麻醉相关罕见病的易感因素，建立有效的预防、诊断和治疗策略。

主要参考文献

[1] Yang Q Z, Xie K L, Xiong L Z. Anaesthesiology in China: present and future. British Journal of Anaesthesia, 2019, 123(5): 559-564.

[2] Wang T L, Deng X M, Huang Y G, et al. Road to perioperative medicine. Anesthesia & Analgesia, 2019, 129(3): 905-907.

[3] Vutskits L, Xie Z. Lasting impact of general anaesthesia on the brain: mechanisms and relevance. Nature Reviews Neuroscience, 2016, 17: 705-717.

[4] Su X A, Meng Z T, Wu X H, et al. Dexmedetomidine for prevention of delirium in elderly patients after non-cardiac surgery: a randomised, double-blind, placebo-controlled trial. The Lancet, 2016, 388: 1893-1902.

[5] Zhou M G, Wang H D, Zeng X Y, et al. Mortality, morbidity, and risk factors in China and its provinces, 1990-2017: a systematic analysis for the Global Burden of Disease Study 2017. The Lancet, 2019, 394(10204): 1145-1158.

[6] 曹君利, 董海龙, 方向明, 等. 麻醉学亟待解决的十大科学问题. 中华麻醉学杂志, 2018, 38: 4-7.

[7] Fang Z P, Wu D, Deng J A, et al. An MD2-perturbing peptide has therapeutic effects in rodent and *Rhesus monkey* models of stroke. Science Translational Medicine, 2021, 13(597): eabb6716.

[8] Liu Q, Sheng Z, Cheng C, et al. Anesthetic propofol promotes tumor metastasis in lungs via GABA$_A$R-Dependent TRIM$_{21}$ modulation of Src expression. Advanced Science, 2021, 8(18): e2102079.

[9] Li T, Li J, Yuan L, et al. Effect of regional vs general anesthesia on incidence of postoperative delirium in older patients undergoing hip fracture surgery: the RAGA randomized trial. JAMA, 2022, 327(1): 50-58.

[10] Sessler D I, Pei L J, Li K, et al. Aggressive intraoperative warming versus routine thermal management during non-cardiac surgery (PROTECT): a multicentre, parallel group, superiority trial. The Lancet, 2022, 399(10337): 1799-1808.

致谢： 以下专家为本章的撰写提供了帮助和指导，特在此表示感谢！

于布为、邓小明、缪长虹、王英伟、陈向东、安建雄、杨建军、刘克玄、李佩盈

第十三章
医学免疫学科

第一节 医学免疫学科的战略地位

一、医学免疫学科的定义、特点及资助范围

医学免疫学是研究人体免疫系统结构功能及其与疾病关系的免疫学分支学科。涉及免疫识别、免疫应答、免疫耐受、免疫调节等的规律与机制，以及免疫机理在疾病发生发展中的作用和免疫学原理与技术在疾病诊断、治疗与预防中的应用。免疫系统具有两大基本功能：对外是机体识别"自我"与"非我"（异己），产生免疫应答，以清除"异己"抗原；对内则清除机体衰老死亡的细胞，诱导免疫耐受，同时调节与机体共生的微生物，从而维持自身内环境稳定。

医学免疫学是一门年轻而又具活力的生物医学前沿学科，具有鲜明的特征：①免疫系统既能够像神经系统和内分泌系统一样进行全身调节，又能够在某个区域发挥调节作用；②免疫系统具有内在拮抗性，既有效应细胞和分子，又有调节细胞和分子；③免疫系统动静统一，免疫细胞既可随血液循环在全身运动，又可在组织局部长期定居；④免疫细胞具有功能可塑性，同一类型的免疫细胞可以功能大相径庭，即使同一个免疫细胞在不同时空阶段，其功能亦不相同；⑤免疫学与临床密不可分，由其介导的炎症反应几乎参与所有疾病的发病过程，在疾病预防、诊断、治疗和预后评估等诸多方面发挥了不可估量的作用。免疫学的这些特质，赋予其在医学领域特殊的地位，是洞察机体变化规律的窗口和钥匙，是战胜传染性疾病的利器，是解决自身免疫性疾病和过敏性疾病的根本途径，是克服慢性心脑血管疾病、神经退行性疾病、代谢性疾病等的关键环节，是治疗恶性肿瘤的新希望所在。

医学免疫学研究主要包括基础免疫学、临床免疫学和免疫学技术三个方面。基础免疫学研究主要包括：免疫系统发生与免疫细胞发育；免疫识别的结构基础及调控机制；新型免疫细胞亚群功能与调控机制；免疫调节的细胞与分子机制研究；免疫记忆形成及其机制；系统生物学与新技术在免疫学研究中的应用；免疫系统与免疫应答过程的可视化；模式生物与人的免疫学研究。临床免疫学主要围绕重大疾病和慢性疾病发生发展的免疫学机制、诊治、预防开展研究。免疫学技术的研发与应用依赖于新兴技术和学科的交叉融合。

国家自然科学基金医学免疫学主要资助研究免疫系统、器官、组织、细胞的结构、功能、发育异常，以及各种疾病的免疫学机制以及免疫诊断、免疫治疗和免疫预防策略，包括基础免疫学和临床免疫相关疾病的研究。

二、医学免疫学科的重要性

免疫系统作为人体"天然的医生"，承担着免疫防御、免疫监视和免疫自稳三大功能，没有免疫就没有生存。从 1901 年第一个诺贝尔奖授予发现抗毒素的免疫学家贝林，到 2018 年免疫负调分子 CTLA-4 和 PD-1 在抗肿瘤免疫的成功应用再获诺贝尔奖，免疫学一直是生命医学研究中的明星学科，近年来更是"王者归来"，系列原创成果令人瞩目，转化应用欣欣向荣。20 世纪医学四大重要进步，即抗生素、疫苗、骨髓与器官移植、基因治疗，挽救了数以亿计的人类生命，无一不蕴含着免疫学的巨大贡献：抗生素在抗感染免疫基础上应运而生、疫苗是免疫学原理的成功应用、骨髓与器官移植的成功依赖于对移植免疫的认识、基因治疗所携带的功能基因 80% 是免疫基因。免疫学的任何重大突破均会引起医学变革；同时，与传统药物（化学药物、中药、生化药）研究相比，生物技术药物代表着现代医药的综合成果，树突状细胞疫苗、基于免疫检查点的抗体药以及 2017 年获批的CAR-T，标志着免疫治疗作为未来方向的全新药物登上历史舞台。纵观国际科技发达国家的科技战略布局，免疫学研究始终占据生命医学领域的重中之重。

随着免疫学研究的深入，其内涵也进一步拓展，医学免疫学与其他学科交叉产生了一系列新的前沿研究方向，包括干细胞免疫、表观遗传免疫调控、代谢与免疫、微生态与免疫、结构免疫学、生物信息与免疫学、合成生物学与免疫学、免疫与生物力学、免疫学与可视化成像等，新兴学科交叉推动了医学免疫学基础理论的发展及对疾病免疫学机制的深刻理解，免疫学与其他学科的交叉也推动了各学科的发展。

第二节　医学免疫学科的发展规律与发展态势

一、医学免疫学科的发展规律

1. 医学免疫学科自身发展历史

近十年来，医学免疫学研究的重要发展趋势是整合与细化。整合基础免疫学理论和实践与生命医学各学科的理论和技术交叉，创建新的基础免疫学理论和免疫学技术，并解决生物医学领域中的重大难题。各种组学技术的应用使系统生物学的理念融入免疫学，亦推动了系统免疫学的发展与应用。细化即基础免疫学、临床免疫学、免疫学技术三方面研究继续向纵深发展，对免疫学细胞、分子、基因网络的组成和动态调控机制的理解更细微、精密与深刻。

医学免疫学的发展趋势包括以下几个方面。

（1）基础免疫学研究更加深入和广泛。免疫学研究从细胞深入到分子和基因水平，基础理论得到极大丰富和完善，产生很多新的研究方向和生长点，例如，免疫细胞的发育衰老和功能重建，新型免疫细胞及亚群和新型免疫分子的发现及其功能调控，抗原识别、活化的分子结构基础，免疫记忆细胞的形成与分子机制等。

（2）免疫学的临床价值体现为其机制几乎涉及临床所有疾病的发生发展进程，采用免疫学理论研究疾病、免疫学技术和方法治疗疾病越来越得到重视，例如，应用基础免疫学的研究成果阐释肿瘤、感染、移植排斥、自身免疫性疾病、各种慢性疾病的发病机制，建立特异性预防和治疗措施，评估免疫疗效等。

（3）基础免疫学与临床免疫学结合得更加紧密，基础研究与转化研究并重且紧密结合、相辅相成，如疫苗研制、肿瘤免疫检查点治疗、自身免疫性疾病靶向治疗等。

（4）多学科交叉融合极大地促进了免疫学和其他学科的发展，如生物信息学、结构生物学推动了在分子、原子水平上对免疫识别、免疫反应的发生机制研究，深化了对经典免疫学理论的认识，研究思路和视角更为系统、宏观。材料科学及合成生物学等新理论、新方法推动了免疫学转化研究。

2. 社会经济发展对医学免疫学科的需求

人体各系统疾病的发病机制、预防、诊断、治疗和预后评估等策略的研究和应用均涉及免疫学研究，目前仍存在诸多挑战，如肿瘤早期特异性免疫诊断、肿瘤免疫治疗新靶点的发现和机制、广谱高效预防性疫苗的设计及免疫记忆机制、器官移植排斥的预警与免疫调节、自身免疫性疾病和过敏性疾病的诊疗、免疫衰老与免疫力评估等，各种疾病的临床问题不断提出新的免疫学研究需求。同时，随着生物技术及其产业化的发展，免疫相关治疗如疫苗、单克隆抗体、细胞治疗、基因工程细胞因子等的发展与应用，给疾病的治疗带来了光明的前景，也催生了具有巨大市场效益的生物技术产业。生物技术产品的开发和技术创新，也呼唤免疫学发展及交叉研究，如合成生物学与免疫学的交叉产生合成免疫学等，极大促进了免疫治疗的快速发展，也带动了多种其他学科的发展。医学免疫学的重要意义日益彰显。

二、医学免疫学科的发展态势

（一）医学免疫学发展面临的挑战

1. 基础免疫学

基础免疫学研究的深入衍生了诸多新的研究方向和前沿：免疫识别的结构基础与活化，病理条件下免疫记忆细胞的产生等，为新型疫苗的设计提供了新思路；免疫细胞分化发育与新型免疫细胞亚群功能与调控，免疫细胞功能的表观遗传调控和代谢表型，炎性复合体的活化和调控以及新型细胞死亡形式等，与肿瘤、感染等多种疾病密切相关。全面理解这些调控机制也将是疾病诊治和预防的新突破点。

2. 临床免疫学

从免疫学的角度加深对自身免疫性疾病、肿瘤、代谢性疾病、神经系统疾病等多种疾病发病机制和诊疗的认识至关重要。自身免疫性疾病近年来已成为严重影响人类健康的一类重要疾病，有必要以系统的视角，从鉴定功能性的疾病遗传易感位点、疾病免疫细胞组、免疫调节及炎症损伤等多环节来研究自身免疫性疾病的发病机制。肿瘤免疫研究方向的新挑战包括：肿瘤新抗原的发现与鉴定、肿瘤免疫微环境与免疫应答、肿瘤免疫调节与耐受、肿瘤免疫治疗及疗效评估、肿瘤治疗性抗体及过继性细胞免疫疗法等。神经和免疫系统的双向交互作用是当前研究的焦点和重要方向，对控制神经性自身免疫性疾病以及神经退行性疾病有重大意义。辅助生殖技术飞速发展，但仍不能克服母胎免疫调节紊乱导致的妊娠失败,母胎免疫耐受调控的研究也将促进移植免疫学的发展。

3. 免疫学技术

免疫学技术与免疫学理论的发展和完善相辅相成。免疫细胞的异质性一直是免疫学研究的重点和难点,能否在大量免疫细胞中找到关键细胞,并对其表型、功能进行鉴定,成为限制免疫学研究发展的瓶颈问题。流式技术推动了免疫学研究的发展,但传统流式细胞仪受到荧光探针光谱特性的影响,存在诸多不足。开发获取尽可能多的参数并得到空间分布信息,成为新一代流式细胞仪的发展目标。流式细胞术与显微、光谱、质谱等技术的交叉融合,以及实时动态成像技术、单细胞组学技术等的发展,为深入认识免疫系统和免疫应答动态过程中的细胞与分子,提供了新的手段,也为药物研发和治疗方案的创新开辟了方向。免疫学模式动物为研究人类细胞的体内分化发育及生理功能提供了可能,在研究人类免疫系统功能、疾病的病理机制以及药物研发中都具有巨大的优势和广泛的应用前景。

4. 免疫学前沿交叉领域

免疫学前沿交叉领域是未来免疫学发展的重要方向,主要包括微生态与免疫、生物力免疫学、结构免疫学等。利用调控微生物群的方法调控免疫平衡,有望成为治疗全身性疾病的新手段,但作为新兴研究领域,微生态与免疫的诸多基础理论研究仍是空白。生物力免疫学从一个崭新的维度认知了免疫系统,以生物力学信号为基础,研究生物医学新材料的制作、模拟疫苗微环境等,将促进免疫相关疾病治疗药物研发、新型疫苗制备、生物材料及医疗器械制造等多个领域的发展。结构免疫学逐渐成为免疫学研究中的亮点,不仅可在原子分辨率水平阐明免疫系统工作机理,还对利用和靶向免疫系统治疗肿瘤等重大疾病具有重要价值,未来应加强的方向有:天然免疫相关生物大分子及复合物的发现及解析、重要免疫应答过程的分子基础、恶性肿瘤免疫监视和免疫调节过程中的生物大分子相互作用等。

(二)医学免疫学科发展的机遇

作为医学领域备受关注的前沿学科,免疫学始终围绕重大疾病的预防、诊断和治疗而发展。历史上给人类带来严重威胁的重大疾病均与免疫系统息息相关,如新发传染病的威胁、肿瘤发病率的上升、各种慢性疾病带来的医疗消费压力等,因而免疫学的发展受到世界各国的高度重视。关于树突状细胞和免疫检查点的研究分别于 2012 年和 2018 年获得诺贝尔生理学或医学奖,为肿瘤免疫治疗的发展奠定了基础。世界各国、各地区持续开展免疫学前沿科学研究计划,推动学科的快速发展。2020 年哈佛大学公共卫生学院和人类疫苗项目宣布人类免疫组学计划，旨在加速推动各种疾病的疫苗开发和治疗；2022 年美国"癌症登月计划"重启，推动未来 25 年内将癌症死亡率降低 50%，免疫疗法占据举足轻重的地位；美国 NIH 历年经费分配中免疫学及其相关的研究领域占比达 15%以上。

近十余年来中国免疫学的基础研究和应用研究获得了前所未有的发展机遇。2005 年，医学免疫学国家重点实验室在中国人民解放军海军军医大学获批建设，目前已有多所高校成立了独立的免疫学研究所，在国家"十一五"、"十二五"和"十三五"基础研究发展规划中，免疫学领域的研究被列为基础科学前沿领域的重点方向。2016～2021 年，国家自然科学基金委员会启动两项基础科学中心项目，即"天然免疫与炎症疾病"和"病原体与宿主"基础科学中心，分别围绕天然免疫相关炎症疾病、病原体入侵宿主后的免疫应答等核心科学问题进行研究，也是我国在免疫学领域启动的最大研究计划。2014 年启动的"组织器官区域免疫特性与疾病"重大研究计划推动了组织器官免疫全景的阐述和免疫相关疾病的攻克。此外，以免疫学为基础的生物科技公司如雨后春笋，社会资本积极参与推动免疫学在疾病治疗中应用的发展。未来免疫学科还将启动更深层次的基础科学研究，加强临床免疫相关疾病的研究，同时推动学科交叉融合及前沿免疫学技术开发。

第三节 医学免疫学科的发展现状与发展布局

中国免疫学研究者的开创性工作，为研究创新、临床应用和人才培养做出了重大贡献，使中国免疫学研究持续跟跑并开始了并跑。

一、我国医学免疫学科的发展现状

1. 我国医学免疫学研究论文发表情况

利用 SCI 和 ESI 数据库对 2012～2021 年全球免疫学领域论文进行分析，经济实力和科技水平高的国家在免疫学领域的影响也较大。美国作为传统科技强国，尽管近年来在免疫学的论文产出已呈现负增长趋势，但在 2021 年以前其每年总体发文量及高影响力期刊（IF>5）论文数均远超其他国家，始终位居世界第一。

中国发文量 2006 年进入世界前 10，从 2010 年起一直位居世界第 2，在发文量 TOP20 的国家中增速最快。2012～2021 年取得了长足进步，从占据世界份额的 9.40%（2012 年）提高至 23.68%（2021 年），涨势迅猛。"十二五"（2012～2016年），中国在免疫学期刊的总体发文量为 28 937 篇，占世界份额的 12.00%，其中高影响力期刊发文量为 10 056 篇，占本国发文量不到 1/3；同期美国总体发文量为 58 239 篇，高影响力期刊发文量高达 29 556 篇，约占本国发文量的一半。到"十三五"（2017～2021 年），中国的总体发文量已达 74 890 篇，与同期美国总体发文量 74 980 篇接近，但在高影响力期刊发文量上，中国为 33 050 篇，美国为 44 237 篇。值得注意的是，2021 年中国年度总体发文量（27 064 篇）和高影响力期刊论文数（13 834 篇）均超过美国，居世界第一位。但是，与中国在免疫学领域全部期刊论文占比 23.68%（2021 年）相比，中国在高影响力期刊上的论文数量仍有待继续提高。

2. 我国医学免疫学研究已取得重要进展的优势方向

从 20 世纪 90 年代中后期开始，我国免疫学家在国际免疫学杂志上发表本土完成的免疫学研究论文的数量和质量不断提升，在《细胞》《自然》《科学》等期刊上陆续发表了多篇有影响力的论文，体现了我国免疫学研究整体水平的飞跃，在一些研究领域已经有所影响，并正在逐步形成特色和优势。

我国免疫学研究的优势方向，包括细胞与分子免疫学、免疫调控与免疫相关疾病的机制、免疫识别与免疫应答的分子机制、表观遗传免疫调控、免疫调节与免疫耐受、感染和肿瘤等疾病的免疫学机制、自身免疫性疾病发病机制与临床研究、免疫学技术探索和创新等方面。

免疫识别与免疫应答的分子机制是免疫学研究的重要前沿领域，我国学者的系列原创性工作产生了国际影响力，如曹雪涛团队对细胞核识别受体的鉴定等[1,2]，邵峰团队[3]、韩家淮团队[4]对细胞程序性坏死的研究，舒红兵团队[5]对病毒触发干扰素产生信号通路的研究等。在细胞免疫方面，田志刚团队[6,7]对 NK 细胞在肝脏发育及其在肝脏疾病中作用机制的系统性研究，董晨团队[8]在 T 细胞亚群、范祖森[9]在固有淋巴样细胞亚群、孙兵及许琛琦团队[10]等在 T 细胞研究方面做出了创新性研究成果。在自身免疫性疾病基础和临床研究方面，栗占国、沈南、张烜等团队均有突出成果。在感染性疾病及疫苗研究方面，吴玉章团队、王福生团队、夏宁邵团队均有突出成绩和转化成果。在肿瘤免疫方面，黄波团队对肿瘤免疫的生物机械力特征及其相关免疫治疗进行系统研究[11]，张泽民运用单细胞测序研究肿瘤免疫微环境取得系列创新性结果。在免疫细胞可视化方面，祁海团队利用成像技术对淋巴结免疫细胞进行了卓有成效的研究[12]。在免疫学前沿领域的探索性工作包括：在受体/配体相互结合与动态作用的分子建模、抗体结构分析的技术平台体系建设等方面有重要进展；在免疫分子和病原体组分的结构生物学前沿领域也取得了令国际同行关注的成果；以文昌鱼为模型研究免疫进化过程，提出了新的免疫发生机制；在调节性免疫细胞的亚群特征和功能上有了新的发现。这些探索性成果的持续、深入研究为中国免疫学在世界原创成果方面取得了更多的话语权。

3. 我国医学免疫学研究需要加强的薄弱方向

随着医学免疫学在整个生命科学和医学中的重要地位日益上升，医学免疫学研究的责任和使命越来越重要。应该清醒地认识到，我国免疫学研究在国家创新体系甚至在医学与生命科学领域中的地位尚不够凸显，与发达国家免疫学研究水平相比存在着一定的差距。例如，尚缺乏突破性的学术观点或者原创性的免疫学学术思想，尚未形成让国际同行追踪的研究方向等。

由于布局和重视程度不够，我国免疫学研究在以下方面存在薄弱之处：①与固有免疫研究比较，我国在适应性免疫研究领域（如 T 细胞、B 细胞的新亚群发现和表征功能）研究成果不显著；②干细胞分化发育为免疫细胞的分子机制和转录调控等方向研究者少、成果少；③免疫细胞衰竭与重塑、免疫衰老等方向的研究几乎是空白，尚未形成完整的体系；④在免疫预防、诊断和治疗方面，没有紧跟生物治疗快速发展的步伐，在理论上缺乏创新思维，技术支撑体系不完善，导致大量企业盲目跟风、生搬硬套国外的成果；⑤与其他学科交叉共享理论和技术不足，如免疫代谢、表观遗传调控免疫、各类组学技术、单细胞技术、可视化技术在免疫学研究中的运用不够充分，未能更快更多地发现"明星免疫分子"或"明星免疫细胞"。

除了上述薄弱环节，我国医学免疫学研究还存在的问题包括：①以分子生物学、细胞生物学、生物化学等基础研究手段为引导，解析免疫细胞或组织的生物学行为的这一类研究较多，以医学核心问题研究为目标的医学免疫学没有主导地位；②没有从整体免疫系统、免疫功能对机体的影响等生理、病理学层面进行观察和阐述，使得免疫学研究在医学上没有创新理论研究，成为生物学等生命科学的一部分和附属品，与医学应用脱节。改变现状，亟须以免疫学基本理论为主体和核心，辅以分子生物学和系统生物学相关理论和技术，推动免疫学发展走向以人体生理和临床病理问题为导向，以免疫系统功能为主线的研究轨道。

二、我国医学免疫学科的发展布局

解决现存问题，我国免疫学研究布局的总体思路是：在不同层次上促进国家对免疫学研究的重视，加强资助力度。对医学免疫学专业人才的培养要从医学着眼，扩大人才项目的资助比例和人数。保持现有的优势方向，瞄准国际前沿领域和我国薄弱且重要的领域，发展具有中国特色的免疫学研究，在原创、前沿、瓶颈、交叉四个导向上重点布局优先发展领域。未来的医学免疫学研究主要应从如下几个方面布局。

（1）绘制不同年龄段的免疫系统发育和功能差异性图谱。从免疫系统发育、分化成熟和衰老的过程出发，分析影响免疫系统状态的关键性分子事件，阐明年龄增长对免疫系统功能的影响，发现维持适度免疫功能的关键因素，在此基础上，结合临床疾病的预防和诊疗，制订中国人群疾病保健与诊疗相关的免疫力评价指标体系。

（2）寻找影响 T 细胞、B 细胞分化发育和记忆形成的重编程小分子，发现免疫细胞新亚群，确定其分化图谱、标志分子及调控细胞分化命运及功能的新机制。

（3）发展改进疫苗、佐剂和免疫疗法的新理论和新策略，推动我国新型疫苗的研发，提高疫苗效力和保护作用。

（4）加强免疫代谢、表观遗传调控免疫、各类组学技术、单细胞技术、可视化技术在免疫学研究中的运用，弥补与其他学科交叉共享理论和技术的不足。

（5）加强我国免疫相关指标与重大疾病预防、诊断和治疗相关的生理、病理指标收集和大数据网络建设。构建样本量丰富的人群队列，收集具体的免疫细胞亚群数目和类别等指标，结合现代生物信息和数据整合手段，从基因、蛋白质和代谢物等层面分析重大疾病与免疫系统之间的关联性，特别是自身免疫性疾病、肿瘤、衰老相关退行性疾病、代谢性疾病等重大疾病中免疫学靶点的发现，建立重大疾病免疫学诊断与治疗新策略。

（6）加强我国重大疾病免疫治疗原研药物和原创技术的研究，推动新型免疫治疗技术的发展，进一步加强基础研究与临床研究的深度整合，推动新型免疫治疗药物和技术的临床转化。

第四节　医学免疫学科的发展目标及其实现途径

未来 5～10 年内，我国免疫学发展的战略目标是：明确发展任务，优化资源配置，通过人才引进和培养，形成免疫学理论原创性学术思想和引领方向。在固有免疫、组织器官区域免疫特性、新细胞亚群的发现、疾病免疫学规律等领域的研究达到国际先进水平；在适应性免疫、新型免疫治疗等领域产生一批原创性成果，形成国际影响力；保持研究论文产出前二的位置，在研究论文质量上进入国际前三位；实现免疫学技术的融合和创新，达到国际先进水平；加强人才培养及国际合作交流，培养引领免疫学研究方向的国际领军人才，形成 4~8 个在国际上有吸引力的集基础、转化、临床和人群研究为一体的创新研究群体和免疫学研究中心，满足国家快速发展需求。

想要实现上述战略目标，需要从以下几方面落实实现途径。

（1）加强顶层设计，根据国内外免疫学发展态势进行超前谋划、合理布局，优化资源配置，实现资源共享。

（2）推动优势学科领域，扶持薄弱学科领域。加强优势研究方向的重大项目、重点项目、原创项目资助，推动联合攻关，促进产出更多的突破性成果。对薄弱研究方向通过专项项目资助，扩大资助范围，促进学科均衡发展。

（3）推动学科交叉和免疫学技术创新，加强免疫学科的成果转化。切实推动免疫学与材料科学、化学、生物工程学等学科的交叉融合，加强基于临床重大挑战性问题导向的综合交叉研究。加强免疫学实验室平台体系建设，探索新的技术突破，推动成果转化应用。

（4）加强人才梯队建设，促进国际合作与交流。重视青年人才培养，通过人才项目，培养不同层次的免疫学研究者，搭建国内外学术交流平台，助力人才快速进步成长。加强与国际免疫学会的合作，推动更多的领军人才在国际学界担任重要职务、进入国际免疫学期刊编委会，提高中国学者在国际学界的影响力。

（5）完善免疫学研究的国家资助体系，优化基础研究结构，加强基于临床实践发现科学问题的医学免疫学基础研究和转化研究，建立符合医学免疫学科学规律的评价体系，提高医学免疫学基础研究水平和质量。

第五节　医学免疫学科优先发展领域及重要的交叉研究领域

一、优先发展领域

1. 适应性免疫应答研究

2019 年拉斯克基础医学研究奖颁给了 T 细胞、B 细胞的发现者，显示对 T 细胞、B 细胞及其相关研究的重视,在这一领域仍然有很多未知,如 T 细胞和 B 细胞发育分化、新亚群表面标志和功能(尤其 B 细胞的新调节功能等)及其在疾病诊疗、传染病防治特别是改进疫苗中的作用研究。

2. 免疫发育、衰老和重建

干细胞定向分化为免疫细胞中的细胞因子和调控因子等仍有很多未知,免疫衰老机制、中枢免疫器官胸腺脂肪化及替代器官的寻找等都是基础理论研究的难点,老年免疫功能生理状态的维持和重建是为老龄化社会健康服务的医学保障和支撑。

3. 免疫表观遗传调控和免疫代谢

表观遗传调控和代谢调控是生命科学前沿研究方向,与医学免疫学交叉研究,有助于拓展传统免疫学的研究思路,发现免疫学"明星细胞和分子"及其调控新机制,提升免疫学的研究高度,形成免疫学新理论。

4. 区域免疫与系统免疫学研究

免疫细胞与器官、组织微环境之间的复杂互作,使每一器官、组织都具有独特的免疫性质。深入研究非淋巴组织区域内独特的免疫细胞功能、免疫应答特性和过程,把区域免疫作为器官生理系统的有机组成部分,为医学免疫学开辟新视角。

5. 神经、内分泌、免疫网络调控

由应激、生物节律、神经、精神、心理、内分泌等因素引起的免疫平衡失调逐渐引起重视,以免疫系统为核心,探索神经、内分泌、免疫交互作用在疾病发生发展中的机制,并发展治疗策略。深入研究中枢神经系统对免疫系统的调节与控制规律,以及免疫系统影响中枢神经活动的规律,可能催生对神经生物学和免疫学都具有颠覆性的学科生长点。

6. 疾病的免疫学机制与新型免疫诊疗策略

这是与转化及精准治疗密切相关的研究领域,必须理论先行,针对重大疾病包括肿瘤、传染病、慢性疾病、过敏性疾病、自身免疫性疾病,以及人畜共患病等地域性疾病,凝练疾病中的免疫学科学问题,解析疾病发生发展中的免疫学新机制,发现可运用于免疫诊治的新靶点,制定免疫预防和治疗策略,提高预防性和治疗性疫苗、抗体、合成生物学为主的免疫细胞治疗疗效,建立免疫治疗疗效评估指标体系。

二、重要的交叉研究领域

1. 免疫学新技术与研究体系探索

从数学、医学生物学大数据的角度建立计算免疫学，以力学、化学及合成生物学等手段开展免疫学研究，将纳米、材料、影像可视化等技术应用到免疫学理论及转化研究中。

2. 中国特色传统医学的免疫学作用及机制解析

针对中医中药对免疫力的影响，从免疫学理论视角诠释其发挥作用的特点、方式及机制，客观分析其对机体的利弊，从中医中药制备和递送途径上寻找最佳使用方式，从免疫学角度阐释中国特色传统医学的科学价值。

3. 人体免疫学研究与人体免疫力的评估

开发和运用高内涵、高通量、单细胞多组学技术分析人体生理、疾病状态下外周血、组织、器官样本的免疫学特征，丰富人体免疫系统可测量参数，结合治疗干预手段，推动可建模、可分析机制、可据理预测的人体免疫学体系。基于免疫学自身的发展理论和态势，建设人体各个年龄段的队列，高分辨率、整体动态地研究人体免疫的生理状态，获得不同年龄阶段的免疫学指标，评估免疫力。

主要参考文献

[1] Cao X. Self-regulation and cross-regulation of pattern-recognition receptor signalling in health and disease. Nature Reviews Immunology, 2016, 16(1): 35-50.

[2] Zhang Q A, Cao X T. Epigenetic regulation of the innate immune response to infection. Nature Reviews Immunology, 2019, 19(7): 417-432.

[3] Wang Y P, Gao W Q, Shi X Y, et al. Chemotherapy drugs induce pyroptosis through caspase-3 cleavage of a gasdermin. Nature, 2017, 547(7661): 99-103.

[4] Chen X, He W T, Hu L C, et al. Pyroptosis is driven by non-selective gasdermin-D pore and its morphology is different from MLKL channel-mediated necroptosis. Cell Research, 2016, 26(9): 1007-1020.

[5] Lian H, Zang R, Wei J, et al. The zinc-finger protein ZCCHC3 binds RNA and facilitates viral RNA sensing and activation of the RIG-I-like receptors. Immunity, 2018, 49(3): 438-448.

[6] Zhang Q, Bi J C, Zheng X D, et al. Blockade of the checkpoint receptor TIGIT prevents NK cell exhaustion and elicits potent anti-tumor immunity. Nature Immunology, 2018, 19(7): 723-732.

[7] Zhou J, Peng H, Li K, et al. Liver-resident NK cells control antiviral activity of hepatic T cells via the PD-1-PD-L1 axis. Immunity, 2019, 50(2): 403-417.

[8] Wang X H, Ni L, Wan S Y, et al. Febrile temperature critically controls the differentiation and pathogenicity of T helper 17 cells. Immunity, 2020, 52(2): 328-341.

[9] Wang S, Xia P Y, Chen Y, et al. Regulatory innate lymphoid cells control innate intestinal inflammation. Cell, 2017, 171(1): 201-216.

[10] Meng X B, Liu X W, Guo X D, et al. FBXO38 mediates PD-1 ubiquitination and regulates anti-tumour immunity of T cells. Nature, 2018, 564(7734): 130-135.

[11] Liu Y Y, Fang Y L, Chen X F, et al. Gasdermin E-mediated target cell pyroptosis by CAR T cells triggers cytokine release syndrome. Science Immunology, 2020, 5(43): eaax7969.

[12] Zhao R Z, Chen X, Ma W W, et al. A GPR174-CCL21 module imparts sexual dimorphism to humoral immunity. Nature, 2020, 577(7790): 416-420.

第十四章
皮肤病学学科

第一节　皮肤病学学科的战略地位

一、皮肤病学学科的定义、特点及资助范围

皮肤病学学科是研究皮肤及其附属器的正常结构与功能，以及与之相关疾病的发病特点、病因、发展、转归的规律与机制的学科。皮肤结构包括表皮、真皮和皮下组织及皮肤附属器（如毛发、皮脂腺、汗腺等），是人体最大的器官，也是人体与外界的第一道屏障。皮肤各组分具有各自的解剖结构及生理特性，对维护机体的稳态和平衡有着关键的作用。因此，皮肤病学独具特点：外部因素可诱发皮肤病；皮肤自身稳态免疫失衡可以诱发皮肤病；机体内部疾病或稳态失衡也可诱发皮肤病。

皮肤所处的复杂病因体系决定了皮肤病种类繁多，罕见的疑难病种也不少，且涉及肿瘤、自身免疫、变态反应等多个范畴。目前权威资料收录的皮肤病超过2000 余种，临床一线常见皮肤病逾 100 余种。随着科学研究手段的提高、人类生存环境和生活模式的改变，新的皮肤病不断被发现，新的发病机制和病因观点被提出；随着研究成果应用于临床，新的科学问题也被提出。拓展和加深皮肤病基础和临床研究、推动新药研发和治疗手段，是皮肤病学学科发展的总纲领，既是当代皮肤病学学科工作者承担的重要使命，更是当下每一位皮肤病学学科工作者需要落到实处的工作方向。

国家自然科学基金皮肤病学学科资助范围涵盖皮肤病及相关领域研究，包括：皮肤基础生理、病理、形态、结构及功能异常研究；免疫性皮肤病机制研究；感染性皮肤病及非感染性皮肤病研究；皮肤附属器相关疾病研究；皮肤病学诊疗

新技术、新方法的探索；皮肤病学与生命科学、物理学、化学、计算机科学等多学科研究的交叉融合等。

二、皮肤病学学科的重要性

皮肤是人体最重要的器官之一，作为人体与外界环境之间的主要屏障，具有抵御外界病原微生物等有害物质的重要作用，同时也承载着感觉、调节体温、吸收、分泌与排泄、呼吸、新陈代谢等各种重要的生命功能。皮肤病种类繁多，受影响人群庞大，严重影响人们的身心健康和生活质量。随着生活水平和健康条件的不断提高，我国皮肤病谱也发生了显著性变化，从新中国成立初期的以感染性皮肤病为主逐渐演变为以免疫和非感染性皮肤病为主（如银屑病、荨麻疹、特应性皮炎、皮肤肿瘤等），其病因及具体发病机制尚未完全阐明。同时，皮肤黑色素瘤等疾病具有死亡率高、预后差或严重影响患者生活质量等特点。虽然近年来针对黑色素瘤的免疫检查点抑制剂和针对银屑病的生物制剂分别取得了一定的治疗成效，但仍存在易复发甚至耐药等挑战。因此，深入探讨皮肤病发生发展的分子机制，挖掘和鉴定特异性诊断的分子标记，研发新的药物和诊疗技术，提高治疗效果，是践行"健康中国2030"战略目标，也是促进我国国民皮肤健康的唯一途径。

第二节　皮肤病学学科的发展规律与发展态势

一、皮肤病学学科的发展规律

1. 皮肤病学学科形成阶段

18世纪中叶以前，皮肤病诊治工作一般由外科医师承担，有关皮肤病学的知识也被包含在外科学教科书中；由于传染性疾病是临床内科学的常见疾病，而传染性疾病最早出现、最多见、最直观的症状多在皮肤，这迫使内科医师学习发生于皮肤的症状和体征。这一现象一直延续到20世纪上半叶，皮肤病学才逐渐成为内科学的一个独立分支。在19世纪，对梅毒螺旋体、天花病毒、鼠疫杆菌和结核分枝杆菌等病原体感染的研究是内科学中一个最为重要的分支，而皮损是临床医师诊断这些疾病的"窗口"。进入 20 世纪，由于免疫学的发展，病原学诊断越来越准确，皮肤病学和传染病学逐渐成为一门独立的学科。由于多数性传播疾病的初期表现或主要受累器官是皮肤，因此性病学也被纳入皮肤病学的范畴。

皮肤病学在我国具有较为悠久的历史。早在公元前 14 世纪，甲骨文中就已有"疥"和"疕"字出现，并有癣、疣等病名；《周礼·天官》中记载"凡邦之有疾病者，疕疡者造焉，则使医分而治之"，说明当时就已经对皮肤病学的研究范畴进行了初步界定；春秋战国以后，人们对皮肤病的认识逐渐增多，并上升到理论高度；汉代张仲景所著的《金匮要略》中较完备地记载了淋病的症状；著有《千金要方》和《千金翼方》的唐代孙思邈是小儿皮肤病学的先驱；明代陈实功所著《外科正宗》中，有关皮肤病学的记载达到集历代成就之大成；明代韩懋所著《杨梅疮论治方》是我国最早的梅毒领域专著。

2. 皮肤病学学科起步阶段

皮肤病学学科在 20 世纪中前叶发展缓慢，主要进展是对皮肤病和性病的临床与病理特征进行描述、总结、分类及发现新疾病和新治疗方法。在这个阶段，皮肤病学的诊断除根据临床表现外，主要凭借组织病理学、微生物学及相应的感染免疫学技术与方法；治疗上以薄荷、樟脑、水杨酸、酒精类等外用药物和紫外线治疗炎症性皮肤病为主，同时采用浅度 X 射线照射治疗皮肤肿瘤与增生性皮肤病。

3. 皮肤病学学科发展阶段

进入 20 世纪中叶后，自身免疫理论与诊断技术的出现推动了自身免疫性皮肤病的诊疗；糖皮质激素、抗生素、抗真菌药、抗组胺药的应用大大推动了皮肤病治疗的发展。但是相对于影像学科和其他临床学科的快速发展，皮肤病学学科的发展相对迟缓，特别是发病机制的研究。进入 21 世纪，随着遗传学的快速发展和天然免疫理论的出现，皮肤病学再次成为医学研究的热点和前沿。许多单基因遗传性皮肤病的致病基因被发现，致病通路被确定；多基因遗传性皮肤病的大量易感基因被锁定，其作用机制正被深入研究；同时，表观遗传学、转录组学研究不仅有助于深入发病机制研究，还越来越多地被应用于皮肤病的诊断预后和指导治疗。以银屑病为代表的炎症性皮肤病患病率高、危害性大，其免疫学改变与感染免疫、肿瘤免疫、移植免疫、自身免疫和变态反应性疾病相似，但由于未能确定其特异的抗原和抗体，无法归入以上任何一类疾病。天然免疫理论的出现对这类炎症性疾病的发病机制有了进一步认识，在推动皮肤病学不断发展的同时，也推动了对呼吸道、消化道、泌尿生殖道相关疾病的研究和认识。此外，近半个世纪以来随着激光技术在皮肤科的应用，医学美容学的发展方兴未艾，正在成为皮肤病学的重要部分。

4. 现阶段社会对皮肤病学学科发展的需求

随着经济的发展与人民生活水平的提高，人们对皮肤健康的要求也在提高，从以前的有病不治（传统观念认为皮肤病无关紧要，无生命危险），到有病即治，再到皮肤美容，是一个认识不断升级进步的过程。皮肤是人体最大的免疫器官，也是一个人健康与否最直观、最外在的表现。随着当今社会人们生活习惯和周围环境发生变化，皮肤病疾病谱相应发生变化（例如，目前变态反应性疾病占到皮肤疾病诊疗的 80% 以上）、患者数量逐年升高、对皮肤美容的需求与日俱增，这些现象对现有皮肤疾病的诊治思路和理念产生巨大冲击。因此规划和建设现代皮肤病学学科的发展，不仅需要考虑如何满足人们对皮肤健康美容的要求，还需要考虑如何更好地推动本学科的蓬勃发展并提高社会影响力。

二、皮肤病学学科的挑战与机遇

1. 皮肤病学学科发展面临的挑战

首先，我国皮肤病专科医师十分匮乏。其次，我国大多数皮肤病治疗手段和药物有限，原创性医疗新技术和新方法相对缺乏。再次，我国基于社区人群皮肤病的流行病学数据并不完善，流行病学数据和大样本临床试验数据缺乏，严重阻碍了我国皮肤病循证医学的发展，无法制定适合中国人群的临床指南。此外，随着民营医院、私营皮肤美容诊所的快速兴起，诊疗技术水平参差不齐，盲目追求利润带来了恶性竞争，往往对患者造成了不必要的损失和伤害。最后，我国整体科研实力较发达国家仍然相对落后，高新尖的前沿基础研究缺乏，高水平的原创性研究成果少，其原因主要是皮肤病学基础与临床研究的专门人才缺乏，科研平台仅存在于各大高校的附属医院，进一步限制了皮肤病学学科的发展。

2. 皮肤病学学科发展的优势和劣势

长期以来，皮肤病学学科的发展相对滞后于其他临床学科，其主要原因有：①部分皮肤病的病理生理环节模糊不清，部分疾病具有相似的临床表现；②临床诊断在很大程度上依赖于医师的直观感觉，经验性治疗在皮肤病的临床治疗中仍占主要地位，缺乏客观标准。但同时也正因为皮肤病的直观性，随着科学技术的发展和新兴技术的不断涌现，皮肤病学学科相对于其他临床学科的发展有着不可比拟的优势。

首先，新兴技术的不断涌现和不同学科的交叉融合，给皮肤病学学科的研究发展带来了新思路。例如，基于皮肤影像技术的人工智能在皮肤肿瘤、炎症性皮肤病、色素性皮肤病等多种皮肤病的鉴别诊断上具有重要价值。其次，基于直观特征的皮肤病与互联网可实现完美融合，皮肤病互联网诊疗模式的开发将使优质医疗资源辐射到基层地区成为现实，同时也创造了医疗大数据集成的条件，促进了皮肤病学学科的发展。最后，近年来随着高强度、自愈性和延展性材料的成功研发，越来越多的新医学生物材料应用于经皮吸收、电子皮肤、创面愈合等领域，给皮肤病学学科的发展注入了新思路和新路径。

3. 皮肤病学学科发展的机遇

皮肤病学学科经过一个多世纪的飞速发展，目前正面临历史性的转型时期。科学新技术和新研究方法的不断更迭，给皮肤病学学科的快速发展带来了机遇，是快速推动本领域快速发展的重要支撑。其中新流式技术（光谱流式细胞仪、成像流式细胞仪和质谱流式细胞仪）、多组学技术（基因组学、转录组学、表观基因组学、蛋白质组学、免疫组学及代谢组学）、高通量单细胞测序技术等技术和研究方法的蓬勃发展，可以快速建立皮肤病不同阶段的发病特征，深入解析同种疾病的异质性、探讨皮肤病发生发展中的作用机制，为研究皮肤病提供了新的研究手段和策略。

第三节　皮肤病学学科的发展现状与发展布局

一、皮肤病学学科的发展现状

1. 我国皮肤病学学科领域研究论文发表情况

利用 SCI、InCites 和 ESI 数据库对 2012～2021 年皮肤病学学科领域文献进行分析。"十二五"期间，皮肤病学学科研究领域发表的论文总量为 51 723 篇，其中中国发表论文 4296 篇，占比 8.31%，世界排名第四；"十三五"期间，皮肤病学学科研究领域发表论文总量为 97 444 篇，其中中国发表论文 10 838 篇，占比 11.12%，文献增长率为 152.28%，世界排名前进至第三；中国发表论文数量 10 年增长了 4.6 倍，从 2012 年的 583 篇增加至 2021 年的 3244 篇。同时，文献被引情况直接反映了科研成果的影响力。2012～2021 年，中国发表论文总被引次数为168 173 次，被引用论文数百分比为 42.42%，其中排名前 1%高被引论文数量 103篇，热点论文 4 篇。

2. 我国皮肤病学学科研究取得重要进展的优势方向

随着"十二五""十三五"规划的顺利实施，国民皮肤健康水平大幅提高，初步构建了国家皮肤病学学科的科技创新体系，先进、有效、安全便捷的皮肤病诊治新技术不断涌现，为实施"健康中国"战略提供了重要保障。

目前，我国皮肤病学研究队伍和研究规模不断扩大，研究水平迅速提高，中国皮肤病学学科专家学者在国际上率先报道了多种皮肤病，鉴定、揭示了多种皮肤病的新致病基因和易感基因，阐明了若干重要皮肤病的发病新机制，在国际著名杂志《新英格兰医学杂志》（*The New England Journal of Medicine*）、《细胞》（*Cell*）、《自然-遗传学》（*Nature Genetics*）、《美国医学会杂志》（*JAMA*）、《免疫》（*Immunity*）、《癌细胞》（*Cancer Cell*）以及皮肤病学学科领域顶级期刊发表了一系列高水平论文，在国际上形成了重要影响力[1-11]。

3. 我国皮肤病学学科研究需要加强的薄弱方向

同时我们也要认识到与先进国家相比较，我国皮肤病学学科发展仍存在差距，主要体现在以下五个方面。

（1）基础研究方面。我国多数科研成果都处于国际并跑或跟跑阶段，原创性研究成果少，缺乏重大理论创新，基础研究与临床应用脱节，导致科研成果难以真正落地服务临床诊断与治疗实践。

（2）临床研究方面。大部分疾病治疗手段有限，治疗疗效欠佳，易复发，缺乏精准的治疗方案；同时国际影响力不够，在国际疾病诊疗指南制定中没有体现中国特色。

（3）转化研究方面。虽然目前基础研究的水平有所提升，论文数量明显增加，但有效的成果转化仍然凤毛麟角。如何在众多的靶点中探寻到真正适用于皮肤病预防、早期诊断、靶向治疗和预后评估的关键分子和标志物是开展临床研究的重大难题。

（4）学科交叉合作方面。新兴技术的不断涌现和生物信息学、纳米材料学、光学物理学及医学材料学等新学科的不断发展，给皮肤病学领域的研究带来新的动力，但目前跨学科交叉研究刚刚起步，需要进一步加强合作交流。

（5）真实世界研究队列方面。因为皮肤病种类繁多，且社区人群的皮肤流行病学数据缺乏、数据采集效率低、质量不足等现象还普遍存在，导致目前我国皮肤病真实世界研究队列缺乏。

针对这些薄弱之处，建议在以下几个方面采取应对策略。

（1）充分利用好中国的临床资源和数据，做出适用于中国人群的精准医学发现及研究成果，并加快其向临床的转化应用，积极开展临床研究。

（2）鼓励基础研究的源头创新和转化应用。一方面强化创新，大力推进本土原创、具有独立知识产权的研究工作；另一方面遵循自身学科特点，强调围绕临床，从临床中发现问题，提出问题并解决问题。

（3）皮肤病学领域的快速发展和重大原创性成果产出都离不开多学科协作，应适当鼓励申报和资助皮肤科与其他学科的交叉融合项目，共同推进皮肤科发展。

（4）宏观层面，采用公共卫生学方法进行规划和设计，对我国自然人群皮肤疾病的流行病学特征与疾病负担开展调查；微观层面，结合高通量测序组学开展分子遗传流行病学研究。

二、皮肤病学学科的发展方向

1. 关注皮肤病流行病学

以社区为单位，加强对我国基层群众的皮肤病流行病学情况调查，建立大规模的真实世界皮肤病队列，同时结合高通量组学研究开展我国皮肤病的分子流行病学特征解析。从宏观和微观两个维度打开皮肤病的流行病学"黑箱"，这对于皮肤疾病预防、"健康中国"战略的实施至关重要。

2. 加强皮肤免疫学基础研究

免疫相关性皮肤病的研究在皮肤病学学科领域权重较高，而且我国学者在此领域的研究基础较好，皮肤病领域重点项目建议以免疫学为基础，综合其他优势学科，容易做出大成果。

3. 关注代谢对重要皮肤病的影响

代谢作为生命体的基本过程，参与疾病发生发展过程并影响疾病转归。研究代谢变化对于皮肤病致病机制的影响，深入理解代谢在皮肤病中的作用和地位，为探索皮肤病的干预新途径提供理论基础。

4. 加强环境因素对皮肤病作用的研究

环境因素、遗传因素与机体相互作用，共同促进皮肤病的发生发展。环境因素包括紫外线、污染、皮肤微生态、生活方式、饮食健康等。探讨环境改变与疾病之间的关系,包括环境与表皮细胞、免疫细胞、色素细胞以及表皮细胞与免疫细胞、色素细胞的关系,应该是今后研究的重点。

5. 关注皮肤生物学研究

皮肤生理是皮肤病学研究的基础,只有了解正常的皮肤生理功能,才能够更好地研究病理状态下的皮肤功能改变,皮肤病学研究应该注重皮肤生物学,比如毛囊、皮肤干细胞、类器官等。

6. 关注重要/重大皮肤疾病的精准医学以及靶向治疗的医学转化研究

针对临床上的常见、多发皮肤病(如特应性皮炎、荨麻疹、银屑病等)开展基于中国人群的个体化精准医学研究,有利于提高临床治疗效果,避免过度医疗。针对靶点明确的重要/重大皮肤病开展靶向治疗研究,开发新的治疗干预手段,实现基础向临床的有效转化。

7. 关注皮肤病学学科与其他学科交叉的基础研究

皮肤病学学科的快速提升和重大原创性成果产出离不开多领域、多技术、多学科的共同协作。应适当鼓励申报和资助皮肤病学学科与其他学科[如公共卫生学、药学、信息科学(大数据与人工智能)、材料科学、物理学和化学等学科]的交叉融合项目,共同推进皮肤病学学科发展。

第四节　皮肤病学学科的发展目标及其实现途径

随着科学技术日新月异,新技术不断涌现,如单细胞测序技术、基因编辑技术、人工智能技术,为皮肤病学学科的未来发展提供了机遇。但伴随着知识更新的周期不断缩短,创新驱动发展对于知识和技术供给的要求越来越高,皮肤病学学科发展往往需要多学科交叉融合,以开放的姿态、融合的形态、协同的状态,促进多学科聚集、跨学科交叉方能取得突破。我们应当充分利用先进技术优势,发掘皮肤病学学科创新性成果,提升我国皮肤病学研究领域的创新能力和国际地位,优先支持一批具有国际竞争力的皮肤病学学科研究团队,辐射带动更多的团队,为提升我国皮肤病学学科研究创新能力和国际竞争力提供有力的基础支撑。

同时，应当注重加强我国皮肤病学学科转化医学研究力度，以临床问题为导向，着重支持一批原创性成果进行转化医学的研究与应用。

第五节　皮肤病学学科优先发展领域 及重要的交叉研究领域

一、优先发展领域

（一）皮肤生物学

皮肤生物学是皮肤维持稳态、细胞分化及发育的基础，可作为解析疾病的重要突破口。结合研究现状和未来发展趋势，重点研究方向主要包括以下三个方面。

1. 皮肤及毛囊干性研究

皮肤发育是皮肤疾病的重要研究入口，皮肤及毛囊干性研究是未来研究热点之一。了解干细胞的基本生物学特性，掌握其形成演进规律，为皮肤病干预提供分子靶点，将成为未来皮肤病学学科发展的重要策略。

2. 皮肤微环境稳态

皮肤微环境稳态是指免疫、神经、代谢以及微生态之间的相互作用，及其对皮肤生物学的宏观影响（包括发育、衰老、疾病等），是未来研究和发展的又一重要领域。

3. 皮肤表观遗传学研究

目前，皮肤表观遗传学研究在国际研究中呈蓬勃发展态势，如探究染色质空间构象与多种修饰之间的动态有序变化对皮肤病的具体作用机制，同时是未来皮肤病学学科发展的重要领域。

（二）免疫相关性皮肤病

免疫相关性皮肤病是皮肤的重要组成部分，其囊括银屑病等慢性炎症性皮肤病，系统性红斑狼疮、天疱疮等自身免疫性皮肤病，以及特应性皮炎、荨麻疹等变态反应性疾病。分析研究现状和未来发展趋势，重点研究方向主要包括以下三个方面。

1. 免疫相关性皮肤病的代谢研究

研究免疫相关性皮肤病演进过程中重要免疫细胞代谢的变化及其对疾病转归的影响，有助于进一步深入解析疾病的发生发展机制，并提出新的干预措施。

2. 免疫相关性皮肤病的功能细胞研究

免疫相关性皮肤病发生与转归过程中，树突状细胞、中性粒细胞、T 细胞、巨噬细胞、B 细胞、组织驻留记忆 T 细胞、先天淋巴细胞等功能免疫细胞的活动至关重要，而免疫细胞活化、分化的具体机制以及免疫细胞之间相互作用的调控网络目前仍知之甚少，有待进一步阐明。

3. 免疫相关性皮肤病的微生态研究

皮肤微生物是皮肤微环境的基本组成成分，由病毒、细菌、真菌等构成复杂的生态网络，并可与其他器官系统关联，如皮肤-肠道微环境轴。肠道菌群和皮肤微生态如何影响、调控免疫性皮肤病、皮肤微生物代谢产物鉴定及探究其在皮肤炎症反应中的作用及机制仍有待深入研究。

（三）遗传性皮肤病

遗传性皮肤病是皮肤病临床防控的重要领域，部分疾病的"遗传"特性已指明研究方向，对其的机制研究应加速推进。对于机制尚不明确的遗传性相关疾病，解析疾病的遗传特征并发掘潜在诊疗靶点具有重大的意义，未来发展趋势和重点研究方向主要包括如下几个方面。

1. 基因组学研究及与多组学的融合和交互分析

目前我国遗传性皮肤病的研究面临诸多挑战，其中多种复杂皮肤病病因不明、遗传易感性图谱存在缺陷、测序数据质量深度不足、检测人群数量有限、单基因皮肤疾病致病基因谱也有待完善等。未来仍需通过完善遗传资源库、优化组学测序新技术和新路径、革新生物信息学分析与算法等手段进行完善。

2. 药物基因组学

药物基因组学以分子药理学为基础，以药物效应、安全性为目标，通过整合基因组、代谢组及临床相关特征，根据患者个性化特征评估并制定个体化治疗方案，是未来皮肤病实现精准防控的重要策略。

（四）色素性皮肤病

目前以色素细胞为基础的皮肤病，包括白癜风、黄褐斑等，其机制研究模式正处于瓶颈期。结合我国临床样本基数优势，分析未来发展趋势和重点研究方向主要包括如下几个方面。

1. 新功能细胞及分子研究

此前，白癜风的免疫发病机制探究主要聚焦于 CD8+T 细胞。运用免疫学前沿理论和高新研究技术，有少数研究者已率先发现了若干参与白癜风致病的新细胞亚群和分子。同理，其他色素性皮肤病也存在待发现或重视的新细胞亚群及分子，是未来揭示疾病发病本质及机制的新方向。

2. 色素性皮肤病的微环境研究

如前所述，通过皮肤微环境这一重要"疾病窗口"，皮肤色素细胞微环境与免疫细胞的互作则是具有巨大潜力的研究新方向。

二、重要的交叉研究领域

1. 皮肤疾病的公共卫生学

前文提到我国基于社区人群的皮肤流行病学基础数据并不完善，一些疾病甚至没有可靠的发病率数据作为参考，也缺乏符合国情的临床用药指南。利用公共卫生的思路和流行病学的方法，从宏观上进行大样本人群皮肤病的流行病学调查，并结合高通量组学数据开展分子水平的遗传流行病学研究，实现真正意义上从中国人群出发开展科学研究，而在此基础上完成的科研成果才能真正投入到我国皮肤病防治的实际工作中。另外应着力构建中国人群的若干重大皮肤疾病的真实世界队列，作为开展相关疾病基础研究和临床研究的重要基础。

2. 人工智能在皮肤病诊断和评估中的作用

人工智能是当今科技发展的杰出代表，表现出与多个学科融合的巨大潜力和价值。皮肤病学学科发展高度依赖形态学特征，直观性极强，疾病诊断和评估很大程度上取决于对临床图像和皮肤影像（皮肤镜、反射式共聚焦显微镜、高频皮肤超声、组织病理）等多模态数据的识别。同时，皮肤病病种多、数据量大的天然属性使人工智能大有用武之地。尤其，人工智能对皮肤肿瘤、炎症性皮肤病、损容性皮肤病的诊断具有重要的价值。基于皮肤影像技术的人工智能不仅能提高疾病诊断的灵敏度和特异度，还能对常见疾病的严重程度和良恶性进行客观评估。以多维度皮肤影像大数据和深度学习为基础的人工智能技术在皮肤病学学科的发展突飞猛进，有助于实现诊疗效率和水平的快速提升，推动精准医疗和分级诊疗的深化改革。

主要参考文献

[1] Chung W H, Chang W C, Lee Y S, et al. Genetic variants associated with phenytoin-related severe cutaneous adverse reactions. JAMA, 2014, 312(5): 525-534.

[2] Cai Y H, Shen X Y, Ding C L, et al. Pivotal role of dermal IL-17-producing γδ T cells in skin inflammation . Immunity, 2011, 35(4): 596-610.

[3] Lei L, Yan B, Liu P P, et al. Lysophosphatidic acid mediates the pathogenesis of psoriasis by activating keratinocytes through LPAR5. Signal Transduction and Targeted Therapy, 2021, 6(1): 19.

[4] Lou F, Sun Y, Xu Z, et al. Excessive polyamine generation in keratinocytes promotes self-RNA sensing by dendritic cells in psoriasis. Immunity, 2020, 53(1): 204-216.

[5] Wang Z J, Zhao M, Yin J H, et al. E4BP4-mediated inhibition of T follicular helper cell differentiation is compromised in autoimmune diseases. The Journal of Clinical Investigation, 2020, 130(7): 3717-3733.

[6] Li J E, Guo A Y, Chen W Q, et al. Association of *ORAI1* gene polymorphisms with chronic spontaneous urticaria and the efficacy of the nonsedating H1 antihistamine desloratadine. The Journal of Allergy and Clinical Immunology, 2017, 139(4): 1386-1388.

[7] Wang W, Zheng Q B, Pan D Q, et al. Near-atomic cryo-electron microscopy structures of varicella-zoster virus capsids. Nature Microbiology, 2020, 5(12): 1542-1552.

[8] Liu H, Irwanto A, Fu X, et al. Discovery of six new susceptibility loci and analysis of pleiotropic effects in leprosy. Nature Genetics, 2015, 47(3): 267-271.

[9] Yin C Q, Zhu B, Zhang T, et al. Pharmacological targeting of STK19 inhibits oncogenic NRAS-driven melanomagenesis. Cell, 2019, 176(5): 1113-1127.e16.

[10] Liu H, Kuang X W, Zhang Y C, et al. ADORA1 inhibition promotes tumor immune evasion by regulating the ATF3-PD-L1 axis. Cancer Cell, 2020, 37(3): 324-339.e8.

[11] Zhang Y, Gao L, Ma S D, et al. MALAT1-KTN1-EGFR regulatory axis promotes the development of cutaneous squamous cell carcinoma. Cell Death & Differentiation, 2019, 26(10): 2061-2073.

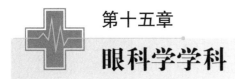

第十五章

眼科学学科

第一节 眼科学学科的战略地位

一、眼科学学科的定义、特点及资助范围

眼科学是医学科学的一个分支，主要研究眼及附属器官的结构、功能、视觉形成以及相关领域疾病的发生发展、转归、诊断和防治。眼部疾病主要包括眼睑病、结膜病、泪器病、角膜病、巩膜病、葡萄膜病、青光眼、晶状体病、玻璃体视网膜病变、视觉通路相关疾病、屈光不正及调节障碍、眼肌病、眼眶病（包括良性和恶性肿瘤）、眼外伤和全身疾病的眼部表现等。

相比于其他医学学科，眼科学有其自身特点。首先，眼在人体解剖结构中是一个相对独立的器官，具有免疫豁免的特点，同时眼球是屈光透明系统，眼底情况可以直接观察，是理想的科学研究器官。其次，眼是人体接收外界信息的主要渠道，接收了外界80%以上的信息，同时也是远距离获取信息的重要器官。此外，眼相关疾病多不致死，且性状易于观察，是非常好的遗传学研究对象。同时，眼科学还与神经科学、循环科学、光学、材料科学关系密切，其他学科的成果可以率先在眼科学进行转化应用。

国家自然科学基金眼科学学科的资助范围包括：角膜及眼表疾病，晶状体与白内障，巩膜、葡萄膜与眼免疫，青光眼、视网膜、脉络膜及玻璃体相关疾病，视觉、视光学与近视，弱视及眼肌疾病，视神经及视路疾病、眼眶疾病，眼组织移植，全身疾病眼部表现，眼科学研究新技术与新方法等领域的相关研究。

二、眼科学学科研究的重要性

眼是人体最重要的器官之一，是获取外界信息的主要途径；眼的健康与人体健康和生存质量密切相关，因此，眼科学的主要任务是提高眼健康水平。解剖结构精细、疾病种类复杂、诊断和治疗高度依赖显微仪器技术等特点决定了眼科学发展相对滞后；同时，眼屈光系统透明、眼底可直接观察、眼球是免疫赦免区等特点决定了眼科学在肿瘤、血管性和免疫性疾病的研究中具有重要价值。

眼科学发展具有相对滞后的问题。全世界现有视力损伤人群 2.85 亿，盲人 3900 万；我国现有视力损伤人群 9550 万，盲人总数已达 1730 万。我国是世界上盲人数量最多的国家，每年因视力残障导致的直接花费高达数百亿元。因此，我国的防盲治盲工作需求迫切。在学科布局和规划方面，增加眼科学领域研究的经费投入，充分调动眼科学领域临床和基础科研人员的积极性，促进多学科交叉合作，通过临床工作和基础研究合作，阐明我国常见眼残障疾病的发病机制，降低发生率和致盲率，是我国社会发展的迫切需要，也是防盲治盲工作的核心内容。眼科学研究的发展对于我国人口素质的提高、国民经济的发展和社会文明的进步都具有深远影响。

眼球具有独特的感光结构，与物理光学有着密切联系。视网膜属于中枢神经系统，负责将光信号转化为化学信号并传输至大脑。视网膜病变会通过跨突触变性引起相应视觉中枢的改变。从这一角度看，视网膜和视神经的疾病不是单纯的眼部疾病，而是中枢神经系统疾病的眼部表现。这些认知将促使很多视神经疾病的诊治观念展开革新。视网膜功能的研究和以视功能眼病为损伤模型对视觉认知加工机制的研究都非常重要，可能会推动整个神经、认知领域的进步。另外，生理性和病理性视网膜新生血管形成，可为全身性血管形成提供一个良好的模型，推动整个人体循环系统的研究进步。由此可见，眼科学的发展，与其他学科的发展密切融合、相互促进，具有重要的战略地位。

第二节　眼科学学科的发展规律与发展态势

一、眼科学学科的发展规律

1. 眼科学学科的发展历史

随着分子生物学技术的发展，眼科学研究开始从解剖学视角向分子生物学转变。眼科学的研究从揭示眼的解剖结构、生理、病理特征逐步转向了更加深入、系统的细胞水平和分子水平的致病分子机制和诊疗研究，进而形成了遗传学、生物信息学、病理学与病理生理学、生物化学与分子生物学以及医学影像学等多学科交叉的系统研究。眼球的结构精细，对精密仪器设备的依赖度高，因此，研发和生产国产光学精密仪器的需求也越来越迫切。

2. 社会经济发展对眼科学学科的需求

随着社会经济水平的不断提高，群众眼保健意识和就医观念的不断加强，对眼科学诊断、治疗和视觉改善要求也越来越高，提倡"看得清楚，看得舒服，看得持久"。2018 年 8 月，习近平总书记在看到有关报刊刊载的《中国学生近视高发亟待干预》一文后，对青少年视力健康工作做出重要指示[①]："我国学生近视呈现高发、低龄化趋势，严重影响孩子们的身心健康，这是一个关系国家和民族未来的大问题，必须高度重视，不能任其发展。""要结合深化教育改革，拿出有效的综合防治方案，并督促各地区、各有关部门抓好落实。"习近平总书记强调，"全社会都要行动起来，共同呵护好孩子的眼睛，让他们拥有一个光明的未来"。增加青光眼、老年性黄斑变性等致盲性眼病的诊疗窗口和机会性筛查，建立适宜我国国情的全民性眼病筛查模式也是眼科学发展的另一个重要任务。因此，在这样的时代背景下，眼科学的发展需要关注个性化治疗，提高全民眼健康，注重提高视觉质量，提升人民生活质量。眼科学已经成为当前现代医学领域中发展最活跃的学科之一。

二、眼科学学科的发展态势

（一）眼科学学科发展的优势和劣势

眼的解剖结构特殊，屈光间质透明，是人体唯一可以在体观察到神经和血管的器官，这给眼病的研究和诊疗带来了巨大的优势。

1. 遗传学研究的优势

眼是信息采集器官，其病变往往导致视觉障碍，大多的眼病不会直接威胁患者的生命，因此大量的眼病家系被保留下来。同时，很多眼病往往可以直接进行图像学的采集、观察和分析，给遗传学研究带来了巨大便利。因此，在研究血管和神经系统的发育、病变、分子机制时，众多科研工作者倾向于以视网膜为研究对象，更易获得突破性成果。

2. 新技术应用的优势

眼的解剖生理特点使其具有易操作性、免疫赦免性及对治疗的快速应答等特

---

① 习近平近日作出重要指示强调　共同呵护好孩子的眼睛 让他们拥有一个光明的未来. 2018-8-28. www.moe.gov.cn/jyb_xwfb/s6052/moe.838/201808/+20180828_346376.html.

点，便于一些新技术的尝试与成功应用。在临床实用技术方面，眼底光凝是应用于人体的首个激光治疗；人工晶状体是率先植入人体的人造材料；角膜移植在眼科首开先河；眼部的 Leber 先天性黑矇（Leber's congenital amaurosis）是基因治疗的首例成功典范[1]；人工智能辅助诊断在糖尿病眼底分期的诊断上，大获成功。在基础研究方面，视网膜母细胞瘤相关的视网膜母细胞瘤基因（Retinoblastoma gene）是首次发现的抑癌基因[2]；全基因组关联分析亦首先应用于老年性黄斑变性，发现了其易感基因补体因子 H（complement factor H）[3]。

虽然眼科学相对于其他医学学科具有一定的优势，但是同样存在劣势。

（1）眼病的机制研究相对滞后。眼病的种类繁多、致病机制复杂，对于发病率高、危害性大的眼病，如青光眼、近视、老年性黄斑变性、糖尿病视网膜病变等疾病，其致病机制的研究依然滞后。

（2）由于机制研究的滞后，上述疾病均无特效治疗。眼科真正能够实现根治的疾病种类屈指可数，如白内障、斜视、视网膜脱离等。

（二）眼科学学科发展面临的机遇和挑战

进入 21 世纪以来，分子生物学、生物医学材料等学科的飞速发展给眼科学发展带来了巨大的机遇。

借助眼科遗传学研究的优势，越来越多的眼科单基因病的致病基因被发现。同时，基因编辑和基因治疗技术的发展为眼科遗传病的治疗打开了一扇门：眼的特殊结构使得眼可以作为基因治疗和基因编辑的完美器官，以此为契机，眼遗传病的治疗方面有望迎来突破。在生物医学材料方面，纳米感光材料等新材料的发展为人工视觉提供了可能。

近年来，脑科学与认知科学日渐成为当前国际科技前沿的热点领域，各发达国家都高度重视。2013 年美国公布了"推进创新神经技术脑研究计划"，欧盟也推出十年规划的"人脑计划"。我国在《国家中长期科学和技术发展规划纲要（2006—2020 年）》中，也把"脑科学与认知科学"列入基础研究 8 个科学前沿问题中。眼科学与脑科学紧密联系，互相推动；视网膜和视神经是中枢神经系统的一部分，视网膜和视神经分别与脑灰质和脑白质非常接近。目前已知的许多大脑神经退行性疾病都存在相应的眼部表现，而青光眼等视神经相关疾病也会引起视觉和非视觉皮层及白质的结构改变和功能重塑。眼是唯一可以无创、在体观察神经和血管的器官，常见眼科疾病（如弱视、视神经退变等视功能眼病）作为损伤模型可为视觉神经系统发育机制提供抓手；同时视觉功能的恢复也为理解大脑可塑性机制提供了窗口；视觉功能的恢复和改善的方法探索也成为研究增强认知功能的热点。随着大脑影像学技术的进步，越来越多的认知功能及其机制被认识与了解：视皮层发育、衰老的规律，以及全身代谢性疾病等对大脑的影响等。作为认知科学重要组成部分的眼科学，需要积极参与国家脑计划研究，并以此为契机推动我国眼科学和神经及认知科学的快速发展。

在诊疗技术方面，近50多年来众多重要的眼科诊断检查技术得到了广泛应用，包括眼用超声波、计算机断层扫描术（CT）、MRI、彩色多普勒、超声生物显微镜、视网膜血管造影仪、光学相干断层扫描（OCT）、角膜内皮显微镜、角膜地形图、角膜共聚焦显微镜、全角膜地形图、视野计、多焦视网膜电图、多焦视觉诱发电位等技术。同时，玻璃体手术、白内障超声乳化吸除合并人工晶体植入术、青光眼滤过手术以及激光手术等的治疗效果不断提高。基础研究和临床研究的紧密结合，促进了眼科诊断和治疗技术的产业化进程，使未来眼科学的临床诊疗水平更精准。

眼科学发展面临巨大发展机遇，但同样面临以下巨大挑战。

（1）复杂遗传性眼病的致病基因和致病机制不明。当前，危害视觉健康的主要疾病，如青光眼、年龄相关性黄斑病变、糖尿病视网膜病变等疾病发生的遗传学因素依然没有阐明，遗传与环境之间相互作用关系的研究依然滞后，致病机制的揭示亟须解决。

（2）眼部病理性新生血管形成机制和治疗手段的研究也是当前眼科学研究面临的挑战。

（3）视网膜损伤修复和功能重建的研究是难点，视网膜属中枢神经系统，视网膜神经元损伤与诸多疾病相关，如青光眼、视网膜色素变性、年龄相关性黄斑病变等严重危害视觉健康的疾病。视网膜神经元是末端分化的细胞，如何完成神经元再生并有效整合入已有的视觉环路，应用于上述疾病的治疗是眼科学发展中面临的另一巨大挑战。

第三节　眼科学学科的发展现状与发展布局

一、眼科学学科的发展现状

1. 我国眼科学学科研究论文成果

利用 SCI、InCites 和 ESI 数据库对近年眼科学研究领域文献进行分析（检索时间为 2022 年 2 月 21 日；检索方法是利用 WOS 数据库提供的研究方向聚类功能，按照 Ophthalmology 进行年度学科聚类以后进行数据分析，包括国家分布、被引频次排序、高被引筛选）。"十二五"期间，发表在眼科学研究领域的文献总量为 151 988 篇，其中中国学者发表文献 11 077 篇，占比 7.288%。"十二五"期间（时间由远到近）发文总量分别位于世界排名第 5、4、4、4、3；位于前列的国家分别为美国、英国、德国和日本。"十三五"期间，眼科学研究领域共发表文献 177 210 篇，其中中国学者发表文献 19 449 篇，占比 10.975%。"十三五"期间我国发文总量的世界排名在 2017 年跻身世界第 2，后连续 4 年保持第 2，仅次于美国。中国学者文献总发文增长率为 75.58%，远高于世界总发文增长率的 16.59%。文献被引情况直接反映科研成果影响力。"十三五"期间中国发表论文总被引次数 179 632 次，被引论文数百分比为 80.98%。其中排名前 1% 的高被引论文数量达 80 篇，中国学者高被引论文占比由"十二五"期间的 9.05% 提高到"十三五"期间的 15.55%。中国学者高被引论文增长率高达 66.7%，且呈现出逐年增长的态势：2020 年眼科领域 85 篇高被引论文中，我国机构发文 20 篇，占比达到 23.5%。整体体现出我国学者在眼科学领域的国际影响力，涌现了一批年富力强、达到或接近国际先进水平的优秀学术带头人。

2. 我国眼科学学科研究已取得重要进展的优势方向

我国眼科学学科研究的主要优势有两个方向。

（1）基于遗传学和人工智能的眼科疾病诊断研究。我国人口基数大、人口资源丰富，因此罹患遗传性眼科疾病的患者数量多，推动我国在遗传性眼科疾病的多中心临床研究、流行病学研究和遗传学研究的发展。我国眼科疾病的遗传学研究从追赶模仿，过渡到逐渐摆脱对国外技术方法的依赖，最终发展到现阶段在国际部分领跑；有望在不远的将来，达到国际领先水平。在基于人工智能的眼科疾病诊断方面，我国学者在视网膜病变的人工智能早期筛查研究中已达到国际先进水平，有望帮助医疗资源紧张的地区提高疾病诊断效率和准确率[4-7]。

（2）基于基因治疗、药物治疗、人工材料等的治疗技术突破和设备革新，发展眼科疾病治疗研究。在基因治疗方面，我国拥有全球最大样本量的眼科基因治疗临床数据，已验证了基因治疗在遗传性视神经病变领域拥有广阔的应用前景[8]。在药物治疗方面，针对抗血管内皮生长因子（VEGF）治疗为特征的新生血管性眼病，我国企业研发的抗体已达到 40% 市场占有率，处于国际先进水平[9]。在人工材料方面，我国科学家开发了基于纳米金颗粒装饰的二氧化钛纳米阵列的人工光感受器以形成人工视觉，奠定了我国在该领域的国际地位[10, 11]。在白内障治疗技术创新突破方面，我国眼科医生创新性地提出白内障超声乳化"扭动"碎核技术[12]，已在全球广泛应用，奠定了我国在白内障微创手术领域的全球领先地位。最后，在设备革新方面，我国自主研制的"准分子激光角膜屈光治疗机"获国家食品药品监督管理总局（CFDA）产品注册证书，不仅关键指标居国际领先，且成本相比进口产品降低达三成。随着技术的进步，眼科学的临床诊疗技术日趋简便、精细、无创、定量和自动化，使未来临床眼科学的诊疗更精确高效[13]。

3. 我国眼科学学科研究需要加强的薄弱方向

尽管我国眼科学研究在过去 10 年取得了长足进步，但与先进国家相比仍存在较大的差距，具有诸多的薄弱之处，主要体现在以下四个方面。

（1）在眼科学基础研究方面，我国原创性、突破性学术观点和学术思想较少，缺少能够引领国际同行追踪的研究方向/领域；研究手段多照搬模仿，缺乏眼科特色的医学创新理论和应用研究技术。目前，视神经再生和损伤修复、视网膜血管异常增生及近视等的机制和防治均存在难点，缺乏有效的研究手段。

（2）在眼科学临床研究方面，虽然我国人口资源丰富，为眼病研究提供了丰富的样品，但临床医生和基础科研人员之间合作较少，存在临床数据采集效率低、采集质量不高的问题。临床上对新型手术技术的研究和推广缺乏重视度。

（3）在眼科学转化研究方面，能实现从基础研究到临床转化的成果仍然屈指可数。我国的眼科学研究项目多处于基础研究，离临床转化应用存在较大差距。此外，医学转化的意识较为薄弱，对国外的仪器、药品和试剂依赖性高，缺乏自主创新意识。

（4）在经费支持和团队建设方面，相比于其他国家和其他临床学科，我国对眼科学的经费支持投入有限，对重要的眼科学研究方向缺乏高强度支持，缺少针对重大眼科学问题的资助计划。我国眼科学研究队伍的规模和眼科疾病发病率不成比例，团队规模有待提高。

眼科学研究需要制定新策略来加强这些薄弱之处。

（1）鼓励基础研究的原始创新。加大力度支持我国已取得重要进展的优势方向，重点扶持缺乏有效防治手段相关眼病的基础研究。

（2）充分利用我国丰富的临床资源，鼓励临床研究与基础研究的有机结合，鼓励眼科学领域的跨学科合作，建立高质量样本资源库，规范生物样品的采集和保藏，完善数据的收集、保存和分析应用。

（3）鼓励基础研究的临床转化。鼓励基础研究从零到一的原创性基础研究，积极推动基础研究的临床转化，提升临床医生在技术创新研究方面的意识。

（4）进一步增加对眼科学研究的经费支持和推动团队建设。为重大眼科学问题制定科学计划，加强眼科学领域的人才梯队建设，在加大科研经费支持力度的前提下，吸引更多海外优秀学者回国投入到我国眼科学领域的建设；另外加大力度培养国内优秀青年人才，壮大眼科学研究领域的人才队伍。

二、眼科学学科的发展布局

目前，我国眼科学研究已经启动策略性调整，即从临床治疗为主向预防治疗一体化为主转变；从描述与观测性的科学研究向大数据评判转变；从临床问题发掘到遗传分子机制的深入探索转变。未来眼科学学科主要从以下几个领域与科学问题展开布局。

（1）复杂、多因素眼科相关疾病的机制不明确，是影响该类疾病治疗效率的重要原因，也是眼科发展不可忽视的重要科学问题。复杂因素的眼科疾病发病率居高不下，例如视神经病变、视网膜新生血管与视网膜眼底病变等致盲性眼科疾病机制研究进展缓慢，需要综合利用代谢组、蛋白质组及新替代测序技术，解析该类疾病的关键生物标志物，阐述该类疾病的致病因素、损伤修复原理、免疫机制与遗传学致病机制等。

（2）加强我国眼科疾病的预防、遗传咨询与临床诊断和治疗结合的研究体系、公共研究平台的建设。通过建立重要眼部疾病科普平台，加强国民对眼科疾病的认知与关注；通过构建百万级自然人群国家大型健康队列和致盲疾病专病队列，结合大数据延伸的生物信息学及多组学手段，挖掘更多眼科疾病遗传因子，为临床诊断与治疗建立一个良好的研究生态圈；通过完善对中国人群中高发病率的近视、糖尿病视网膜病变、眼组织新生血管性疾病、眼表疾病及其相关并发症的临床表现的认知，建立学科相关眼病的公共平台。

（3）在基因治疗与编辑技术和人工智能的高速发展背景下，重视眼科疾病在基因治疗与编辑中的突破；在利用遗传学挖掘致病因子的基础上，融合基因治疗、细胞治疗等新型手段，突破传统眼科治疗的瓶颈。

（4）加强医工交叉领域的新探索。借助移动医疗、云平台和人工视觉智能设备等现代信息技术，实现包括眼科智能化介入诊疗和国产设备仪器的研发和应用。

（5）加强国产医用药物的探索与运用。借助材料化工学、药物递送平台的最新研究，实现眼科医用材料生产国产化以及新型眼科药物国产化与治疗手段的创新化。

上述研究领域中，遗传学致病因子与机制的探索和仪器、设备、药物探索的国产化是本阶段亟须重点优先发展的领域。

第四节 眼科学学科的发展目标及其实现途径

在未来 5 年内，我国眼科学的发展目标是：在眼科疾病的遗传学、眼科疾病的分子机制、类器官与再生医学、基因编辑和基因治疗、视觉假体和人工视觉等领域达到国际先进水平；在复杂疾病易感基因研究、新型基因治疗、眼科疾病诊断与治疗的设备仪器等领域具有国际影响力，取得一批原创性成果，形成具有自主知识产权的诊断、治疗仪器和治疗药物；培养出 8～10 位引领眼科学研究方向的领军人才，形成 3～5 个在国际上有影响力的眼科研究中心，保持研究论文产出优势。同时，拟从以下途径实现上述战略目标。

（1）加强顶层设计，完善学科发展布局。根据眼科学的发展态势和社会需求，实时更新眼科学发展布局，明确各眼科学发展方向；巩固国际领先的优势研究领域，在资源配置方面予以倾斜；加强国内眼科领域卓越期刊的发展与建设，推动我国眼科学在国际上的地位革新。

（2）促进优势学科领域，扶持薄弱学科领域。在稳定支持眼科学优势领域发展的前提下，加强满足眼科学薄弱领域的发展需求，对薄弱领域的基础科研条件建设和人才建设予以高度支持。

（3）加强资助工具的优化组合，推动学科交叉。在维持眼科学稳定发展的同时，以眼科学发展目标和重大科学问题为向导，在资助政策和资助力度方面，向学科交叉合作予以倾斜，推动眼科学的学科交叉。

（4）加强眼科学研究及成果转化。部署一批以前沿研究为选题的高质量科研项目，引领原始创新研究。同时，对于可转化的基础研究，以临床应用为目标的科研项目，应予以持续的、多方面的资助与支持，培育突破性成果。

（5）加强国际合作与交流。在国内外，推荐我国眼科学科研人员在学会中担任重要职务，加强眼科学基础研究与临床的交流与互动，强调科学研究为临床服务的迫切与必要性。通过不同层次人才项目，培养一批年龄构成合理的眼科学人才，助力眼科学的发展，提高我国眼科学的国际影响力。

第五节 眼科学学科优先发展领域
及重要的交叉研究领域

一、优先发展领域

1. 眼科遗传学

在以生物信息技术为驱动的后基因时代，深入探讨眼科罕见病、疑难病的遗传学背景，建立常见病的多基因遗传风险评估模型；眼科遗传学研究将从基因测序转移至基因功能研究；大规模的多组学研究将成为眼科遗传学研究的前沿；利用遗传变异数据库，进一步完善我国特异遗传变异现状的精准化防治策略；建立各种难治性眼病的疾病模型，发现眼科疾病的新型标志物和筛选防治的新靶点。

2. 屈光不正、眼组织新生血管性疾病和眼免疫性疾病发病机制

完善眼科高发病率、复杂性疾病的发病机制，以屈光不正、眼组织新生血管疾病和眼免疫性疾病为主。寻找屈光不正疾病系谱中的易感因素和发病机理；新生血管靶向给药系统和缓释系统研发；感染性眼病的分子检测；血管性疾病的神经保护机制；眼免疫性疾病遗传背景及其机制；眼免疫性疾病生物治疗新靶点及生物制剂；感染性相关免疫眼病的药物筛选；眼免疫性疾病防治策略的建立。奠定相关疾病防治的原创理论基础，革新我国眼科复杂疾病的治疗策略，提高治疗水平，改善人民生活质量。

3. 再生医学

眼成体干细胞的标记鉴定、定向分化调控机制；眼组织各类体细胞的重编程机理和再生治疗研究；眼组织的体外再生和移植治疗；干细胞角膜再生治疗技术；眼科学与生物材料学结合，研发3D打印等新型组织工程技术，推动角膜、视网膜等修复；光电磁等无创刺激技术用于角膜、视神经等修复再生；应用胚胎干细胞和成体干细胞，在眼表修复重建以及各种视网膜疾病的治疗中将具有广阔的应用前景。

4. 新型基因治疗和基因编辑技术

各类基因编辑技术的快速发展使病变基因的精准编辑成为可能[14-16]。眼作为

独立的体表组织，易于药物递送和观测治疗效果，有利于新型基因治疗与编辑技术在眼科基因治疗上取得革命性进展[17-20]。

5. 新型传统药物的国产化研发

新药研发是解决高致盲率、提高患者生活质量最为直接的策略之一。在现有药物基础上，利用生物物理学解析晶体结构，精准设计抑制/促进靶点分子功能或复合体结合的小分子抑制剂/激动剂，优化小分子抑制剂/激动剂的筛选；循环学科与化学合成以及药学的交叉，有利于革新新药筛选方法，提升小分子药物合成速度，突破国外桎梏，开发适合我国眼科疾病的药物。

二、重要的交叉研究领域

1. 人工智能与眼科视觉基础的交叉研究

人工智能结合视觉基础研究，针对视力不可修复人群，着重开发我国自主创新的可穿戴式助视器、人工视觉信号采集设备，植入大脑皮层视觉管理区域视觉皮层假体。

我国眼科界、视觉科学和相关自动化研究机构如能将人工智能、机器视觉、图像处理和模式识别等诸多学科协同融合，有望开发出便携、捕捉和转化更清晰的物体轮廓的新一代国产自主的仿生眼，及针对管状视野和中心视力障碍的新一代可穿戴式助视器。

人工视觉、视觉皮层假体的研发，将给我国视力不可修复人群带来新的福音。同时，需要进一步对开发视觉皮层可塑性的训练范式或者电刺激、磁刺激、特定药物的研发，以非手术手段开发视觉皮层可塑性，可有效恢复视功能损伤、低视力等人群的单眼及双眼综合视觉功能。

2. 眼科智能化诊疗设备国产化

影像学的发展直接推动了眼科领域的进步。眼科领域新型光学精密仪器的开发主要依赖于眼科学家与其他学科尤其是物理光学的合作研发。目前，国内在高新光学技术和硬件开发上仍处于追赶国外先进水平的阶段。未来希望在基础研究领域实现更精确的定位、定性和定量测量，在临床应用领域拓宽适应证，研发实现各种眼病的早期诊断和疗效判断的 OCT 设备。除进一步改善 OCT 诊断等精密光学仪器的形态物理分层之外，将精密光学仪器与精密视觉电生理研究紧密结合，实现针对视网膜各层神经元的单细胞功能研究。此外，眼科与纳米技术、材料科学等领域的交叉融合，进一步推动眼科便携式、可用于实时监测的诊断仪器如眼用纳米传感器等器件的发展，以实现重大慢性眼病的预防监测与早期诊断。

加速大型眼科屈光诊疗设备（准分子激光治疗仪和飞秒激光治疗仪）的国产化创新研发及迭代，打破国外设备的绝对垄断，是我国眼科重点发展方向。

利用人工智能深度学习方法，研发了对眼底病、青光眼、白内障等疾病的辅助诊断策略，为解决我国基层医疗机构医疗资源不足提供了新的途径。扩展和推广智能手术机器人在眼科显微手术中的应用，从而实现创伤微小化、操作精细化和控制远程化。利用眼科临床、心理物理学和视觉科学等前沿进展，研究建立适用于视障人群的视觉功能智能化评估策略，针对性开发集合人工智能辅助的视知觉综合训练系统，有望为所有视障人群视力提升提供评价途径和选择。

3. 生物材料国产化

努力实现眼科生物医学材料、制剂国产化，主要包括但不限于人工晶体、多焦镜片、多焦软性接触镜、人工角膜、人工泪管、人工眼球、黏弹剂、人工眶骨、眼用长效药膜等生物材料的国产化，减少眼科患者的经济压力。

主要参考文献

[1] Jacobson S G. Gene therapy for leber congenital amaurosis caused by RPE65 mutations safety and efficacy in 15 children and adults followed Up to 3 years. Archives of Ophthalmology, 2012, 130(1): 9-24.

[2] Dimaras H, Kimani K, Dimba E A O, et al. Retinoblastoma. The Lancet, 2012, 379(9824): 1436-1446.

[3] Weismann D, Hartvigsen K, Lauer N, et al. Complement factor H binds malondialdehyde epitopes and protects from oxidative stress. Nature, 2011, 478(7367): 76-81.

[4] Abràmoff M D, Lavin P T, Birch M, et al. Pivotal trial of an autonomous AI-based diagnostic system for detection of diabetic retinopathy in primary care offices. Nature Partner Journals Digital Medicine, 2018, 1(1): 1.

[5] Gargeya R, Leng T. Automated identification of diabetic retinopathy using deep learning. Ophthalmology, 2017, 124(7): 962-969.

[6] Schmidt-Erfurth U., Sadeghipour A, Gerendas B S, et al. Artificial intelligence in retina. Progress in Retinal and Eye Research, 2018, 67: 1-29.

[7] Ting D S W. Deep learning in ophthalmology: the technical and clinical considerations. Progress

in Retinal and Eye Research, 2019, 72: 100759.

[8] Yuan J J, Zhang Y, Liu H L, et al. Seven-year follow-up of gene therapy for Leber's hereditary optic neuropathy. Ophthalmology, 2020, 127(8): 1125-1127.

[9] Li X. Safety and efficacy of conbercept in neovascular age-related macular degeneration results from a 12-month randomized phase 2 study: AURORA study. Ophthalmology, 2014, 121(9): 1740-1747.

[10] Tang J, Qin N, Chong Y, et al. Nanowire arrays restore vision in blind mice. Nature Communications, 2018, 9(1): 786.

[11] Ma Y Q, Bao J, Zhang Y W, et al. Mammalian near-infrared image vision through injectable and self-powered retinal nanoantennae. Cell, 2019, 177(2): 243-255.e15.

[12] Morya A K, Bhandari S, Naidu A. Retrospective study on outcomes of terminal chop technique of nuclear fragmentation in phacoemulsification and combined surgery: an observational study. Indian Journal of Ophthalmology, 2019, 67(2): 217-220.

[13] Zan X. Treating dry eye by medicine after laser assisted in-situ keratomileusis comprises regularly administering fluorometholone eye drops and of loxacin eye drops after lasik surgery.

[14] Hsu P D, Lander E S, Zhang F. Development and applications of CRISPR-Cas9 for genome engineering. Cell, 2014, 157(6): 1262-1278.

[15] Mali P, Yang L H, Esvelt K M, et al. RNA-guided human genome engineering via Cas9. Science, 2013, 339(6121): 823-826.

[16] Ran F A Hsu P D, Wright J, et al. Genome engineering using the CRISPR-Cas9 system. Nature Protocols, 2013, 8(11): 2281-2308.

[17] High K A, Roncarolo M G. Gene therapy. The New England Journal of Medicine, 2019, 381(5): 455-464.

[18] Jacobson S G, Cideciyan A V, Roman A J, et al. Improvement and decline in vision with gene therapy in childhood blindness. The New England Journal of Medicine, 2015, 372(20): 1920-1926.

[19] Maguire A M, Bennett J, Aleman E M, et al. Clinical perspective: treating RPE65-associated retinal dystrophy. Molecular Therapy, 2021, 29(2): 442-463.

[20] Rodrigues G A, Shalaer E, Kavami T K, et al. Pharmaceutical development of AAV-based gene therapy products for the eye. Pharmaceutical Research, 2019, 36(2): 29.

第十六章

耳鼻咽喉头颈科学学科

第一节　耳鼻咽喉头颈科学学科的战略地位

一、耳鼻咽喉头颈科学学科的定义、特点及资助范围

耳鼻咽喉头颈科学学科是研究耳、鼻、咽、喉、气管与食管等器官以及颅底、颈部和上纵隔等部位的解剖、生理和疾病现象的一门科学。

学科发展至今，已形成了包括耳科学、鼻科学、咽喉科学、头颈外科学、小儿耳鼻咽喉科学、嗓音学、听力学及眩晕病学等三级学科，极大地丰富了耳鼻咽喉头颈科学学科的内涵，提升了学科的技术服务能力和质量，促进了国家经济建设和人民生命健康水平的不断提高。

国家自然科学基金耳鼻咽喉头颈科学学科的资助范围涵盖耳鼻咽喉头颈科学及相关领域的所有研究，包括耳及侧颅底科学、听力言语障碍领域、鼻及前中颅底科学、咽喉科学、头颈外科学，以及耳鼻咽喉头颈科学相关技术及交叉学科领域。

二、耳鼻咽喉头颈科学学科的重要性

耳鼻咽喉头颈科学学科涵盖了听觉、嗅觉、言语、平衡等人体重要感知、交流功能研究、疾病认识及诊治研究。学科关联解剖复杂、精细，其功能与人体各系统有密切联系，尤其与呼吸、吞咽等重要功能息息相关。随着我国人口老龄化加剧以及环境、生活方式的急剧变化，听力障碍、变态反应疾病、睡眠呼吸障碍、头颈部肿瘤等疾病患病率呈现逐年上升趋势。

我国听力言语残疾者人数居全国各项残疾之首。有 35%～55% 的 60 岁以上人群存在听力障碍，严重影响我国人口素质，增加国民医疗支出。新生儿听力障

碍是常见的出生缺陷，发生率为 1.5‰～2.5‰。随着我国社会老龄化程度的加剧以及三孩政策的提出，强化老年人听力损失的防治工作以及减少新生儿遗传性耳聋的发生率是耳科学的重点关注领域；以变应性鼻炎和慢性鼻窦炎、鼻息肉为代表的鼻黏膜慢性炎症在中国人群中的患病人数超过 1 亿，严重威胁患者的健康和生活质量，并且是引发哮喘等下呼吸道慢性炎症的危险因素。我国变应性鼻炎的患病率已经从 2005 年的 11.1%跃升至 2011 年的 17.6%，有研究发现大气污染物 SO_2 和家庭人均年收入与变应性鼻炎的患病率及其变化趋势呈正相关。睡眠呼吸障碍患病率近 20 年在世界范围内增长了约 40%，我国高危人群超过 1.7 亿，患病人数超过 5000 万，在成人和儿童群体中，均可导致神经认知功能异常、心血管疾病风险增加，甚至猝死，增加交通事故风险 5～7 倍。根据国际流行病学资料，我国近年头颈部肿瘤的年发病率为 15.22/10 万，发病人数占全身恶性肿瘤的 4.45%。比较常见的头颈部肿瘤包括鼻咽癌、喉癌、鼻窦癌、口咽癌和下咽癌等，其原发部位和病理类型之多，居全身肿瘤之首。同时，头颈部的重要器官比较集中，解剖关系复杂，功能保全要求高。因此，这些疾病的筛查、诊治和管理已经成为影响我国维护人民生命健康的重要障碍。要整体提高我国人民健康水平，减轻政府和社会负担，延长个人有效工作时间，耳鼻咽喉头颈科学学科的发展至关重要。

耳鼻咽喉头颈科学的基础研究与技术发展同大数据人工智能、生物信息学、生物材料学、力学、免疫学、遗传学、发育学和基因治疗学、药理学、声学、组织工程学等多个领域关联密切。听觉障碍机制及听力修复，鼻腔-鼻窦炎性疾病的发生机制、分型与调控，上气道阻塞的致病因素与并发疾病、病理生理学发生机制，基于大数据人工智能的评估等领域已成为国内外关注焦点和研究前沿。

第二节　耳鼻咽喉头颈科学学科的发展规律与发展态势

一、耳鼻咽喉头颈科学学科的发展规律

1. 学科发展的自身需求

耳鼻咽喉头颈科学包括耳科学及听力言语障碍、鼻科学及变态反应科学、咽

科学及睡眠医学、头颈外科学及肿瘤学四个领域。从研究重心来看,从疾病诊治研究逐渐拓展到健康维护和源头性疾病的筛查预防,随着对病因认识的深入,提高了疾病治疗的有效性,促进了功能保全和重建。同时,学科交叉研究仍然是推动学科高速发展的主要动力。

耳鼻咽喉头颈科学学科发展需求主要体现在以下几个方面。

(1)听力损失的流行病学、病因学、发病机制和干预措施研究成为研究战略布局的重要内容。通过对听力学基础、生理学及病理生理学、分子遗传学等的研究,开展早期筛查、诊断、治疗,干预新生儿聋哑的发生率;在重度感音神经性聋康复研究领域,人工耳蜗的智能化升级、全植入性人工耳蜗及言语识别和转换功能、光学技术等应用于听传导功能研究将大大提高耳聋患者的诊疗康复;难治性听神经传导障碍及听觉中枢病变的发生机制及诊疗研究成为研究重点。言语功能研究主要集中在喉损伤修复的分子通路调控机制、局部微环境影响以及可能的干预位点。

(2)鼻科学及变态反应科学领域方面。深入解析炎症细胞调控机制,从分子生物学、基因网络形态学以及疾病的病理生理学等方面探索鼻腔、鼻窦过敏性炎性反应的发生机理、免疫耐受机制、上呼吸道过敏性炎性疾病的微生物组学和生物标志物,慢性鼻窦炎的炎症表型和内在致病因素以及药物调控机制。

(3)睡眠疾病是危及大众健康、涉及多学科的源头性疾病。大数据平台下的医学人工智能研究将为睡眠疾病研究开拓空间,在大规模筛查、新诊疗技术以及健康管理方面开辟新领域;对阻塞性睡眠呼吸暂停(obstructive sleep apnea,OSA)复杂的发病机理和病理生理学研究,将为建设 OSA 精准诊疗打下坚实基础。

(4)头颈部肿瘤学科深入研究肿瘤分子生物学属性、分析病变早期的启动特点和转化机制,有效防止肿瘤发生和恶性病变;肿瘤耐药性的分子靶向研究将推动头颈部肿瘤开辟精准治疗新的时代。

2. 经济社会发展对学科的需求

耳鼻咽喉头颈科学的基础与临床研究面向国家重大战略需求,包括:建立和推广全生命周期听力筛查模式,建立致聋性疾病数据库,完善人工听觉技术应用研究与转化,实现致聋性疾病的听功能保全、恢复和正常感知;阐明不同类型慢性鼻窦炎的发病机制并提出针对性诊疗策略;形成无创、高效的睡眠呼吸障碍筛查诊断体系,推动构建个体化诊疗模式;开展耳鼻咽喉头颈科学肿瘤发生与转化机制、精准诊疗策略研究。

二、耳鼻咽喉头颈科学学科的发展态势

在当代医学迅猛发展的洪流中，本学科发展的机遇和挑战并存，学科间的合作与竞争常态化，学科范畴更加不稳定。着重探索本学科疾病与全身疾病的关联性，注重对源头影响因素的研究，具有牵动性、带动性。将突破学科固有研究理念、学术思想以及"创新模式"的局限性，充分利用大数据、互联网、人工智能在学科发展中的巨大推动力，分析找准学科发展的战略定位，谋求新时代新发展的大平台建设，胸怀学科发展前沿的更大目标，需要站得更高，看得更远。

近年来，耳鼻咽喉头颈科学领域的新技术、新理论和新方法层出不穷。听觉前庭功能、鼻功能、嗓音功能、上气道功能的多模态量化评估与动态影像评估，大数据和人工智能诊断技术、分子病理诊断及基因诊断技术等大幅提高了诊断效率与准确性，为推动精准化治疗夯实了基础；人工听觉技术、鼻内镜外科技术、嗓音医学等在扩展手术路径与适应证、提升疗效、减少损伤的同时，也在侧颅底外科、前中颅底外科、鼻-眼相关疾病等领域取得显著突破。头颈部肿瘤的分子生物学、免疫学、遗传学等研究，进一步揭示了肿瘤的发生发展规律、药物靶点等，有效推动了头颈外科恶性肿瘤的精准化治疗。

学科发展依然存在很多劣势：①听觉神经信号传导失同步，包括听神经疾病和/或中枢性耳聋，社会危害性大，其发病机理与病理生理机制研究投入远远不足。②前庭觉、视觉、本体觉的有效整合，是人体维持直立、静态与动态平衡的基础，目前三者在生理条件下的整合机制及病理条件下的紊乱机制研究尚属空白。③嗅觉功能障碍作为常见疾病，严重影响生活质量。在病毒感染后嗅觉障碍、炎症性嗅觉障碍等领域的病理生理学研究领域，研究人员规模与支撑力度仍有不足。④喉是控制呼吸、吞咽功能的重要器官，喉部组织修复再生研究是喉科领域的薄弱环节，包括喉结构功能修复相关的通路调控、干预靶点等。

以下诸方面的研究将持续引领耳鼻咽喉头颈科学的机遇和挑战。

（1）交互作用对毛细胞以及耳蜗其他关键结构，包括支持细胞、带状突触等的病理生理学研究，将为破解感音神经性聋提供重要支撑。

（2）遗传、增龄、胆红素等不良理化因素暴露是顽固性耳鸣诱发异常听力反应的潜在致病因素，对相关发病机制及拮抗措施的研究，将为深入理解"隐匿性听力损伤"以及优化耳聋防治策略提供科学依据。

（3）不同类型内在炎症和过敏原、空气污染和微生物定植等外部环境因素共同构成了慢性鼻病的发生发展因素，二者的交互作用仍知之甚少。

（4）探索通过医学工程、药物、干细胞移植等手段治疗嗅觉障碍，以及与神经内科合作开展阿尔茨海默病、帕金森病的早期诊断及发病机制的相关研究，有望推动学科发展。

（5）充分应用生物信息分析和大数据，围绕多维病理生理信号智能分析、时空融合分析的共性关键问题开展研究，建立 OSA 诊断筛查和合并症的关键特征识别和检测模型。

（6）探索上气道结构及功能的演变过程及机制，儿童—青少年—成人气道发育的顺应性重塑过程和干预时机；研究功能和解剖因素的交互作用机制及对呼吸事件发生及终止的作用，为个性化干预提供理论基础和证据。

第三节　耳鼻咽喉头颈科学学科的发展现状与发展布局

一、耳鼻咽喉头颈科学学科的发展现状

（一）我国耳鼻咽喉头颈科学的产出规模

"十二五"和"十三五"期间，国家自然科学基金委员会持续鼓励针对耳鼻咽喉头颈科学领域严重影响人类健康的重要疾病及功能障碍的发病机制、诊断、创新治疗手段和功能重建的研究。此外，与人工智能、影像、生物材料、力学、数学算法等领域的交叉研究也逐渐备受关注。在国家自然科学基金资助下，产出了一系列重要研究成果。"十二五"期间，本领域发表 90 828 篇 Web of Sci 收录的文献，其中中国机构发表 9034 篇（9.9%）；"十三五"期间发表 118 475 篇 Web of Sci 收录的文献，其中中国机构发表 18 393 篇（占比 15.5%）。2021 年全球耳鼻咽喉头颈科学领域发表的论文中，中国发表的论文数量居第二位。我国学者发表的成果日益引起国际关注，实现从"跟跑"到"并跑"。

（二）我国耳鼻咽喉头颈科学研究已取得重要进展的优势方向

1. 耳及侧颅底科学

人工听觉植入适应证范围选择、术后效果评估和听功能言语识别个体化改善

成为该领域研究热点，代表性成果包括：①揭示了遗传性耳聋致聋的新基因、新位点以及新遗传模式和机制，在国际研究领域建立了中国聋病三级预防新模式，填补世界诸多研究空白，研究水平国际领先[1,2]；②揭示了听觉发育和听觉障碍新的分子机制，探讨了新靶点和基因治疗新的干预策略[3,4]；③毛细胞再生领域取得新发现，生物材料、器官芯片等技术与耳科学共性导向的交叉研究处于国际领先水平[5,6]；④耳聋研究模式动物及大动物模型的构建和致病机制研究取得新突破，并获得国际权威机构认证[7,8]。

2. 鼻及前中颅底科学

我国学者在慢性鼻窦炎、鼻息肉的内在型分型、发病机制、激素抵抗与复发的机制，变应性鼻炎的易感性、发病机制、免疫调控及免疫治疗等相关研究领域处于国际先进水平[9,10]。国内鼻科学领域逐渐形成了张罗教授团队、刘争教授团队等为代表的基础及临床研究团队，持续发表高水平研究成果，已经成为世界鼻科学领域有一定影响力的研究团队[11,12]，提升了我国在世界学术领域的影响力。

鼻及前中颅底科学是国内外研究热点，我国在此领域的部分研究也开始引领和影响国际指南并达到国际先进水平，可切除复发鼻咽癌和晚期复发鼻咽癌手术治疗有望改变复发鼻咽癌的治疗模式[13,14]。

3. 咽喉科学及睡眠医学

在咽科学领域，对 OSA 患者上气道扩张肌调控机制、功能障碍及修复机制、上气道解剖结构参与睡眠时气道塌陷的机制进行了探索，有效推动了基于 OSA 患者解剖学特点以及病理生理表型的精准化治疗[15-17]。"十二五"以来，我国睡眠医学发表的 SCI 收录论文增长了 4 倍以上；建立了 OSA 患者功能性患病机制系列评估手段，证实病理生理表型对个体化治疗选择和疗效提高具有积极的推动作用；在 OSA 继发损害方面，建立了全球最大的单中心 OSA 标准化样本库和专病数据库，首次筛选获得与发病相关的全局阳性位点和性状相关位点 14 个，并就基因位点开展了系列功能实验[18-22]；韩德民院士牵头带领团队，针对传统睡眠呼吸诊断技术负荷重、效率低、技术要求高等问题，建设了睡眠呼吸疾病数字化集成设备分级诊疗体系[23,24]，构建的智能辅助诊断算法在睡眠分期公开数据集验证结果方面较国际上类似研究优越；发布《睡眠呼吸障碍的筛查、诊断、随访监测解决方案》等标准和规范 11 项，并开展了系列人工智能辅诊工具研发；完善了 OSA 早期筛查及预警体系，整体创新成果及研究水平处于国际先进水平。

喉科学领域主要集中于喉返神经再生方面的研究，在神经纤维再生、中枢疑核修复、失神经喉肌等方面取得显著突破。此外,声带组织及喉黏膜组织的再生、声带纤维化、发声物理声学等领域研究亦不断深入,成果显著。

4. 头颈外科学

头颈外科是为适应头颈部与耳鼻咽喉科相关恶性肿瘤的临床诊治与科研需要而逐步发展起来的,其研究内容主要涉及头颈肿瘤发生发展及转移过程中 RNA 表观遗传、细胞信号通路、上皮细胞-间充质转化(EMT)、肿瘤微环境、肿瘤免疫逃逸等调控机制[25,26],头颈肿瘤放化疗和靶向治疗过程中的抵抗机制及其增敏靶点,肿瘤干细胞干性维持、转化及靶向干预等。其中,鼻咽癌相关研究在国家自然基金的大力资助下研究领域活跃,研究内容深入,以揭示 EB 病毒编码微RNA(miRNA)促进鼻咽癌 EMT 和转移新机制等为亮点的研究项目,在国内外相关研究领域产生较大影响[27-30]。

(三)学科的薄弱之处及存在问题

学科面临的问题包括:①新技术迅速普及但缺少规范化培训;②科研梯队建设和技术人才培养力度不够;③新兴边缘科学的发展与投入薄弱;④各地区学科发展规模和技术水平不均衡等。此外,本学科下属的三级学科均已具有一定规模,但内部专业特色各异,发展与挑战并存,谋求学科的快速与均衡发展也是当务之急。

耳科学从学科的基础建设方面考量,亟待加强的工作还很多。例如,目前还缺乏相对成熟的拮抗或逆转毛细胞损失的技术;耳蜗局部抗凋亡基因转染、干细胞诱发分化为毛细胞、基因调控毛细胞再生等为三个主要研究方向,均取得了较为可喜的初步成果,然而如何安全地实施干预,如何提高干预效率尚未明确;耳鸣及突发性耳聋的病因依然未知等。

鼻科学的内涵日益丰富,研究水平有了长足的进步,不仅在解除鼻腔慢性炎症以及结构变异等带来的通气引流功能障碍方面取得了重要进展,在鼻颅底、鼻咽相关疾病治疗中也发挥了重要作用。但与其他优势学科以及一些先进国家相比,我国的鼻科学以跟随性或模仿性研究为主,整体上研究散浅且不够系统,缺乏原创性研究方向和标志性研究成果,未能与临床充分结合凝练出重大科学问题,也未能针对关键临床问题提出有潜力的解决策略,整体研究的深度和广度仍有提升空间。因此,整合优势资源精准攻坚、侧重有转化潜力的基础及应用基础研究、提高资助效率是我国鼻科学领域今后的发展方向。

咽喉及头颈外科学领域,睡眠呼吸障碍由于其居高的发病率以及涉及多学科,成为当前研究的热点,但由于对发病机制认识不足,极大地限制了个体化治疗手段的创新和发展；诊断和个体化病因评估手段的复杂性，新技术手段的转化速度不足，形成了我国睡眠医学规模性循证研究开展的瓶颈，间接限制了对疾病转归和并发症机制的认识；喉气管组织修复再生研究是喉科学领域的薄弱环节。作为人体发病率居第六位的头颈癌，其基础和转化研究需要大力扶持和更多重视。在头颈恶性肿瘤综合治疗方面，虽然认同感有了很大提高，但未来仍需强化肿瘤规范合理的综合治疗理念，强化生存期与生存质量并重，关注多中心大样本的前瞻性研究。

二、耳鼻咽喉头颈科学学科的发展布局

目前我国耳鼻咽喉头颈科学已经形成以耳及侧颅底科学、鼻及前中颅底科学、咽喉科学及睡眠医学和头颈外科学为主要分支的学科布局。耳科学是耳鼻咽喉头颈科学中历史最悠久、科研实力最强的亚学科，主要研究方向为感音神经性聋、面神经及侧颅底疾病、前庭平衡功能障碍、听觉电生理和人工听觉。鼻科学是耳鼻咽喉头颈科学中发展最快的亚学科之一，具有最多的从业医生，也涌现了大量人才，主要研究方向为变应性鼻炎、慢性鼻窦炎、嗅觉障碍和纤毛功能、鼻内翻性乳头状瘤。咽喉科学的两大研究方向是嗓音疾病和睡眠呼吸障碍疾病。睡眠呼吸障碍疾病具有多学科特点，涉及神经科学、精神科学、呼吸内科学、口腔科学、人工智能和信息科学等。头颈外科是为满足头颈部与耳鼻咽喉科相关恶性肿瘤的临床诊治与科研需要而逐步发展起来的学科，因此，主要研究与恶性肿瘤相关。耳鼻咽喉头颈科学还包括疾病诊疗新技术和其他科学问题。

未来，我国耳鼻咽喉头颈科学研究布局的总体思路是：在不同层次促进国家提高对本领域前沿问题、交叉科学问题、有转化价值的创新技术的重视程度；保持现有的优势方向，面向国际前沿领域和我国大众化健康维护的需求，在原创、前沿、瓶颈、交叉四个导向上重点布局优先发展领域。

学科需要重点布局的领域方向和科学问题包括以下几个方面。

1. 耳及侧颅底科学

包括：听觉电生理、人工智能听觉研究；听觉障碍的发病机制及诊疗研究；遗传性耳聋新发现基因的发病分子机制研究；内耳毛细胞和听神经元再生以及听觉环路重建；前庭功能及眩晕疾病发病机制研究；听觉中枢生理及病理生理机制研究；耳神经及侧颅底疾病研究。

2. 鼻及前中颅底科学

包括：慢性鼻窦炎鼻息肉的发病机制和治疗的研究；变应性鼻炎的发病机制和治疗的研究；环境及微生物与炎症交互作用、表观遗传机制在慢性炎性鼻病发生发展中的作用机制研究；慢性鼻窦炎的内在分型及发病机制研究；嗅觉信号转导及损伤修复机制的研究；鼻前中颅底肿瘤发病机制、个体化精准诊疗及转化研究；慢性鼻窦炎单抗类生物制剂的临床随机对照试验/队列研究以及预测疗效标志物研究等。

3. 咽喉科学及睡眠医学

包括：通过学科交叉合作，充分应用大数据及人工智能、生物信息分析手段，降低筛查技术门槛和实施难度，实现上气道阻塞疾病高效的大众化诊疗；深入认识睡眠呼吸障碍的发病机制、表型分类以及多学科关联疾病的源头性影响，推动个体化精准治疗；建立上气道阻塞继发器官损伤、修复的评估手段及转化技术体系，深入喉组织修复和再生的基础研究。

4. 头颈外科学

包括：头颈部恶性肿瘤发病与转移机制及药物靶点开发；头颈肿瘤放化疗敏感性相关分子机制及转化研究；头颈肿瘤免疫和代谢微环境研究；遗传性头颈肿瘤分子发病机制及表型关联研究；头颈肿瘤功能修复重建机制与新技术开发研究。

第四节　耳鼻咽喉头颈科学学科的发展目标及其实现途径

一、加强顶层设计，完善学科发展布局

以"健康中国"战略为指导，面向我国卫生与健康事业发展的重大需求、面向世界生物医药科技前沿，服务于人民生命健康需求规划重点研究领域和主攻方向。

二、促进稳定优势领域，扶持薄弱学科领域

听觉障碍发病机制及诊疗、慢性鼻窦炎鼻息肉及变应性鼻炎的发病机制和治疗研究、OSA 的病理生理机制与遗传学特点等研究领域具有国际领先优势，可结合新技术、新手段，继续深入研究。

头颈部肿瘤早期的启动特点和转化机制研究、肿瘤耐药性的分子靶向研究等研究领域尚薄弱，需加大投入力度。

三、加强资助工具的优化组合，推动学科交叉

推动电子工程、生物信息分析、临床医学等多学科交叉研究。例如，开发基于听觉电生理、移动互联网及人工智能的小型、可移动、全自动的人工听觉设备自动化功能检测系统及参数调试系统；结合大数据平台建设和人工智能技术，为大规模筛查提供手段和方法，降低 OSA 筛查的技术门槛和实施难度。

四、加强科学研究及成果转化

在现有听力学研究基础上，开发更经济、快速的靶向基因组富集和大规模平行测序平台，精准筛查新生儿听力障碍。开发安全高效的针对基因治疗和基因修复/校正的内耳细胞特异性靶向的病毒载体以及分子治疗技术，为治疗耳聋提供手段。筛选头颈肿瘤放化疗敏感性相关基因，建立预测、诊断、治疗监测和预后评估相关的基因检测组合，研发定制芯片。

五、加强国际合作与交流

近 30 年来，国内外在鼻前中颅底恶性肿瘤领域的研究有了比较深入的开拓和发展，但此领域肿瘤的分子发病机制、基于生物靶点和肿瘤分子病理及免疫特征的生物治疗研究还显著落后于其他肿瘤专科领域，应联合国内外高水平团队，加快推动鼻前中颅底恶性肿瘤的深入研究。加强以重建器官功能为重点的头颈修复外科技术的国际交流，顺应头颈肿瘤外科领域精细化与专业化的发展趋势，实现国内外肿瘤外科、整形外科、显微外科、组织修复与再生等学科的进一步融合。

第五节 耳鼻咽喉头颈科学学科的优先发展领域 及重要的交叉研究领域

一、优先发展领域

1. 耳科学

遗传、噪声、药物、老化等多种因素均可导致听力障碍。WHO 2020 年发布的数据显示,全球听力障碍人数高达 4.66 亿,占世界人口总数的 5.3%。听力障碍是我国第二大致残疾病,已给社会造成沉重的负担。虽然近年来听力障碍研究取得阶段性进展,但尚未能实现听力障碍的全面有效防控。优先开展听觉障碍的流行病学、遗传性耳聋致聋新基因、听觉传导通路的损伤部位、治疗靶点等研究,听觉中枢功能紊乱所致耳聋的发生、发展机制及拮抗措施的研究,增龄、环境因素(噪声、药物、胆红素等)等常见损害因素的致病机制及拮抗研究,为精准诊断与治疗提供依据。

开展外周性前庭疾病发病机制的临床研究,包括影像学、新干预措施如免疫抑制剂、激素、前庭植入等,以及前庭功能障碍及前庭中枢代偿机制的研究,不仅为揭示前庭疾病机制,也为揭示多功能神经网络整合机制提供基础。

2. 鼻及前中颅底科学

变应性鼻炎是我国第一大慢性鼻病,常伴发哮喘,发病群体庞大,误诊误治和过度治疗时有发生。其上下气道炎症一致性及相互作用机制迄今未明,环境过敏原暴露与变应性鼻炎发病间的相互作用机制尚不清楚,新的治疗方式如特异性免疫治疗和单抗类生物制剂的预测疗效生物标志物尚不清楚。变应性鼻炎相关研究可作为优先发展的领域。嗜酸性粒细胞性鼻窦炎伴鼻息肉由于其独特的发病机制、病理学特点和临床表型,其治疗手段和预后均与其他类型鼻息肉有很大不同,由于其存在激素依赖性及易迁延不愈等特点,给患者带来极大痛苦和经济负担。因此,探寻高度敏感性和特异性的嗜酸性粒细胞性鼻息肉生物标志物为临床决策提供准确指导,通过代谢组学、微生物组学等手段研究其发病机制中的关键环节,以及探索包括生物治疗在内的新干预手段应为"十四五"期间鼻科学领域优先发展的领域。

鼻前中颅底恶性肿瘤异质性强，个体差异大，对人体危害巨大，相关临床及基础研究均偏薄弱，随着国内学者的创新研究开展，现阶段国内外差距并不显著。我国应加快推动鼻前中颅底恶性肿瘤的深入研究，在临床与基础的交叉融合研究基础上，加大新的针对颅底恶性肿瘤生物靶标的研究及相关的精准诊疗和转化研究投入力度，引领国际。

3. 咽喉科学

OSA 是严重危害大众健康的源头性疾病，具有家族聚集发病趋势，病理生理机制高度个体化，可导致急性呼吸衰竭、猝死，增加高血压、脑卒中、冠心病、阿尔茨海默病等，增加慢性阻塞性肺疾病、肾功能不全、心力衰竭患者的死亡率。我国 OSA 高危人群约 1.76 亿人，获得诊断的患者不足 10%，有效开展 OSA 大众筛查、病理生理诊断及个体化治疗是我国健康管理和慢性疾病防治的重要环节。阐明上气道塌陷与功能障碍因素、呼吸稳定性调控机制、觉醒阈值等对探明 OSA 发病机制至关重要。应充分利用生物信息分析、人工智能技术等，研究个体表型与大众发病之间的因果关系，加强 OSA 的发生、转归的循证研究，探索诊断新技术及有效干预措施，为开发防控治疗的新手段、新方法提供理论依据，为建立成人和儿童睡眠呼吸障碍大众化诊疗体系奠定基础。

4. 头颈外科学

我国头颈部肿瘤的年发病率为 15.22/10 万，占全身恶性肿瘤的 4.45%，包括鼻咽癌、喉癌、鼻腔鼻窦癌、口咽下咽癌等，严重影响患者呼吸、吞咽、发声、嗅觉等重要生理功能，降低其生活质量和缩短平均寿命，增加社会负担。针对头颈部恶性肿瘤新术式的开发以及功能修复重建机制与新技术开发的研究将有效提升手术疗效、减少并发症、加速术后康复；对肿瘤发病机制及表型关联、转移机制及药物靶点开发、放化疗敏感性相关分子机制与代谢微环境的研究将有效助力肿瘤精准化治疗的发展。

二、重要的交叉研究领域

1. 现代人工听觉技术

人工听觉技术是多学科、多技术合作的产物。听力学家、言语病理学家、生理学家、心理学家、计算力学专家、结构力学专家、声学专家等参与测试和了解

"机械振动—电信号"传递、补偿、传输、转化、处理、分析的过程和机理,设计和研制实物装置并完成临床治疗的过程。

2. 人工智能与基于鼻慢性炎症内在型分型的精准治疗

慢性鼻黏膜炎症,特别是慢性鼻窦炎,是一种异质性疾病,众多病因都可以导致其发生。基于影像、生理检查的人工智能辅助鼻黏膜慢性炎症的内在型分析将为精准治疗大众化提供基础。

3. 人工智能分析技术、传感器研发与睡眠呼吸障碍诊疗

针对睡眠呼吸障碍诊断技术和评价的多维异构、数据量大等特点,从大数据分析角度建立交叉学科的分析模型,将图像、电生理、气流动力等信息融合分析用于 OSA 的机制探索和诊断、治疗。以国家需求为导向,推动筛查诊断向新技术的转化。

4. 组织工程与耳鼻咽喉头颈科学修复

基于组织工程、3D 打印、分子生物学分型等技术的交叉应用,开发个体化的新型药物及改进治疗手段。精准和个体化诊治策略的推进将惠及头颈部外伤及肿瘤术后有缺损修复需求的患者。

主要参考文献

[1] Liu X Z, Han D Y, Li J Z, et al. Loss-of-function mutations in the PRPS1 gene cause a type of nonsyndromic X-linked sensorineural deafness, DFN$_2$. American Journal of Human Genetics, 2010, 86(1): 65-71.

[2] Zhang L P, Hu L X, Chai Y C, et al. A dominant mutation in the stereocilia-expressing gene TBC1D24 is a probable cause for nonsyndromic hearing impairment. Human Mutation, 2014, 35(7): 814-818.

[3] Meng F, Cang X, Peng Y, et al. Biochemical evidence for a nuclear modifier allele [A10S] in TRMU [methylaminome-thyl-2-thiouridylate-methyltransferase] related to mito-chondrial tRNA modification in the phenotypic manifestation of deafness-associated 12S rRNA mutation. Journal of Biological Chemistry, 2017, 292(7): 2881-2892.

[4] Hu J, Li B, Apisa L, et al. ER stress inhibitor attenuates hearing loss and hair cell death in Cdh23erl/erl mutant mice. Cell Death and Disease, 2016, 7(11): e2485.

[5] Wang T, Chai R, Kim G S, et al. Lgr5+ cells regenerate hair cells via proliferation and direct

transdifferentiation in damaged neonatal mouse utricle. Nature Communications, 2015, 6: 6613.

[6] He Z H, Guo L N, Shu Y L, et al. Autophagy protects auditory hair cells against neomycin-induced damage. Autophagy, 2017, 13(11): 1884-1904.

[7] Wang H, Shi H B, Yin S K. Polyamidoamine dendrimers as gene delivery carriers in the inner ear: how to improve transfection efficiency. Experimental and Therapeutic Medicine, 2011, 2(5): 777-781.

[8] Hai T, Cao C, Shang H, et al. Pilot study of large-scale production of mutant pigs by ENU mutagenesis. eLife, 2017, http://doi.org/10.7554/eLife.26248.

[9] Meng Y F, Wang C S, Zhang L. Recent developments and highlights in allergic rhinitis. Allergy, 2019, 74(12): 2320-2328.

[10] Pfaar O, Lou H F, Zhang Y, et al. Recent developments and highlights in allergen immunotherapy. Allergy, 2018, 73(12): 2274-2289.

[11] Hsu J, Saltoun C A, Avila P C. Advances in upper airway diseases and allergen immunotherapy in 2011. Journal of Allergy & Clinical Immunology, 2012, 129(3): 646-652.

[12] Cheng L, Chen J J, Fu Q L, et al. Chinese society of allergy guidelines for diagnosis and treatment of allergic rhinitis. Allergy, Asthma & Immunology Research, 2018, 10(4): 300-353.

[13] Zhang Y, Chen L, Hu G Q, et al. Gemcitabine and cisplatin induction chemotherapy in nasopharyngeal carcinoma. The New England Journal of Medicine, 2019, 381(12): 1124-1135.

[14] Chen Y P, Chan A T C, Le Q T, et al. Nasopharyngeal carcinoma. The Lancet, 2019, 394(10192): 64-80.

[15] Li Y R, Ye J Y, Li T Z, et al. Anatomic predictors of retropalatal mechanical loads in patients with obstructive sleep apnea. Respiration, 2011, 82(3): 246-253.

[16] Li Y R, Lin N, Ye J Y, et al. Upper airway fat tissue distribution in subjects with obstructive sleep apnea and its effect on retropalatal mechanical loads. Respiratory Care, 2012, 57(7): 1098-1105.

[17] Zhang J B, Li Y R, Cao X, et al. The combination of anatomy and physiology in predicting the outcomes of velopharyngeal surgery. The Laryngoscope, 2014, 124(7): 1718-1723.

[18] Guan J, Yi H L, Zou J Y, et al. Distinct severity stages of obstructive sleep apnoea are correlated with unique dyslipidaemia: large-scale observational study. Thorax, 2016, 71(4): 347-55.

[19] Xu H, Xia Y, Li X, et al. Association between obstructive sleep apnea and lipid metabolism during REM and NREM sleep. Journal of Clinical Sleep Medicine, 2020, 16(4): 475-482.

[20] Zou J J, Xia Y Y, Xu H J, et al. Independent relationships between cardinal features of obstructive sleep apnea and glycometabolism: a cross-sectional study. Metabolism, 2018, 85: 340-347.

[21] Li X Y, Huang H Y, Xu H J, et al. Excessive daytime sleepiness, metabolic syndrome, and obstructive sleep apnea: two independent large cross-sectional studies and one interventional

study. Respiratory Research, 2019, 20(1): 276.

[22] Xu H J, Liang C, Zou J Y, et al. Interaction between obstructive sleep apnea and short sleep duration on insulin resistance: a large-scale study: OSA, short sleep duration and insulin resistance. Respiratory Research, 2020, 21(1): 151.

[23] Zhang X Q, Xu M K, Li Y R, et al. Automated multi-model deep neural network for sleep stage scoring with unfiltered clinical data. Sleep and Breathing, 2020, 24(2): 581-590.

[24] 中国医疗保健国际交流促进会标准委员会 T/CPAM 008-2020 睡眠呼吸障碍的筛查、诊断、随访监测解决方案[S] 北京: 中国医疗保健国际交流促进会, 2020.

[25] Cai L M, Ye Y F, Jiang Q, et al. Epstein-Barr virus-encoded microRNA BART1 induces tumour metastasis by regulating PTEN-dependent pathways in nasopharyngeal carcinoma. Nature Communications, 2015, 6: 7353.

[26] Cramer J D, Burtness B, Le Q T, et al. The changing therapeutic landscape of head and neck cancer. Nature Reviews Clinical Oncology, 2019, 16(11): 669-683.

[27] Pignon J P, le Maître A, Maillard E, et al. Meta-analysis of chemotherapy in head and neck cancer (MACH-NC): an update on 93 randomised trials and 17, 346 patients. Radiotherapy and Oncology, 2009, 92: 4-14.

[28] Koh Y, Kim T M, Jeon Y K, et al. Class III β-tubulin, but not ERCC1, is a strong predictive and prognostic marker in locally advanced head and neck squamous cell carcinoma. Annals of Oncology, 2009, 20(8): 1414-1419.

[29] Liu S T, Ren B, Gao H, et al. Over-expression of BAG-1 in head and neck squamous cell carcinomas (HNSCC) is associated with cisplatin-resistance. Journal of Translational Medicine, 2017, 15(1): 189.

[30] Wang X Y, Li H, Shi J. LncRNA HOXA11-AS promotes proliferation and cisplatin resistance of oral squamous cell carcinoma by suppression of miR-214-3p expression. BioMed Research International, 2019: 1-11.

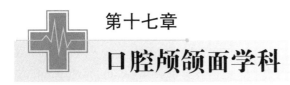

第十七章

口腔颅颌面学科

第一节 口腔颅颌面学科的战略地位

一、口腔颅颌面学科的定义、特点及资助范围

口腔颅颌面学科研究口腔颅颌面组织的生长发育、正常结构与功能以及疾病的发生机制、预防和治疗。颅颌面部是以颅骨（颅面部）和颌骨（颌面部）为主要骨性支撑的区域，口腔位于颌面部区域内，主要包括牙齿、口腔软组织、颌骨、颞下颌关节及唾液腺等。

口腔颅颌面学科具有以下四个特点。

（1）口腔颅颌面位置特殊，其参与构成上呼吸道，且为消化道的起始端。

（2）口腔颅颌面器官功能复杂，既有参与维持基本生命的呼吸和消化功能，又具有重要的言语、美观和表情等社会功能。口腔颅颌面部是人体最突出显露的部位，是人体轮廓美观最重要的表达窗口，表情更是人内心世界向外的表达，因此，口腔颅颌面组织器官发生病变时，常会涉及功能和容貌的损毁，在临床诊治中功能、形态和美的恢复必须并重。

（3）口腔颅颌面组织构成丰富，不仅包括唇、颊等软组织，还包括牙齿、颌骨等硬组织以及一些重要的免疫组织，此外口腔颅颌面疾病的治疗在很大程度上依靠口腔生物材料与技术的发展，这使得口腔颅颌面学科具有多学科交叉的属性。

（4）与全身各器官系统关系密切。口腔通过微生态及牙周组织等直接与消化系统、呼吸系统、循环系统及神经系统等相通，口腔健康直接影响这些器官系统。

国家自然科学基金口腔颅颌面学科的资助范围：组织器官的结构和功能异常及相关的非肿瘤疾病的研究，以及口腔创新生物材料的研发和先进技术的发展。具体包括：口腔颅颌面的遗传和发育、牙源性干细胞、牙体牙髓及根尖周组织疾病、牙周及口腔黏膜疾病、颅颌面部骨及软骨组织、牙齿缺损缺失、牙颌畸形的修复和矫治,以及口腔颅颌面组织生物力学和生物材料等领域。

二、口腔颅颌面学科的重要性

口腔疾病与全身健康关系密切。古人常言"病从口入",口腔是一个开放的区域,600多种微生物在此栖息,多种传染病经此传播,口腔疾病常是引起其他系统疾病的高危因素,其他系统的疾病也会危害口腔颅颌面的健康。因此,口腔颅颌面学科的进步和发展对促进口腔局部和全身健康都具有重要的意义。

口腔颅颌面疾病是覆盖人类全生命周期的疾病。新生儿时期即可能患有唇腭裂等口腔颅颌面畸形,6个月大的婴儿乳牙一经萌出就有罹患龋齿的风险,待6岁乳恒牙开始替换时恒牙龋病和错𬌗畸形困扰着青少年儿童的呼吸和正常生长发育,在成人中牙周病的发病率高达76%。2015年全球口腔颅颌面疾病未经治疗人数达到了约35亿。未经治疗的恒牙龋病影响着全球约25亿人口,约5.38亿人患有重度牙周病[1]。龋病进一步发展为牙髓炎和根尖周病,牙周炎症感染扩散至颌面部乃至全身系统,这些最终导致牙齿缺损、牙槽骨缺失和牙齿脱落,严重时甚至可能引发全身系统疾病。口腔黏膜病、唾液腺疾病以及颞下颌功能紊乱等其他口腔颅颌面疾病也在人群中多发,极大地影响了患者的生存质量和身心健康。

由于口腔颅颌面学科、口腔疾病及诊疗方法的这些鲜明特点,国内外在教育及科研资助体系中均将其单独列出,在我国口腔医学被列为一级学科。

第二节　口腔颅颌面学科的发展规律与发展态势

一、口腔颅颌面学科的发展规律

1. 口腔颅颌面学科发展的自身需求

随着对口腔和全身其他各个系统疾病的认识的加深,口腔颅颌面疾病逐渐被认为是与全身多个系统疾病紧密关联的复杂疾病,口腔颅颌面学科的研究也逐渐与多个医学学科的研究有着越来越多的联系。例如,慢性牙周炎与糖尿病和心血管疾病等系统性疾病的关系、口腔和肠道菌群的改变与自身系统免疫疾病的关联等都是近些年医学学科的研究热点[2,3]。

近几十年来，分子生物学、化学材料学、信息技术等多学科飞速发展，促进了口腔颅颌面疾病的诊疗技术革新。数字化口腔诊疗技术的兴盛，新型种植体和种植机器人的发明，口腔组织保存、修复与再生技术的涌现，新型矫治技术的发展，这些都离不开口腔颅颌面学科与其他研究的深度交叉。口腔颅颌面学科的良好发展必然会和其他学科的发展相互促进，使人类口腔健康水平得到较大提升。

2. 经济社会发展对口腔颅颌面学科的需求

《2015年全球疾病负担研究》[1]指出，由于人口变化，包括人口增长和老龄化，1990～2015年，口腔疾病的累计负担急剧增加，全球因口腔疾病导致的伤残调整生命年数增加了64%。牙周病在全世界范围内广泛流行，在发达国家，成人牙周炎的患病率为76%，而发展中国家为50%～90%。2015年，在全球范围内，牙科疾病治疗费用为356 800亿美元。口腔疾病在全球高度流行构成了严重的公共卫生挑战。

我国2017年发布的《第四次全国口腔健康流行病学调查报告》[4]指出，在2005至2015年的10年间，我国5岁儿童乳牙患龋率高达70.9%，中年人中则有一半以上的人患有牙周炎，老年人中全口无牙的比例也高达4.5%。此外，据《中国出生缺陷防治报告》[5]的报道，口腔颅颌面部发育畸形，尤其是唇裂（伴或不伴腭裂）在1996至2011年所有围产期出生缺陷中一直居于前三位，2011年其发生率达到11.43/万人，据测算，我国每年将新增唇裂和腭裂约2.3万例，给患儿及家庭和社会带来巨大的困难和挑战。未来10年，口腔疾病将仍然是我国社会的沉重负担，口腔健康是全身健康的重要组成部分，推动口腔颅颌面部学科的加速发展刻不容缓。

二、口腔颅颌面学科的发展态势

1. 口腔颅颌面学科发展的机遇

数十年来，科技的飞速发展，为我们提供了极佳的技术条件和发展空间。

口腔健康与全身健康的关系受到越来越多的关注。例如，肠道微生态与全身健康的密切关系已得到公认，口腔菌斑性疾病与全身疾病（如动脉粥样硬化、糖尿病、类风湿性关节炎、阿尔茨海默病等）的关系已成为近几年该领域的研究热点[6]。未来有望通过控制口腔疾病的发展来改善甚至治疗全身系统疾病。

细胞外囊泡的功能是近十年医学研究的重要发现之一。有部分研究结果提示，体液尤其是唾液中细胞外囊泡数量及其分子组成的异常变化与口腔黏膜病、牙周炎、发育畸形等口腔颌面疾病的发生发展和转归紧密相关。随着微量检测技术的进步，唾液有极大潜力被应用于疾病的早期诊断。

口腔干细胞具有自我更新能力、多向分化潜能以及易于获得的优势，目前在牙髓、牙周、颌骨组织再生等领域已取得一些突破进展，其在口腔组织工程中具有长远广阔的应用前景。

随着生物传感器的发展和应用，未来结合生物传感器、信息技术以及大数据，有可能产生新一代的口腔健康及全身系统健康维护的新方法。

口腔颌面学科和其他学科形成的多学科交叉融合，解决口腔颌面的关键科学问题。与材料学方面的结合，为口腔组织工程、口腔诊疗材料的发展提供了强劲动力。与先进技术方面（如人工智能技术、大数据、生物传感技术、微量检测技术等）的结合，为口腔疾病发生发展的基础研究提供了新的思路和手段，有可能改变口腔疾病的诊疗模式。

2. 口腔颅颌面学科发展的挑战

口腔颅颌面组织缺损后的修复是口腔颅颌面学科的重大科学问题。口腔颌面部传统的修复材料主要起到功能替代与完善作用，往往存在固位力不足、生物相容性差、修复体使用寿命短等局限性。遵循天然牙形成规律发展高生物适配性的仿生牙齿缺损修复材料和新技术，实现缺损组织的功能化、长寿命修复将一直是口腔颅颌面学科发展的重点。当前，多学科与口腔颅颌面医学研究的交叉逐渐深入，但口腔颅颌面组织修复与再生的机制研究仍需加强，技术瓶颈仍存在。

牙周病易得难治，牙周炎的防治始终是学科关注的难题。牙周病作为牙周软、硬组织长期开放性的感染，其发病机制（如牙周菌斑是导致牙槽骨进展性破坏的直接机制，致病菌及慢性牙周炎对机体免疫稳态的（永久性）改变及其对系统健康的损害的机制等）仍存在大量未知。目前，无论是利用干细胞的组织工程方法，还是利用内源性干细胞归巢，现有牙周再生策略距离真正解决临床问题还有一定距离。目前，以牙周病为代表的口腔疾病不再被局限于口腔颅颌面，对其与全身系统疾病关系的探索将是口腔颅颌面学科的重难点。

口腔颅颌面部发育畸形（如唇腭裂）是最常见的发育畸形，在人类中，以东亚人（尤其是中国人）发病率最高。口腔颅颌面组织发育过程和唇腭裂的病因和发病机制目前仍不清楚，是研究的难点，同时也是对唇腭裂早期发现和早期干预的措施研发的突破点，解决这一科学问题必将给全人类的健康和幸福带来新希望。

第三节 口腔颅颌面学科的发展现状与发展布局

一、口腔颅颌面学科的发展现状

（一）我国口腔颅颌面学科研究的影响力和国际地位

近十余年来，我国口腔颅颌面学科得到了较大发展。利用 SCIE 数据库对 2011～2020 年牙、口腔及颅颌面领域文献进行分析。"十二五"期间（2011～2015 年），发表在 Dental & Oral & Craniofacial 研究领域的文献总量为 175 474 篇，其中中国发表的文献总量是 15 376 篇，占比 8.763%。"十三五"期间（2016～2020 年）该领域共发表文献 218 201 篇，其中中国发表文献 28 388 篇，占比 13.010%，世界排名第二位，呈现出快速提升的趋势。文献被引方面，这 10 年期间，ESI 高被引论文为 3262 篇，其中中国发表 351 篇，占比 10.760%。从以上数据看，我国该领域论文发表情况整体向好，体现我国口腔颅颌面学科的研究在国际上的影响力日渐增长。然而，若从口腔颅颌面学科的原始理论创新或颠覆现有诊治手段的创新技术角度看，尚未出现突破性势头，部分诊疗设备或材料仍未能解决"卡脖子"问题。

（二）我国口腔颅颌面学科已取得重要进展的优势方向

我国在口腔疾病的研究方面拥有人口基数大、样本量丰富、病种全、罕见和复杂病例相对较多的优势。在口腔疾病的发病机制和药物靶点研究等领域也取得了一定进展。具体来说，我国口腔颅颌面学科在以下几个方向的研究已取得重要进展，在国际上有一定的影响力。

1. 牙源性干细胞相关领域

我国首次实现了将自体乳牙干细胞成功应用于牙髓再生。我国科研团队还利用牙周膜干细胞及牙髓干细胞在小型猪动物模型中实现了生物牙根再生和骨缺损修复。研发的人牙髓间充质干细胞注射液目前已获得国家食品药品监督管理总局批准进行临床试验。

2. 口腔颅颌面部数字化诊疗相关领域

"十三五"以来，牙颌模型扫描、数字化诊断、设计和制造软件的开发、3D

打印和手术机器人的研发以及远程医疗等技术的推广和应用使得口腔医疗更加精准化,也取得了令人瞩目的成果。我国学者构建了数字化根管。计算机辅助导航技术在种植学和牙体牙髓病学的临床应用也快速兴起。我国科研团队研发的自主式口腔种植机器人目前在临床已完成 100 例以上手术,创建了智能化精准种植和即刻修复的牙种植全新模式。

3. 口腔颅颌面组织发育、再生与畸形防治相关领域

我国研究团队利用小型猪动物模型研究乳恒牙发育和替换调控机制取得了突破性成果;创新诱导性颅颌骨再生技术,提升原位诱导颅颌骨组织再生疗效,促进大范围颅颌骨缺损的血管化再生。此外,随着大规模测序技术的发展,依托丰富的遗传资源,我国在非综合性唇腭裂等口腔遗传病寻找致病基因方面也有了新的进展和突破,为研发早期诊断、早期预防和筛查及指导个体化治疗相关的特异性分子标志物奠定基础。

4. 其他相关领域

我国研究团队首次发现人的细胞膜硝酸盐转运通道(Sialin,SLC17A5),该通道是转运硝酸盐进入细胞的关键第一步,并阐明硝酸盐对胃肠、肝脏、唾液腺等器官具有重要保护作用;在此基础上研发了以硝酸盐和维生素 C 为主体的新药耐瑞特(Nanonitrator),正在进行临床转化。我国研究团队还制备出从原子尺度到宏观尺度均具有类牙釉质结构的高强韧人工牙。

(三)我国口腔颅颌面学科研究需要加强的薄弱方向

目前,我国口腔颅颌面学科发展不平衡,仍有亟待投入去发展的弱势科研领域,主要包括以下两个方面。

1. 生物材料

生物材料是一类天然或人工合成的特殊功能材料,可以用于组织器官的替换修复或诱导再生,也可用作环境友好的信息存储材料,亦可作为具有抗菌、防紫外线功能的纺织材料等[7]。口腔生物材料以材料学为基础,以口腔医学应用为目的,是生物医用材料的重要组成部分,其在治疗、修复和替代病损的口腔组织器官以及疾病预防等方面均起着十分重要的作用。目前生物材料的设计制备应更加针对口腔临床需求,凸显口腔颅颌面的特色。同时,市场上的口腔生物材料绝大多数为国外进口品牌,且专用于口腔颌面骨、牙周、牙本质等修改再生的生物材料缺乏,国产材料以模仿进口品牌为主,缺乏技术创新。

2. 医学大数据

口腔颅颌面疾病研究方面，缺乏高质量的多中心临床试验及大样本队列项目，缺乏具备国际影响力的临床实践指南。作为世界第一人口大国，我国学者拥有其他国家学者不易获得的大规模健康及不同疾病人群的样本和生物信息，但由于缺少统一的纳入和排除标准以及信息收集和存储平台，目前我国口腔疾病的大数据未能被充分利用，普遍缺乏高质量、前瞻性的数据采集机制，不利于人工智能、大数据技术的运用，临床诊疗技术的创新亟待更多全面、可靠、长期随访数据的有力支持。

二、口腔颅颌面学科的发展布局

（1）开发新的龋病预防措施，在理解牙髓感觉、牙髓炎症机制的基础上，探索牙髓修复与再生技术。积极探索牙周炎症发生及牙槽骨吸收的机制，持续发展牙源性干细胞在组织再生中的临床研究，鼓励相关成果向临床转化，推广已转化成果在临床上的应用；探讨通过口腔健康管理防控全身慢性疾病的新的慢性疾病管控模式。

（2）推动建立以颅颌面发育和再生为目的的转基因小鼠和大型动物资源与平台，建立中国人群的颅颌面遗传性畸形等疾病和罕见病易感基因/位点公共数据库，能为相关遗传疾病研究向临床转化乃至检测技术产业化提供可靠参照。

（3）支持大型队列研究的基础设施及人才梯队建设，建立口腔颅颌面健康队列及专病人群队列，并以其为依托构建高质量、标准化的队列数据库和生物样本库，形成共享平台及协同创新网络。针对本学科重要临床科学问题，支持通过高质量随机对照试验及诊断准确性试验对新型诊疗措施进行验证，促进相关基础研究成果向临床实践的转化。积极探索口腔颅颌面临床研究新范式，建立临床转化研究以及材料器械评价的新技术、新方法。

（4）重点发展口腔组织修复/粘接材料、种植体材料、组织再生生物材料、靶向诊疗材料等。未来口腔生物材料的发展目标为攻克关键技术难题、增强自主品牌建设。

（5）积极探索人工智能在口腔颅颌面学科中的应用，开发口腔颅颌面疾病诊疗相关的智能医疗器械和设备。同时，借助数字技术的快速发展构建口腔疾病大数据的收集和共享平台。在建立规范化的口腔临床信息收集机制，规定信息收集的内容、方法，保证口腔临床资料信息的可用性和完整性的基础上，收集个体的遗传、表型、环境、行为等大数据信息并构建口腔生物样本库，制订相关标准及管理规范，为高质量精准口腔医学研究的开展提供基础。

第四节 口腔颌颌面学科的发展目标及其实现途径

口腔颌颌面学科发展的目标是为患者提供更加精准、优质、经济、高效的口腔医疗服务。

为实现以上目标，可采取的措施和途径包括以下五个方面。

（1）加强顶层设计，充分认识口腔颌颌面与全身健康互为影响的学科属性及其与化学、材料学科交叉推动学科发展的特征，在科学研究资助中充分体现交叉融合。

（2）促进优势领域，扶持重要但目前仍薄弱的学科领域。继续支持国内优势领域（如组织再生修复）的长足发展，对起步晚、发展滞后的领域（如国产口腔高端材料的巨大空缺、口腔颌颌面临床研究缺乏）加大投入力度，加快相关人才队伍建设。

（3）加强资助工具的优化组合，推动学科交叉。鼓励口腔医疗工作者熟悉组学、生物信息学、人工智能等新兴学科，加强口腔医学与其他学科的交叉合作，构建新型的口腔医疗系统及研究路径模式。

（4）加强科学研究及成果转化。建立符合科学规律的评价体系，助推基础研究质量。把基础研究的重点瞄准临床的核心问题；鼓励科研成果产业化，对已经实现转化的各领域人才加大奖励支持。

（5）加强国际合作与交流。推动开展国际多中心临床研究，联合制定国际临床指南。

第五节 口腔颌颌面学科优先发展领域及重要的交叉研究领域

一、优先发展领域

1. 口腔数字化人工智能诊疗

目前，口腔颌颌面诊疗模式已由传统诊疗逐渐转向数字化人工智能诊疗。利用数字化技术实现精准、高效、舒适的个性化口腔诊疗已成为口腔颅颌面医学未来的发展方向与客观需求。口腔颅颌面学科应将基础研究与临床需求紧密结合，推广口腔三维数据采集技术、3D 打印技术、手术导航系统、人工智能、口腔医疗机器人技术、混合现实（mix reality，MR）技术以及云服务与 5G 通信在口腔颅颌面诊疗中的应用。

2. 口腔颅颌面组织的修复再生

口腔颅颌面组织（如牙及牙周组织）的健康对于维持牙齿的正常结构和功能有着重要的作用[8]。牙髓损伤坏死后会进一步发展成为根尖周病，因此如何恢复受到损伤的牙髓组织的健康和实现牙髓组织再生是牙髓病学研究的关键科学问题。未来研究应阐明牙髓干细胞分化和再生的分子机制，明确牙髓感觉的可能机制，探索牙髓再生中神经/血管再生及形成机制，通过开发新型材料、研发干细胞制剂和其他新生物技术实现口腔颅颌面组织从形态和功能上的再生。

3. 口腔颅颌面遗传、发育、组织再生与疾病防治

遗传突变导致的颅颌面先天发育缺陷、创伤和感染性疾病造成的颌面器官和牙列缺损严重影响了我国居民的生活质量[9]。天然的组织器官再生替代"冰冷的"修复体对于颅颌面组织器官修复/再生有着重要的社会意义。未来研究应聚焦探索口腔颅颌面常见发育畸形（如唇腭裂）背后的遗传学证据，明确口腔颅颌面组织创伤愈合生理机制，构建基于动物模型的口腔颅颌面发育及再生的新平台，探索微环境与口腔颅颌面发育再生相互作用的机制和关键技术，设计口腔颅颌面组织再生新策略。探讨牙齿及颌骨发育的机制，基于发育学原理结合干细胞、人工智能等新生物技术实现牙齿和颌骨的生物再生。

4. 口腔疾病精准诊治与防控研究

我国需要根据自身的口腔疾病流行特点及诊疗需求，开发新的靶向药物和诊疗技术；进一步推进针对口腔疾病相关遗传、分子、环境因素的研究，通过高通量组学技术，明确口腔疾病的发病机制，建立口腔疾病新的分子分型；制订口腔健康和疾病人群样本采集规范，构建动态更新的口腔生物样本库；通过大样本队列研究，完善口腔疾病的精准分类和分子分型，建立基于精准分型及预测模型的个体化循证证据链，制订口腔疾病精准防控及诊疗指南。

5. 口腔免疫在口腔及全身疾病中的作用机制

口腔致病菌不仅可导致龋病、牙周病等感染性疾病，还与口腔癌、结直肠癌的发生有着密切关系[10]。口腔免疫系统可以对这些致病菌产生特异性免疫反应，进而预防和阻止疾病的发生发展[11]。未来研究方向主要为：①口腔黏膜免疫系统的独特结构、细胞组成、局部组织微环境、细胞亚群和功能分子在口腔疾病以及全身疾病发生发展中的作用机制；②口腔黏膜免疫系统与口腔微生物相互作用在口腔疾病以及全身疾病发生发展中的作用机制。

二、重要的交叉研究领域

1. 牙周疾病与全身疾病的关系

牙周疾病并不局限于牙周局部组织，还可能是心血管疾病、糖尿病、不良妊娠结局、阿尔茨海默病和肥胖等疾病的危险因素。未来应致力于发现高灵敏度的检测方法，通过牙周微生态的组成来评价牙周疾病的发生发展，进一步明确牙周疾病与心血管疾病、糖尿病和肥胖的关系，利用纵向观察和临床干预来确证牙周炎与不良妊娠结局间的因果关系，探索口腔微生物参与阿尔茨海默病的机制，以此进一步探讨通过口腔健康管理防控全身慢性疾病的新的慢性疾病管控模式。

2. 以临床需求为导向的口腔组织工程、口腔颅颌面创新材料及诊疗技术

口腔疾病的诊疗越来越多地需要借助口腔材料的应用来完成，以临床需求为导向的口腔组织工程、口腔颅颌面创新材料及诊疗技术的研究必将给患者带来福音。未来口腔新型生物材料的发展需要考虑口腔组织再生的需求，可与口腔组织学、人体免疫学相结合，优化口腔生物材料在体内的免疫调节性与再生的靶向性，从而取得更加精确的组织再生。

研发新型口腔诊疗技术与设备。研发无创/微创口腔疾病早期诊疗技术；将细胞外囊泡等作为潜在的生物标志物和治疗载体在口腔颅颌面疾病的诊疗中具有巨大的应用前景，加强口腔颅颌面局部生物标志物识别和功能研究，推动治疗载体在口腔颅颌面疾病治疗中的应用。

3. 与信息科学、流行病学等学科的跨学科合作

加强与信息科学、流行病学学科的跨学科合作，有助于推动我国数据口腔医

学的发展，以及口腔公共卫生创新研究体系的构建。

（1）与信息科学的交叉合作。基于计算机视觉技术，开展人工智能影像组学研究，提高口腔颅颌面疾病诊断筛查的高效性和准确性；运用大数据计算及深度学习技术，构建基于组学信息、循证研究证据以及患者报告结局的口腔疾病个体化诊疗决策辅助系统。

（2）与流行病学的交叉合作。基于分子流行病学，将生物学标志检测技术与口腔流行病学现场研究相结合，进一步阐明口腔疾病的病因及分子机制；结合临床流行病学进展，探索口腔颅颌面临床研究新范式，建立临床转化研究以及材料器械评价的新技术、新方法。

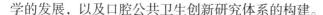

主要参考文献

[1] Vos T, Barber R M, Bell B, et al. Global, regional, and national incidence, prevalence, and years lived with disability for 310 diseases and injuries, 1990-2015: a systematic analysis for the Global Burden of Disease Study 2015. The Lancet, 2016, 388(10053): 1545-1602.

[2] Rydén L, Buhlin K, Ekstrand E, et al. Periodontitis increases the risk of a first myocardial infarction：a report from the PAROKRANK study. Circulation, 2016, 133(6): 576-583.

[3] Shoelson S E, Lee J, Goldfine A B. Inflammation and insulin resistance. The Journal of Clinical Investigation, 2006, 116(8): 2308-2308.

[4] 王兴. 第四次全国口腔健康流行病学调查报告. 北京: 人民卫生出版社, 2018.

[5] 秦怀金, 朱军. 中国出生缺陷防治报告. 北京: 人民卫生出版社, 2013.

[6] Han Y W, Wang X. Mobile microbiome: oral bacteria in extra-oral infections and inflammation. Journal of Dental Research, 2013, 92(6): 485-491.

[7] Gartner Z, Hughes A. Getting the measure of living biomaterials. Nature, 2019, 572(7767): 38-39.

[8] Gronthos S, Mankani M, Brahim J, et al. Postnatal human dental pulp stem cells (DPSCs) *in vitro* and *in vivo*. Proceedings of the National Academy of Sciences of the United States of America, 2000, 97(25): 13625-13630.

[9] Yu Y Q, Zuo X B, He M, et al. Genome-wide analyses of non-syndromic cleft lip with palate identify 14 novel loci and genetic heterogeneity. Nature Communications, 2017, 8: 1-11.

[10] Hajishengallis G. Periodontitis: from microbial immune subversion to systemic inflammation. Nature Reviews Immunology, 2015, 15(1): 30-44.

[11] Moutsopoulos N M, Konkel J E. Tissue-specific immunity at the oral mucosal barrier. Trends in Immunology, 2018, 39(4): 276-287.

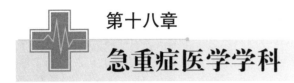

第十八章
急重症医学学科

第一节 急重症医学学科的战略地位

一、急重症医学学科的定义、特点及资助范围

急重症医学是探讨急性损伤或疾病导致机体向死亡发展过程的特点和规律，并根据其病理生理改变对重症患者进行有效治疗的学科。对于急重症患者的救治主要包含两个环节：急症治疗和重症监护。急症和重症是两个交叉概念，有着本质的区别，但又密切相连。急症中包含部分危及生命的重症，而有一些重症往往属于急症，需要紧急施救，二者没有绝对界限，虽各有自身特点，但不可割裂。

急诊医学是以评估、处理、治疗和预防突发疾病为主要任务的医学专业，是以现代医学科学发展为基础，从机体整体角度上研究和从事急病症的有效预防、早期评估、精准分层、快速救治及科学管理的综合性临床学科，是涵盖各个临床专业急重症快速诊断、有效救治与合理转归的交叉性学科。急诊医学的内涵包括灾害救治、院前急救、重症评估监护处理、心肺复苏、急性中毒和创伤救治等。

重症指病情危重、直接威胁生命的疾病或疾病的严重阶段，可以是急性发病，也可以是慢性疾病的急性加重期和各种疾病的终末期。重症医学是一门新兴的医学学科，以重症患者为救治对象，主要研究危及生命疾病状态的发生、发展规律及诊治方法的医学学科。

不同于传统专科，急重症医学有着自身的临床思维、诊疗措施和管理结构模式。急诊医学强调第一时间的诊断正确率与抢救成功率，时间就是生命。急诊医学救治的疾病，病情变化急剧、突发性强、随机性大、涉及疾病谱广、救治难度高。重症医学的特点则是疾病常累及多个器官和系统，发生多脏器功能障碍，且脏器功能间互相影响，导致全身内环境和病理生理学紊乱程度更加严重和复杂。因此，"急""危""重""难"是急重症医学最突出的四大特点。

国家自然科学基金急重症医学学科原来归属在医学科学部 H15（急重症医学/创伤/烧伤/整形）申请代码下管理。近年来，急重症领域科研项目申请总数呈逐年增长，且较大比例的申请者选择了 H1511 代码（其他科学问题）。从资助项目的内容看，脓毒症相关研究占比较大（约占总资助项目的 1/4），重点研究的科学问题几乎涉及了人体所有重要器官组织的损伤及修复[1]。这些现象体现出急重症医学领域的快速发展和涉及的科学问题越来越复杂。《2021 年度国家自然科学基金项目指南》充分考察学科领域发展需求，优化分支领域，调整相应的申请代码，将原"H15 急重症医学/创伤/烧伤/整形"中的"急重症医学"单列调整为一级代码"H16 急重症医学"，下设"H1601 脓毒症""H1602 器官功能衰竭与支持""H1603 心肺复苏""H1604 中毒、中暑""H1605 急重症医学研究新技术与新方法"。国家自然科学基金对急重症医学学科领域的扶持关注是促进本领域进步的积极推动力，有利于急重症医学学科领域的长足发展。

二、急重症医学学科的重要性

急重症一直是基础医学与临床实践面临的重大难题，也是进一步提高严重疾病救治成功率的主要障碍，急重症医学已成为现代医学领域进展最快的学科之一。急诊医学的本质是为急重症患者提供快速的医疗服务。凡是涉及以"急"为特征的医学现象均可纳入急诊医学范畴，诊治疾病涵盖了不同年龄、不同性别、不同专科的各种急性疾病。因此，急诊医学体系是医疗服务中较大的体系之一。重症医学是现代医学发展的重要标志，是衡量医院乃至于国家医疗水平的重要体现，也是医学科学中不可或缺的平台学科。重症医学面对的危重疾病状态是以解剖或系统部位为基础划分的任一传统专科都难以恰当应对和处置的。重症医学是基于危重患者医疗救治的迫切需求，对危重患者全身器官损害特点进行深入的研究和了解，并在器官功能支持修复基础上立足于全面思维及整体治疗的学科。虽然在危重患者主要矛盾发生的器官不同时，重症医学有不同的专科侧重，如重症呼吸、重症心脏、重症肾脏、重症消化及营养、重症感染及免疫、重症神经等，但重症医学从不会把脏器和系统割裂开来进行分析和救治。重症医学注重整体思维及救治，关注脏器间的相互关联及其对内环境的综合作用，这也是改善危重患者整体预后的必然选择。重症医学的发展是医学发展的必然，也必将促进医学科学整体的进步。

第二节 急重症医学学科的发展规律与发展态势

一、急重症医学学科的发展规律

1. 急重症医学学科自身发展历程

回顾历史，急诊医学最早可以追溯到 19 世纪 60 年代的美国南北战争时期，战场上对伤员的有组织救护和转运是急诊医学诞生的源头。战场救护使得医生们更深刻地认识到创伤和疾病的及时分拣、早期适当处理是非常重要的。将战场救护的组织和技术用于和平时期的医院可以挽救更多患者的生命。到了 20 世纪 60 年代，美国急诊救护逐渐发展起来，但初期由于紧急救护设备不齐全、缺少专业医护人员等原因，患者难以获得恰当的急救治疗。随着医学的发展以及公众对急救服务需求的增长，急救服务与其他专科在救治理念、措施、技术等方面的不同越来越受到重视。1979 年，急诊医学被国际上设立为医学科学领域中的第 23 个独立临床学科。1983 年我国开始建立独立的急诊科，其后中国中西医结合学会急救专业委员会成立，这是我国第一个急诊和重症专业的学术组织；1987 年，中华医学会急诊医学分会成立，我国的急诊医学迈入新的历史时期。

自 20 世纪 50 年代简易呼吸器在美国加州和斯堪的纳维亚半岛的病房抢救室中最先应用，以及随后心电、循环压力技术逐渐完善并应用于临床以来，重症监护观念随之形成并引起人们极大的关注。20 世纪 60 年代开始，在呼吸内科/外科、神经内科和儿科等病房首先建立并形成了专科重症监护病房，70 年代逐渐发展成综合的重症监护治疗病房（intensive care unit，ICU）。1970 年美国危重病医学会成立，标志着重症医学初步走向成熟，成为一门独立的学科。20 世纪 80 年代，我国重症医学起步；2003 年中国医师协会急救复苏专业委员会成立；2005 年中华医学会重症医学分会成立；2008 年重症医学成为临床医学二级学科，我国重症医学进入崭新的发展时期。

2. 经济社会发展对急重症医学学科的需求

随着现代临床医学的快速专科化发展，临床专业分科越来越细，从整体上进行疾病诊疗的理念日益淡薄。但是，由于危重症患者常常是多重病症并存，需要系统、全面地研究疾病导致器官衰竭或死亡的本质过程。所以从整体角度出发找到预防和治疗疾病发生、发展、恶化的手段，正是多学科融合、交叉的急重症医学学科要解决的重大难题。近几十年来急重症医学的发展使许多过去被认为来不及救治和无法救治的患者得以生存或延长其生存时间而获得救治机会，这是现代医学进步的显著标志之一。

20世纪90年代以来，急重症医学发展不仅得到普遍重视，而且朝着规范化不断迈进。在我国，随着三级医院和大部分二级医院相继建立急诊科和ICU，急重症医学的医疗、教学和科研工作全面展开，同时急诊急救医疗服务体系也得以不断完善。经过三十多年的艰辛历程，急重症医学在临床救治过程中的显著地位得到广泛认可，已成为最重要的临床医学专科之一。近年来，全国急诊、重症医学科研平台和团队人才建设的快速发展，学术活动空前活跃，深入开展理论探讨与临床试验交流，这些工作为我国相关领域的学术水平提升奠定了坚实基础，也推动我国急重症医学事业进入了一个快速发展阶段。中国既是一个地域人口大国，又是医疗资源特别是重症医疗资源配置极不均衡的国家，迅速发展的人口老龄化趋势使得多病重叠并伴发多脏器功能不全的重症患者大幅增加。同时，我国正处于经济快速发展期和社会急速转型期，突发事件频发，对重症医学的需求和规模正在急剧扩大。这些因素导致我国重症医疗资源的严重匮乏和供需结构性矛盾日益突出，也给急重症医学持续完善和不断发展留下了很大的空间。

二、急重症医学学科的发展态势

历经了几代人的艰辛努力，急重症医学已经成为医学领域中重要的专业学科。近年来，随着现代基础医学理论（尤其是病理生理学）的进步和临床实践技术的完善，急重症医学正在迅速发展，相关理论认识和诊治观念不断更新。这种快速发展在促进急重症医学学科进步的同时，也对广大医护人员和科研工作者提出了新的要求。

1991年，美国危重病医学会制定了危重病研究范围，将22种疾病作为该专业的优先研究范畴[2]。急重症医学领域值得探讨的科学问题比较广泛，涉及机体多器官、多系统异常改变，病理生理过程极其复杂。近年来，围绕急重症医学重要临床难题，国内外进行了大量的科学研究与临床试验，在有些领域和方向上取得了一定的成绩。综合分析近十年来的中外文献资料不难发现，国内外在急重症医学领域的研究热点及发展现况上存在一些差异。中文文献中急重症医学热点关键词主要包括：院内感染及耐药菌、肺损伤及机械通气、神经损伤及镇静镇痛、急性胸痛、血糖水平及胰岛素强化治疗、营养支持、脓毒症、肾损伤等。外文文献的热点关键词主要包括：肺损伤与机械通气、严重感染与脓毒症、神经损伤与镇静镇痛、心脏骤停与心肺复苏、休克与微循环、炎症反应及细胞因子、超声影像学研究、急性肾损伤、低温治疗、生物标志物、康复、肠内营养等。针对近十年脓毒症与宿主免疫反应领域研究趋势的文献计量学分析，我们发现"免疫抑制相关研究"可能是当前本领域的研究热点[3]。美国在这一重要领域的工作最为突出，发表论文数量最多（36.3%），占总引文数的51.9%，H指数最高（72）；中国学者发表论文的数量和质量与之相比尚有一定差距[3]。由此可见，我国急重症医学领域尽管有了长足进步，但与国际相关学科的科研前沿还有很大差距，有很大空间需要进一步提升。我们应在已有基础上，进一步加强、关注重症呼吸与急性呼吸窘迫综合征肺损伤修复、脓毒症的炎症免疫反应和多脏器功能障碍及其交互作用等优势领域，促进急重症患者的精准化诊疗以及大数据、人工智能应用等前沿方向研究，鼓励重症肾脏、重症心脏、重症肠道等器官损伤的机制探讨，以及在修复方法中与其他传统学科交叉融合，加快在中毒、消化系统急症等相对薄弱方向上的探索。

第三节　急重症医学学科的发展现状与发展布局

一、急重症医学学科的发展现状

与发达国家相比，我国急重症医学起步较晚，发展不平衡，在技术设备和科研实力上仍存在明显差距。近年来，在973计划、国家自然科学基金课题及军队/省部级指令性课题等一批重点项目的资助下，我国急重症医学领域的基础与应用研究均取得了突出成绩，在国际权威专业期刊发表了一系列较高水平的学术论文，并成功举办或申请主办相关领域主流国际学术会议——国际脓毒症论坛（2011年）、国际休克·脓毒症高峰论坛（2013年）和第10届世界休克大会（2022年）。2019年10月，在希腊召开的第9届国际休克学会联盟（IFSS）大会上，姚咏明教授正式就任国际休克学会主席，成为担任该重要学术职务的首位华人学者，实现了中国学者主导国际主流学术组织的突破。近 15 年以来，中国人民解放军总医院、浙江大学、中国人民解放军陆军军医大学和中国人民解放军海军军医大学等单位的研究成果获得国家科学技术进步奖一等奖 2 项、国家科学技术进步奖二等奖 5 项。总体而言，在国家自然科学基金委员会的持续资助下，我国急重症医学的研究水平明显提升，研究队伍不断壮大，在急重症医学某些方向上形成一定的研究规模和团队优势并显示出较强的国际竞争力。但是我国在该领域的研究仍处在厚积薄发的打基础阶段，整体研究水平不够高，与国际先进水平仍存在相当差距。

1. 急诊医学的发展现状

与发达国家相比，我国急诊医学起步较晚，发展不平衡，技术力量和设备仍较落后，尤其是与基层医疗单位间的差距更为明显。尽管急诊医学起步较晚，但在一代代急诊人的努力下，以及在国家自然科学基金等的大力支持下，科研工作取得较大进展。通过 PubMed 检索，我国急诊医学领域在国内外期刊发表专业论文数量从 2011 年的 130 篇迅速增长到 2021 年的 3918 篇。利用 Web of Science 检索数据库分析，"十二五"期间我国急诊医学领域发文量为 808 篇，仅占本领域文献总量的 3.2%，高被引文献 0 篇；"十三五"期间，我国急诊医学领域发文量增加到 1131 篇，占文献总量的 3.5%，高被引论文 3 篇，占比 8.8%。但需要看到，我国急诊医学的科研产出在国际上仍处于相对落后的地位，更重要的是高质量科研成果较少，与国际高水平的实验室和研究团队差距仍然较大。

2. 重症医学的发展现状

近年来，我国重症医学在重症患者救治和应对突发公共事件中都发挥了关键作用，彰显出重症医学乘风破浪的发展态势。我国重症医学的规模和产出不断增长，特别是在脓毒症免疫调节机制、急性呼吸窘迫综合征肺保护及细胞修复、感染和休克的内皮-凝血-免疫机制、重症肾脏、重症心脏、重症营养、重症神经等方面的基础研究与临床试验均取得令人瞩目的成绩，部分研究已处于国际先进水平。通过 Pubmed 检索，我国重症医学专业论文在国内外期刊上的发表量逐年递增，2021 年发表论文数量超过 8200 篇，较 10 年前发文量（340 篇）有大幅度提升。利用 Web of Science 检索数据库分析，"十二五"期间我国重症医学领域发文量为 2364 篇，仅占文献总量的 3.0%，高被引文献仅 9 篇，占比仅 4.0%；"十三五"期间，我国重症医学领域发文量增加到 4380 篇，占文献总量的 4.4%，高被引论文 56 篇，占比提升至 13.8%。而且，在重症医学领域五大专业期刊[《重症监护医学》(*Intensive Care Medicine*)、《危重病医学》(*Critical Care Medicine*)、《心肺危重护理杂志》(*Chest*)、《重症监护》(*Critical Care*)、《美国呼吸与重症监护医学杂志》(*American Journal of Respiratory and Critical Care Medicine*)和国际权威期刊[《柳叶刀》(*The Lancet*)、《美国医学会杂志》(*Journal of the American Medical Association*)、《免疫》(*Immunity*)、《美国国家科学院院刊》(*Proceedings of the National Academy of Sciences of the United States of America*, *PNAS*)等]发表的研究论著总数也明显增多,至今已累计上千篇。

目前我国重症医学中脓毒症方向已形成相当研究规模、优势科研团队并显示出良好的国际影响力。特别是在脓毒症分子发病机制与免疫调理治疗、肠缺血再灌注损伤后肠源性感染与器官功能损害发生机制、脓毒性休克的内皮-凝血-免疫机制和调节途径、多器官功能障碍综合征(multiple organ dysfunction syndorome,MODS)预警诊断体系和防治新技术等方面均取得了重要进展[4-7]。此外,我国自主开展的一些高质量的多中心临床试验取得了令人瞩目的成绩,而且还积极参与了多项大型国际多中心临床研究。

二、我国急重症医学学科的发展布局

我国急重症医学虽然发展较快,但仍存在诸多薄弱环节,例如,科研资金及人员投入有限;对心肺复苏及各系统急重症的流行病学研究不足;器官损伤机制、功能修复的新理论基础研究亟待加强;缺乏大规模、高质量的多中心临床研究;等等[8, 9]。2020年初新冠疫情突如其来,也暴露了我国急重症医疗系统的短板。除硬件设施、人才储备明显不足的问题外,急重症医学还存在以下问题:①注重各系统专科治疗而忽视整体。重症医学作为独立的临床专科,其理论体系、专业知识与技能并非传统学科能够涵盖,需要经过系统的理论学习和临床实践方能掌握。②单纯依赖器官支持治疗而忽视对疾病本身病因及病程发展规律的深入了解。③危重病患者病情错综复杂,如何最大可能地简化治疗;对于那些现代医学尚无法逆转病情的危重病患者,怎样权衡积极治疗与缓和医疗等。目前急重症患者多器官功能衰竭的救治成功率依然较低,急重症医学领域如何发挥学科整合优势,深化对各类疾病共性机制及各器官系统功能异常的网络效应机制的认知,是我国乃至世界急重症医学发展所面临的重大挑战。

中国拥有全世界规模最大的重症医学队伍和最多的重症患者,并正在建立强大的创新驱动科研体系,急需加强重症医学的学科建设、人才梯队培养,提升科研创新能力。当前应从社会和临床需求角度出发，充分发挥我们在 MODS 中各器官之间的交互效应、急性呼吸窘迫综合征肺微环境与损伤修复和精准治疗、脓毒症免疫反应及远隔多器官损伤机制等方面的学术优势，重点布局急重症医学亟待解决的关键科学问题，促进急重症医学学科的进一步提升。关键科学问题主要包括：心脑血管急症的发病机制、关键诊断技术与重要脏器保护策略研究；急性呼吸衰竭的治疗靶点、新型药物研发，机械通气及体外膜氧合器（extra-corporeal membrane oxygenation，ECMO）技术研究；弥散性血管内凝血（disseminated intravascular coagulation，DIC）的病理生理机制及其与炎症、免疫血栓、微循环、器官功能障碍之间的本质联系；消化系统急症的诊治与机制研究；急性中毒的病理机制与防治途径；等等。急重症医学的发展需要科研与创新，我国急重症医学"从 0 到 1"的原创性基础研究和高质量临床试验能力有待进一步增强。

目前，急重症精准医疗在国际上尚处于起步阶段，这对于我国急重症医学学者是一个良好契机。中国急重症精准医疗的优势在于以下几个方面：①拥有庞大的重症患者人群，这些患者的信息和数据如果能够有效利用和深度挖掘，将助力我国急重症精准医疗的发展；②国内学者在脓毒症免疫治疗、肝素治疗脓毒症、重症感染诱发 DIC、急性呼吸窘迫综合征的个体化治疗、床旁超声应用于休克患者的评估等方面的研究已经展示了急重症精准医疗在中国的实践成果。

第四节　急重症医学学科的发展目标及其实现途径

我国幅员辽阔，各地区急重症的疾病谱差异大，这给急重症医学带来巨大的挑战，但也为其发展提供了丰富的资源。回顾几十年的发展历程，我们需要总结过去，更要展望未来，厘清急重症医学学科发展的思路，明确未来发展的方向。未来 5 年，我国急重症医学的发展目标为：系统深入揭示影响急重症病情进展的关键环节，阐明各重要脏器功能损伤及修复的关键病理生理机制，推动急重症医学早期评估以及精准化分层和诊疗的进程。通过前沿方向重大科研项目的布局与实施，在相关研究领域建成 2～3 个在国际上具有一定影响力的研究中心，形成梯队合理的高水平研究团队，促进急重症医学研究的创新发展，并最终造福于广大急重症患者。

急重症医学医务工作者常需面对各类急重症患者和复杂多变的病情，必须具有扎实的医学基础知识储备、精湛熟练的操作技能以及对医学前沿进展迅速把握的能力。加强急重症医学体系建设，实现急重症医学发展新的战略目标，需要认真落实以下几方面工作。

一、加强顶层设计，完善学科发展布局

进一步确定学科主要功能定位，明确急重症医学学科的发展任务并做好超前谋划和布局，对各类资源进行优化配置，推动急重症医学诊疗层面的技术革新，满足社会发展带来的日益增长的医疗需求并发挥应对重大突发公共卫生事件的核心职能作用。

二、促进优势领域，扶持薄弱学科领域

加强特色优势领域的发展，对于优势领域（如严重休克与液体复苏、急性呼吸窘迫综合征肺保护及细胞修复、重症免疫功能障碍等）的创新研究，应继续给予充足的政策支持和资金资助，争取获得新的突破。对相对薄弱的领域（如中毒、中暑等），应加强基础设施建设，适当增加经费支持的范围和力度，重视人才培养和梯队建设。

三、加强资助工具的优化组合，推动学科交叉

通过重大项目和重大研究计划等，进一步推动急重症领域基础前沿课题研究及学科交叉融合。例如，以急重症医学与免疫学的交叉研究为切入点，寻找各类急重症发病机制的共性或针对不同致病机制开展个体化精准治疗，促进急重症医学诊疗、研发能力的全面提升。

四、加强科学研究及成果转化应用

建立科学合理的评价体系，借助多组学、多模态等新技术，提升急重症医学基础研究水平，推广基于基础研究成果的临床转化应用，不断加强科技创新能力。利用临床大数据挖掘和计算模型、人工智能技术，开展高效、系统的预警诊断和

精准治疗策略研究。整合全国急重症医学临床数据、基础研究成果和公共卫生数据，建立急重症特种病数据库、标本库，实现不同医疗中心研究数据的共享，加速推进科研成果的临床转化应用。

五、加强国内外合作与交流

进一步加强与欧美发达国家知名高校及研究机构开展实质性合作交流，不断提升创新能力和国际学术影响力。通过网络建立全国远程 ICU 综合信息平台，解决 ICU 人力资源短缺和地域诊治的差异化，全面提高我国急重症临床诊疗的规范化和同质化水平。

第五节　急重症医学学科优先发展领域 及重要交叉研究领域

一、优先发展领域

1. 心肺脑复苏研究

国际上有关心肺脑复苏的研究主要集中在心脏骤停对机体心、肺、肾、脑等多个重要器官损害的影响及其作用机制、关键调控途径、潜在干预策略等方面。心肺复苏后多脏器损伤尤其是脑损伤是困扰急诊医务工作者的一大难题，尝试的多种药物及处理措施疗效并不尽如人意，有待进一步突破性的研究。心肺复苏中亚低温治疗的尝试逐步增多，围绕不同的降温措施、低温盐水输注方式、不同目标温度等多种干预研究也在积极开展。

2. 严重休克与液体复苏策略

据报道，32.6%～59.5%急性创伤伤员死于失血性休克，因此休克早期诊断与救治非常重要。近年来，对于严重创伤后非控制性出血休克患者的治疗，提出了休克延迟、低压以及低温复苏等概念。但新复苏策略的详细参数尚需进一步明确，休克复苏液体、复苏容量、输液速度等颇有争议；如何采用降低心肌损害的防治措施与补液结合的策略,有效地纠正休克、防止全身组织器官缺血缺氧损害等有待进一步探索。

3. 微循环障碍研究

在急重症医学领域,休克复苏后大循环血流动力学参数的恢复无法完全保证微循环及组织灌注的恢复[10]。组织损伤、感染、休克等因素进一步引起凝血-纤溶异常、炎症反应过度、内皮细胞损伤及糖萼降解等,都会诱导、加重微循环功能障碍,以及更深层次的细胞缺氧、线粒体病和细胞生物能量衰竭,使得组织损伤进一步恶化,是脓毒症、MODS 发生发展的重要病理生理学基础之一[10, 11]。目前急需明确重症患者微循环与大循环血流动力学之间的关系,建立可视化、定量微循环功能监测技术,探索内皮损伤、凝血异常等导致微循环障碍的核心机制和可干预靶点,制定有效、科学的微循环异常诊疗策略以恢复组织器官微循环灌注及功能。

4. 脓毒症研究

脓毒症的发病率、病死率居高不下[12],且病情进展迅速。早期发现、及时干预是有效防止病情进一步恶化的关键。然而,脓毒症发病机制非常复杂,不仅涉及炎症、免疫、凝血及组织损害等一系列基本问题,而且与机体多系统、多器官病理生理改变密切相关。针对脓毒症宿主反应的网络调控机制展开研究,将有助于从整体上深化对脓毒症发生本质及其精准调控的理解。通过基因诊断融合现有生物标志物的大数据分析、人工智能技术是脓毒症诊治策略的重要探索方向。

5. 器官功能障碍及不同系统、器官间的交互作用

急重症患者病情进展迅速,多数会涉及机体单个乃至多个器官、多个系统功能的改变并产生相互影响。重要器官之间相互作用与协调效应是维护机体内稳态的生理基础,急重症患者各器官系统损伤之间的网络作用造成内稳态失调无疑会加剧器官功能障碍及组织损害[13]。针对疾病状态下重要器官系统之间的潜在影响环节与关键调节途径展开研究,对于深刻认识病情进展恶化的本质联系与精准诊疗具有重要的科学意义。

6. 急重症精准医疗

急重症患者的"异质性"临床表现相似但细胞及分子层面反应却明显不同是

当前基础研究和临床治疗面临的突出难题[14]。借助基因组学、蛋白质组学以及代谢组学等新技术，加上临床大数据挖掘和计算模型、人工智能技术，我们已经超越了过去以非特异性综合征分组的传统做法，能够精确地对患者个体水平进行更详细的分类和界定，更加个体化地决定最合适的治疗方案。针对性地建立我国急重症临床预测及决策系统，实现及时识别、早期诊断及精准治疗，对于制订急重症的最佳预防处置方案意义重大。

二、重要交叉研究领域

急重症医学与免疫学的交叉融合极大地促进了急重症相关学科的发展。近年来人们逐渐认识到，免疫抑制尤其细胞免疫功能低下是急重症患者常有的重要特征，主要表现为效应性 T 细胞增殖活性下降、大量免疫细胞凋亡，呈现 2 型辅助性 T 细胞反应为主的免疫应答反应，宿主对病原体易感性增加[15]。研究表明，单核细胞人类白细胞抗原（HLA-DR）可作为损伤相关免疫抑制的"全局"生物标志物，其表达降低与患者不良临床结局相关[15]。因此，探索免疫调理治疗策略是减少急重症患者严重并发症、降低病死率的潜在突破口[16]。

我国急重症临床资源丰富，且在结构生物学、蛋白质组学、感染免疫学、人工智能等相关领域具有国际领先的技术优势，有望形成"急重症医学+免疫学+X"的多学科交叉融合模式，这也是今后 5 年提升我国急重症医学学科创新能力和研究水平的重要手段。核心科学问题应包括以下几个方面。

（1）急重症发病机理研究。严重创烧伤、心脏骤停、失血性休克、脓毒症、重症急性胰腺炎、中暑等急重症关键发病机理尚未阐明，以急重症医学与免疫学交叉为突破口，有可能为深入探索各类重症的核心致病机制带来新的突破。

（2）急重症研究成果的临床转化。既往急重症医学与免疫学交叉融合研究主要局限于实验动物和细胞水平，这些成果想要应用于临床实践还需要大规模、高质量的临床试验进行检验。

（3）急重症患者免疫功能评价和免疫调理方案的确定。从系统整体层面（包括神经-内分泌-免疫网络）进一步揭示急重症患者机体免疫功能障碍的发生机制、明确机体免疫功能状态的评价体系、探寻免疫调理新措施与新方案，从而显著提高急重症的整体救治水平。

主要参考文献

[1] 漆智, 季晶, 窦豆, 等. 2014—2018 年度国家自然科学基金"急重症医学/创伤/烧伤/整形"领域项目申请及资助情况分析. 中华创伤杂志, 2019, 35(9): 848-852.

[2] Vincent J L. Critical care: where have we been and where are we going? Critical Care, 2013, 17: S2.

[3] Yao R Q, Ren C, Wang J N, et al. Publication trends of research on Sepsis and host immune response during 1999-2019: a 20-year bibliometric analysis. International Journal of Biological Sciences, 2020, 16(1): 27-37.

[4] Yang X Y, Cheng X Y, Tang Y T, et al. Bacterial endotoxin activates the coagulation cascade through gasdermin D-dependent phosphatidylserine exposure. Immunity, 2019, 51(6): 983-996.e6.

[5] Shi J, Zhao Y, Wang Y, et al. Inflammatory caspases are innate immune receptors for intracellular LPS. Nature, 2014, 514(7521): 187-192.

[6] Wang L X, Zhu X M, Luo Y N, et al. Sestrin2 protects dendritic cells against endoplasmic reticulum stress-related apoptosis induced by high mobility group box-1 protein. Cell Death and Disease, 2020, 11(2): 125.

[7] Yao R Q, Ren C, Xia Z F, et al. Organelle-specific autophagy in inflammatory diseases: a potential therapeutic target underlying the quality control of multiple organelles. Autophagy, 2021, 17(2): 385-401.

[8] Xu F, Zhang Y, Chen Y G. Cardiopulmonary resuscitation training in China: current situation and future development. Journal of the American Medical Association Cardiology, 2017, 2(5): 469-470.

[9] Liu L, Gao Z W, Yang Y, et al. Economic variations in patterns of care and outcomes of patients receiving invasive mechanical ventilation in China: a national cross-sectional survey. Journal of Thoracic Disease, 2019, 11(7): 2878-2889.

[10] Mendelson A A, Lam F, Peirce S M, et al. Clinical perspectives on the microcirculation. Microcirculation, 2021, 28(3): e12688.

[11] Abrams S T, Morton B, Alhamdi Y, et al. A novel assay for neutrophil extracellular trap formation independently predicts disseminated intravascular coagulation and mortality in critically ill patients. American Journal of Respiratory and Critical Care Medicine, 2019, 200(7): 869-880.

[12] Rudd K E, Johnson S C, Agesa K M, et al. Global, regional, and national sepsis incidence and

mortality, 1990-2017: analysis for the Global Burden of Disease Study. The Lancet, 2020, 395(10219): 200-211.

[13] Curley G F, Laffey J G, Zhang H, et al. Biotrauma and ventilator-induced lung injury: clinical implications. Chest, 2016, 150(5): 1109-1117.

[14] Seymour C W, Gomez H, Chang C C H, et al. Precision medicine for all? Challenges and opportunities for a precision medicine approach to critical illness. Critical Care, 2017, 21(1): 257.

[15] Vourc'h M, Roquilly A, Asehnoune K. Trauma-induced damage-associated molecular patterns-mediated remote organ injury and immunosuppression in the acutely ill patient. Frontiers in Immunology, 2018, 9: 1330.

[16] 中国研究型医院学会休克与脓毒症专业委员会, 中国人民解放军重症医学专业委员会, 重症免疫研究协作组. 脓毒症免疫抑制诊治专家共识. 中华危重病急救医学, 2020, 32(11): 1281-1289.

第十九章

创伤、烧伤、创面修复、整形学科

第一节 创伤、烧伤、创面修复、
整形学科的战略地位

一、创伤、烧伤、创面修复、整形学科的定义和特点及资助范围

创伤广义上是指机体受到外界物理性（如机械力、高热、电击等）、化学性（如强酸、强碱、糜烂性毒剂等）或生物性（如蛇、狂犬咬伤等）致伤因素作用后引起的组织结构破坏，可发生在身体任何部位，可影响任何系统。狭义的代表性创伤类有交通事故伤、冲击伤、撞击伤、挤压伤（地震、建筑物坍塌）、火器伤、锐器伤等。

烧伤通常指由热力或间接热力（化学物质、电流、放射线等）作用于人体引起的组织损伤。主要指皮肤和黏膜损伤，严重者也可伤及皮肤和黏膜下组织结构，如肌肉、骨、关节甚至内脏[1]。通常所称的烧伤，一般指热力所造成的烧伤，其他因素所致的烧伤则冠以病因称之，如电烧伤、化学烧伤、放射性烧伤等。根据烧伤病理生理特点，其临床发展过程一般分为体液渗出期（休克期）、急性感染期、创面修复期和康复期。严重烧伤除导致显而易见的创面外，还可诱发休克、缺血缺氧、应激过度、炎症和免疫失调等全身性反应。

创面修复学科是一个新增的外科三级学科，是指针对各种原因导致的慢性创面进行防治的学科，包括糖尿病足创面、压力性溃疡创面、血管性（动静脉）溃疡创面、癌性溃疡创面、放射性溃疡创面、药物性皮肤溃疡创面、结核性溃疡创面、特殊细菌感染性创面、痛风石创面、各种医源性创面等，其致病原因和机制不同于一般的创伤和烧伤，其防控已经成为国家面临的重大需求。《国家卫生健康委办公厅关于加强体表慢性难愈合创面（溃疡）诊疗管理工作的通知》（国卫办

医函〔2019〕865 号），要求有条件的医疗卫生机构建立创面修复科，开启了创面修复与烧伤、整形一样，作为外科三级学科的时代[2]。

整形学是外科学的一个分支，治疗范围主要是皮肤、肌肉及骨骼等创伤、疾病，先天性或后天性组织或器官缺陷与畸形，包括修复与再造两个内容。以手术方法进行自体各种组织移植为主要手段，也可采用异体、异种组织或组织代用品来修复各种原因所造成的组织缺损或畸形，以改善或恢复生理功能和外貌，达到"伤者不残，残者不废"的治疗目的。

国家自然科学基金对该学科的资助范围大致上涵盖了创伤、烧伤、创面修复与整形学基础及相关领域的研究。《2021 年度国家自然科学基金项目指南》中，创伤、烧伤和整形学科隶属于医学科学部申请代码 H17，其二级申请代码 H1703 虽然有有关创面愈合的内容表述[3]，但创面修复还没有作为外科三级学科对待，仅表述为重症医学/创伤/烧伤/整形。因此建议在"十四五"期间将申请代码 H17 表述为创伤/烧伤/创面修复/整形，H1707 表述为创伤/烧伤/创面修复/整形研究新技术与新方法。

二、创伤、烧伤、创面修复、整形学科的重要性

人类发展史上，在危害人类健康乃至生命的"伤病"中，"伤"始终居第一位，"伤"主要是指创伤、烧伤和各种原因引起的创面，已成为当今世界青壮年死亡的首位死因和致残的主要原因。创伤、烧伤、创面修复、整形学科的发展和水平的提高，事关国家经济发展、社会安全和全民小康。加强创伤、烧伤、创面修复、整形学科研究，提高严重创伤、烧伤、各种原因创面与整形治疗水平，对于促进全民健康，加速推动全面建成小康社会和社会经济发展具有重要而又深远的意义。

创伤、烧伤和各种原因导致的创面在平时和战时均极为常见。无论创伤还是烧伤，或者各种原因导致的创面，除全身损害外，局部损害所致创面的修复和后期整形治疗，都是亟待解决的重大关键问题。当前，创伤的发生率仍居高不下，平时烧伤的发生率虽有所减少，但具有突发性、群体性、灾难性的重大烧伤事故仍有增无减，人口老龄化以及与疾病相关的各种慢性创面（糖尿病溃疡、压疮等）逐年增多。重大社会安全事件和灾害事故如果救治不力，不仅影响社会和经济发展，影响政府形象和群众对国家的信心，还会造成大的国际影响。研究服务于国家战略的具有地方特色的重大突发社会安全事件与严重烧创伤紧急医学救援体系所需要的关键理论和技术，可为国家战略的实施提供重要支撑。

第二节 创伤、烧伤、创面修复、整形 学科的发展规律与发展态势

一、创伤、烧伤、创面修复、整形学科的发展规律

1. 创伤学科

在世界范围内,创伤发生率随社会经济的发展有逐渐增高的趋势。20世纪初创伤死亡占整个死亡谱的第7位,20世纪60年代以后达到4~5位,目前已占整个死亡谱的第3~4位。全球每年因创伤死亡的人数高达数百万,致伤者达数千万。据WHO《2018年道路安全现状报告》,全球每24秒就有人因交通事故丧命,每年因交通事故死亡人数达135万人。此外,国际上地震、海啸、台风等重大灾害事故和战争频发,使创伤救治成为发达社会的重大需求,这也对创伤救治提出了更高的要求。当前,世界各国都重视创伤学科的发展,具体措施包括:创伤数据库建设,开展流行病学研究;建立功能齐全的急救医疗服务体系,提高医疗救护水平;加强继发性损伤发生机制和防治的基础研究;加强组织工程和替代外科研究,采用生物或非生物材料取代或置换毁损或废用的组织器官,如人工血管、人工关节、人工神经、软骨、骨、肌腱、肌肉等;将信息技术、云技术等用于创伤诊断和治疗;重视战伤救治技术以及新武器伤(如激光武器伤、微波武器伤、次声武器伤、战术核武器伤等)。

2. 烧伤学科

随着社会经济发展和对安全生产的重视,消防安全措施不断加强,生产自动化程度的提高,以及烧伤预防知识的普及,全球烧伤的发生率有减少趋势。但即便如此,烧伤仍然是全球一大公共卫生问题。具有突发性、群体性、灾难性的重大灾害事故导致的烧伤仍有增无减。据统计,当前全球每年约发生600万~700万起火灾,约有6万~7万人在火灾中丧生,约25万人死于与火灾有关的烧伤,其中96%在发展中国家。中国每年约有2600万人发生不同程度的烧伤,烧烫伤导致的死亡人数仅次于交通事故。烧伤也是战时常见的伤类,现代高爆炸性武器致烧伤伤员增加,如发生核战争,烧伤伤员可达75%以上。因此,世界各国非常

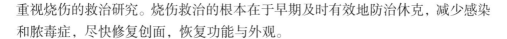

重视烧伤的救治研究。烧伤救治的根本在于早期及时有效地防治休克，减少感染和脓毒症，尽快修复创面，恢复功能与外观。

3. 创面修复学科

创面修复学科是近二十年来新兴的学科。随着全球人口老龄化和疾病谱的改变，除创伤、烧伤等引起的急性创面外，各种疾病导致的体表慢性难愈创面呈逐年增加的趋势，如糖尿病足创面、压力性溃疡创面、血管性（动静脉）溃疡创面、癌性溃疡创面、放射性溃疡创面、药物性皮肤溃疡创面、结核性溃疡创面、特殊细菌感染性创面、痛风石创面、各种医源性创面等，成为一大类严重危害生命健康的慢性疾病。统计表明，全球需要进行各种创面治疗的患者高达 1 亿以上，仅我国每年进行的创面治疗即达 3000 万人次[4]。国际上目前在大的医疗机构建立独立创面修复科的较少，主要采取大医院与社区联动的模式，或采取网上预约治疗的模式，但都非常重视创面修复基础研究和临床治疗技术研发，且取得了显著成效。出于对慢性创面的重大需求，我国是第一个国家卫生行政部门要求建立创面修复科作为外科三级学科的国家。

4. 整形学科

第一次世界大战之后，为了使遭受战伤的士兵减轻伤残、尽快融入正常生活，提高生存质量，整形外科诞生。之后，随着社会经济发展和生活水平的提高，人们对美的追求比以往任何时候都更强烈，整形学科得以快速发展。此外，创伤、烧伤、其他各种原因的创面，均不同程度地导致外观和功能障碍，需要用整形技术进行修复。新技术的不断涌现，例如虚拟/增强现实（augment reality，AR）实现精准手术导航和设计、人工智能/手术机器人结合提高组织切除精准度和手术微创化，以及现代生物技术的应用和新的手术方式，促使整形学科的不断发展。

二、创伤、烧伤、创面修复、整形学科的发展态势

由于多学科创新技术交叉，创伤、烧伤、创面修复、整形学科正孕育着一轮技术更新，有可能产生新的治疗方法。通过对 PubMed 主要关键词检索分析，创伤、烧伤、创面修复、整形学科主要有以下发展趋势。

1. 创伤学科

首先，创伤学科涉及多系统、多部位，创伤医学的发展是在学科交叉、融合

中不断向前推进的。其次，创伤具有显著的可预防性特征。只要弄清发生创伤的原因，消除隐患，加强预警，就可能减少或避免创伤的发生。例如交通事故伤，如果政府职能部门加大宣教力度，加强交通安全教育，严格道路交通管理，消除引发交通事故的各种隐患，就可有效预防交通事故伤。最后，大多数创伤性死亡也是可以避免的。创伤死亡呈现明显的三个高峰，即伤后即刻、伤后数小时，以及伤后数天至数周。除因伤情过重无法救治的即刻死亡外，其他严重伤情通过及时有效的救治，大多可避免死亡。例如，黄金救治时间内给予及时的救治可以避免伤后数小时内死亡，尽可能避免感染和器官功能障碍则可以使危重伤患者最终治愈。创伤救治涉及三个核心环节，即早期救治（避免伤员死亡）、毁伤组织修复与再生（避免伤残）以及后期功能康复（创伤治愈），在创伤救治中，三者缺一不可。

2. 烧伤学科

严重烧伤仍然存在并发症多、病死率高、伤残率高和生存质量低等关键问题。如何降低病死率、减少伤残率、提高生存质量是未来烧伤救治研究的挑战。在烧伤救治研究中，需要重点关注的科学问题包括：①血管通透性增加的确切机制，如何建立防止毛细血管渗漏的有效措施；②如何做到烧伤创面的完美修复，以恢复患者外观和功能等；③烧伤医学与整形医学、材料科学以及生物医学工程等多学科交叉融合，使烧伤防治走向精准化、个体化，也是未来发展的新趋势。此外，随着救治水平的提高，未来不仅仅再局限于救治生命和修复创面，如何改善愈合质量，克服容貌毁损所致的功能及心理障碍，促进全面康复，让患者重新回归社会，提高生存质量，是未来面临的挑战。

3. 创面修复学科

创面修复的主要问题是促进创面愈合，创面修复是目前重点关注的领域。在PubMed 中检索近 5 年的相关文献有 39 013 条，占 1966 年以来文献总数的24.5%。其中热点有：创面相关干细胞治疗，近 5 年有 3247 条，占干细胞治疗文献总数的 48.8%；涉及组织工程治疗的研究近 5 年有 2844 条，占组织工程治疗类文献总数的 49.7%；相关生物材料应用研究近 5 年有 2156 条，占生物材料应用研究文献的 32.4%。在研究领域的讨论中，西方发达国家的战略建议包括：①注重创面的预防；②创面精准诊断；③提高创面治愈率。

4. 整形学科

在整形学科方面，干细胞治疗的文献共 3875 条，其中近 5 年有 1855 条，占47.9%；涉及组织工程治疗的研究共 5252 条，近 5 年有 2191 条，占 41.7%。在修复方法上，与上述相应的组织构建/预构文献共 497 条，近 5 年有 111 条，占 22.3%。以再生医学、数字医学、精准医学为代表的新理念和新技术应用，引领了整形与修复重建外科的发展趋势，具体包括：①干细胞在组织功能性再生、修复中的应用；②组织工程和生物医学工程在组织修复材料构建和治疗中的应用；③靶向治疗在组织血管化、组织纤维化这两大主要病理问题研究中的应用；④技术虚拟/增强现实，实现手术盲区导航、精准手术导航和设计；⑤人工智能/手术机器人结合，提高组织切除精准度和手术微创化等。

　　基于上述态势，未来创伤、烧伤、创面修复、整形学科的发展趋势依然是立足学科交叉，解决创伤、烧伤早期救治和组织修复关键理论问题，提高创伤、烧伤救治水平，研发创面和毁损组织修复与再生的关键技术（包括整形技术），减少创伤、烧伤和慢性创面的发生，降低创伤、烧伤以及各种创面的病死率和伤残率。

第三节　创伤、烧伤、创面修复、整形学科的发展现状与发展布局

一、学科发展现状

（一）产出规模

　　全国创伤、烧伤、创面修复、整形学科每年产出论文在 5000 篇以上，"十三五"期间获得国家科学技术进步奖一等奖 1 项、二等奖 8 项，获得高等级科技成果数量在国内临床学科处于前列，在诸多领域取得了国际公认的成果。

　　"十二五"以来，急危重症、创伤、烧伤、整形在国家自然科学基金受理项目数量方面整体上逐年增加，而项目批准方面除 2012 年以外，总体批准数量也在逐年增加，2018 年达到最多的 910 项。但是资助率除 2012 年外，整体呈现下降趋势，最低资助率在 2018 年，仅为 15.37%，最高资助率在 2012 年，达到 37.58%。

　　"十二五"以来国家对创伤领域共投入 4.273 64 亿元经费，其中科学技术部对创伤领域的资助项目有 7 项，包括国家 973 计划项目、国家重点研发计划项目、国家重大新药创新项目及国家科技支撑计划。国家自然科学基金对创伤相关项目的总资助项目为 442 项，总资助经费达 2.252 84 亿元，包括创新研究群体项目 3 项、重点项目 10 项、优秀青年科学基金项目 1 项、国际（地区）合作研究与交流

项目 2 项、面上项目 214 项、地区科学基金项目 33 项、青年科学基金项目 167 项、应急管理项目 8 项。

（二）主要进展

1. 创伤学科

（1）基于国家重大战略需求，付小兵团队向国家前瞻性提出在我国重要战略发展区域建立一体化应对突发重大灾难事件与严重战创伤的紧急医学救援体系，受到国家和相关部门高度重视，目前海南本岛及南中国海地区、粤港澳大湾区严重创伤与重大灾难事故救援体系建设正在稳步推进[5]。

（2）建立了首个可进行多中心共享的创伤/ICU 患者生物样本资源库，建立了适合国情的区域性三级创伤救治模式以及国家和区域性创伤中心与救治示范基地。

（3）首次提出了细菌免疫逃逸致病原菌感染新观点，为从源头防控创伤感染提供了新思路[6, 7]。发现了创伤后糖酵解和代谢性酸中毒是脓毒症高发的重要诱因，提出"糖酵解免疫增敏"机制[8, 9]。蒋建新团队等提出了感染免疫炎症级联反应网络调控新机制，为免疫调理炎症级联反应提供了关键靶点[10-12]。创新性研究出可多靶点拮抗病原菌模式分子的 I 类化学新药——甲磺酸苦柯胺 B，正在进行 II、III 期临床试验[13, 14]。

2. 烧伤学科

（1）深入揭示了烧伤休克和血管通透性增加的分子机制，为防治血管通透性增加提供了新靶点。黄跃生团队系统揭示了缺氧导致 MAP4 磷酸化，从而使心肌细胞微管解聚，导致自噬、凋亡和心肌损害[15]，证明"容量补充+动力扶持"抗休克新策略可减少多器官功能障碍发生率[16, 17]。

（2）阐明了缺血缺氧和脓毒症是严重烧伤器官功能障碍的主要原因以及脓毒症发生中关键信号通路的作用，提出将烧伤创面处理作为防治脏器损害的重要措施，降低了并发症的发生率。

（3）探索了重症烧伤患者代谢变化机制，提出了代谢调理措施。

（4）重视烧伤流行病学调查，定期发布烧伤流行病学调查报告。

（5）在烧伤创面修复机制、干细胞调控机制、组织工程皮肤研发以及康复方面均取得了显著进展。

3. 创面修复学科

（1）付小兵团队有关表皮细胞去分化的原创性发现及其相关机制的阐明，被国际同行称为"组织修复与再生的第四种机制";利用细胞去分化在国际上首先实现在人体再生汗腺获得成功,被国际同行评价为"里程碑式"的研究;利用诱导分化和生物 3D 打印等技术体系,实现了在新一代工程化皮肤中构建汗腺和毛囊等皮肤附件的突破[18-20]。

（2）付小兵团队在国际上首次报告了中国人体表慢性难愈合创面的主要病因已由 1998 年前以创伤型为主转变为 2008 年后以疾病型为主的新特征,为国家防控战略的制定与防控重点的转移提供了重要根据[21];首次阐明了糖尿病皮肤高糖和晚期糖基化终末产物（AGEs）等毒性物质蓄积造成创面"隐性损害"、生长因子糖基化与创面炎症异常导致创面免疫紊乱的机制;创建了包括采用光子技术减轻创面"隐性损害"及首次采用 4G 技术在不同层级医疗机构同步开展复杂创面治疗等 4 种关键技术,使我国体表慢性难愈合创面的治愈率从 60% 上升至 94% 左右;创建了大医院创面治疗专科与社区医疗机构双向联动与转诊治疗复杂难治性创面的新模式。主要成果"中国人体表难愈合创面发生新特征与防治的创新理论与关键措施研究"获 2015 年度国家科学技术进步奖一等奖[22]。

（3）黄跃生等团队阐明了低氧、生物电场、局部炎症、免疫等微环境因素影响创面修复的细胞分子机制[23-25],发明了在体施加方向性电场装置,为方向性电场临床转化应用奠定了基础[26]。

4. 整形学科

（1）进一步揭示了病理性瘢痕形成的规律、瘢痕形成机制以及治疗对策。在瘢痕防治、外观恢复、功能康复等方面探究提出了一套行之有效的技术[27]。

（2）在组织工程全信息仿生技术及系列产品研发方面取得成效,完成复方壳多糖组织工程皮肤临床试验,完善了干细胞富集器支架材料——脱钙骨基质（DBM）的标准制作,产品获Ⅱ类医疗器械证书。

（3）制备了能诱导原位内皮化的可控降解的缓释材料体系,研制出一种既具有良好抗凝及缓释特性,又具有良好力学性能,有效对抗血流冲刷的光交联复合材料,获得生物人工血管等心血管植入物内皮祖细胞捕获关键技术[28]。

（三）影响力、国际地位和优势方向

我国创伤、烧伤、创面修复、整形学科的产出规模和影响力日益扩大,取得了一批受到国际同行高度评价的创新成果,国际地位得到显著提高。创面修复科作为外科三级学科建设以来基础研究和临床治疗取得的相关成果,被国际同行以

"向东方看"进行高度评价。我国体表慢性难愈合创面的研究成果荣获 2015 年度国家科学技术进步奖一等奖（付小兵等）；大面积烧伤救治处于国际前列，被国际同行称为"国际烧伤的领导者"。"严重烧伤一体化救治新技术的研究与应用"获 2012 年度国家科学技术进步奖二等奖（黄跃生等）；在严重创伤的修复、整形和重建方面，结合干细胞治疗、3D 数字打印等新技术、新方法，提出和实践了"组织预构"修复的理念和方法，解决了复杂、毁损性创伤修复的难题，得到国际同行积极评价，主要成果荣获 2016 年国家科学技术进步奖二等奖（李青峰等）。

通过整合与细化，本学科形成了我国的优势方向。整合在于利用先进生物技术和学科交叉，解决创伤、烧伤、创面修复、整形学科的重大共性难题，例如利用材料学技术、3D 打印技术等，创新性地解决与创伤、烧伤、创面修复、整形有关的临床难题。细化之处在于，在创伤大学科框架下，除了关注共性问题外，还根据不同伤类的发生规律和特点、发展趋势以及社会需求，发展并逐步建立了相应的四个临床三级学科，即创伤、烧伤、创面修复、整形学科。

二、学科发展布局

我国创伤、烧伤、创面修复、整形学科研究存在的主要问题包括：①在科学研究上，以分子生物学、细胞生物学、生物化学等基础研究手段为引导，解析创伤、烧伤、创面修复发生机制的研究较多，而以临床关键问题为目标的科学研究较少，因此造成基础研究与临床脱节。②在学科布局上，创伤、烧伤、创面修复与整形涵盖几乎所有外科三级学科，但在重大、重点项目布局上还存在数量不足等问题。

总体思路和布局是：①在不同层面促进国家提高对创伤、烧伤、创面修复、整形学科的重视程度，较大幅度提升资助力度与范围；②对创伤、烧伤、创面修复、整形学科专业人才的培养要从需求着眼，扩大人才项目在医学部的资助比例和人数，达到"十三五"期间的 2 倍以上；③研究方向在保持现有的优势方向基础上，瞄准国际前沿领域和我国较为薄弱但重要的领域，发展具有中国特色的创伤、烧伤、创面修复、整形学研究；④在原创、前沿、瓶颈、交叉四个导向上重点布局优先发展领域，特别是创面修复学科为国家新批准建设的外科三级学科，在国际上具有重要学术影响，"十四五"期间尤其应加大支持力度，单独划拨资助指标，建议国家自然科学基金在"十四五"期间每 1～2 年列一重点项目资助领域，以促进新兴的创面修复学科发展和人才成长，进一步提高我国该学科在国际上的影响力和话语权。

第四节　创伤、烧伤、创面修复、整形学科的发展目标及其实现途径

一、创伤、烧伤、创面修复、整形学科的发展目标

我国创伤、烧伤、创面修复、整形学科战略的发展目标是：在未来的5～10年内，通过人才引进和培养、技术创新和融合，实现稳步发展，使创伤、烧伤、创面修复、整形等领域的研究达到国际先进水平，形成具有中国特色的创伤救治体系（包括各级创伤救治中心），提出一批原创性的救治理论，研发出一批原创性关键救治技术，培养5～10位引领国际研究方向的领军人才，形成10～15个在国际上有吸引力的创伤、烧伤、创面修复、整形研究中心，保持论文产出在前3名。

创伤、烧伤救治涉及三个核心环节，即早期救治（避免伤员死亡）、毁损组织修复与再生（避免伤残）、后期功能康复（创伤治愈），三者缺一不可。解决创伤、烧伤早期救治和组织修复关键理论问题，提高创伤、烧伤并发症防治水平，促进毁损组织修复与再生的创面修复和整形关键技术（包括整形技术）研发，最终降低创伤、烧伤病死率和伤残率。

二、创伤、烧伤、创面修复、整形学科的目标实现途径

想要完成上述目标，切实可行的实现途径包括：加强国际合作，增加在国际学会和国际本领域专业期刊任职的专家人数；建设合理人才梯队，通过人才项目，聚集一批不同层次的创伤、烧伤、创面修复、整形人才，尤其是青年优秀人才，为他们提供更多的国内外学术交流平台，助力人才快速进步成长；对前沿、优势方向，布局创伤、烧伤、创面修复、整形重大研究计划、重大项目、重点项目等，以项目引导创新研究，进而取得更多突破性成果。

创伤学科未来5～10年应关注的重点包括：①中国创伤流行病学与大数据库

建设,重点明确我国创伤发生的主要原因、规律、影响因素等,建立包含详细伤情、诊断和治疗信息的大数据库,为预防创伤发生和创伤智慧医疗提供科学依据和数据支撑;②创伤早期急救理论与技术创新,重点结合信息化技术、人工智能、生物材料,研制智能化、信息化、无人化急救装备,提高战(现)场创伤的急救能力和水平,最大限度减少院前病死率;③创伤感染发病机制与防治,重点利用单细胞组学等技术,揭示创伤后机体免疫系统变化的全景图,阐明创伤脓毒症高发的调控机制与关键节点,为建立脓毒症的免疫调理治疗提供依据和思路;④创伤后重要器官功能衰竭发病机制与防治,重点研究创伤后神经-内分泌-免疫反应、组织缺血缺氧等所引发的内环境变化及其对器官功能的影响,利用代谢组学、蛋白质组学等技术,系统阐明创伤后器官功能损害的发病机制,为探寻创伤后器官功能障碍的防治提供关键靶点;⑤前沿生物技术如组学技术、单细胞技术、合成生物学技术在创伤基础研究中的应用,人工智能、大数据、脑科学与脑-机接口在创伤救治与康复中的应用。

烧伤学科未来5～10年应关注的重点包括:①烧伤后微血管通透性增加的确切细胞分子机制和有效抗毛细血管渗漏技术,以及抗休克新策略;②严重烧伤导致重要组织器官损伤的细胞分子机制,以及严重烧伤中脏器功能保护和治疗新策略;③烧伤创面微环境因素(如创面生物电场、低氧、炎症与免疫、细胞因子、细胞基质等)对创面修复的作用机制及调控;④干细胞、活性创面修复材料、3D打印技术、虚拟现实、人工智能等技术在烧伤创面修复中的应用。

创面修复学科未来5～10年应关注的重点包括:①损伤组织修复与再生的创新理论与促愈措施,重点研究创面局部微环境调控、干细胞、组织修复细胞等对修复与再生的作用,特别是干细胞在创伤组织局部微环境中如何归巢、如何转归和发挥何种功能,以及以外泌体、生物酶和人工细胞为代表的生物疗法在组织再生中的应用研究;②利用组学技术、单细胞技术、细胞成像技术等,揭示损伤组织难愈和纤维化修复的机制,为损伤组织的功能性修复与再生提供理论依据;③生物材料与大器官组织工程,重点结合新型生物材料、生物3D打印与类器官技术、干细胞技术等,建立功能化组织与器官,为各种毁损器官的修复提供可能;④利用多种技术手段实现多种组织在损伤部位的原位修复与再生等。

整形学科未来5～10年应关注的重点包括:①在组织、器官构建与再生技术上,体外构建技术(生物反应器)与体内构建技术(组织预构)如何有效结合以获得血管化、神经化的功能性组织,明确支持"构建的组织、器官"在体内的生长、成熟的微环境的研究是未来焦点；②组织工程产品作为修复材料，在应用上如何实现功能化修复，避免组织的纤维性退化仍是主要问题；③在虚拟现实/增强现实领域，解决软组织蠕变及其算法问题将拓展手术导航在组织修复治疗上的应用范围；④基于精准医学理念和技术，针对组织血管化、组织纤维化的机制研究和靶向治疗的研究，将给创伤、慢性创面和创伤纤维化瘢痕带来全新的治疗进步；⑤体表肿瘤、血管瘤、神经纤维瘤、巨痣等的靶向治疗研究；⑥体内组织工程（*in vivo* tissue engineering）、组织预构修复（tissue prefabrication and transfer）技术、人机结合（man-machine integration）等，是未来新技术在整形和功能重建应用的核心问题。

第五节　创伤、烧伤、创面修复、整形学科优先发展领域及重要的交叉研究领域

一、优先发展领域

1. 科学意义与战略价值

人类发展史上，在危害人类健康乃至生命的"伤病"中，"伤"始终居第一位，"伤"主要是创伤、烧伤，以及由此衍生的慢性创面和形貌毁损，已成为当今世界青壮年死亡的首位死因和致残的主要原因。创伤、烧伤救治事关国家经济发展、社会安全和全民小康。加强创伤、烧伤研究，提高严重创伤、烧伤救治水平，对于促进全民健康，更好地推动全面建成小康社会和社会经济发展具有重要而又深远的意义。

创伤、烧伤、创面修复、整形学科优先发展领域可概括为两个方面：创（烧）伤应激炎症反应与脏器损害，损伤组织再生修复与功能重建。

创伤、烧伤、创面修复学科在早期主要是解决并发症防治和降低病死率的问题。无论烧伤、创伤还是各种原因的创面，即刻发生的应激反应引起的系列细胞分子改变导致休克和组织器官缺血缺氧损害、免疫代谢改变与炎症失控，以及微生态改变，是导致脏器损害甚至衰竭而造成死亡的关键因素。尽管多年来针对这些问题开展了持续深入的研究，但临床上尚未找到有效的防治方法，致使严重创

伤、烧伤、创面患者病死率居高不下。继续加强对这些关键问题的研究，提高严重创伤、烧伤、创面患者救治水平，对"健康中国"战略的实施，推动全面小康社会建设和社会经济发展，均具有重要而又深远的意义。

微环境对创伤、烧伤、创面患者局部损伤组织的再生修复与功能重建的作用日益受到重视，调控适合组织再生的物理、化学、生物化学等微环境因素，能够促进损伤组织修复与再生。利用重编程与细胞分化调控手段，研究合适的材料进行组织器官再造，利用组织工程技术、材料技术以及整形外科技术修复复杂难愈合创面等，将使创面修复、组织再生结构与功能和外观趋于完美，对减少患者伤残、回归社会、减轻社会和家庭负担具有重要意义。

2. 核心科学问题（包括创伤、烧伤与创面修复）

（1）创（烧）伤应激炎症反应与脏器损害的核心科学问题包括：①血管通透性与休克；②免疫代谢与炎症失控；③微生态与多器官损害。

（2）损伤组织再生修复与功能重建的核心科学问题包括：①微环境调控与组织（创面）修复再生；②重编程与细胞分化调控；③材料适配与器官再造；④复杂难愈合创面难愈合机制与综合修复技术；⑤多种组织在损伤部位的同步修复与再生。

二、重要的交叉研究领域

充分利用现在组学技术、生物技术、再生医学、材料科学、数字医学、生物3D打印技术等多学科交叉，深入揭示创伤、烧伤、创面修复关键分子机制，寻找有潜在临床意义的分子干预靶点，构建高仿真组织工程材料（人造组织、器官）、支架材料、填充材料、智能型和功能型创面敷料，是解决创伤、烧伤、创面修复、整形学科有关临床难题的重要途径。

主要参考文献

[1] 黄跃生. 中华医学百科全书·烧伤外科学. 北京: 中国协和医科大学出版社, 2017.

[2] 卫生健康委网站. 国家卫生健康委办公厅关于加强体表慢性难愈合创面(溃疡)诊疗管理工作的通知. http://www.gov.cn/zhengce/zhengceku/2019-12/19/content_5462308.htm[2019-11-19].

[3] 国家自然科学基金委员会.2021 年度国家自然科学基金项目指南. 北京: 科学出版社, 2021.

[4] 付小兵. 战时治烧伤, 平时治创面: 有关烧伤学科发展的一点思考. 中华烧伤杂志, 2018, 34(7): 434-436.

[5] 付小兵. 对构建以"伤"防治为特征的国家紧急医学救援学科体系建设的再思考. 中华创伤杂志, 2022, 38(1): 4-7.

[6] Li R P, Fang L Z, Tan S R, et al. Type I CRISPR-Cas targets endogenous genes and regulates virulence to evade mammalian host immunity. Cell Research, 2016, 26(12): 1273-1287.

[7] Lin P, Pu Q Q, Wu Q, et al. High-throughput screen reveals sRNAs regulating crRNA biogenesis by targeting CRISPR leader to repress Rho termination. Nature Communications, 2019, 10(1): 3728.

[8] Xie M, Yu Y, Kang R, et al. PKM2-dependent glycolysis promotes NLRP3 and AIM2 inflammasome activation. Nature Communications, 2016, 7: 13280.

[9] Kang R, Zeng L, Xie Y C, et al. A novel PINK1-and PARK2-dependent protective neuroimmune pathway in lethal sepsis. Autophagy, 2016, 12(12): 2374-2385.

[10] Zeng L, Kang R, Zhu S, et al. ALK is a therapeutic target for lethal sepsis. Science Translational Medicine, 2017, 9(412): eaan5689.

[11] Kang R, Zeng L, Zhu S, et al. Lipid peroxidation drives gasdermin D-mediated pyroptosis in lethal polymicrobial Sepsis. Cell Host &Microbe, 2018, 24(1): 97-108.e4.

[12] Chen R C, Zeng L, Zhu S, et al. cAMP metabolism controls caspase-11 inflammasome activation and pyroptosis in sepsis. Science Advances, 2019, 5(5): eaav5562.

[13] Liu X, Wang N, Fan S J, et al. The citrus flavonoid naringenin confers protection in a murine endotoxaemia model through AMPK-ATF3-dependent negative regulation of the TLR4 signalling pathway. Scientific Report, 2016, 6: 39735.

[14] Liu X, Zheng X C, Wang N, et al. Kukoamine B, a novel dual inhibitor of LPS and CpG DNA, is a potential candidate for sepsis treatment. British Journal of Pharmacology, 2011, 162(6): 1274-1290.

[15] Li L F, Zhang Q, Zhang X Y, et al. Microtubule associated protein 4 phosphorylation leads to pathological cardiac remodeling in mice. EBioMedicine, 2018, 37: 221-235.

[16] 盛志勇. 简要回顾中国烧伤医学发展. 中华烧伤杂志, 2014, 30(1): 1-2.

[17] 黄跃生, 肖光夏, 汪仕良, 等. 我国烧伤医学 60 年回顾与展望. 中华烧伤杂志, 2018, 34(7): 437-441.

[18] Fu X B, Sun X Q, Li X K, et al. Dedifferentiation of epidermal cells to stem cells in vivo. The Lancet, 2001, 358(9287): 1067-1068.

[19] Yao B, Wang R, Wang Y H, et al. Biochemical and structural cues of 3D-printed matrix synergistically direct MSC differentiation for functional sweat gland regeneration. Science

Advances, 2020, 6(10): eaaz1094.

[20] Zhang Y J, Enhejirigala E, Yao B, et al. Using bioprinting and spheroid culture to create a skin model with sweat glands and hair follicles. Burns &Trauma, 2021, 9: tkab013.

[21] Cheng B A, Jiang Y F, Fu X B, et al. Epidemiological characteristics and clinical analyses of chronic cutaneous wounds of inpatients in China: prevention and control. Wound Repair and Regeneration, 2020, 28(5): 623-630.

[22] 付小兵, 程天民, 陆树良, 等. 中国人体表难愈合创面发生新特征及其防控创新理论与关键措施研究. 国家科学技术进步奖一等奖, 2015.

[23] Zhang J H, Zhang C, Jiang X P, et al. Involvement of autophagy in hypoxia-BNIP3 signaling to promote epidermal keratinocyte migration. Cell Death and Disease, 2019, 10(3): 234.

[24] Yan T T, Jiang X P, Lin G A, et al. Autophagy is required for the directed motility of keratinocyte driven by electric fields. FASEB Journal, 2019, 33(3): 3922-3935.

[25] Zhang J H, Li L F, Zhang Q, et al. Phosphorylation of microtubule-associated protein 4 promotes hypoxic endothelial cell migration and proliferation. Frontiers in Pharmacology, 2019, 10: 368.

[26] Liang Y, Tian H, Liu J, et al. Application of stable continuous external electric field promotes wound healing in pig wound model. Bioelectrochemistry, 2020, 135: 107578.

[27] Zan T, Li H Z, Du Z J, et al. Reconstruction of the face and neck with different types of pre-expanded anterior chest flaps: a comprehensive strategy for multiple techniques. Journal of Plastic, Reconstructive and Aesthetic Surgery, 2013, (8): 1074-1081.

[28] Zhou S B, Wang J, Chiang C A, et al. Mechanical stretch upregulates SDF-1α in skin tissue and induces migration of circulating bone marrow-derived stem cells into the expanded skin. Stem Cells, 2013, 31(12): 2703-2713.

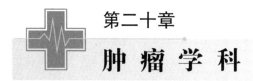

第二十章

肿瘤学科

第一节 肿瘤学科的战略地位

一、肿瘤学科的定义、特点及资助范围

肿瘤学是研究肿瘤生物学行为及其内在机制和对肿瘤进行预防、诊断及治疗的科学，主要探讨肿瘤发病因素、发生发展机制以及预防、诊断和治疗策略。肿瘤学的内容几乎涉及基础医学、转化医学、公共卫生与预防医学和临床医学的各个领域，包括基础理论、转化、临床循证医学的全体系研究。肿瘤学科的特点主要包括以下四个方面。

（1）基础研究与临床实践高度结合。肿瘤学高度依赖基础研究对临床实践的指导，而临床实践又不断提出新的科学问题供基础研究解决。这一方面源自人们对肿瘤发生发展的规律认识不足，导致临床上缺乏早期预防、诊断和治疗肿瘤的有效手段，迫使肿瘤研究人员对肿瘤的生物学行为以及其发生发展规律进行深入探究；另一方面源自临床实践中肿瘤的临床特征、治疗反应等变化多端，治疗效果欠佳，迫切需要肿瘤基础研究成果向临床尽快转化。

（2）多学科综合交叉。由于肿瘤生物学行为的复杂性，肿瘤基础研究融合了包括细胞生物学、遗传学、生物化学、生物物理学以及材料科技和生物信息学等多门学科的研究方法；同时，由于临床上缺乏有效的肿瘤早期诊断和治疗手段，肿瘤转化研究又融入了内科学、外科学、影像学、药物药理学等研究方法。因此，肿瘤学是一门多学科理论和研究方法综合交叉的学科，需要多学科和跨学科人才进行联合攻关。

（3）多种前沿高新技术的运用。一方面，生物技术是 21 世纪发展最快的技术之一，其中很多重要的技术革命都是基于肿瘤学研究，或者以肿瘤细胞作为研究模型发展起来的；另一方面，由于肿瘤发生发展规律的复杂性，各学科前沿的高新技术，包括高通量测序技术、生物信息学技术、基因干预技术等都被综合运用于肿瘤研究中。

（4）理论创新与临床意义并重。肿瘤学发展不仅需要在认识肿瘤发生发展客观规律方面的创新理论，也需要考虑所提出的理论假说和理论体系在肿瘤临床实践中的意义。近年来研究表明，即使是同一器官的恶性肿瘤也具有不同的分子分型、基因序列和表达的异质性，这既是肿瘤个体化治疗的理论基础，也是临床实践的指导依据。

国家自然科学基金肿瘤学科的资助范围包括有关肿瘤发生、发展、转归及康复等临床问题相关的基础及基础转化研究。肿瘤研究涉及不同的组织和器官，一方面强调对肿瘤所具有的共性问题开展基础研究，包括肿瘤及其微环境细胞成分的增殖、分化、转移、自噬、凋亡等各种生物学行为的分子基础，探讨肿瘤发生、发展、转移与复发的机制和规律，为肿瘤诊断、治疗、预防及康复提供理论基础；另一方面强调不同组织、器官肿瘤的特性，基于不同肿瘤的临床特点以及临床实践中的问题，开展相关的基础转化研究，达到指导临床实践的目的。

二、肿瘤学科的重要性

在全球范围内，肿瘤发病率和死亡率均逐年升高。肿瘤作为一类疾病可以原发于几乎所有组织和器官，又可扩散转移到几乎所有组织和器官，形成严重并发症；加之治疗有巨大副作用，无论是疾病本身还是治疗过程，都对患者的生存和生活质量造成严重影响。近年来随着治疗水平逐步提升，肿瘤的发展过程有慢性化趋势，长期治疗使得社会整体治疗费用和个人全病程治疗费用逐年上涨，社会经济负担巨大。因此，如何在提升肿瘤预防、诊疗和康复水平的同时控制好治疗成本，是提高人类的生存质量、提升社会健康发展水平的重要课题。

20世纪80年代，恶性肿瘤是一种全身性疾病的概念被提出，对肿瘤的全身治疗逐渐成为临床实践的核心指导原则。目前，肿瘤诊疗已经渗透到各个临床科室的日常工作中，是临床和科研工作中最为活跃的学科，众多新技术、新疗法应用于临床肿瘤治疗。肿瘤学也是诸多二级学科中最为综合的学科，从基础到临床几乎涉及所有二级学科，包括流行病学、遗传学、分子生物学、细胞生物学、发育生物学、病理学、免疫学、药理学、影像医学、内科学、外科学、妇产科学、儿科学等。因此肿瘤学的发展不仅对人类健康具有重大的现实意义，也对其他医学学科的发展和医疗技术的整体进步具有重要的推动性意义。

第二节　肿瘤学科的发展规律与发展态势

一、肿瘤学科的发展规律

2020 年全球新诊断癌症 1929 万例，癌症死亡 996 万例，较 2018 年均有明显上升，癌症死亡已成为全球 112 个国家/地区的首位或第二位死亡原因，防癌抗癌形势十分严峻。深入研究癌症发生发展的机制，探索更为有效的诊疗方法迫在眉睫。肿瘤学科始终围绕着如何更快更好地完成上述任务而发展。近年来，我国肿瘤学科发展取得了长足的进步，在某些领域（如肿瘤免疫、肿瘤非编码 RNA 的研究）已经从跟跑进入并跑阶段，这离不开国家在肿瘤研究领域的顶层设计和国家自然科学基金的重点支持。"十四五"期间，继续高效地指引我国在该领域的研究、促进我国肿瘤诊疗水平迅速提升，同时支持我国肿瘤转化研究和医药产业原始创新是我国在肿瘤学科领域科学国家自然基金资助的目标。厘清肿瘤学发展规律是实现上述目标的关键。纵观肿瘤学科发展历程，肿瘤学的发展呈现如下一些规律。

1. 肿瘤学发展呈现方向关口前移趋势

尽管肿瘤的治疗效果不断提升，但总体发病率仍一路上扬，对人类健康的威胁依旧不减，造成的社会负担日益沉重。因此，社会和国家对肿瘤学科的发展愈加关注。预警与早期诊断仍然是解决肿瘤最关键的出路之一。近年来随着肿瘤早期筛查技术（如低剂量 CT、肿瘤标志物检测）的发展，能被早期发现的肿瘤逐步增加，提升了肿瘤总体治疗效果。未来肿瘤学研究更加注重防治关口前移、早诊早治，通过对肿瘤不断进行深入、系统的研究，发展出新的防治手段，提升肿瘤防治水平。

2. 基础研究突破牵引着肿瘤学发展，引导着肿瘤诊疗水平的进步

肿瘤驱动基因的研究促进了肿瘤靶向治疗研究领域的形成和发展；免疫学领域的巨大突破促进了肿瘤免疫治疗里程碑式的进展。生命科学及医学等基础研究中的原始创新成果对肿瘤学及肿瘤诊疗的发展往往起着革命性的引导作用。有效

地将临床问题转化为科学问题是肿瘤学基础研究的关键所在，引领着肿瘤学科的发展。

3. 多学科交叉融合、协同发展是肿瘤学自身发展的必然要求

肿瘤学研究范围涉及分子、细胞、组织、机体乃至整个社会；同时肿瘤学的学科特点要求基础研究成果尽快向临床转化，不断发展出新的诊疗手段。这极大地促进了肿瘤学科与其他学科（如生物学、医学工程学、影像学、材料化学、大数据与人工智能等）的交叉融合，以及其他学科最新成果在肿瘤学科的应用。因此，多学科交叉、多学科协同发展是肿瘤学科发展的必然要求。

4. 技术体系的发展极大地推动了肿瘤学发展

大量新技术的发展对肿瘤学发展起到了极大的推动作用，如单细胞测序技术、类器官技术、细胞分子功能显像技术、纳米医学技术、信息技术等。这些技术的应用使我们能够从微观层面对肿瘤组织中的复杂成分进行系统分类和单独研究。大数据与人工智能技术的快速发展也使得我们能够将这些研究得到的海量数据进行整合、分析，挖掘出关键的信息，整理出普遍规律，并还原整个系统（肿瘤与微环境、肿瘤与整个机体等）的交互作用及演进发展。新技术的应用使得我们能从微观上深入认识肿瘤，从宏观上鸟瞰肿瘤全貌。

5. 新理论体系、新研究范式引领着肿瘤学科的发展方向

重大理论体系的提出和新研究范式的建立往往影响并引领整个肿瘤学科的发展方向。例如，肿瘤干细胞概念的提出引发了对肿瘤起源、异质性、耐药等领域的新思考；肿瘤免疫治疗开辟了肿瘤治疗新方向；肿瘤精准医学的概念引领了肿瘤诊疗新模式。因此，肿瘤学科的发展需要不断总结、创新，提出新的理论体系，建立新的研究范式。

二、肿瘤学科的发展态势

"十三五"期间，肿瘤学研究呈现出新的特点和发展趋势：①肿瘤学的研究模式呈现由微观到宏观、由局部到整体的发展态势，强调从分子、细胞、组织、器官、系统逐层探索肿瘤与整体的相互作用和影响；②肿瘤学不断向多学科交叉融合方向发展，呈现由生命科学、医学为主向多学科交叉融合、协同发展态势；③肿瘤学研究日益依赖基础研究和临床实践的密切合作；④肿瘤学研究不断融合传统

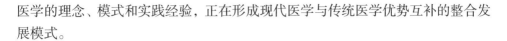

医学的理念、模式和实践经验，正在形成现代医学与传统医学优势互补的整合发展模式。

1. 肿瘤学科发展的优势

随着社会的发展，肿瘤已经成为威胁人类健康最主要的疾病。党的十八届五中全会通过了《"健康中国 2030"规划纲要》，对肿瘤的防治提出了具体的要求："到 2030 年，实现全人群、全生命周期的慢性病健康管理，总体癌症 5 年生存率提高 15%。"相关部委也出台措施来促进肿瘤学科的发展。其他国家也专门提出了肿瘤研究计划，如美国的"癌症登月"（Cancer Moonshot）计划等。总体上，肿瘤学科发展水平已经成为衡量社会发展水平的重要指标，肿瘤学科投入持续增加，极大加速了本学科发展。

从学科发展的阶段来看，肿瘤学已经从单纯研究肿瘤细胞转化到对肿瘤微环境、宏环境的研究，肿瘤学科发展呈现由微观到宏观、由局部到整体的态势。对肿瘤的认识从最开始的细胞分子水平到近来的肿瘤微环境、宏环境水平，肿瘤学经历了从微观到宏观的发展，提出了从肿瘤生态研究肿瘤发生发展的理念。一方面，研究内容要求注重局部，注重具体的因素对整个系统的影响；另一方面，整个系统对局部、具体要素的反作用也需要纳入研究内容中，需充分考虑微环境、宏环境与肿瘤细胞间的相互作用对肿瘤生物学行为的影响。这些研究也极大地推进了肿瘤临床诊疗的发展，鉴于我国在临床资源方面的显著优势，如果加以充分利用并协作攻关，有可能在肿瘤诊断和治疗方面取得快速进展。

2. 肿瘤学科发展的劣势

当前，我国肿瘤学科发展仍面临一些重大的问题和挑战，其发展瓶颈主要体现在以下两个方面。一是在基础研究方面。由于肿瘤发病类型多样，每种肿瘤类型的发生发展机制各异，目前对于各种肿瘤的异质性及演进规律的研究以及跨瘤种共性规律的研究都亟须加强。二是在临床转化研究方面。由于医院信息化、智能化管理不足导致临床资源共享受限、临床样本分散且样本质量参差不齐。另外，肿瘤转化研究所需的相应动物模型和技术平台也有待于进一步优化和提升。

3. 肿瘤学科发展的机遇

随着人类科技水平的提升，科学研究的手段日趋多样化和交叉融合，肿瘤学的研究方法也越来越多地涉及学科交叉融合，包括生命科学、临床医学、预防医学、影像学、材料学、信息学以及数学科学等多个学科的交叉。各个学科融合研究、互补长短，从而推动研究向系统化、整合化的方向发展。多学科交叉融合使得各学科的先进技术越来越多地被应用到肿瘤诊疗中。肿瘤学的发展呈现出和其他学科协同发展的态势，这种态势也推动了肿瘤学科本身的快速发展。因此，与多学科的交叉融合为肿瘤学科的发展提供了重要机遇。

4. 肿瘤学科发展的挑战

随着对肿瘤发生发展机制认识的不断深入，肿瘤临床诊疗取得了巨大的进展，肿瘤学的发展正面临独特的机遇与挑战。在基础研究方面，经过多年的发展，我国在肿瘤细胞表观遗传、细胞干性、死亡方式等方面取得了重要的研究成果，特别是在非编码 RNA、细胞焦亡等方面取得了突破性的进展，为研究肿瘤的生物学特性奠定了坚实的基础。在临床治疗方面，我国在肿瘤外科术式、肿瘤靶向治疗等方面都取得了重要进展，为肿瘤的综合治疗提供了坚实保障。在临床资源方面，我国人口众多，民族多样，疾病谱广泛，很多在欧美国家属于罕见类型的肿瘤在我国并不罕见。因此充分利用我国丰富的肿瘤临床资源平台，加强国际合作，构建高内涵生物样本库及临床前研究模型，开展高水平研究及新药研发，将有助于提升我国肿瘤的整体防控水平。在学科交叉方面，随着多个学科（如生命科学、数学、物理学、化学、材料学、信息学等）的快速发展，更多先进的技术（如量子力学技术、人工智能技术、3D 打印、基因编辑技术等）应用到肿瘤的研究和诊疗中，有望极大地促进肿瘤学科的快速发展。如何充分利用上述研究成果、技术和资源，迅速提升我国肿瘤诊疗水平是我们面临的巨大挑战。

第三节　肿瘤学科的发展现状与发展布局

一、我国肿瘤学科的发展现状

2020 年我国新发癌症 457 万人，占全球的 23.7%，死亡人数 300 万，占全球的 30.1%。目前，癌症死亡已跃居我国居民死亡原因的第一位[1]。据估计，我国癌症的发病和死亡人数在未来的一段时间内仍将呈上升趋势，防癌抗癌形势十分严峻。目前中国的癌症发病率位居世界中间水平，但是癌症致死率却排名世界前列。以肝癌为例，全球每年约 83 万人死于原发性肝癌，其中接近一半死亡病例来自中国[1]。美国所有癌症 5 年总体生存率为 68%[2]，而中国仅为 40.5%[3]。这些显著的差别都强烈地说明，我国的癌症诊疗水平与欧美等国还有较大差距，离我国人民对肿瘤诊疗的期望和要求还有较大距离。为建设全民健康社会，我们需要不断加强肿瘤学科的发展，提升我国肿瘤治疗水平。

十余年来我国肿瘤学领域科研产出迅速增长，2010～2019 年主要的肿瘤领域及医学生命科学领域共 98 种 SCI 期刊发表的研究论文显示，我国研究者作为通讯或共同通讯作者在上述杂志发表肿瘤研究论文共计 15 460 篇，其中受到国家自然科学基金资助的有 10 198 篇；在影响因子（IF）>5 的 10 527 篇中，国家自然科学基金资助的有 7737 篇；IF>10 的 2865 篇中，国家自然科学基金资助的有 2126 篇；IF>20 的 342 篇中，国家自然科学基金资助的有 186 篇。从年份来看，我国发表的肿瘤学论文逐年增加，总体排名第二，与美国的差距逐年缩小。2019 年我国发表的肿瘤学论文数量已经相当于 3～5 名（英国、德国、意大利）的总和。

我国肿瘤学研究者发表文章的质量也逐步提升。单以 IF 进行评价，十年来 IF<5 的文章从 40% 下降到 28% 左右，5≤IF≤10 的文章从 44% 增加到 52% 左右，IF>10 的文章从 14% 增长到 17% 左右。其中 IF≥20 的文章基本稳定在 2% 左右，但《细胞》（*Cell*）、《自然》（*Nature*）、《科学》（*Science*）和《美国医学会杂志》（*The Journal of the American Medical Association*）、《柳叶刀》（*The Lancet*）正刊及《新英格兰医学杂志》（*The New England Journal of Medicine*）等的文章从 2010 年的 0 篇增长到 2019 年的 24 篇。

从单篇文章年均引用次数来看，2010 年为 4.5 次，2016 年增长到 8.0 次（2017 年后发表的文章因发表时间较短，不计入统计），表明我国肿瘤学界在国际最前沿研究领域的影响力越来越大。然而，我国肿瘤学领域文章的引用频次方面与世界一流水平还存在较大差距。2011 年美国在肿瘤学领域发表的 SCI 论文被引频数是中国的 9.4 倍，尽管 2016 年来我国肿瘤学领域发表的 SCI 论文被引频次提高了近一倍，但仍然明显落后于美国。从肿瘤学 SCI 收录论文的期刊分布来看，我国产出的肿瘤学 SCI 论文数量和质量逐年上升。2010 年到 2019 年，美国、德国等发达国家各个 IF 分段的文章比例一直比较稳定，而我国虽然总体上高影响因子文章比例逐步上升，但即使只看 2019 年数据，我国低影响因子杂志（IF<5）发表文章比例约 32%，仍然偏高，高影响因子（IF≥20）杂志发表文章比例约 2%，明显偏低。这显示我国在肿瘤学最前沿研究领域的整体影响力和创新力还有待进一步加强。

总体来说，国际学术影响力的提升滞后于 SCI 论文数量的增长是目前我国肿瘤学发展的现状之一。在增加肿瘤学 SCI 论文数量的同时，注重提高论文质量是提升我国肿瘤学研究水平的关键。另外，对我国肿瘤学 SCI 论文特别是高影响因子 SCI 论文进行分类分析发现，产出主要集中于肿瘤学领域的基础研究，直接影响肿瘤诊疗水平的转化研究和临床研究的产出还远远不够。增加对应用基础、转化及临床研究的资助，加速已经大量积累的基础成果转化，开发临床新技术、新疗法、新产品，提高肿瘤患者的治疗效果和生存质量，产生一批对肿瘤诊疗具有重大影响的研究成果，使我国肿瘤学研究和肿瘤防治水平尽快达到国际一流水准，是我国肿瘤学科发展的迫切要求。

二、肿瘤学科发展布局

未来，我国肿瘤学科将从已取得重要进展的优势方向和薄弱方向展开布局，主要包括以下一些领域和科学问题。

（一）我国肿瘤学科研究已取得重要进展的优势方向

1. 肿瘤免疫研究

近年来，我国在肿瘤免疫的基础及转化领域研究均取得了里程碑式的突破，形成了以点带面的局部优势，包括适应性免疫调控过程、抗原呈递、免疫检查点研究、固有免疫等领域都有高水平的产出[4-7]；针对免疫检查点的抗体治疗、CAR-T 为代表的细胞过继治疗等越来越多的免疫治疗方法获得了美国 FDA 的认证，并在临床治疗上取得了喜人的疗效和很好的社会经济效益。全面系统阐明肿瘤免疫调控机制，大量发现新靶点、发展新疗法是该领域的发展关键。

2. 肿瘤微环境研究

肿瘤微环境是指肿瘤细胞所处环境周围的间质细胞和细胞外基质成分，是调控肿瘤细胞表型和命运的关键外部因素。目前，肿瘤微环境已经成为国际肿瘤学研究的前沿热点。近年来，我国在肿瘤相关成纤维细胞、肿瘤血管、肿瘤微环境髓系来源炎性细胞及细胞外间质等领域都取得了一定突破[5,8-11]，形成了肿瘤生态学等理论，但还需要加强投入，全面系统解析肿瘤微环境异质性及其调控机制，形成和完善原创性理论体系。

3. 肿瘤代谢研究

代谢异常是肿瘤的基本特征。经过十几年的积累，国外已经有大量代谢相关小分子药物进入临床研发。近年来，我国科学家在代谢产物调控细胞信号、表观遗传等方面，以及代谢信号感受器、代谢酶活性调控机制以及代谢酶非酶学功能研究上都取得了系列重要突破[12-14]。总体来讲，我国在本领域研究的广度和深度方面与国外顶尖水平还有一定差距，在成果转化方面基本空白。因此，促进肿瘤代谢转化研究是本领域重点发展的方向。

4. 表观遗传调控和非编码 RNA 研究

表观遗传主要包括 DNA 甲基化、组蛋白修饰、X 染色体失活、染色质重塑和非编码 RNA 等调控机制。我国在肿瘤表观遗传调控，特别是非编码 RNA 领域已经形成了局部优势[8,9,15-17]。目前世界非编码 RNA 领域排名前 5 的主要研究机构中我国占据了 3 席，在肿瘤非编码 RNA 参与调控肿瘤细胞信号转导、肿瘤免疫、代谢、耐药、转移复发等方面取得了众多成果。但这些成果还没有被高效地转化出口，主要是因为我国在核酸药物及相关载体的研究方面还有待加强。

5. 肿瘤细胞可塑性与命运调控的研究

肿瘤细胞可塑性是在细胞内、外因素的作用下表现出其他类型细胞生物学特性的能力。肿瘤细胞可塑性贯穿了肿瘤发生发展以及治疗反应的全过程，主要包括上皮-间质双向转换、干性、各种生物力学过程引起的细胞形态及功能变化等。细胞命运主要包括细胞分化、衰老、死亡等。我国科学家在细胞干性、自噬、焦亡、铁死亡等领域都取得了重要的研究成果[18-21]，特别是在细胞焦亡的研究中取得了突出成果，引领了这个领域的发展，达到了世界先进水平。

（二）我国肿瘤学科研究需要加强的薄弱方向

1. 肿瘤靶向治疗及临床转化研究

肿瘤靶向治疗取得了众多突破性进展，是肿瘤学科的重要发展方向，然而很多人类肿瘤中常见的基因突变仍然缺乏有效的靶向策略。近年来，我国在一些关键肿瘤驱动基因，如 *Ras*、*P53* 等的靶向策略研究上取得了系列成果[22,23]，为相关突变肿瘤的靶向治疗提供了新思路；在靶向药物筛选方面，发现了系列具有成药性潜力的新型小分子化合物。然而尽管几乎所有肿瘤机制研究都号称发现了新靶点，但靶向治疗的成果转化严重不足。加强转化研究，基于这些成果尽快开展相应的系统性临床前及临床研究，促进产业化进展是肿瘤学科发展的必由之路。

2. 肿瘤治疗临床研究

肿瘤治疗的临床研究是循证医学最活跃的研究领域。一项好的临床研究能够改写国际肿瘤治疗指南,为肿瘤治疗新疗法、新药物的应用提供指引。近年来,我国在肿瘤外科术式、化疗药物、新型靶向药物及免疫治疗药物方面的研究取得了众多突破,提升了肿瘤治疗水平,但在几大国际肿瘤治疗指南中,我国科学家的贡献仍相对较少。更为关键的是,我国特有的高发肿瘤诊疗只能依赖我国科学家发起的临床研究进行改进提高,肿瘤学科在这方面的贡献还远远不能满足国家和人民的需求。

第四节　肿瘤学科的发展目标及其实现途径

一、肿瘤学科的发展目标

肿瘤学领域"十四五"期间应达到以下目标。

(1)理论方面,在肿瘤研究最关键和最可能突破的领域,如肿瘤免疫调控、肿瘤微环境与代谢等热点领域取得一批具有标志性的创新理论成果。

(2)技术方面,突破一批关键"卡脖子"技术,如在肿瘤免疫细胞治疗和核酸药物研发方面形成具有自主知识产权的技术体系。

(3)临床转化方面,批量地生产出具有我国自主知识产权的靶向治疗及免疫治疗药物,取得一批标志性、引领性的重大原创应用成果。

(4)社会效益方面,开发出一批具有我国自主知识产权的肿瘤预防、筛查、早诊产品,有效提升我国肿瘤早诊早治水平。

二、肿瘤学科目标的实现途径

1. 加强优势方向

在肿瘤免疫、微环境、代谢研究方面,加强肿瘤免疫、炎症及微环境、代谢调控新机制的研究,确定新的分子和细胞治疗靶点和靶向策略,推进肿瘤免疫、代谢治疗进展。

2. 扶持薄弱方向

目前,我国生产商发起的临床研究发展得如火如荼,但由研究者发起的临床研究则相对较少,这严重降低了我国科研成果转化效率。建议国家在"十四五"期间将肿瘤学科临床研究作为需要扶助的薄弱方向进行资助。

3. 鼓励交叉方向

鼓励交叉方向要适应大科学、大数据、互联网时代新要求,积极探索科研活动协同合作新方式、破解科学难题、共享创新成果;促进新型信息化技术、人工智能技术在肿瘤靶点发现和精准诊疗中的应用。

4. 促进前沿方向

例如肿瘤生态研究,这是我国在肿瘤领域提出的重要前沿理论,期望通过系统研究机体的宏环境、微环境与肿瘤的相互作用,从更大尺度、更深维度解读肿瘤发生发展、复发耐药的机理。

5. 加强国际合作与交流

"十四五"期间将进一步加强国际合作与交流,通过国际合作与交流引入研究新思想、新范式、新技术,实现与国际人员的交流和思想的碰撞,从而加速和促进我国肿瘤学科的发展。

第五节　肿瘤学科优先发展领域及重要的交叉研究领域

一、优先发展领域

很显然,肿瘤研究正在或潜在转化成功的领域,就是突破方向所在和需要优先发展的领域,而这些研究方向面临的科学与临床问题就是本学科优先要解答的核心问题。

1. 肿瘤免疫:继续扩大"战果"

肿瘤免疫研究的趋势是通过深入解析免疫系统在肿瘤发生发展、综合治疗、复发耐药等过程中与肿瘤相互作用的调控机制,发现新靶点,提出新的治疗策略,进一步提升免疫治疗效果。

2. 肿瘤生态: 寻找肿瘤进展、耐药新机制

肿瘤生态包括肿瘤微环境(肿瘤组织内除肿瘤细胞外的其他细胞、基质及理化因素成分)以及肿瘤宏环境(整个机体形成的相对于肿瘤组织的外部环境,包括免疫环境、内分泌、神经精神环境、肠道菌群环境等)。近来的研究表明,肿瘤发展、转移、耐药、免疫逃逸等和肿瘤细胞与肿瘤微环境间以及肿瘤组织同机体宏环境间的相互作用密切相关,即与整个肿瘤生态失衡密切相关。对肿瘤生态的研究为寻找肿瘤进展、耐药机制提供了全新的视野和新的靶向策略。

3. 肿瘤靶向治疗: 探索新的治疗靶点及靶向治疗耐药机制

虽然目前人类编码基因已经全部鉴定,并发展了一系列针对蛋白质靶点的药物,但所有药物针对的靶点仅 600 余个[24]。因此,肿瘤靶向治疗的研究方向仍然是寻找新的靶点并发展新型靶向策略。其中,蛋白质、非编码 RNA 及代谢靶点是研究热点。目前,靶向治疗已经成为多种肿瘤的一线治疗策略,但多数靶向药物治疗仅在维持 1 年左右后即发生耐药,因此,探索肿瘤靶向治疗耐药的机制,从肿瘤免疫、微环境、代谢及表观遗传调控过程中寻找逆转肿瘤靶向治疗耐药的策略也是当前肿瘤靶向治疗领域的主要研究方向之一。

4. 肿瘤学新理论、新技术研究

随着肿瘤研究的不断深入,肿瘤学领域不断出现各种新的理论,为肿瘤发生发展、复发转移、耐药的机理提供新的研究视角,亦为肿瘤治疗提供新策略。例如,肿瘤休眠与静息理论认为,长期存在处于静息态的休眠肿瘤细胞是肿瘤复发、转移和耐药的一个重要原因,导致肿瘤难以根治。肿瘤诊疗新技术一直是肿瘤学研究的重要内容,包括新的分子影像技术、新的肿瘤模型(细胞、组织、动物)、新型生命组学技术等。这些新技术的发展将极大促进对肿瘤发生发展规律认识的深度和广度,加快现有成果的转化速度。

二、重要的交叉研究领域

随着人类科技水平的提升,学科的发展不仅要依靠学科内部的增量,学科间的交叉融合也已经成为学科发展的重要原动力。

1. 肿瘤学科与数学、信息科学交叉

肿瘤学研究目前已积累了大量数据，包括各种生命组学数据、医疗大数据、影像组学数据等。这些大数据的整合分析是生成肿瘤表型组数据，用于肿瘤分子分型及个体化治疗的关键，这就必然要求与数学、信息科学进行交叉研究。

2. 肿瘤学科与生物物理学、化学学科交叉

生物物理学与生物化学研究的是生命活动的物理化学过程和物质在生命活动过程中表现的物理、化学特性等。近年来，随着肿瘤微环境、宏环境的研究以及肿瘤生态学的发展，肿瘤学的研究越来越多地与生物物理学科、化学学科进行交叉，这些交叉为肿瘤学研究提供了新视角。

3. 肿瘤学科与材料、工程管理等学科交叉

肿瘤的预防及早诊一直是提升肿瘤诊疗水平、降低发病/死亡率最有效的措施。这部分研究不仅要与信息科学协作，还需要与材料、工程管理等学科交叉，以提高相关领域的转化效率。

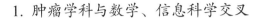

主要参考文献

[1] Sung H, Ferlay J, Siegel R L, et al. Global cancer statistics 2020: GLOBOCAN estimates of incidence and mortality worldwide for 36 cancers in 185 countries. CA: A Cancer Journal for Clinicians, 2021, 71(3): 209-249.

[2] Siegel R L, Miller K D, Fuchs H E, et al. Cancer statistics, 2022. CA: A Cancer Journal for Clinicians, 2022, 72(1): 7-33.

[3] Zeng H M, Chen W Q, Zheng R S, et al. Changing cancer survival in China during 2003-15: a pooled analysis of 17 population-based cancer registries. The Lancet Global Health, 2018, 6(5): e555-e567.

[4] Li W T, Qiu S Z, Chen J, et al. Chimeric antigen receptor designed to prevent ubiquitination and downregulation showed durable antitumor efficacy. Immunity, 2020, 53(2): 456-470.e6.

[5] Su S C, Zhao J H, Xing Y, et al. Immune checkpoint inhibition overcomes ADCP-induced immunosuppression by macrophages. Cell, 2018, 175(2): 442-457.e23.

[6] Zheng X H, Qian Y B, Fu B Q, et al. Mitochondrial fragmentation limits NK cell-based tumor immunosurveillance. Nature Immunology, 2019, 20(12): 1656-1667.

[7] Lv H W, Lv G S, Chen C A, et al. NAD$^+$ metabolism maintains inducible PD-L1 expression to

drive tumor immune evasion. Cell Metab Olism, 2021, 33(1): 110-127.e5.

[8] Chen F, Chen J N, Yang L B, et al. Extracellular vesicle-packaged HIF-1α-stabilizing lncRNA from tumour-associated macrophages regulates aerobic glycolysis of breast cancer cells. Nature Cell Biology, 2019, 21(4): 498-510.

[9] Liu J, Lao L Y, Chen J N, et al. The IRENA lncRNA converts chemotherapy-polarized tumor-suppressing macrophages to tumor-promoting phenotypes in breast cancer. Nature Cancer, 2021, 2(4): 457.

[10] Su S C, Chen J N, Yao H R, et al. CD10$^+$GPR77$^+$ Cancer-associated fibroblasts promote cancer formation and chemoresistance by sustaining cancer stemness. Cell, 2018, 172(4): 841-856.e16.

[11] Li Y, Qu X, Cao B, et al. Selectively suppressing tumor angiogenesis for targeted breast cancer therapy by genetically engineered phage. Advanced Materials, 2020, 32(29): e2001260.

[12] Liu Y Y, Liang X Y, Dong W Q, et al. Tumor-repopulating cells induce PD-1 expression in CD8$^+$ T cells by transferring kynurenine and AhR activation. Cancer Cell, 2018, 33(3): 480-494.e7.

[13] Xu D, Wang Z, Xia Y, et al. The gluconeogenic enzyme PCK1 phosphorylates INSIG1/2 for lipogenesis. Nature, 2020, 580(7804): 530-535.

[14] Tong Y Y, Guo D, Lin S H, et al. SUCLA2-coupled regulation of GLS succinylation and activity counteracts oxidative stress in tumor cells. Molecular Cell, 2021, 81(11): 2303-2316.e8.

[15] Yang Y, Fan X, Mao M, et al. Extensive translation of circular RNAs driven by N(6)-methyladenosine. Cell Research, 2017, 27(5): 626-641.

[16] Huang X, Yan J, Zhang M, et al. Targeting epigenetic crosstalk as a therapeutic strategy for EZH2-aberrant solid tumors. Cell, 2018, 175(1): 186-199.e19.

[17] Gao X Y, Xia X, Li F Y, et al. Circular RNA-encoded oncogenic E-cadherin variant promotes glioblastoma tumorigenicity through activation of EGFR-STAT3 signalling. Nature Cell Biology, 2021, 23(3): 278-291.

[18] Shi J J, Zhao Y, Wang K, et al. Cleavage of GSDMD by inflammatory caspases determines pyroptotic cell death. Nature, 2015, 526(7575): 660-665.

[19] Zhang Y L, Shi J J, Liu X G, et al. BAP1 links metabolic regulation of ferroptosis to tumour suppression. Nature Cell Biology, 2018, 20(10): 1181-1192.

[20] Shen C, Sheng Y, Zhu A C, et al. RNA demethylase ALKBH5 selectively promotes tumorigenesis and cancer stem cell self-renewal in acute myeloid leukemia. Cell Stem Cell, 2020, 27(1): 64-80.e9.

[21] Xu W Q, Li J H, He C X, et al. METTL3 regulates heterochromatin in mouse embryonic stem cells. Nature, 2021, 591(7849): 317-321.

[22] Yin C Q, Zhu B, Zhang T, et al. Pharmacological targeting of STK19 inhibits oncogenic NRAS-

driven melanomagenesis. Cell, 2019, 176(5): 1113-1127.e16.

[23] Chen S, Wu J L, Liang Y, et al. Arsenic trioxide rescues structural p53 mutations through a cryptic allosteric site. Cancer Cell, 2021, 39(2): 225-239.e8.

[24] Lafferty-Whyte K, Mormeneo D, del Fresno Marimon M. Opportunities and challenges of the 2016 target landscape. Nature Reviews Drug Discovery, 2017, 16(1): 10-11.

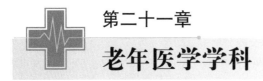

第二十一章
老年医学学科

第一节　老年医学学科的战略地位

一、老年医学学科的定义、特点及资助范围

老年医学是 20 世纪兴起并快速发展的医学分支学科。老年医学是主要研究人体衰老过程的变化规律及机制，解析随增龄而发生的器官衰老规律、与衰老相关疾病的关系，健全衰老相关疾病的预防保健措施，聚焦衰老相关疾病的精准诊断和防治，防止过早衰老，维持老年人身心健康的医学。

老年医学的内容涵盖老年基础医学、老年临床医学、老年预防医学、老年流行病学、老年心理学和老年社会医学，涉及生物学、物理化学、社会学及心理学等多学科理论；兼顾老年康复学、护理学、医养结合和临终关怀等学科。

老年医学的目标是全面认识人体衰老的规律及机制，实现对人体衰老相关疾病的精准预防、诊断和治疗，为老年人提供全面合理的医疗与健康服务，维持并改善患者的身体机能，提高生活能力和质量，为积极应对人口老龄化提供医学理论基础和干预策略。

老年医学的研究对象是 60 岁及以上老年人，研究范围包括：①衰老的生理机制及相关疾病的病理机制；②早衰人群（如遗传性早老症）以及组织器官特异性衰老的病理机制；③衰老相关的模式生物研究，在分子、细胞器、细胞等不同的高分辨率水平解析衰老及相关疾病的病理生理机制，寻找精准高效的预警和干预靶点；④人体衰老的遗传与表观遗传机制和生物标志物，延缓衰老的方法和干预相关疾病的手段。

二、老年医学学科的重要性

我国是世界上老年人口最多的国家。第七次全国人口普查报告显示，我国（不含港澳台数据）60 岁及以上人口达到 2.64 亿，占总人口的 18.7%；65 岁及以上人口达 1.91 亿，占总人口的 13.5%。预计到 2050 年，65 岁及以上老年人口数将超过 4 亿，占总人口数的 35%。人口老龄化问题日趋严峻，衰老相关疾病患病率不断攀升，健康老龄化需求持续凸显。

2017 年，党的十九大报告明确指出实施"健康中国"战略；2020 年，习近平总书记召开科学家座谈会，做出"面向世界科技前沿、面向经济主战场、面向国家重大需求、面向人民生命健康"的科技创新战略部署。

在"十二五"和"十三五"期间，科学技术部、国家自然科学基金委员会、国家卫生健康委员会和地方各有关部门对老年医学研究做了提前布局。国家自然科学基金在老年医学研究方面的资助逐年增加，聚焦衰老及相关疾病的研究，支持衰老相关的研究项目[1]。2007～2018 年，国家自然科学基金和科学技术部在衰老相关方向的项目资助经费分别为 47 018 万元和 91 760 万元[2]。从 2016 年开始，国家自然科学基金设立了与衰老相关的重大计划专项，拨款约 2 亿元用以支持衰老研究，加大了对老年医学在基础医学及转化医学方面的科学研究的支持力度，提高了老年医学的战略定位。

第二节 老年医学学科的发展规律与发展态势

老年医学的发展围绕着衰老的两个主要方面，一是解决身体机能和器官结构因衰老导致的临床疾病问题；二是促进老年健康，实现健康老龄化。

一、老年医学学科的发展规律

老年医学的发展始于 20 世纪初期，经历了三个主要时期：早期以医学观察为主的临床研究，中后期以生物物理学和生物化学为手段研究生理功能与病理形态的病理生理研究[3]，近期以分子生物学及表观遗传学为手段的衰老机制研究[4]。

当前，老年医学研究模式由以治疗老年病为主，向以促进健康长寿、预防老年病为中心转变；研究模型从由理化损伤等引起的单一传统大动物模型，向生命周期短、便于观察衰老变化的小动物模型与非人灵长类动物模型结合方向转变。完善不同环境条件下衰老相关疾病全过程（包括生理、病理及临床防治规律的研究和发展），识别和防治共同分子损伤引起老年共病的综合征及征候谱系是未来老年医学学科的发展方向。

二、老年医学学科的发展态势

老年医学的主要对象是老年人，人群具有特殊和复杂的疾病谱。老年人群在不同程度衰老的基础上，通常患有多种疾病或者老年综合征，约75%的老年人群至少患有一种慢性疾病症，20%以上的老年人同时患有三种及以上衰老相关疾病，这被称为"老年共病"。老年医学学科研究为老年共病的预防、预警、诊断、治疗及预后提供了科学理论和实践依据。

1. 临床老年医学研究

（1）随着人口老龄化的加剧，老年人患多种慢性疾病、器官功能减退和生活受限等问题越来越突出。新冠疫情使得老年急性病和慢性病问题进一步凸显。

（2）老年疾病的早期识别、诊断与治疗水平需要继续加强。老年疾病的预防、增强健康体质和提高免疫力的问题亟待研究。提高呼吸功能的运动锻炼在传统医学中一直备受关注。新冠疫情使得老年肺呼吸保健、气道应激管理和预防感染面临新的挑战。心脑血管疾病严重威胁老年人群的健康，其预防、救治和后遗症的管理也一直是老年医学关注的问题。神经退行性疾病（如阿尔茨海默病、帕金森病，以及其他认知和运动障碍疾病）的早期识别与诊治、器官退化损伤预防等问题，长期以来都是临床老年医学研究领域的重要方向。

（3）临床药物研究需要更关注老年人群，特别是针对器官功能减退、代谢及排泄缓慢等多因素分层分类的研究，分子靶向延缓衰老药物的临床研究等。针对两个及以上不同器官衰老及老年共病的循证医学研究是揭示各组织和器官之间相关联的关键衰老信号和致病因子的关键。

（4）近年来老年医学已经初步形成了改善老年健康和预防疾病窗口前移的有效干预措施，包括精准识别高风险患者，开展跨系统的预先护理计划，探索高效、可靠和智能的治疗及护理途径等。众多初级保健系统正逐步在各大中小城市建设并展开。

（5）老年医学从业人员接受越来越多的特殊理论及技能培训，老年医学临床医生作为关键角色发挥的作用在不断提高和更新。由于农村现代化和人口城市化进程的需要，老年医学领域的研究、医疗、护理、康复人才队伍的建设亟须加强。

2. 基础老年医学研究

（1）组织器官特异性早衰与疾病因果关系的研究。基础老年医学侧重于衰老机制以及组织器官衰老导致疾病的过程和机制研究。衰老除受遗传因素影响外，主要还受环境因素的影响。生活条件及环境引起的器官特异性衰老相关疾病正成为预防和干预老年病的研究热点。

（2）干细胞在延缓衰老中的作用研究。组织干细胞发生复制性衰老时，干细胞储备下降甚至耗竭，不能通过增殖分化修复取代衰老的细胞，进而引起组织器官衰老和病损。动物实验显示，抑制干细胞衰老能够缓解衰老相关疾病表现，如增加肺泡干细胞，缓解小鼠肺上皮衰老并抑制肺纤维化[5]。

（3）在机体水平上干预各种不同因素诱发的衰老相关疾病，促进老年健康长寿的机制研究。研究老年人对健康与生活习惯管理的认识规律，例如过度饮食引起老年健康问题，越来越引起老年医学研究的重视[6-8]。

（4）构建衰老动物模型，探索新技术与新方法，系统解析衰老向疾病演变过程的时空特征，揭示衰老及其相关疾病的新型标志物，发现通过延缓衰老而干预相关疾病的新靶点。

（5）探究多途径多维度延缓衰老的效果与机制，如小分子药物、基因和细胞治疗、主动健康（热量限制、运动）等，为衰老相关疾病的预防、预警、诊疗及预后提供理论基础及技术手段。通过长寿人群及健康人群队列研究，健全并完善机体衰老的评价体系，阐明遗传与环境对人体衰老的影响与机制。关注老年人群因疾病用药引起病理性衰老的风险，或因用药不当、药物间相互作用而引发疾病的风险。

3. 老年医学技术研发与应用

老年医学相关技术的研发与应用有待发展。虽然细胞、组织器官与机体衰老以及衰老相关疾病的标志物研究已经取得了一定的进展，但距临床应用尚有很大距离。例如，检测衰老的异染色质标记蛋白 HP1、DNA 损伤反应标记 53BP1 和 H2AX 磷酸化、溶酶体 β-半乳糖苷酶染色等，有待于在临床老年医学中得到广泛应用。

整合基因组学、代谢组学、蛋白质组学和影像组学等多维度的健康、衰老或疾病的评估体系，指导老年健康生活方式与疾病防治策略。可穿戴设备一方面可以实时检测老年人多项生理指标与运动等生活方式，也可助力老年健康监测与老年医学科学大数据获取。结合人工智能和影像等大数据分析，如数字 X 射线摄影（DR）、CT、MRI 和正电子发射断层显像（PET）及复合类 PET-CT、PET-MR 等，不断提高老年疾病诊断的准确度与灵敏度。

4. 老年医学前沿交叉领域

老年医学是一门多学科交叉融合的研究人体衰老的机制、人体老年性变化、老年病的防治及老年人健康与保健的学科。老年医学研究与衰老生物学研究有着最为广泛和深入的交叉。老年医学与生物医学工程以及医学影像技术的交叉融合，为老年病机制研究以及精准诊治提供了支撑。老年医学与生物物理、生物化学、生物医学工程与通信技术交叉融合，为衰老机制研究及药物研发提供了途径。化学遗传学、物理遗传学、纳米技术、航天医学等新技术革新为探索老年医学研究的新方法、新技术开拓了新视野。中药和中医理论为老年医学探索衰老发生机制与干预衰老相关疾病提供了宝贵资源。此外，老年医学还与康复护理学、心理学、社会学等学科有着广泛交叉。

第三节　老年医学学科的发展现状与发展布局

在"十二五"和"十三五"期间，我国老年医学取得了突飞猛进的发展，特别是在基础研究领域，应用细胞模型和模式生物对衰老和相关疾病的发病机制和干预靶点的研究取得了创新性突破。损伤修复、小分子干预、干细胞更新、衰老细胞清除、热量限制与运动生理等领域研究成果不断涌现。然而，细胞衰老的监测和疾病表型研究之间存在一定的脱节；器官衰老与特异性疾病的因果关系和干预研究有限；机体衰老评价体系尚不完善，如何通过干预衰老进程有效降低老年共病的发病率、促进健康老龄化还处于研发的早期阶段。

一、我国老年医学学科的发展现状

我国老年医学学科起步虽晚于西方发达国家，但"十二五"和"十三五"期间在"健康中国"的战略部署与科学技术部、国家自然科学基金委员会的前瞻性布局下，我国在老年基础医学等多个前沿领域，包括衰老遗传学、表观遗传与代谢调控、干细胞衰老与损伤修复、衰老相关疾病的致病机理与临床干预、人体衰老标识与长寿机制、衰老相关新技术和新方法等，赶超国际，在某些领域甚至处于国际领先水平。

（一）我国老年医学研究论文发表情况

1999～2020 年，我国老年医学相关领域的研究呈明显增加态势。衰老相关科学研究文献发表增长迅速，2020 年达世界总量的 18%，位居世界第二。美国的发文量虽然仍远超我国及其他国家，但在全世界发表文章总数中的比例已逐渐下降，从 1999 年的 41%降至 2020 年的 24%，减少了约 17 个百分点。"十二五"之前，我国的衰老研究远落后于美国，我国发文量仅占世界总量的 0.6%，而美国高达 41%；到 2020 年，我国占世界总量的 18%，美国占世界总量的 24%。

（二）我国老年医学研究已取得重要进展的优势方向

近年来，我国在衰老的机制、预警及干预等方面取得了一系列达到国际先进水平的重要研究成果。

1. 染色质稳态调控衰老及寿命的分子机制

染色质稳态是维持基因组完整性、DNA 复制与基因转录调控的基础，与衰老进程及寿命调控关系密切。我国科学家在染色质稳态调控衰老及寿命的分子机制方面取得了重要的进展，包括：DNA 复制、损伤修复及基因组不稳定性导致衰老机制，细胞核膜结构、端粒及 Shelterin 复合体、端粒酶结构与活性维持调控细胞衰老、器官衰老机制，组蛋白修饰及修饰酶类调控衰老与寿命机制，衰老细胞的基因转录调控、转录本剪切调控、基因表达图谱，异染色质结构与功能、染色体之间及与核膜等细胞亚结构的互作及在不同环境下应激损伤反应的机制等。

2. 多器官衰老的图谱及机制研究

利用非人灵长类动物模型及人的衰老组织细胞，通过高通量、高精度单细胞转录组测序技术，系统性分析绘制各组织器官衰老的基因表达及表观遗传修饰分子图谱，揭示多种器官衰老的特异性机制。在老年心脏损伤修复的调控机理，内源性保护因子对心肌损伤调控，核受体、外泌体及心脏间质细胞对心脏衰老、血管损伤与再生修复及重塑等方面取得一系列国际领先的研究成果。阿尔茨海默病是最常见的衰老相关神经退行性疾病。在 Aβ 蛋白代谢障碍、外周组织脏器清除障碍、新致病及易感基因（*Rps23rg*）、新型 PET 示踪剂——氟 18 代硫胺素等方向做出了重要贡献。除了单个组织器官的衰老机制研究，利用高通量单细胞转录组测序技术，我国科学家还系统绘制了大鼠衰老与节食状态下 9 种组织器官的 20 多万个单细胞转录组图谱，从不同维度系统地评估了衰老和节食对机体多种组织的影响，揭示了热量限制后通过调节机体多种组织的免疫炎症通路延缓衰老的分子机制。

3. 研发延缓衰老的方法与手段

通过建立包括人成年早衰症等多种人类干细胞衰老的新模型，发现一系列人类干细胞"年轻因子""抗衰老损伤因子"，获得遗传增强的间充质干细胞、上皮干细胞及血管内皮细胞，证实干细胞在促进器官年轻化、延缓衰老并延长寿命以及抵抗疾病方面发挥关键作用。通过小分子以及基因疗法干预细胞衰老过程，实现了组织器官衰老的逆转与哺乳动物寿命的延长。

4. 人类衰老的遗传学机制与生物标识

我国在一些长寿人群的遗传学研究方面有独特的资源，发现了线粒体基因 *ND5* 多态性与长寿人群的相关性，开展了包括长寿人群 *FOXO1A*、*FOXO3A* 和 β-肾上腺素能受体-2 调节血管功能、mtDNA 拷贝数水平显著升高以及 SSBP4 基因调控长寿家系 mtDNA 拷贝数的研究。发现了老年患者多病共存的"共同土壤"原因，鉴定到 *APOE3*、*SIRT*、*CETP* 等关键基因；提出了人尿液中 RNA 氧化代谢产物 8-氧化鸟苷（8-oxoGsn）的含量是可指征机体衰老的新型标志物；开发了轻度认知功能损害（MCI）和阿尔茨海默病患者血液中的早期预警标志物。

（三）我国老年医学研究需要加强的薄弱方向

衰老及相关疾病研究面临实验周期长、组织器官特异性不明确、研究体系复杂、衰老生物标识短缺等诸多挑战。在研究成果方面，可准确反映组织与器官衰老、机体衰老的生物标识还是空白。在研究模式方面，与横向分析和有限节点的静态比较，多节点或连续动态的纵向分析更能真实反映机体衰老过程。在学科建设方面，老年医学的新型研发机构建设有待加强，师资培训、研究生培养及研究队伍建设亟待发展。相对于我国人口比例，整体科研团队数量及体量均不足。通过优化人才培养与评价机制，赋能科研人员特别是青年科研人员，将提升衰老领域的基础研究创新能力。此外，老年医学的研究方向尚不均衡，很多方面还较薄弱，高水平科研创新成果仍然不多。

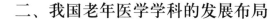

二、我国老年医学学科的发展布局

"十四五"期间，我国老年医学研究应依据微观研究—系统分析—整体阐明—环境干预的原则，形成微观（分子、亚细胞结构与细胞）与宏观（组织、器官、整体及环境）、横向比较与纵向动态分析、基础医学理论与临床医学实践以及预防与治疗相结合的发展格局，实现科学研究机制的创新与临床转化应用的双突破，通过促进老年健康、提高老年疾病防治水平，助力发展并实现健康老龄化。

（一）衰老机制、生物标识与寿命维持及调控机制

（1）多角度、多维度和多层次系统地研究衰老机制，解析遗传性状、表观遗传、能量代谢、大分子损伤、细胞应激、免疫和炎症等与组织、器官衰老及相关疾病发生发展的关系。

（2）研究体细胞衰老的异质性及通过胞外基质、炎症因子及衰老分泌表型、囊泡运输等细胞间通讯模式调控组织、器官与机体衰老进程的机制。

（3）探究驱动衰老的关键细胞群/类型、特定组织或器官的规律，解析不同细胞群/类型、不同组织和器官之间借助体液循环、免疫反应、体温调节和（或）神经网络等远程分子运转和相互作用调控系统衰老的机制。

（4）构建特色衰老及相关疾病的模式生物，发展分子靶向突破性新技术与新方法，研究组织、器官衰老的共性和特性机制，解析衰老系统、动态演进的关键时间节点与空间特征，发现组织、器官衰老与机体衰老的新型生物标识，健全并发展高效精准机体衰老评价体系。

（5）实现从延缓衰老到干预衰老相关疾病的转化策略和方法，探究小分子化合物干预、基因编辑、细胞治疗、热量限制与运动等生活方式干预等延缓衰老，促进健康寿命的有效性与机制，为衰老相关疾病的预防、早期预警、诊疗及预后提供理论基础。

（二）器官特异性衰老及疾病演变的机制与干预策略

以临床问题为导向，开展衰老机制与临床转化应用研究。

（1）老年神经退行性运动和认知障碍研究，包括分子结构和功能障碍机制、细胞器早期损伤机制、膜退行性变与炎症的关系、神经元之间以及与胶质细胞之间的互作机制。研究微环境氧化应激因子、微血管损伤及炎症因子以及脑内淋巴循等状态下脑内分子或细胞的稳态调控机制。

（2）过早衰老引起的血管损伤、修复障碍及心力衰竭等的发病机制研究。研究衰老过程中微血管衰老、脆性增加及内皮受损等病理特征的机制，阐明防治衰老相关代谢紊乱、糖尿病、高血压及高脂血症等疾病的有效策略。阐明心肌组织中电兴奋信号传导与机械收缩功能偶联的分子衰老机制。阐明控制细胞内外分子稳态及不同类型细胞之间相互作用、信号传导的关系网络。实现防控心律失常及心衰的靶向干预。

（3）肺组织过早衰老及肺纤维化机制研究。研究肺上皮（包括支气管和肺泡上皮）细胞损伤修复障碍的干细胞衰老耗竭机制，阐明衰老损伤分子互作网络在异染色质调控紊乱及损伤中的作用机制，建立利用肺泡上皮干细胞治疗肺纤维化及慢性阻塞性肺疾病的策略。

（4）免疫细胞过早衰老研究，包括老年群体对病毒和细菌易感性增加的免疫细胞衰老机制，解析衰老引起免疫细胞复制性衰老、分化异常及衰老引起炎症小体激活导致慢性阻塞性肺疾病及肺纤维化等肺上皮严重病损机制。

（5）过早衰老引起的代谢紊乱机制研究。阐明分子稳态、细胞器老化与老年代谢综合征以及肥胖与 2 型糖尿病的因果联系；研究氧化应激对大分子稳态、细胞器结构及功能衰退的作用，纠正细胞及组织代谢紊乱。

（6）肌肉组织衰老和衰弱综合征研究。针对衰老过程中氧化应激引起肌纤维及质膜结构衰老变性、完整性受损及分解代谢紊乱的机制，开展临床前研究和临床研究，探索有效的早期诊断技术和临床管理措施及应对策略。

（三）人类群体研究与衰老评价体系

通过人群队列研究，开展遗传学和环境因子相互作用决定寿命的机制研究，探索长寿基因、表观遗传和环境保护因子的叠加作用机制，研究百岁和超百岁老人的心血管和脑功能及能量代谢功能等与寿命相关分子靶点、互作网络与生物学年龄的关系。应用大数据及人工智能系统生物学分析，筛选、识别和验证健康长寿的关键机制。通过衰老进程评价体系，研究生活环境、心理素质、社会压力对老年健康和人类长寿的影响。

第四节　老年医学学科的发展目标及其实现途径

我国老年医学学科有庞大的临床医师队伍，基础及转化研究人员队伍也日益壮大。然而，衰老及相关疾病的始发机制和发展的关键节点仍不清楚，衰老相关的多种学说有待整合，尚缺乏不同病理状态下全面系统的研究。在"十四五"期间，老年医学的发展目标是通过不断地凝练老年及衰老相关领域的重大需求和科学问题，加强学科交叉及国内外合作，开展基础-临床转化与疾病防治结合研究，主要围绕以下五个方面取得突破性成果。

（1）阐明遗传性状、表观遗传、能量代谢、大分子损伤、细胞应激、免疫和炎症等与环境因素共同作用调控衰老及引发衰老相关疾病的机理，明确细胞器之间、细胞亚群之间以及器官之间的分子转导及其影响机体衰老的机制。

（2）发现生命体从年轻到衰老的关键节点、分子开关及病理生理特征，发现机体从衰老状态演变为退行性疾病的条件因子和内外环境因子，如介导外环境因子发挥作用的细胞因子、激素、受体等。

（3）发现组织器官特异性老年疾病（如肺纤维化、血管老化及阿尔茨海默病和帕金森病等退行性病变）的发生机制，发现新的衰老致病因子和干预靶点，阐明基于干/祖细胞更新、靶向分子干预、代谢物质调控、损伤修复、重编程及再利用的有效防治策略。

（4）确立临床常见衰老状态监测及预警体系，确定常见老年病的易感因素，开发生物年龄预测及疾病的分子诊断标准，开发衰老及相关疾病的有效预警方式，建立延缓衰老、促进健康的策略和方法。

（5）培养一批中青年学术骨干，壮大基础/临床研究队伍，确立我国在衰老及相关疾病研究领域的国际前沿地位。

第五节 老年医学学科优先发展领域及重要的交叉研究领域

一、优先发展领域

围绕健康老龄化的国家重大社会需求，多角度、多维度、多层次系统研究衰老的病理生理机制，发展器官与系统衰老的预警体系和干预靶点、干预策略及方法与手段，研究特殊人群与健康人群队列，开展生物标志物、遗传性状与环境因子协同促进老年健康的机制研究，为老年疾病的早期诊断、预防与治疗提供理论基础。

1. 衰老机制、生物标志物与系统干预策略

（1）研究机体衰老及相关疾病演变过程中的表观遗传调控机制，揭示 RNA 及其结合蛋白在衰老相关疾病过程中的作用及机制，阐明 RNA 稳态调控在衰老及相关病理过程中的作用，阐明环境因素引起的表观遗传改变及促使细胞衰老向相关疾病演变的分子机制。

（2）研究异染色质在细胞衰老过程中对基因转录、染色体稳态维持、DNA 复制或损伤修复的作用及机制，包括 DNA 复制和转录困难区的稳态调控；鉴别异染色质维护与修复的分子机制，以及对干细胞复制、增殖分化细胞及终末分化细胞衰老、复制寿命以及时序寿命的调控作用。

（3）研究衰老引起终末分化细胞大分子氧化、聚集变性及细胞退行性变的分子机制，聚焦稳态失衡的结构修饰及修饰调控，探索干预策略。

（4）研究衰老引起的组织与器官亚细胞结构重塑，如线粒体、内质网、溶酶体、无膜细胞器、组成性异染色质等损伤引起的细胞衰老机制。聚焦衰老引起的亚细胞结构重塑机制紊乱，如基因转录和 RNA 翻译及结构修饰异常导致的细胞衰老。

（5）研究机体细胞衰老的异质性及通过胞外基质、炎性微环境、膜及非膜介导的分子运输等细胞间通信模式调控衰老信号的转导机制；解析不同细胞群/类型、组织、器官之间借助体液循环、免疫反应、体温调节和（或）神经网络等实现远程相互作用及其调控系统衰老的机制。

（6）研究不同组织来源的干/祖细胞等可分化细胞的衰老相关性分化障碍机制，干预干细胞衰老及分化异常，增加干细胞复制和定向分化，修复衰老细胞。研究干细胞耗竭及分化命运的调控因素及机制，建立监测与分析干细胞亚群比例变化及关键分子调控网络异常的系统性衰老研究体系。

（7）研究免疫细胞衰老机制，包括不同亚型的淋巴细胞、自然杀伤细胞、吞噬细胞及其他抗原呈递细胞的衰老机制。研究免疫识别、免疫清除或免疫耐受异常导致衰老的相关慢性炎症机制。研究老年人免疫衰老导致的慢性炎症及组织器官衰老等问题。

（8）解析模式生物及人类不同组织和细胞类型衰老的调控规律，寻找其干预靶标，结合大数据识别、空间结构机制及因果关系研究，在不同组织、细胞及分子层面，动态、多维度解析人类的衰老机制和相关疾病的发病机制，筛选特异的衰老标志物及潜在的衰老相关疾病干预靶标。

（9）研究人群健康长寿的表观遗传机制，探讨转录后和翻译后核酸修饰及蛋白质合成对大分子稳态的调控机制，开展健康长寿表观遗传组研究，完成针对老

年长寿人群不同年龄阶段的标志物鉴定和抗衰老干预策略的研究。

（10）研究小分子药物、基因编辑、细胞治疗、热量限制与有氧运动等治疗方式或主动健康生活方式延缓衰老的机制，研究不同养老方式对促进健康寿命的影响，建立针对不同个体、群体的延缓衰老及预防相关疾病的精准干预策略和方法。

2. 器官衰老及向疾病演变的机制与干预策略

（1）研究神经退行性疾病的演变过程，聚焦探索初始机制，解析分子稳态异常、传导障碍以及代谢紊乱的分子机制，探索防止衰老向疾病演变的一级预防和早期干预方法，从关键致病环节寻找新的防治靶点、干预策略和方法。

（2）研究血管衰老疾病标志物及其检测手段，阐明遗传性状、表观遗传和环境因素等在血管内皮及管壁细胞衰老不同阶段的作用与机制，解析血管细胞衰老和血管硬化疾病过程中不同亚型细胞的代谢紊乱、分子损伤及其干预机制。

（3）研究肺上皮组织干细胞衰老耗竭的机制，阐明干细胞衰老损伤过程中的分子互作网络、端粒异染色质稳态调控紊乱的机制，建立防控慢性阻塞性肺疾病和肺纤维化的策略。

（4）以肾小管上皮细胞衰老的时空网络演变与调控为核心，揭示肾脏对代谢紊乱和细胞衰老的感知与应答模式，探索能够逆转由代谢紊乱引起肾小管上皮细胞早期衰老及间质纤维化的关键分子靶点，建立针对肾脏细胞衰老的治疗方法和延缓肾衰竭的临床治疗策略。

（5）研究骨与骨关节在衰老过程中的损伤退变机制，代谢及免疫紊乱对软骨细胞、软骨下骨、关节囊微环境的影响及其病理意义，成骨细胞衰老及破骨细胞调控紊乱与骨破坏及骨质疏松的内在关系；阐明衰老相关骨及骨关节疾病防治的分子靶点，并建立其干预的新策略和方法。

（6）研究老年群体对微生物易感性增加的免疫细胞衰老机制，解析衰老引起免疫细胞衰老及分化异常的分子机制，阐明衰老诱发炎症小体激活从而导致组织慢性炎症及纤维化等严重病损的机制。

（7）阐明老年代谢综合征、肥胖及 2 型糖尿病的分子损伤靶向干预机制，研究介导氧化应激引起大分子结构异常、稳态障碍和功能紊乱的机制，揭示其导致细胞及组织代谢紊乱的分子靶向干预机制。

（8）研究衰老过程中代谢和氧化应激引起质膜结构改变、完整性受损及细胞器老化的机制；解析分解代谢紊乱、代谢物聚集毒性反应以及溶酶体功能失调（如自噬障碍）导致细胞老化及死亡的机制；阐明通过调控分解代谢紊乱，逆转细胞乃至组织器官衰老的机制。

（9）研究衰弱综合征/肌少症的细胞及分子机制，阐明促进肌细胞分化功能、抗炎、抗病毒、抗菌群失调以及纠正神经内分泌能量代谢紊乱治疗衰弱综合征/肌少症的机制，开展临床前和临床研究，建立有效的早期诊断方法、临床管理措施及应对策略。

3. 人类群体研究与衰老评价体系

（1）开展遗传性状与环境因子相互作用控制寿命的机制研究，研究分子结构稳定性与内环境稳态的调控机制，包括百岁和超百岁老人的血管内皮、不同组织上皮、神经内分泌和免疫网络、免疫呼吸和代谢功能等生物钟稳态调控规律，以及长寿关键分子及其互作网络的调控机制。

（2）开展健康人群队列研究，开展横向大数据采集与纵向跟踪研究，预测老年疾病发生、发展和预后的关联程度及影响因素，研究生活环境、心理素质和社会压力等对老年人健康的影响。

二、重要的交叉研究领域

1. 数字科技、人工智能等新科技在老年医学中的应用研究

通过人群队列研究，利用人工智能、可穿戴设备等监测技术，建立衰老评价体系和疾病早期预警机制，研究环境因素和生活方式对老年健康及慢性疾病发生和发展的影响。

2. 系统衰老的动态、时空演进机制

通过衰老相关疾病模式生物学研究，结合体内衰老细胞示踪与单细胞组学、空间分布组学、深度分子测序、原位质谱技术及图像识别技术，以及细胞组织间炎症扩散分析，研究衰老和相关疾病的发生、发展机制及干预手段。

3. 中医学与老年医学的融合研究

利用中医、中药等我国特色宝贵资源，结合老年医学理论及实践，探索衰老发生机制与干预衰老相关疾病的手段。

主要参考文献

[1] Sun R J, Cao H Q, Zhu X D, et al. Current aging research in China. Protein and Cell, 2015, 6: 314-

321.

[2] He X J, Song M S, Qu J, et al. Basic and translational aging research in China: present and future. Protein and Cell, 2019, 10: 476-484.

[3] Hirsch C, Paulson S, Sylven B, et al. Biophysical and physiological investigations on cartilage and other mesenchymal tissues. Ⅵ. Characteristics of human nuclei pulposi during aging. Acta Orthop aedica Scand inavica, 1952, 22: 175-183.

[4] Hayflick L, Moorhead P S. The serial cultivation of human diploid cell strains. Experimental Cell Research, 1961, 25: 585-621.

[5] Wang L H, Chen R P, Li G, et al. FBW7 mediates senescence and pulmonary fibrosis through telomere uncapping. Cell Metab Olism, 2020, 32: 860-877.e9.

[6] de Cabo R, Mattson M P. Effects of intermittent fasting on health, aging, and disease. The New England Journal of Medicine, 2019, 381: 2541-2551.

[7] Ma S, Sun S H, Geng L L, et al. Caloric restriction reprograms the single-cell transcriptional landscape of *Rattus norvegicus* aging. Cell, 2020, 180: 984-1001.e22.

[8] Hill C M, Kaeberlein M. Anti-ageing effects of protein restriction unpacked. Nature, 2021, 589: 357-358.

致谢： 以下专家为本章的撰写提供了帮助和指导，特在此表示感谢！

保志军、蔡冬青、蔡广研、洪晓静、刘宝华、刘峰、刘强、曲静、宋默识、苏佳灿、王丽辉、王延江

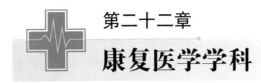

第二十二章
康复医学学科

第一节　康复医学学科的战略地位

一、康复医学学科的定义及特点

2019 年 WHO 将康复（rehabilitation）定义为针对由衰老、慢性疾病、损伤或创伤所造成的日常功能受限所采取的一系列干预措施。功能受限包括思维、视觉、听觉、交流、转移、人际关系及工作困难等。康复是以人为本的健康策略，可以通过专业康复方案来实现，也可以通过纳入初级保健计划、心理健康计划、视力及听力计划等健康策略来实现。康复的目的是使各年龄段的人们能够维持或恢复其日常生活活动能力，过有意义的幸福生活。

康复医学（rehabilitation medicine）是以研究病、伤、残者功能障碍的预防、评定和治疗为主要任务，以改善病、伤、残者的身、心、社会功能障碍，提高生活自理能力，改善生存质量为目的的医学专科，是临床医学的重要组成部分。康复医学所涉及的范畴有各种因素导致的功能障碍状态，包括疾病、损伤、先天畸形以及衰老引起的退行性改变等，不仅是生物学意义上的躯体障碍，还包括心理、精神和社会参与能力的障碍[1]。康复医学主要内容包括康复理论基础、康复评定和康复治疗技术。临床康复常根据解剖和病种进行分类，包括神经康复、肌骨康复、内脏康复、儿童康复等。

2009 年，国家自然科学基金委员会首次受理和资助康复医学领域项目，申请代码为 H17。2020 年，康复医学专业申请代码调整为 H20。国家自然科学基金康复医学学科资助范围：神经、运动、循环、呼吸等系统常见疾病所致的组织结构异常、功能障碍、活动参与受限的康复机制研究，以及康复评定与康复治疗相关基础科学问题的研究，同时关注运动疗法、物理因子治疗、作业疗法及言语治疗对机体的作用及其机制；鼓励以康复需求为导向、以功能障碍为核心的多学科交叉融合与原创性基础研究，鼓励探索康复治疗与康复评定的新技术和新方法。近年来，国家自然科学基金委员会积极推动康复医学学科的发展，2019 年分别在上海和济南召开了康复医学学科发展战略论证研讨会，讨论学科发展及研究热点。

目前，国际康复医学研究的主要内容包括临床研究和基础研究两个方面。康复医学临床研究围绕常见疾病、重大疾病的康复评定、治疗技术及其治疗机制等开展，包括：①脑损伤、脊髓损伤等神经系统疾病及损伤的康复；②肌肉骨骼疾病康复；③疼痛康复；④内科疾病，如心脏疾病、糖尿病、呼吸系统疾病等的康复；⑤功能障碍，包括意识、认知、言语及吞咽、运动、大小便障碍等的康复；⑥康复评定技术研究。康复医学基础研究围绕康复机制开展，主要包括：①神经再生与神经可塑性；②脑功能、神经网络与调控机制；③新型物理因子治疗的机制；④运动控制与神经电生理；⑤干细胞治疗；⑥生物力学等。随着人工智能的发展及康复医学研究的深入，形成了一些新的康复医学交叉研究方向，包括康复医学与其他临床学科，以及与机械工程学、计算机学、材料学、信息学、社会学等学科的交叉融合。学科交叉推动了科学研究的发展，也推动了新型康复治疗技术及康复装备的研发与应用，将产生巨大的社会效益和经济效益。

二、康复医学学科的重要性

随着社会经济的不断发展进步，我国人口健康特点产生以下变化：人口老龄化进程和规模前所未有[2]；慢性疾病（如糖尿病、脑卒中和癌症等）发病率逐渐增高；意外伤害（如车祸、烧伤等）和儿童发育问题（运动、语言、智力障碍，孤独症谱系障碍）的发生率居高不下；地震等自然灾害以及各类人为灾害带来巨大的康复需求。同时，某些传染性疾病的暴发也会增加对康复的需求，例如，2020 年初开始的新冠病毒感染大流行所导致的呼吸康复需求显著增加[3]。人民群众对康复服务的需求日益增加，但并未得到满足，除康复专业技术人员缺乏外，康复研究和数据不足也是重要因素之一。

近年来，康复医学得到国家的高度重视和发展。2009 年，《中共中央　国务院关于深化医药卫生体制改革的意见》提出了"注重预防、治疗、康复三者的结合"的要求。2012 年，卫生部印发了《"十二五"时期康复医疗工作指导意见》，要求全面加强康复医学能力建设。2016 年，《"健康中国 2030"规划纲要》指出要强化早诊断、早治疗、早康复[4]。2021年,《中华人民共和国国民经济和社会发展第十四个五年规划和2035年远景目标纲要》指出要"加强预防、治疗、护理、康复有机衔接""提升残疾人保障和发展能力""提升康复服务质量"[5]。康复医学得到全社会的认可和重视,必将在"健康中国"战略中发挥重要作用。

第二节　康复医学学科的发展规律与发展态势

一、康复医学学科的发展规律

我国的康复医学创始于20世纪30年代,在学科发展初期以物理治疗为特色,随后的发展与国家卫生事业发展相适应,疗养医学、运动医学等学科也实现了快速发展[6]。

康复医学研究的总体发展趋势表现为精准化与精细化。精准化主要体现在康复评定及康复治疗方面:结合康复医学理论和实践,与其他学科的先进技术相交叉,研究和解决康复医学领域中的难点问题,特别是电生理检查、影像学以及人工智能技术的应用,使得康复诊疗更加精准,从而提高康复医学的临床诊疗能力。精细化在于康复基础研究逐渐向纵深发展,使得人们对于脑功能重塑、神经病理性疼痛、骨关节炎等疾病的相关分子及其调控机制的认识更加深入、细致。

目前,康复医学的发展主要体现在以下两个方面:①临床研究发展主要体现在脑卒中、颅脑创伤、脊髓损伤、肌肉骨骼系统疾病等的康复评定及康复治疗方面。越来越多的评估手段(如功能磁共振成像、近红外技术、电生理诊断、步态分析、吞咽造影检查、电子喉镜、尿流动力学检测等)的应用,使康复评定更加精准化、客观化,更好地指导康复治疗方案的制定;肌骨超声、肌电技术在康复治疗中的应用越来越广泛,提高了激痛点、神经阻滞及关节腔注射等治疗的准确性;康复机器人、智能化假肢、虚拟现实技术、功能性电刺激技术的发展促进患者最大限度地恢复功能、回归社会。②基础研究发展涉及各种疾病的康复机制研究,包括神经重塑与再生、疼痛、骨关节炎机制等,阐释疾病的发生发展及损伤修复机制,从细胞及分子层面评估康复治疗的效果,探寻促进神经修复、缓解疼痛及抗炎治疗的新靶点、新技术,为康复治疗提供新方法、新思路。

二、康复医学学科的发展态势

（一）康复医学的临床研究

1. 脑卒中康复

脑卒中是危害中老年人生命健康的常见疾病，我国每年有 150 万～200 万新发病例，且正以每年 8.7% 的速度上升，脑卒中已经上升为我国疾病死因的第一位。各种康复治疗手段的探索及效果评价是当前脑卒中康复研究的重点。

但除了经颅磁刺激和经颅直流电刺激除肢体功能改善有指南推荐外，其他功能障碍的治疗尚未获得相应的指南推荐，临床上缺少大样本、多中心、高质量的临床研究。聚焦超声刺激可降低大脑皮层病理性电活动，减轻损伤脑组织肿胀，促进肢体平衡功能恢复。计算机辅助训练、虚拟现实技术、生物反馈联合肌电技术等多种训练模式在患者学习、延迟记忆和空间、时间定向力方面以及认知功能和日常生活表现方面的训练效果明显。环咽肌肉毒毒素注射及各种吞咽治疗方法的综合运用，明显改善患者的吞咽功能[7]。近红外技术及功能磁共振技术在脑卒中后脑功能评估、预后判断方面的作用逐渐凸显，也是精准化康复的体现。

2. 颅脑创伤康复

颅脑创伤患者的康复评定、药物治疗、神经电刺激治疗、物理治疗、传统中医中药以及高压氧疗在改善语言、情绪情感、认知功能及昏迷促醒中的作用是颅脑创伤康复领域的研究热点。

脑干听觉诱发电位等神经电生理检查以及脑电图、功能磁共振、PET 等用于颅脑创伤的精准评定和预后判断。颅脑创伤后的认知功能障碍康复尚缺少大规模、高质量的随机对照研究。虚拟现实技术及远程认知康复训练的应用前景广阔，是当前认知康复研究的一个重要方向。正中神经电刺激[8]、迷走神经电刺激、经颅直流电刺激、针刺疗法等在促醒中的应用也是颅脑创伤康复临床研究的重要方面。高压氧对颅脑创伤患者的临床疗效观察研究较多，而压力、疗程、治疗时间、介入时机等参数对意识状态、运动功能、认知功能、日常生活活动能力的影响还有待进一步研究。

3. 脊髓损伤康复

脊髓损伤患者主要为青壮年，70% 的患者小于 40 岁，呈现高致残率、高耗费的特点，严重影响患者的生存质量。功能障碍的评估及综合康复治疗的运用是脊髓损伤康复研究的主要内容。

肌电反馈技术、虚拟现实技术、下肢康复机器人可应用在脊髓损伤患者肢体功能训练中。膀胱容量过小、膀胱顺应性差、膀胱过度活动等是神经源性膀胱的治疗难点，也是引起脊髓损伤患者发生上尿路疾病的重要原因。骶神经调节、阴部神经刺激和胫神经刺激可治疗脊髓损伤后的逼尿肌过度活动，尿道外括约肌及膀胱逼尿肌肉毒毒素注射治疗可缓解尿潴留或尿失禁症状。重复经颅磁刺激可用于缓解脊髓损伤后的神经病理性疼痛。骶神经电、磁刺激和盆底肌群电、磁刺激可以改善脊髓损伤后男性勃起功能障碍，一定程度上恢复部分患者的性功能。

近年来，神经干细胞被认为是脊髓损伤最有前景的治疗方法之一。细胞移植后可通过多种机制介导脊髓损伤后的功能改善，包括代替受损的神经元和髓鞘再生；同时，多种生物材料被加工成三维支架、单通道或多通道导管和水凝胶，作为"桥梁"为再生神经提供支撑，进一步提高了治疗效果。

4. 肌肉骨骼系统康复及心肺疾病康复

肌肉骨骼系统疾病涉及范围广，以软组织疾病、脊柱疾病、骨关节炎、骨折术后康复为主。肌骨超声已应用于肌肉骨骼疾病的诊断、评估与治疗。运动疗法、物理因子治疗等方法在肌肉骨骼系统疾病中应用广泛，但尚缺乏规范的治疗方法以及统一的评定标准。运动疗法及物理因子治疗项目及参数的选择具有一定的随意性，缺少大规模、多中心、高质量的临床研究，对临床治疗的指导价值较低。

随着人口老龄化加剧，心肺疾病康复越来越受到重视。呼吸康复训练是慢性阻塞性肺疾病非药物治疗的重要方式之一，有助于延缓疾病进展。心脏康复是多维度、多学科的康复，通过加快心血管事件后恢复、预防疾病复发和过早死亡来优化心血管疾病患者健康状况。

（二）康复医学基础研究

1. 神经再生与重塑

神经可塑性是神经康复的依据，针对运动、认知、吞咽、言语障碍的康复治疗均建立在神经可塑性的基础之上。

神经组织损伤后修复主要包括两种模式：胶质修复和神经修复。胶质修复主要发生在损伤灶核心区域，通过神经胶质细胞增生及瘢痕形成对损伤灶进行填充或者包裹。当前研究表明，胶质修复作用具有两面性和复杂性。神经修复则旨在通过药物、细胞、基因治疗以及康复干预等方法促进神经发生、轴突生长及功能重组，同时抑制导致神经元死亡的不利因素，最大限度地促进患者神经功能的恢复。定向诱导神经干细胞分化为成熟的、具有功能的神经元或神经胶质细胞是使其能应用于临床治疗的关键。康复医学中多种物理因子刺激及康复训练均可影响或调节神经修复，如越来越多的研究显示经颅磁刺激和迷走神经电刺激可调控神经可塑性，从而促进神经功能的康复。

2. 疼痛机制

疼痛是由体内、外伤害性刺激引起的一种复杂的心理生物学过程，其形成和维持的参与因素复杂，目前仍然存在许多未知领域，需要进一步深入研究。

神经损伤后，依次激活神经元和神经胶质细胞，改变伤害性感受信号的传导，并导致疼痛行为的发生。对这些信号通路的深入研究可能有助于发现疼痛治疗的新靶点。神经胶质细胞的激活以及神经胶质细胞间的相互作用是最新提出的慢性疼痛的关键性机制[9]。脊髓后角、海马、皮层区域的神经突触的长时程动作电位变化在慢性疼痛的维持中也发挥重要作用[10]。

3. 骨损伤与修复机制

骨关节炎以关节软骨变性、破坏，软骨下骨重建异常，关节边缘骨质增生及滑膜增生为主要特征。目前的基础研究已较为深入地阐述了康复治疗对骨关节软骨代谢、软骨下骨重建的生物学影响，但其发病机制及各种干预手段促进骨关节炎康复的机制尚不明确。因此，明确某种康复干预模式对骨关节炎是否具有保护软骨及抑制软骨下骨不良重建的作用是近年来的研究热点及重点。软骨合成相关基因 *ACAN*、*Col2/10*，炎症因子 IL-1β、TNF-α，信号转导通路 Wnt/β-catenin、AKT/PI3K、ERK 等已被证实参与不同康复治疗对软骨代谢、软骨下骨重建、滑膜及炎症的影响及调控机制。

第三节　康复医学学科的发展现状与发展布局

近年来，康复医学工作者在各自领域不断开展创新性研究工作，为我国康复医学基础与临床应用研究的深入以及学科人才的培养做出了突出贡献，推动了我国康复医学的快速发展。

一、我国康复医学学科的发展现状

1. 我国康复医学研究所获资助及论文发表情况

我国康复医学研究获得资助及发表论文数量显著增长，但仍与以美国为代表的西方发达国家存在一定差距。

各国康复医学研究资助种类繁多。我国的资助机构主要为国家自然科学基金委员会、科学技术部等；美国康复医学研究主要由 NIH、美国国家残疾、独立生活和康复研究所（National Institute on Disability, Independent Living and Rehabilitation Research, NIDILRR）及其他慈善机构资助。这里分别以国家自然科学基金委员会和 NIH 所资助的项目为例，利用国家自然科学基金委员会科学基金共享服务网①（http:// output.nsfc.gov.cn/）和 NIH 在线项目报告工具（Research Portfolio Online Reporting Tools, RePORT）对"十二五""十三五"期间两国康复医学领域获得资助的研究及研究发表的论文进行分析。我们发现两国康复医学领域获得资助的研究数量及研究论文发表量均呈上升趋势，但有其各自特点。

在"十二五""十三五"期间，我国康复医学领域共获得国家自然科学基金资助 500 余项，资助金额近 2 亿元。2011 年仅有不足 20 项研究获得基金资助，此后获资助项目数与资助金额不断增加；2020 年，共有近 90 项研究获得资助，总资助金额约为 3000 万元人民币。这反映出我国康复医学领域研究在"十三五"期间呈快速发展的态势[11, 12]。美国康复医学领域 2011~2020 年每年新增获得资助的研究数量保持在 30 项左右，相对较为稳定；2020 年资助金额共计约 4000 万美元，其中 2015 年起资助金额增加明显。

研究发表论文方面，我国"十二五""十三五"期间国家自然科学基金资助的500 余项研究中约 200 项有明确结题成果，总计成果有 1600 余项，涵盖期刊论文、会议论文、科研奖励、学术专著、专利、人才培养等多种类型；期刊与会议论文总计 1400 余篇，约占总成果数的 80%。"十二五"开年，仅有 10 余篇论文发表，此后发表论文数成倍增长，至"十三五"开年达到顶点，当年共有约 300 篇论文发表。"十三五"期间，共发表相关论文 1300 余篇[13]。美国 NIH 在 2011~2020 年资助的研究共发表论文 2800 余篇。这反映了我国康复医学研究成果在绝对数量上与发达国家之间存在差距。

在发表论文的影响力方面，我国康复医学研究领域发表的论文中 410 篇为

---

① 现更名为国家自然科学基金大数据知识管理服务门户，网址为：http://kd.nsfc.cn.

SCI 论文，约占总发表论文的 37%；美国 NIH 资助研究共发表 SCI 论文 2290 篇，占总数的 89.07%。我国康复医学领域的 SCI 论文中，有 62.68% 的论文发表在 IF<3 的期刊上，仅 4.39% 的论文发表在 IF≥6 的期刊上，主要的发表期刊依次是《公共科学图书馆期刊》（*PLoS One*）、《脑研究》（*Brain Research*）和《科学报告》（*Scientific Reports*）。受美国 NIH 资助研究发表的 SCI 论文中，52.53% 的论文发表在 IF<3 的期刊上，占总 SCI 论文的多数；发表在 IF≥6 的高分期刊上的文章数量远多于我国，为 297 篇，占 12.97%，主要发表期刊分别为《物理医学和康复档案》（*Archives of Physical Medicine and Rehabilitation*）、《美国物理医学与康复杂志》（*American Journal of Physical Medicine & Rehabilitation*）及 *PLoS One*。

整体而言，我国康复医学研究在"十三五"期间发展迅猛，在研究项目数量、发表论文数量等方面均取得了长足的进步，逐步缩小了与美国等发达国家在研究及发文量绝对数上的差距[14]。但与迅猛的发展势头相比，我国康复医学研究发表论文的影响力仍与美国存在较大差距，不论是 SCI 文章总数还是发表在高影响因子期刊上的文章数均有待于进一步提高。

2. 我国康复医学研究已取得重要进展的优势方向

"十二五""十三五"期间，国家自然科学基金资助的康复医学研究中有超过半数聚焦于神经系统疾病（如脑卒中、脊髓损伤等）发病机制的研究以及相关治疗方法的探索，为深入理解相关神经系统疾病的病理生理机制、寻找新的有效治疗手段做出了重要贡献。此外，在肌骨康复、疼痛康复及内脏康复等领域亦有一些学者开展了相关研究工作[15]。下面将对有关具体研究作简要介绍。

脑卒中是危害人类身体健康和生命的主要疾病之一，具有高发病率、高死亡率、高致残率的特点。随着人口老龄化的加剧，脑卒中给家庭及社会带来的负担日益沉重。为此，我国康复医学学者开展了大量工作。神经系统疾病康复方面的研究工作包括：丰富环境对脑缺血后代偿的作用及机制的研究；运动训练对脑卒中后运动和认知功能障碍的作用及机制研究；镜像神经元系统对脑卒中后运动功能恢复的作用及机制研究；功能性电刺激对脑梗死的作用及机制的研究；脑卒中后吞咽障碍的神经网络通路及功能重建的研究；吞咽功能障碍的气道压力重塑及有关的中枢神经通路的研究；骨髓源性神经元再生及分化的研究；神经电刺激的促醒作用及机制研究；康复训练对创伤性脑损伤后学习记忆功能的作用及机制研究；普通话-粤语双言失语患者康复语种选择的研究，等等。这为我国神经系统疾病康复的相关基础研究做出了贡献。在其他疾病领域，我国康复医学研究人员同样开展了一些原创性工作。肌骨康复方面的研究工作包括：骨关节炎后骨重建的有关机制研究；骨关节炎的软骨修复机制研究；间充质干细胞成骨分化的有关影响因素及机制的研究；等等。疼痛康复方面的研究工作包括：大鼠背根神经节持续受压所致神经病理性疼痛的机制研究；A型肉毒毒素治疗神经病理性疼痛的机制研究；激痛点致肌筋膜疼痛的机制研究，等等。内脏康复方面的研究工作包括：运动对心肌缺血、心衰的作用及机制研究；运动在生理性心肌肥厚、心肌梗死后心室重构中的作用及机制研究，等等。

3. 我国康复医学研究需要加强的薄弱方向

随着经济及社会的发展，人口老龄化不断加剧，车祸等意外伤害日渐增多，各种运动损伤层出不穷，社会对康复医学的医疗需求急剧增加。2010年以来，我国康复医学取得了迅猛发展，但与发达国家仍存在一定差距。

目前，我国康复医学研究需要加强的薄弱方向主要包括：①与神经康复相关研究相比，在肌骨康复、疼痛康复、内脏康复等领域仅有少数学者开展了研究，与发达国家相比研究较少；②重症康复、肿瘤康复、儿童康复、心理康复方面的研究偏少，尚未形成体系；③对各类物理因子治疗的研究不够深入；④临床研究方面，常用的各类评定量表、治疗手段等多数源自西方国家，量表及治疗参数的本土化工作不足，缺乏原创性康复评定及治疗手段，缺少大样本、多中心、高质量的临床研究。

二、我国康复医学学科的发展布局

针对我国康复医学研究的特点及目前存在的问题，下一步应重点布局以下六个方面。

（1）继续深入康复干预对脑损伤、脊髓损伤后功能障碍的作用及机制研究，并鼓励开展与光遗传学、化学遗传学、神经环路示踪等先进基础研究技术相结合的创新性研究，提高我国研究的国际影响力。

（2）加强康复干预对肌肉骨骼系统疾病、疼痛、内脏功能障碍作用及机制的研究，缩小与国际同行的差距。

（3）积极开展重症康复、肿瘤康复、儿童康复、孕产康复及心理康复等相关研究，填补该部分空白。

（4）加强针对物理因子治疗的应用基础研究，积极开展评定量表及治疗参数等的本土化工作。尤其要聚焦前沿康复治疗技术，包括经颅磁刺激治疗技术、经颅直流电治疗技术、脑-机接口、虚拟现实技术、冲击波治疗及聚焦超声治疗等，深入进行康复治疗靶点及机制的研究，鼓励将中医传统治疗与西方现代康复技术相结合，形成具有中国特色的现代康复技术的研究。

（5）开展前沿交叉研究，推动康复医学与其他临床学科，以及与工学、材料学、信息学、社会学等学科的交叉融合，开发先进评估技术，如脑电、肌电、近红外、三维步态、人工智能等技术，与大数据、互联网、智慧医疗等相结合，完善精准化、智能化、个性化康复治疗策略。

（6）注重康复医学高端科研人才培养，实现我国康复医学的持续快速发展。

第四节　康复医学学科的发展目标及其实现途径

未来5～10年，重视基础研究的原始创新性、科研权威性、技术前沿性和成果引领性，通过人才引进和培养、技术创新和融合，使原有的优势亚专业领域（如神经康复、肌肉骨骼康复等）研究达到国际先进水平；争取在神经再生与修复、疼痛机制及镇痛治疗、物理因子治疗等热点研究领域提升国际影响力，涌现出一批原创性的成果，培养一批具有国际知名度的杰出人才，形成3～5个具有国际影响力的区域性康复学科创新群体。

为实现上述战略目标，提出以下五条实现途径。

（1）加强顶层设计，完善学科发展布局。加强建设康复医学人才梯队，实现队伍建设新跨越；科学研究取得新突破，对前沿、优势康复专业研究进行合理的项目资助（如重大研究计划、重大及重点项目等），以项目导向创新研究，以期取得更多的突破性成果。

（2）促进优势学科领域，扶持薄弱学科领域。对于优势领域（如神经及肌肉骨骼康复等）继续给予合理的资助和支持；鼓励薄弱领域（如重症及肿瘤康复）的相关研究，进一步扩大经费支持的范围和加大支持力度。推动康复措施促进机体稳态维持及新型物理因子的作用机制及参数优化的研究。

（3）加强资助工具的优化组合，推动学科交叉。在促进学科均衡协调发展的同时，引导跨领域多模式的学科交叉研究，鼓励发展多学科交叉、跨学科共融的研究模式，促进康复学科与材料学、控制学、生物工程等学科的交叉，推动研究范式和发展方向的变革。

（4）加强康复医学学科研究成果转化。坚持基础研究和应用基础研究并重的原则，关注康复干预的应用基础研究。优化基础研究体系，提高基础研究质量，实现基础研究成果向商业化应用的有效转化。整合基础研究成果，推进康复设备、康复装置的研发和应用。

（5）加强国际合作与交流。鼓励开展与国际先进基础研究技术相结合的创新性研究，提高我国研究的国际影响力；加强与欧美等发达国家或地区的深层次合作，为科研人才提供更多的国内外学术交流平台。

第五节 康复医学学科优先发展领域及重要的交叉研究领域

一、优先发展领域

1. 前沿基础研究技术的创新

促进基础研究的实验技术和模型技术的创新，关注热点研究技术，如基因编辑技术、生物测序技术及光遗传学技术等，将先进研究技术与康复基础研究有机结合。利用腺病毒探针示踪模型、生物标志物诊断模型、嵌合模型及依从性预测模型等新型模型技术与成熟动物模型相结合，精准模拟功能障碍。

2. 康复干预与脑创伤后功能障碍

加强脑卒中、脑创伤、神经退行性疾病等引起的功能障碍机制研究。利用多种新型脑功能的检测手段，探讨脑结构功能特征与神经调控的内在关联，寻找促进脑可塑性的新靶点与新策略[16]。鼓励基于神经调控、神经环路机制的多模式整合性脑功能的研究体系的建立，探讨康复干预对促进脑损伤后功能恢复及其功能转归的作用机制。

3. 康复干预与肌肉骨骼系统疾病

鼓励康复干预对肌肉骨骼运动系统的发育畸形、创伤、退行性变等伤病的机制研究，优化治疗参数，注重运动干预的量效关系。利用肌骨超声、表面肌电、三维步态分析等技术，加强新型康复治疗手段在防治骨质疏松、延缓肌肉萎缩、促进骨折愈合等方面的应用基础研究。

4. 康复干预与脊髓损伤后功能障碍

重视神经生长相关性因子、神经突触可塑性、神经网络功能在脊髓损伤后神

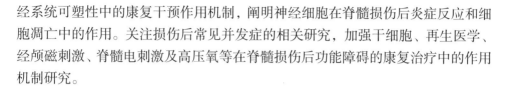

经系统可塑性中的康复干预作用机制，阐明神经细胞在脊髓损伤后炎症反应和细胞凋亡中的作用。关注损伤后常见并发症的相关研究，加强干细胞、再生医学、经颅磁刺激、脊髓电刺激及高压氧等在脊髓损伤后功能障碍的康复治疗中的作用机制研究。

5. 康复干预与心肺功能障碍

加强康复干预心血管疾病所致心脏功能障碍和急慢性肺部疾病所致肺功能障碍的作用及机制研究。观察康复干预通过神经机制、体液机制、分子信号通路机制对炎性反应、免疫反应、心率变异性、侧支循环通路形成、心肌重构等方面的影响。

6. 康复干预与疼痛

鼓励围绕中枢性疾病、肌肉骨骼系统疾病等导致的疼痛，运用离子通道、活性因子、外泌体、受体等分子生物学研究热点，利用特定细胞载体、基因编辑、干细胞等多种生物治疗措施与康复干预技术结合，进行疼痛治疗的机制研究。

7. 物理因子治疗的应用基础研究和新型物理因子的开发

重视物理因子治疗技术在疾病治疗中的机制研究及参数优化，鼓励新型物理因子治疗技术的应用基础研究，开展新型物理因子的开发及其作用机制和参数优化的研究。加强物理因子与运动干预相结合对神经调控及脑重塑机制的研究。鼓励物理因子维持机体稳态的生物效应、作用机制及剂量效应关系的研究。

8. 传统康复方法与现代康复技术的融合

重视中医康复方法与现代康复技术相结合，用于改善功能障碍的作用与机制研究。重视中医针刺、功法在康复医学中的应用价值，探索针刺治疗在脑卒中、脑创伤及脊髓损伤中的作用机制，开展中国传统功法在脑卒中、神经损伤性疾病、心肺疾病、退行性疾病、外伤引起的功能障碍和重大疾病综合防治中的应用研究。

9. 再生医学与伤病功能障碍

鼓励神经系统疾病、肌肉骨骼系统疾病等疾病中的细胞、分子机制研究。阐明干细胞改善微环境、修复受损组织的作用及机制，将再生医学融入临床康复治疗，推动再生康复医学研究的快速、深入发展。

二、重要的交叉研究领域

1. 与生物医学工程的交叉融合

促进对脑结构、功能及可塑性的研究，推动脑电生物信号解码算法在脑损伤后的功能恢复领域的应用，完善生理信号与步态特征相匹配的运动康复训练模式，建立神经系统疾病的康复定量评估系统、精准化康复治疗策略。

2. 与人工智能的交叉融合

利用人工神经网络等技术建立多信息的智能康复评价体系，实现训练、反馈和评价一体化的康复策略和康复任务，开展上下肢一体化康复训练系统的自适应反馈和实时调控对功能障碍的作用机制研究。

3. 与生物力学的交叉融合

关注新型生物材料的成果转化，是康复工程的重要内容。深入研究利用运动生物力学辅助训练促进运动功能恢复的原理，推动 3D 打印、外骨骼机器人、智能矫形器等技术在康复治疗中的应用，将具有刚柔混合结构的上下肢综合辅助康复训练系统应用于康复领域[17]。

4. 与护理学的交叉融合

在康复医学理论的指导下，围绕全面康复的目标，运用护理专业知识与技能及相关的康复技术，对致残性疾病和继发性残疾进行康复护理干预，最大限度地恢复患者或残疾人的功能，促进和提高其生活自理能力。护理在患者康复过程中发挥着至关重要的作用[18]。

5. 与体育运动的交叉融合

结合体育学、康复医学的理论、方法与手段，利用体育活动进行机体功能练习，达到预防和治疗伤病的目的[19,20]。建立和完善针对不同人群、不同环境、不同身体状况的运动处方库，推动形成康体结合的疾病管理与健康服务模式。

6. 康复医疗数字化平台

借助数字信息化建设明确各级各类康复医疗机构的功能定位，完善康复医疗服务体系，提高康复医学专业服务能力，建立畅通的双向转诊制度，逐步构建"防、治、康"相结合的医疗服务体系。

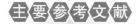

[1] Heinemann A W, Feuerstein M, Frontera W R, et al. Rehabilitation is a global health priority. American Journal of Physical Medicine & Rehabilitation, 2020, 99(4): 271-272.

[2] 刘尚昕, 于普林. 人口老龄化对我国健康保健服务体系的挑战与对策. 中华老年医学杂志, 2020, 39 (3): 255-258.

[3] Sun T T, Guo L Y, Tian F, et al. Rehabilitation of patients with COVID-19. Expert Review of Respiratory Medicine, 2020, 14(12): 1249-1256.

[4] 中国政府网. 中共中央 国务院印发《"健康中国 2030"规划纲要》. http: //www.gov.cn/ xinwen/2016-10/25/content_5124174.htm[2016-10-25].

[5] 中国政府网. 中华人民共和国国民经济和社会发展第十四个五年规划和 2035 年远景目标纲要. http://www.gov.cn/xinwen/2021-03/13/content_5592681.htm[2021-03-13].

[6] 岳寿伟, 何成奇. 物理医学与康复学进展. 北京: 中华医学电子音像出版社, 2018.

[7] Du J, Yang F, Liu L, et al. Repetitive transcranial magnetic stimulation for rehabilitation of poststroke dysphagia: a randomized, double-blind clinical trial. Clinical Neurophysiology: Official Journal of the International Federation of Clinical Neurophysiology, 2016, 127(3): 1907-1913.

[8] Feng Z, Du Q. Mechanisms responsible for the effect of Median nerve electrical stimulation on traumatic brain injury-induced coma: orexin-A-mediated N-methyl-D-aspartate receptor subunit NR1 upregulation. Neural Regeneration Research, 2016, 11(6): 951-956.

[9] Nong X L, Lan Y Y. Picroside Ⅱ attenuates CCI-induced neuropathic pain in rats by inhibiting spinal reactive astrocyte-mediated neuroinflammation through the NF-Kb Pathway. Neurochemical Research, 2018, 43(5): 1058-1066.

[10] Zhang X S, Li X, Luo H J, et al. Activation of the RAGE/STAT3 pathway in the dorsal root ganglion contributes to the persistent pain hypersensitivity induced by lumbar disc herniation. Pain physician, 2017, 20(5): 419-427.

[11] 申文洁, 贾磊, 窦豆, 等. 2009—2018 年国家自然科学基金康复医学领域资助现状分析. 中华物理医学与康复杂志, 2020, 42(4): 363-366.

[12] 孟利敏, 徐若媛, 刘慧珍, 等. 护理学者国家自然科学基金立项情况分析. 护理学杂志, 2021, 36(14): 62-66.

[13] 杨远滨, 肖娟, 王建国, 等. 康复医学国家自然科学基金中标项目分析. 中国康复医学杂志, 2017, (12): 1399-1402.

[14] 吴毅, 岳寿伟, 窦豆. 中国康复医学科学研究的发展历程. 中国康复医学杂志, 2019, 34(9):

1009-1013.

[15] 励建安.中国康复医学国际化进程. 中国康复医学杂志, 2019, 34(10): 1137-1142.

[16] Wang J X, Rogers L M, Gross E Z, et al. Targeted enhancement of cortical-hippocampal brain networks and associative memory. Science, 2014, 345(6200): 1054-1057.

[17] 张腾宇, 兰陟, 樊瑜波. 智能膝关节假肢的技术发展与趋势分析. 中国康复医学杂志, 2017, 32(4): 451-453.

[18] 郑彩娥, 李秀云. 实用康复护理学. 2 版. 北京: 人民卫生出版社, 2018.

[19] 刘青, 赵元吉, 刘智丽, 等. 体育在健康中国建设中的作用及走向(笔谈). 成都体育学院学报, 2017, 43(1): 1.

[20] 邬建卫, 祝捷. 实用运动康复学. 北京: 北京体育大学出版社, 2015.

第二十三章

病原生物与感染学科

第一节　病原生物与感染学科的战略地位

一、病原生物与感染学科的定义、特点及资助范围

病原生物种类繁多，主要包括病毒、细菌、真菌和寄生虫等几大类。病毒为非细胞生物，细菌为原核生物，两者的形态、结构和生活史相对简单；真菌和寄生虫为真核生物，其形态、结构和生活史较复杂。病原生物按感染的持续时间可分为急性感染和持续感染。许多病原生物仅引起急性感染，而另一些病原生物感染机体后能够持续存在于宿主体内，短则几月，长则数年、数十年甚至终身（称为持续感染）。

病原生物与感染学科主要研究与医学有关的病原生物（医学微生物和寄生虫）的生物学特性、病原生物与宿主间的相互作用、致病机制和宿主的免疫机制，以及病原生物感染的诊断技术和防治措施。

病原生物与感染学科作为一门古老而又现代的学科，与医学其他学科相比，具有鲜明的特征。病原生物具有独特的基因，编码特异的蛋白质对宿主的代谢等造成影响；需要特殊的培养体系和实验体系；某些病原生物具有特定的生物安全要求，必须在高等级生物安全实验室中进行操作。另外，病原生物与感染学科又具有突出的学科交叉及技术综合的特点，与免疫学、生物化学、分子生物学、细胞生物学、生物信息学、结构生物学等学科，以及基因组学、转录组学、蛋白质组学、蛋白质翻译后修饰组学和代谢组学等技术相互渗透、密切交融。

国家自然科学基金病原生物与感染学科资助范围：病原生物的生物学、致病机理、耐药机制、宿主免疫反应、医院感染流行特征、病原生物媒介生物的生理生态习性等。其中，急性感染和持续感染中病原生物与宿主的互作、致病机理、

遗传变异及进化规律、耐药性等相关的重要科学问题是该学科研究的重点。

二、病原生物与感染学科的重要性

作为一门具有时代特征的学科,病原生物与感染学科领域的研究伴随人类文明进步,该学科的发展在推动生命科学、医学等学科的发展中发挥了不可替代的作用。从 1901 年设立诺贝尔生理学或医学奖以来,已有数十位病原生物学家获此殊荣。我国科学家伍连德、汤飞凡和屠呦呦等也做出了世界领先水平的开创性工作。近年来对新冠病毒的各方面研究显著推动了该学科与生物学、免疫学等多个学科的交叉融合和发展,促进了疫苗和抗病毒药物的研制,甚至在一些重大科学问题上改变了人类的既有认知。这些都确定了病原生物与感染学科在生命科学、医学领域的核心地位。

作为一门与人类健康紧密相关的学科,病原生物与感染学科的研究事关人类经济发展和社会进步。21 世纪以来,由新发和再现病原生物引起的急性传染性疾病不断出现,对社会安全和经济造成了巨大的影响。2020 年初暴发的新冠疫情严重影响了社会的稳定和经济的发展,成为世界性的重大公共卫生问题[1]。同时,对于那些由病原生物持续感染引起的疾病,防治任务还任重道远。持续感染引起的疾病常表现为慢性或反复发作,导致慢性炎症、组织病理改变和细胞转化,引起各种免疫性疾病、代谢综合征、肿瘤等[2]。目前的临床治疗药物多无法清除持续感染的病原生物,患者往往需要长期治疗。此外,长期药物治疗又容易引起病原生物耐药[3,4]。同时,部分患者或携带者可长期排出病原生物,又构成了持续的公共卫生问题。

此外,持续感染的特殊形式——病原生物的机会性感染造成的危害越来越显著。例如,免疫受损和免疫缺陷人群中侵袭性真菌感染发病越来越多,而且病情严重、病死率高。念珠菌血症已成为医院内感染排名第四位的疾病,侵袭性肺曲霉病为血液系统肿瘤患者及造血干细胞移植受者中最常发生的机会性感染,病死率可达 90%[5]。

寄生虫病是当前包括中国在内的热带、亚热带地区广泛流行的重要感染性疾病[6]。多数寄生虫在感染人体后并不会迅速引发严重症状,而是随着其在人体内的发育和繁殖呈现渐进性的感染和致病过程,危害不断增加。因此,疟疾、血吸虫病等寄生虫病与结核病和艾滋病一起被列为共建"一带一路"倡议中感染性疾病防控的四个国际合作重点。

病原生物与感染学科所聚焦的医学和健康问题的重要性,确定了其在医学科学研究领域中的战略地位。

第二节　病原生物与感染学科的
发展规律与发展态势

一、病原生物与感染学科的发展规律

病原生物与感染学科是人类在探索传染性疾病的病因、致病规律及研究防治对策中逐步发展而建立起来的。由于病原生物（特别是病原微生物）通常个体小、需要特别的研究体系等原因，病原生物与感染学科的发展史实际是一部人类逐步克服认识微生物障碍、不断探究它们的生命活动规律，控制、消灭微生物感染及其疾病的历史。

发现并鉴定病原生物是认识病原生物及其感染的第一步，一系列研究鉴定病原生物的独特方法和技术的建立，尤其现代高通量测序技术在微生物领域的应用，使得人们应用以核酸序列测定为基础的分子生物学结合血清学技术可以快速发现和鉴定各种新发病原微生物[7]。

随着新技术和动物模型的应用，病原生物与感染中的免疫学问题成为生命科学和医学研究的重点和热点，取得了巨大进展，其中包括对病原体分子模式PAMPs 的识别、以 PD1 等为代表的与 T 细胞功能耗竭相关的调节分子的发现等，这些新的免疫学认识有力地推动了病原生物感染免疫和致病机制的研究以及免疫治疗手段的研发[8]。

在病原生物基因组学以及感染免疫学的推动下，疫苗研制也不断取得突破，不断有新的疫苗（如细菌毒素基因工程疫苗、病毒基因工程疫苗、mRNA 疫苗等）开始进行临床试验并推广应用[9]，其中包括我国科学家研制的基于病毒样颗粒的戊型肝炎病毒疫苗。除了传统的预防性疫苗，治疗性疫苗也成为开发的重点。通过疫苗接种，病原生物引起传染病的发病率明显下降。以乙型病毒性肝炎为例，我国 5 岁以下儿童的乙型肝炎表面抗原（HBsAg）携带率已经降至 1% 以下，提前达到 WHO 西太地区的要求标准，为保障人民健康作出了巨大的贡献。

随着对病原致病机制的深入研究，治疗微生物感染的新型抗生素、抗病毒药物研发等也取得了突破性进展，如针对丙型肝炎病毒（HCV）的药物研究。采用吉利德公司生产的索非布韦（Sofosbuvir）[10]，可在不需要联合干扰素或利巴韦林

的情况下治愈丙型病毒性肝炎。近年来，随着人源化基因工程技术的发展，抗体作为抗微生物药物重新引起了人们的重视，人源化单克隆抗体 ZMapp 在治愈埃博拉病毒感染中的成功应用进一步推动了传染病治疗新抗体的研究和开发。

二、病原生物与感染学科的发展态势

自 2010 年以来，虽然人类在病原生物研究和传染病防控方面取得了巨大进展，但仍有一些重大科学/技术问题尚未解决，主要是对新发病原生物的起源和传播、病原生物感染与致病机制，尤其是对病原生物与宿主互作调控的关键环节的认识仍十分薄弱，现有的科学研究储备不足，难以进一步支撑和提升感染性疾病及相关疾病的防控效果。近年来，多学科的交叉融合和多种高新技术的渗透对病原生物与感染学的发展产生了重要的推动作用。

病原生物与感染学科呈现出以下的发展态势。

（1）针对新现病原和新发传染病的研究将是该学科永恒的关注主题。进入 21 世纪以来，新发传染病的频率不断增加，传播的地理范围不断扩大，并出现跨物种传播趋势。一些新发传染病已在中国出现并流行，如新冠病毒感染、SARS、禽流感等。因此，应继续加强对新发病原生物的传播规律、致病机制、防控策略和技术的研究。常规的病原生物分析方法不能完全满足新发病原生物的防治要求，结合运用生物信息学理论和分析方法的高通量测序技术等，可有效提高应对新发传染病的能力[11]。新发病原生物的免疫原性和致病性通常未知，需要高效、深入的基础研究揭示其免疫特征和致病机理，以服务于疫苗和药物的研发。

（2）病原生物与宿主间互作的分子机制研究将继续是重点和热点。现代分子生物学和细胞生物学及相关技术的发展推动病原生物与宿主相互作用研究达到分子和细胞水平。综合应用各种分子生物学手段、组学技术以及细胞和动物模型，从多组学水平探寻病原生物与宿主之间的相互关系[12]，阐明病原生物感染和宿主抵抗病原生物的分子机制，筛选鉴定与感染致病相关的病原生物因子和宿主因子，将进一步推进对病原生物致病机制的理解，并为防治病原生物提供理论基础和新靶点。

（3）病原生物感染相关的宿主炎症免疫稳态调控机制研究将成为新热点。病原生物对宿主的致病性，一方面在于病原生物的数量及毒力，另一方面在于宿主因素，以及病原生物与宿主间的相互作用。病原生物与宿主间的相互作用不仅可导致宿主组织损伤，还可能引发宿主炎症免疫稳态失调进而诱发自身免疫性疾病和肿瘤等疾病的发生和发展[13]。此外，病原生物通常在宿主的特定组织部位定居，然而我们对其如何在局部微环境中重塑宿主的区域免疫、代谢和微生态，并进而影响宿主的全身炎症免疫状态等方面还缺乏深入了解。进一步阐明相关机制将有助于探寻更有效的防治感染性疾病的对策，即在清除病原生物的同时尽可能恢复宿主的炎症、免疫和代谢平衡稳态，从而减少感染导致的炎症免疫损伤及相关的并发症和后遗症。

（4）病原生物持续感染及其诱导的细胞恶变是病原生物学、传染病学、免疫学、肿瘤学等学科共同的研究前沿和重点。由于病原生物的多样性及其与宿主互作的复杂性和网络化，研究病原生物的持续感染十分依赖合适的非人体研究模型，包括模拟感染和疾病的动物模型。因此，针对不同病原生物的持续感染发展适用的体内外研究模型是该领域研究的基础，也是国际上先进实验室获取领先地位的基石。在此基础上，多学科交叉研究和揭示不同病原生物持续感染的形成、维持及致病性，发现持续感染过程中细胞恶变，以及机体免疫、代谢及微环境改变的共性和特性规律，将有望为防治病原生物的持续感染及相关疾病提供创新的理论和技术突破。

（5）细菌耐药及耐药基因的水平转移，需要分子机制的深入理解。越来越多的耐药基因水平转移、耐药基因表达与调控的机制研究，需要基于基因组学、转录组学、蛋白质组学、代谢组学等多维度生命组学的大数据支持。质粒介导耐药基因的转移[14]，需要对质粒全序列结构有充分的认识；转座元件介导耐药基因水平传播，需要对转座元件转移耐药基因的方式和特点有充分的了解；耐药基因表达调控，则需要对病原生物细菌整体转录水平有系统性的掌握，基于基因组学对耐药细菌进行追踪。利用快速和高通量的基因组测序技术，可以在第一时间追踪和溯源流行耐药细菌克隆的传播途径，基因组数据可以准确快速地预测细菌的药敏表型，还可以对耐药细菌的暴发进行预警。

（6）人体共生微生物组对机体健康至关重要，其变化可能影响病原生物的感染和致病过程[15]。深入阐明共生微生物组、宿主和病原生物之间的相互作用，包括共生微生物组如何限制病原生物生长和致病以及病原生物如何诱导共生微生物组紊乱及功能变化的机制，将加深对共生微生物组的稳态调控及其在感染、自身免疫性疾病以及肿瘤等疾病中的作用及机制的了解。

（7）各种原因导致的侵袭性真菌感染呈现逐年上升的趋势，新发和再现真菌感染不断出现，部分呈现出地方流行性和暴发流行性的特点。由于病原生物真菌的耐药性以及诊断、治疗手段的有限性，侵袭性真菌感染往往病情严重、死亡率高。因此要进一步开展严重危害民众健康的重要病原生物真菌的流行规律、发病机制及诊治相关的基础研究，尤其要重点开展对病原生物真菌生物学特性的基础研究，包括鉴定毒力因子、揭示耐药机制等方面。

（8）寄生虫病的防治任务仍十分艰巨，需要基础研究助力。我国寄生虫病防治历经数十年的努力取得了举世瞩目的成就，寄生虫病在中国的感染率大幅下降，但我国仍然是寄生虫种类多、流行广、危害严重的国家。不同地区间的寄生虫病的种类、感染率等存在着很大的差异。此外，在全球合作交流日益密切的背景下，我国所面临的跨区域新发和再现病原生物（寄生虫病为热带主要传染病）感染暴发的威胁也势必大幅增加。因此，应继续加强寄生虫病的基础研究，尤其通过多学科交叉重点关注寄生虫致病及宿主抵抗感染的机制、寄生虫病传播规律、寄生虫对药物抗性的发生发展机制等。

（9）病原生物学科的进步日益依赖于新技术、新方法和新概念。因此，建立各种新的体外模型和模式动物等研究工具[16]，并将多种组学技术、单细胞/分子技术、影像学技术更广泛地运用到病原生物学研究中，有助于促进病原生物学研究思路的重大变革及创新性成果的出现。

（10）病原生物学科与其他生命和医学相关的学科交融不断加强。病原生物学一直与包括免疫学、生物化学、分子生物学、细胞生物学等在内的多种生命科学和医学基础学科交叉渗透，共同发展。近年来，病原生物学与系统生物学和合成生物学等大跨度的学科交叉也成为一种新趋势，并推动重大科学的发现。

第三节　病原生物与感染学科的发展现状与发展布局

自 2010 年以来，一批在科研、教学与临床一线的病原生物与感染学工作者在各自的领域做出了开创性的工作，为中国病原生物与感染学科人才的培养、研究的创新以及临床应用做出了重大的贡献，使我国的病原生物与感染学科研究持续"跟跑"并开始了"并跑"。

一、我国病原生物与感染学科的发展现状

（一）我国病原生物与感染研究取得重要进展的优势方向

1. 病毒与感染

我国在病毒持续感染及相关疾病的研究领域取得了令国际瞩目的研究进展，

在个别病毒的持续感染与疾病干预研究中已达到国际先进水平。例如：①发现了乙肝病毒受体[17]、建立了人原代肝细胞体外长期培养体系[16]、提出了通过监测血清乙肝病毒 RNA 为核苷（酸）类长期治疗的慢性乙型病毒性肝炎患者提供"安全停药"的建议等，为乙肝病毒持续感染的应用基础研究提供了新的研究体系和发展方向；②发现现用于治疗急性早幼粒细胞白血病的三氧化二砷能特异性激活潜伏的艾滋病病毒储存库，有可能用于艾滋病功能性治愈；③艾滋病病毒感染刺激人体产生的抗病毒蛋白 PSGL-1 可抑制病毒感染前期的 DNA 合成，为艾滋病的基因治疗打下基础；④在国际上率先解析出埃博拉病毒表面激活态糖蛋白与宿主细胞内吞体膜受体 NPC1 腔内结构域 C 的复合物三维结构[18]，从分子水平阐释了一种新的囊膜病毒膜融合激发机制，加深了对埃博拉病毒入侵机制的认识，为抗病毒药物设计提供了新靶点；⑤解析了疱疹病毒 HSV-1 和 KSHV 衣壳组装方式及其基因组包装的高精度空间结构模型[19]，为有效干预疱疹病毒持续感染提供新靶点；⑥在病毒起源和进化的研究中取得重大突破，发现了 1445 种全新的病毒[20]，改变了当今病毒学的认识，激发了对生命起源的新思考；⑦发明了一种全新的通过人工控制病毒复制将病毒由致病性传染源转变为预防性疫苗的技术[21]，突破了原有减毒活疫苗的设计框架，开创了新的疫苗制备体系，可以被广泛用于制备新发病毒疫苗。

我国在新发病毒传染病的防控方面也取得了长足的进步，建立了遍布全国各省范围的监测网络，极大地提高了第一时间发现和应对新发病毒性传染病的能力。同时，我国也积极加强国际合作，实现信息共享。例如，中东呼吸综合征（MERS）疫情暴发后，我国有关部门与 WHO 等国际组织保持密切合作，积极建立健全疫情监测体系，加强入境检验检疫，有效防止了疫情在我国境内的蔓延。2013 年，我国研究人员发现了可感染人的 H7N9 新型禽流感病毒[22]，并对病毒溯源和跨种传播机制进行了研究，为我国自主分离和鉴定可疑病原生物、及时制定有效的禽流感防控策略起到关键性示范作用。我国研究人员阐明了多种蚊媒病毒完成"人-蚊"传播循环的分子机制，为解释蚊媒病毒暴发流行及研发抗病毒传播阻断策略奠定基础。自新冠疫情暴发以来，我国科研人员快速成功地发现、鉴定和分离了新冠病毒[23]，确定了传播途径和快速检测手段，并构建了各种细胞和人源化小鼠等动物感染模型体系，解析了与病毒入侵密切相关的刺突蛋白、主蛋白酶等关键蛋白质和复合物的结构[24]，促进了各种抗病毒药物的研制，并成功研发了灭活疫苗、腺病毒疫苗、重组蛋白疫苗等多种疫苗[25]，有效防控了新冠病毒在我国的暴发流行。这些重大成果的取得，表明我国在新发病毒网络监测、应急预案和基础研究方面取得了长足的进步。

此外，我国的大型新发传染病科研平台不断完善，建造了重大科学基础设施（如中国科学院武汉国家生物安全实验室），形成了中国疾病预防控制中心、中国科学院、复旦大学、武汉大学、中山大学、中国医学科学院等高等级生物安全实验室网络体系，初步具备快速检测、鉴定高致病病原生物、自主研发新发疫苗和药物的能力。

2. 细菌与感染

在病原细菌的耐药机制方面，我国已拥有一批实力较强的科研团队，阐明了几种重要的临床抗菌药物的耐药机制，例如耐碳青霉烯肠杆菌科细菌的耐药机制，耐万古霉素肠球菌的新耐药机制，耐甲氧西林金黄色葡萄球菌的新耐药机制，特别是我国科研学者率先发现质粒介导多黏菌素耐药基因和替加环素耐药新基因，这在国际上引起了很大反响[26]。但整体上，我国在该领域的研究队伍还不够稳定和强大，在研究的系统性、综合性和交叉性等方面尚有待进一步提升。

在病原细菌的致病机制方面，尤其在病原—宿主互作机制研究方面，我国科研人员取得了可喜的成绩。例如，在肠致病性大肠埃希氏菌等临床上常见的肠杆菌属细菌的研究中，揭示了病原生物细菌分泌的效应蛋白调控宿主细胞凋亡和焦亡等信号通路的功能及机制，并鉴定出了多个识别细菌的模式受体蛋白[27]；在结核分枝杆菌与宿主相互作用的研究中，揭示了一系列抗结核感染的固有免疫机制，发现了一系列结核分枝杆菌效应蛋白调控宿主细胞功能进而逃逸免疫清除的新机制[28]。但是，该领域仍有很多重要问题有待深入探索，进而为基于病原-宿主界面的抗细菌感染药物研发提供新思路和靶点。

我国在病原细菌遗传与进化研究方面也取得了长足的进步。例如，对历次鼠疫的世界大流行与古代重要商贸路线的关系进行了阐述；证明鼠疫在暴发流行时，其扩散与传播可导致鼠疫菌基因组变异累积加速。再如，在霍乱弧菌研究方面，通过基因组测序明确了中国流行菌株在第七次霍乱全球大流行中的作用。但整体而言，我国与国际先进水平还存在差距，主要体现在：单一或少量菌株的基因组序列研究较多，物种水平基因组群体遗传学研究较少；对菌株基因组多样性的描述性分析较多，对遗传多样性产生的内在原因研究较少；关注于病原生物细菌自身基因组多态性的研究较多，将其与宿主、媒介、环境等因素进行整合分析的研究较少；关注基因组核酸序列的研究较多，关注表观遗传学特性的研究较少。

3. 真菌与感染

我国病原生物真菌学研究的优势在于拥有丰富的临床病例资源和菌种资源，因此目前基于临床患者的应用基础研究产出较多。例如，完成了全国导致患者出现念珠菌血症的致病菌构成和药物敏感性特征以及病原生物性曲霉毒力因子的确定[29]；初步解析了马尔尼菲篮状菌和镰刀菌的毒力因子，揭示了我国临床曲霉、念珠菌对三唑类药物的耐药新机制并基于此建立了新型检测方法。

4. 寄生虫与感染

我国寄生虫病的防治和研究在国际上具有明显优势，传统生物学研究密切结合流行病学的监控和防治，形成了一整套可复制、可推广的寄生虫病防治体系。在抗寄生虫药物（包括药物抗性等）研究和应用策略方面，我国也取得了显著进展[30]。例如，海群生药化食盐防治丝虫病的策略向国际推广，青蒿素的发明和应用为人类防治疟疾做出了巨大贡献。此外，我国学者还综合运用多学科新技术阐明了一些重要寄生虫病，如疟疾、血吸虫病、阿米巴病等感染和致病机制等，为今后的防治奠定了基础，推动了学科的发展。

综上所述，我国在病原生物学领域取得了一些具有国际先进水平的成果。就在国际病原生物与感染学高端学术期刊上发文而言，我国近五年（2017～2021年）较上五年（2012～2016年）取得了长足进步，例如在《细胞宿主与微生物》（*Cell Host & Microbe*）、《自然-微生物学》（*Nature Microbiology*），发文量显著上升，且我国近五年与美国的差距较上五年相比有所缩小，表明我国的科研水平不断提升，更具开创性的科研成果不断涌现。但整体上，我国与国际先进水平仍存在明显的差距。以我国与美国发布在美国微生物学会（ASM）旗下6部经典杂志上的论文数对比分析为例。总体上过去25年里，美国论文发表总量一直是我国的10倍或以上；在细菌方面，以经典细菌学和临床微生物学杂志为例，2012～2021年10年间美国/中国的发文数为《细菌学杂志》（*Journal of Bacteriology*）10 027篇/601篇；《临床微生物学杂志》（*Journal of Clinical Microbiology*）7408篇/786篇。另外，随着全球细菌领域研究趋势出现消减现象，我国近五年较上五年在上述杂志发文数也有所减少；在病毒学方面，我国近五年较上五年发表论文体量有所上升，但与美国近五年持续高水平发展相比仍有不足，且近十年总量仍远远落后。

（二）我国病原生物与感染学科研究领域亟须解决的问题或薄弱环节

如上所述，我国在病原生物学领域取得了一些具有国际先进水平的成果，但整体上与国际先进水平仍存在明显的差距，研究队伍不够稳定和强大，在研究的系统性、综合性和交叉性等方面尚有待进一步提升，共性的问题包括以下几个方面。

（1）虽然已拥有一批实力较强的科研团队，但相对于病原生物的多样性，研究队伍的数量仍然偏少，队伍人员也不够稳定，新一代学科复合型优秀人才短缺。

（2）从"0"到"1"的重大基础理论和技术突破少，不少研究处于跟踪、模仿阶段。

（3）病原生物的体内外研究模型自主创新少，多依赖从国际引入，易造成在起步阶段即落后。

（4）对机制研究的深入性、系统性和持久性不足；研究中学科综合性和交叉性待提高，研究内容与防控和临床关键问题的契合度需加强，具有重要转化意义的可显著促进感染性疾病预防和诊治的成果较少。

二、我国病原生物与感染学科的发展布局

针对病原生物与感染学科所面临的问题，未来布局的发展方向建议包括以下几个方面。

（1）加强原创性的病原生物研究的体外培养系统、体内外感染模型和疾病动物模型的研究和相关技术的发展。

（2）根据国家的重大需求和学科前沿的发展趋势，以防治重要病原生物（病毒、细菌、真菌和寄生虫）引起新发传染病和持续感染为引领，以病原生物与宿主互作的关键点为核心，研究和揭示病原生物感染中关键的病原生物因子和宿主因子在传播、识别、入侵、建立和维持感染、致病中的作用，揭示免疫识别特征及相关的免疫应答、调控、耐受、抑制和逃逸机制。鼓励多学科交叉，深入研究新发感染中宿主发生炎症、持续感染中宿主细胞恶变的网络调控分子机制，催生新型、临床适用的疾病预测、早期诊断、干预策略和防治技术。

（3）综合多学科技术手段研究重要病原生物的流行与传播机制，分析病原生物对宿主侵袭的分子基础，以及宿主对病原生物的易感性机制；进一步完善新发病原生物信息库和数据交流共享程度；加强早期鉴别病原生物能力建设中的基础性问题的研究；加强针对新发病原生物的疫苗和药物靶点的研究和致病机制的研究；研究病原生物的遗传与进化机制和耐药机制，揭示机会性病原生物何以从环境微生物演变为人类病原生物，揭示某些病原生物何以从定植转为感染；发掘新

型药物靶标及生物标志物，促进临床上可应用的抗感染药物（特别是抗真菌药物、抗细菌药物和抗寄生虫药物）的研发，遏制耐药性真菌、耐药性细菌和耐药性寄生虫感染的传播。

第四节　病原生物与感染学科的发展目标及其实现途径

　　病原生物与感染学科的发展目标是：针对国家重大需求和前沿关键科学问题，深入阐明病原生物的生物学特征和演化规律，揭示病原生物之间及其与宿主间的相互关系，增进对病原生物致病及耐药机制等的认识，促进传染性疾病诊断和治疗的思路创新和技术转化，形成"有高度、有宽度"的研究多种重要病原生物感染的具有国际竞争力的人才队伍。

　　为实现上述目标，建议采取以下措施。

　　（1）加强人才培养，鼓励跨学科人才的培养和支持，特别是加强各层次跨学科复合型青年人才的培养，建设一支"有高度、有宽度"的病原生物学基础研究队伍。促进基础研究人员和临床研究人员的交流，通过高水平的基础研究，在更高、更深的层面上为感染性疾病的防控策略的制定和防控技术的研发提供理论与技术的支撑。

　　（2）加强对有良好基础的优势领域的稳定支持。首先，针对新发病原生物感染、复制机制研发防控策略，主要包括高致病性病原生物在自然界、动物和人际流行规律，病原生物打破种属屏障的跨种传播机制，在宿主体内复制的分子机制；建立合适的体外培养系统，建立新发病原生物感染的模式动物平台，针对新发病原生物的主要媒介或中间宿主（如蝙蝠、蚊、蜱等），构建一系列遗传背景均一、稳定的品系；整合反向遗传学、合成生物学技术实现从基因信息到病原生物的复原过程；通过对高致病性病原生物的基础研究，开发相应的疫苗和寻找合适的干预靶标。其次，聚焦持续感染中病原生物与机体互作诱导细胞恶变的过程，重点关注病原生物、宿主、微环境与细胞恶变之间的互动关系，建立合适的体外培养系统、体内外感染模型和疾病动物模型等，揭示持续感染形成、维持、非可控炎症和代谢微环境变化等诱导细胞恶变的分子机制与调控规律，为临床转化研究中预测和诊断细胞恶变的标志或防治的药物靶点奠定基础。

（3）扶持目前较薄弱但重要的研究方向。包括：病原细菌、真菌和寄生虫的进化规律和耐药机制；宿主菌群在宿主炎症免疫性疾病中的作用及机制；临床重要病原真菌和具有我国特色的重要病原真菌（马尔尼菲篮状菌、孢子丝菌、毛霉菌、镰刀菌、皮肤癣菌等）感染的致病机制；病原真菌分类学；病原生物感染的遗传易感性；难培养病原生物的体外培养体系研究；等等。同时，重视我国病原的菌种保藏和大数据平台的建设，实现病原生物资源共享，维护国家生物安全和生物多样性。

（4）推动医学、生命科学和信息科学等跨多学科的交叉和集成研究，建成各具特色、优势互补的高水平研究平台。鼓励学科交叉，打造跨学科创新研究团队，培育新的学科生长点，促进新技术和新方法的建立和运用（如针对病原-宿主互作的单细胞/单分子及表观遗传调控机制研究等）。

第五节　病原生物与感染学科优先发展领域及重要的交叉研究领域

一、优先发展领域

1. 新发传染病病原生物与宿主的相互作用

建立新发病毒感染致病的人原代细胞、组织及类器官模型，人源化动物模型和人组织器官移植动物模型；鉴定病毒吸附进入阶段的关键细胞受体；研究新发病毒感染过程中炎症与免疫调控的分子机制；研究病毒感染影响宿主细胞正常生理功能及致病的分子机制；鉴定影响病毒复制的关键因子；研发具有自主知识产权的抗新发病毒药物及新策略，解析其作用机制。

2. 病原生物持续感染与宿主细胞恶变

以病原生物持续感染及其诱导细胞恶变过程中病原生物与宿主互作的关键点为核心，研究和揭示：①持续感染形成和维持机制。聚焦重要病原生物持续感染的特性和共性科学问题，阐明病原生物建立和维持长期感染的关键机制，重点关注病原生物、宿主与微环境之间的互动影响。②持续感染的致病机理。揭示病原生物持续感染诱导宿主免疫应答失衡和细胞恶变的机制，以及引起机体非可控炎症、代谢失调以及向肿瘤转化等机制。③持续感染的防控新策略和新技术的基础研究。研究具有重大防控或临床应用价值的干预策略和技术，以及疾病发生发展过程的生物标志物。

3. 病原细菌与宿主的互作

病原细菌与宿主间复杂而动态的相互作用决定感染的发生、发展和转归。研究病原细菌急性感染触发宿主发生过度炎症免疫反应的机制及其调控机制；研究病原细菌慢性感染过程中的病原免疫逃逸、机体炎症免疫稳态失调、免疫耗竭等机制；研究病原细菌、人体共生微生物组与宿主的三向交互作用机制，鉴定与病原细菌感染和致病密切相关的病原因子和宿主因子，解析关键蛋白质、代谢分子等的免疫调控功能；探寻基于病原生物-宿主界面的抗感染药物和疫苗研发新靶点和新策略。

4. 真菌感染与免疫

鉴定引起人类致死性、难治性和耐药性真菌感染的重要免疫识别分子并研究相关的免疫应答、调控、耐受和逃逸机制。研究重要侵袭性真菌感染相关的免疫缺陷和免疫抑制的机制，以及免疫诊断和抗真菌免疫治疗的机制和策略。

5. 细菌耐药机制研究

深入探索重要病原细菌耐药产生与传播机理，尤其是针对重要细菌不断出现的新耐药表型和日益复杂的耐药现象，从药物、细菌、宿主等多维度以及基因、蛋白质、代谢等多层面开展研究，阐明耐药产生、演化与调控机制，基于耐药新机制和新靶点研发病原细菌防治新策略和新手段，提高我国细菌耐药性的综合防控能力。

6. 病原生物细菌遗传与进化

研究病原生物细菌在人工培养条件、宿主体内、媒介体内突变发生与在固定群体中固定频率之间的差异，以及外界环境对细菌基因组进化的驱动机制；研究自发突变、选择压力、上位相互作用、表观遗传学等在病原生物、宿主、媒介的共适应进化进程中的塑造作用，揭示病原生物细菌的毒力进化（演化）与宿主、媒介群体遗传学特征之间的关联。

7. 寄生虫持续感染与致病的机制研究

研究决定寄生虫侵入宿主并建立感染和致病的关键机理，包括寄生虫致病关键因子的鉴定和作用机制、宿主损伤的机制等。挖掘寄生虫感染和致病起关键作用的重要分子,作为诊断靶标、疫苗、药靶等诊治策略的转化研发。

二、重要的交叉研究领域

1. 存在输入风险的新发突发病毒性传染病的研究

针对多种病毒性传染病进行病原生物学、病毒进化、感染及传播机制等研究。对于埃博拉出血热、禽流感等通过接触传播或呼吸道传播的病毒性传染病,侧重病毒溯源与进化分析、病原生物学鉴定、感染机制研究。对于登革热、寨卡热、奇昆古尼亚热等媒介传播的病毒性传染病,侧重相关病毒的分离鉴定、病毒传播趋势研究,以及评估媒介生物传播疾病风险因素。

2. 新发突发病毒性传染病关键防控技术的研究

针对病毒性传染病存在流行的地区推进预防、治疗及阻断传染病感染及传播的新型防控方案。通过开展国际合作,开展相关抗病毒基础转化研究。通过国际合作,在疫区尝试抗病毒感染及传播的新药物、新方法,为推动全球公共卫生发展合作及重要传染病防控工作提供理论指导及技术支持。

3. 新发突发病毒性传染病的流行病学研究

通过开展国际合作,提高对新发突发病毒性传染病的监测、加强相关传染病诊断技术的研究,扩大在相关国家的病毒传染病流行病学调查。在流行病热点地区建设疾病监测和检测网络及战略生物资源库,建立新发突发病毒分子分型数据库,促进国际资源共享。建立新发突发病毒性传染病国际疫情预警平台,对全球各地区传染病疫情数据进行分析,对新发传染病输入我国并引发本地传播的风险进行评估。

4. 重要病原生物真菌的交叉领域研究

通过环境-动物-人体的系统流行病学和分子进化学研究技术,解析环境中可能成为重要的人体病原生物的真菌及其耐药性产生的进化路径和演变模型。研究真菌致癌、真菌致敏、真菌致炎和真菌在人体微生态菌群中的作用。建立我国重要病原真菌的资源库及系统数据平台。

5. 全球范围广泛传播的重要病原细菌的研究

组织和支持我国科学家和国外科学家,建立全球细菌耐药监测网络和预警平台，在平等互利、合作共赢的基础上，合作研究耐药和致病机制及防控策略，通过优势互补提升我国科研实力和该领域的国际地位。

6. 存在输入风险的寄生虫病的研究

通过国际合作，在世界范围内研究寄生虫与人类共同进化发育的分子遗传规律，以及流行病学、致病机制、临床诊治和结局随访等综合信息，搭建全球互联互通大数据共享平台，为我国乃至全球各种输入性、罕见、新发寄生虫病/热带病和媒介的致病与诊疗的权威数据和优质生物资源提供保障。

主要参考文献

[1] Li J, Lai S J, Gao G F, et al. The emergence, genomic diversity and global spread of SARS-CoV-2. Nature, 2021, 600: 408-418.

[2] Margolis D M, Archin N M, Cohen M S, et al. Curing HIV: seeking to target and clear persistent infection. Cell, 2020, (1): 189-206.

[3] Peters J S, Ismail N, Dippenaar A, et al. Genetic diversity in *Mycobacterium tuberculosis* clinical isolates and resulting outcomes of tuberculosis infection and disease. Annual Review of Genetics, 2020, 54: 511-537.

[4] MacLean R C, San Millan A. The evolution of antibiotic resistance. Science, 2019, 365(6458): 1082-1083.

[5] Liu W, Tan J W, Sun J M, et al. Invasive candidiasis in intensive care units in China: *in vitro* antifungal susceptibility in the China-SCAN study. Journal of Antimicrobial Chemotherapy, 2014, 69(1): 162-167.

[6] Pham N M, Karlen W, Beck H P, et al. Malaria and the "last" parasite: how can technology help? Malar J, 2018, 17(1): 260.

[7] Erhard F, Baptista M A P, Krammer T, et al. scSLAM-seq reveals core features of transcription dynamics in single cells. Nature, 2019, 571: 419-423.

[8] Barrat F J, Su L S. A pathogenic role of plasmacytoid dendritic cells in autoimmunity and chronic viral infection. Journal of Experimental Medicine, 2019, 216: 1974-1985.

[9] Kon E, Elia U, Peer D. Principles for designing an optimal mRNA lipid nanoparticle vaccine. Current Opinion in Biotechnology, 2022, 73: 329-336.

[10] McQuaid T, Savini C, Seyedkazemi S. Sofosbuvir, a significant paradigm change in HCV treatment. Journal of Clinical and Translational Hepatology, 2015, 3(1): 27-35.

[11] Lu R J, Zhao X, Li J, et al. Genomic characterisation and epidemiology of 2019 novel coronavirus: implications for virus origins and receptor binding. The Lancet, 2020, 395(10224): 565-574.

[12] Noll K E, Ferris M T, Heise M T. The collaborative cross: a systems genetics resource for studying host-pathogen interactions. Cell Host & Microbe, 2019, 25(4): 484-498.

[13] Robinson W H, Steinman L. Epstein-Barr virus and multiple sclerosis. Science, 2022, 375: 264-265.

[14] He T, Wang R, Liu D, et al. Emergence of plasmid-mediated high-level tigecycline resistance genes in animals and humans. Nat Microbiol, 2019, 4(9): 1450-1456.

[15] Wu P, Sun P, Nie K X, et al. A gut commensal bacterium promotes mosquito permissiveness to arboviruses. Cell Host & Microbe, 2019, 25: 101-112.e5.

[16] Xiang C, Du Y, Meng G, et al. Long-term functional maintenance of primary human hepatocytes in vitro. Science, 2019, 364: 399-402.

[17] Yan H, Zhong G C, Xu G W, et al. Sodium taurocholate cotransporting polypeptide is a functional receptor for human hepatitis B and D virus. eLife, 2012, 1: e00049.

[18] Wang H, Shi Y, Song J, et al. Ebola viral glycoprotein bound to its endosomal receptor niemann-pick C1. Cell, 2016, 164: 258-268.

[19] Liu Y T, Jih J, Dai X H, et al. Cryo-EM structures of Herpes simplex virus type 1 portal vertex and packaged genome. Nature, 2019, 570, 257-261.

[20] Shi M, Lin X D, Chen X, et al. The evolutionary history of vertebrate RNA viruses. Nature, 2018, 556(7700): 197-202.

[21] Si L L, Xu H A, Zhou X Y, et al. Generation of influenza A viruses as live but replication-incompetent virus vaccines. Science, 2016, 354: 1170-1173.

[22] Gao R, Cao B, Hu Y, et al. Human infection with a novel avian-origin influenza A (H7N9) virus, N Engl J Med, 2013, 368: 1888-1897.

[23] Lu R J, Zhao X, Li J, et al. Genomic characterisation and epidemiology of 2019 novel coronavirus: implications for virus origins and receptor binding. The Lancet, 2020, 395(10224): 565-574.

[24] Wang Q, Wu J, Wang H, et al. Structural basis for RNA replication by the SARS-CoV-2 polymerase. Cell, 2020, 182(2): 417-428.

[25] Gao Q, Bao L, Mao H, et al. Development of an inactivated vaccine candidate for SARS-CoV-2. Science, 2020, 369(6499): 77-81.

[26] Sun J A, Chen C, Cui C Y, et al. Plasmid-encoded tet(X) genes that confer high-level tigecycline resistance in *Escherichia coli*. Nature Microbiology, 2019, 4(9): 1457-1464.

[27] Zhao Y, Yang J L, Shi J J, et al. The NLRC4 inflammasome receptors for bacterial flagellin and

type Ⅲ secretion apparatus. Nature, 2011, 477(7366): 596-600.

[28] Wang L, Wu J H, Li J, et al. Host-mediated ubiquitination of a mycobacterial protein suppresses immunity. Nature, 2020, 577(7792): 682-688.

[29] Liang T Y, Yang X Y, Li R Y, et al. Emergence of W272C substitution in *Hmg1* in a triazole-resistant isolate of *Aspergillus fumigatus* from a Chinese patient with chronic cavitary pulmonary aspergillosis. Antimicrobial Agents and Chemotherapy, 2021, 65(7): e0026321.

[30] Wang J G, Xu C C, Wong Y K, et al. Triple artemisinin-based combination therapies for malaria: proceed with caution. The Lancet, 2021, 396(10267): 1976.

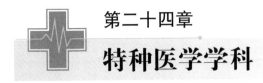

第二十四章
特种医学学科

第一节　特种医学学科的战略地位

一、特种医学学科的定义、特点及资助范围

特种医学是一门研究机体生命活动和规律的学科，运用医学科学的基本原理和技术方法以及自然科学相关理论和实践知识，以在特殊环境条件下从业或从事其他活动的所有人群为对象，开展有针对性的从整体到分子水平的研究与医疗实践，重点解决特殊环境条件作用于人体所引起的病理生理变化、卫生保健及防护所涉及的各种医学问题。从分子、细胞与整体水平认识特殊环境条件作用于人体所引起的生理及病理变化的现象及规律。

特种医学具有研究对象覆盖面广、研究方向多、多学科交叉的特点。特殊环境因素主要包括物理环境因素（力学、辐射、气压、磁场、密闭、温度等）与化学环境因素（低氧、有毒气体、二氧化碳等）等。不同环境因素对机体的作用既有共性的机制，也有其特殊性。机体不同组织、器官以特定的方式响应特殊的环境变化，以及细胞内时序性的分子事件的整合输出效应是引发特殊环境医学问题的内在原因。

国家自然科学基金特种医学学科的资助范围主要包括高原医学、航天医学、航空医学、航海医学、火箭军医学、寒区医学、热区医学等。

（1）高原医学主要研究高原环境因素对人体影响的特点与规律、高原病及与高原环境有关疾病的发病与防治以及高原习服与适应的学科。

（2）航天医学伴随着人类载人航天活动的深入而产生并发展，主要研究载人航天活动对人体的影响及其特征规律。针对航天环境（微重力、低重力、变重力、空间辐射等）严重影响航天员的健康、安全和工作能力这一问题，从分子、细胞与整体水平研究机体在空间环境因素条件下的效应、分子机制及防护手段。

（3）航空医学主要研究人在大气层飞行时外界环境因素（低气压、缺氧等）和飞行因素（超重等）对人体生理和心理功能的影响及防护措施，寻找有效的防护措施，保证飞行人员的健康与安全，为飞行人员医学保障遇到的各种实际问题提供基础理论支撑和技术方法。

（4）航海医学是研究航海条件下各种医学问题的学科，主要研究航海活动及其所处狭窄、震动、噪声、微小气候等海洋环境条件下，自然环境因素和工作环境因素对人体的影响，以及维护和增强舰艇上工作人员身心健康等。

（5）火箭军医学是火箭军军事医学的简称，是运用军事医学原理和技术，研究火箭军部队平战时军事作业活动及其环境条件对人体的影响及机制，阐明卫生要求、评价与卫生防护方法，以及特殊伤害的医学救治措施。

（6）寒区医学主要是研究寒冷环境对机体健康的影响机制及防护措施的学科。

（7）热区医学是研究热区环境下作业人员健康与作业能力的卫生监测、维护健康与增强作业能力方法的学科。

二、特种医学学科的重要性

极端环境对人体的危害严重制约人类生存、发展以及对未知空间的探索。太空、高原、南北极、赤道、沙漠、海洋等区域具有丰富的自然资源和重要的战略地位，但其自然条件恶劣，危害人体健康，降低作业能力，严重时甚至致残致死。随着科学技术的不断进步，社会发展的客观需求逐步增强，人类活动范围不断扩大，人们所面临的特殊环境与特殊职业对人体造成的生理与病理变化也越来越复杂，对特种医学的需求与日俱增。特种医学来源于一般医学，具有深厚的军民融合基础和先天优势，是国防科技的重要组成部分，旨在破解深空、深海、深地、极地等领域的医学新难题，增强特殊环境条件下特殊人群的适应能力和作业能力。在我国走向伟大复兴的历史背景条件下，特种医学基础研究具有不可替代的作用。同时，特种医学依托其独特的环境优势，从特殊现象中发现机体普遍的规律，有可能破解当今一般环境条件下难以解决的医学难题，因此，特种医学的发展将可能是医学创新发展的动力源泉。特种医学学科的建设与发展是扩展人类生存空间、探索生命极限的需要，更是我国建设强大国防、扩展生存疆域的迫切要求。同时，特种医学的发展为研究特殊环境对人体影响等重大问题开辟了新的空间，也为认识相关人类疾病的机制提供了新的认识。

第二节　特种医学学科的发展规律与发展态势

一、特种医学学科的发展规律

特种医学是伴随人类拓展生存空间而发展起来的一门综合性交叉学科。我国的特种医学是在国家历次重大工程任务实施中开创并发展起来的，特别是在中国载人航天、青藏铁路修建、南北极科学考察等大型工程任务，以及"航天强国""海洋强国"等国家重大战略牵引推动下成长壮大的。特种医学的发展直接支撑了国家重大工程型号任务的顺利实施，体现了以科学研究保障重大任务、以重大任务推动科学研究的学科发展特点。

特种医学属于基础与应用紧密结合、成长潜力极大的前沿交叉型学科，其研究涉及医学和生物学领域一些最重大的基础理论问题，是与环境和人类健康相关的重要学科。人类是长期随地球演化产生的最高等级生物，人体的组织器官结构和各生理功能系统已经高度进化并充分适应地球环境，而特殊的物理环境所具有的独特性，为生命现象和医学研究提供了全新视野。由特种医学发展引出的重大科学问题，具有系统复杂的特点。例如，认识特殊环境中的生理适应的问题必然涉及多系统（如神经-免疫-内分泌网络）、多水平（从细胞、分子到器官、整体）的集成研究。特种医学的研究不但具有极大的知识增长潜力，而且孕育着涉及生命科学基础理论的创新机遇。

二、特种医学学科的发展态势

1. 高原医学

人类自从开始认识到高原环境可对机体造成影响以来，历经几个世纪，逐渐发现了各种高原病的存在，在生产实践中也加深了对高原病的认识。18世纪末，随着登山运动的蓬勃开展，加之人体生理学知识的日益丰富和有关大气物理学的研究日渐完善，高原低氧环境对人体的影响被人们所日渐了解，同时对高原病的发病机理、病理生理、临床症状以及预防和治疗原则的研究也日趋科学[1,2]。2004年，国际高原医学会对争论了百年之久的慢性高原病诊断标准问题达成了一致——采用了我国学者提出的"青海标准"[3]。在基础研究上，2010 年由中国学者主导，中美合作在同一期《科学》上发表了论文，指出藏族在高原环境下较少罹患慢性高原红细胞增多症的遗传学基础与低氧诱导因子（HIFs）调控网络的关键分子内皮 PAS 结构域蛋白 1（EPAS1）和产卵异常蛋白 9（Egl-9）家族低氧诱导因子（EGLN1）的基因突变有关[4]。目前关于各种高原病的发病机理尚未完全阐明，对高原环境中各种致病因素、高原病的精准分类、分型及防治都需要进行深入的研究。

2. 航天医学

1950 年，在美国航空航天学会的第 21 届年会上，航天医学学科正式确立。1961 年，苏联航天员尤里·加加林乘坐"东方 1 号"飞船进入太空，开创了载人航天的新纪元。航天事业的飞速发展，极大地推动了空间应用科学的进步，美国、苏联先后把 10 座空间实验室/空间站送上太空，以航天员安全健康和高效工作为目标的航天医学研究始终是空间站应用的主要方向之一。美国国家航空航天局（NASA）在其 21 世纪的美国载人航天路线图中，提出载人航天"人系统风险"可分为五大类，即人体健康和对抗措施、自动化医监医保、心理行为健康、辐射卫生及先进的人体保障技术，随后启动的"人体研究计划"旨在促进航天医学理论和技术水平发展并伴随载人航天的发展不断成功[5]。载人航天 60 余年的历史表明，加深对失重、空间辐射、密闭隔离等因素导致机体损伤的理解是航天医学的核心内容，提高空间飞行的对抗防护能力是航天医学必须解决的首要任务；同时航天医学研究将提高我们对基础生物学的认识，促进地面医学的发展。

3. 航空医学

航空武器装备加速升级换代，第五代战斗机列装部队，高复合加速度、高角加速度、高认知负荷、超长航时等特点对飞行人员的身心素质和空中适应能力提出严峻挑战；多样化装备逐步研制列装，航程远、续航时间长、机载乘员多、任务特殊，飞行人员疲劳防护、心理负荷评估、空中饮食营养保障、机组资源管理等问题亟待研究解决；机载防护救生设备功能拓展，在适体性、舒适性和人机工效等方面对航空医学提出了全新课题。要进一步强化脑功能、心血管功能、前庭功能、特殊视觉功能等专项生理功能鉴定，针对不同机型、不同年龄飞行人员，修订完善特许飞行健康鉴定标准规范。

4. 航海医学

航海医学经过数百年的探索，从早期船员疾病的简单处置发展到海上突发急救医学、航海心理学、潜水医学等多方面。随着人工智能等新技术的出现，以及医学、物理学、化学、人文等学科相互交叉渗透，航海医学将凸显交叉融合性、远程操控性和保障长效性等特点，依据个性化作业环境需求，开拓新的研究领域，谋求航海医学基础理论与应用研究集智攻关。尤其是在人-机-环系统工效学、海上作业能力维护、海上特殊伤病诊断与救治、海上生物安全防护、海难救援、潜水医学、远程医学服务、海洋医药资源研发等方面将面临更大的挑战[6, 8]。

5. 火箭军医学

火箭军医学作为独立的学科设置既往未见文献报道[9]。建设火箭军医学学科对培养火箭军卫生人才、维护部队官兵健康和提升战斗力具有重大意义。苏联基洛夫军事医学院就设立了专门的战略导弹部队和陆军军医系，培养了大批战略导弹部队医学人才。美军也设有专门的战略导弹部队卫生人才培养和科学研究机构[9, 10]。我国火箭军作为独立军种正式成立后，随着战略地位和使命任务的提升，火箭军的特殊武器装备和特殊环境作业对火箭军医学人才培养和卫勤保障提出了更高要求。火箭军医学相关研究难以从国外获得有价值的参考资料，必须立足于自身发展。

6. 寒区医学

国际寒区医学研究明确了以棕色脂肪非寒战产热为核心的冷适应调控网络，揭示了下丘脑—交感神经—脂肪调控轴、肌肉—脂肪产热调控轴、肝脏—脂肪调控轴及外周免疫、肠道微生态—脂肪产热代谢调节网络的作用；在慢性疾病研究方面，国际学术界揭示了冷暴露能够改善肥胖、糖尿病及动脉粥样硬化等代谢相关疾病的进程，以及改善外周免疫系统功能，缓解自身免疫性疾病的发生发展；在转化应用上，基于冷暴露筛选的分泌蛋白和脂质代谢物可有效促进脂肪产热代谢，可将其作为肥胖等代谢性疾病潜在治疗药物进行研发。目前，寒区医学研究人员聚焦寒冷与健康，建立了丰富的人群队列，系统分析了寒冷对健康的影响；关注冷应激、冷习服的时序性研究，通过暴露时程分析全面解析冷习服与冷损伤二者的发生过程，建立了促习服调节网络机制。但目前尚缺乏对冷暴露过程的时序性研究，以及对冷适应代谢机理的认识，也缺乏潜在的转化产品[11-14]。

7. 热区医学

近年来，随着全球变暖，极端气候频现，对人类日常生活生产产生了巨大影响，尤其对日常训练任务繁重的人员的影响更为严重，不但影响其日常训练，更会对人员的生命构成严重威胁。美国于 1961 年创建美国陆军环境医学研究所，该研究所设有专门的高温环境医学研究机构，建有用于动物实验和人体试验的模拟高温环境舱群，取得了系列研究成果并将其成功用于阿富汗战争、两次伊拉克战争等热环境战争中[15]。在高热环境下进行高强度劳动作业，极易产生热痉挛、热射病等重症中暑情况，死亡率高。1990 年以来，高温对专业人员的侵害程度高于其他环境灾害，并且呈现逐年加重的趋势[16-19]。在基础研究方面，虽然热习服和热适应能力受到世界各国重视，已成为热损伤防治研究的热点，但仍缺乏精确评价热习服的指标，热习服的分子机制尚不清楚，尤其是对热射病的发病机制、精确判定和精准治疗尚未取得明显突破。

第三节　特种医学学科的发展现状与发展布局

一、特种医学学科的发展现状

2022 年 3 月底，利用 SCIE 数据库对 2011～2020 年特种医学领域文献进行统计分析。"十二五"期间，我国发表在特种医学研究领域的文献总量为 26 731 篇，其中中国在特种医学研究相关期刊上发表的文献总量为 3149 篇，占比为 11.8%。"十三五"期间，该领域共发表文献 35 752 篇，其中中国发表文献 6748 篇，占比为 18.9%。这 10 年期间，中国发表文献总被引次数为 136 754 次，90% 以上发表的论文曾被引用。在这 10 年中，中国排名前 1% 的高被引论文数量共 74 篇，表明我国学者在特种医学领域具有一定国际影响力，但总体呈现大而不强的特征，缺乏有影响力的代表性研究成果。

1. 高原医学

我国在高原医学领域取得的青藏铁路建设等大规模平原人群进藏卫勤保障、西藏当地居民与平原迁入人群重要生理指标的流行病学调查、制订第一个国际慢性高原病诊断标准——"青海标准"，以及藏族低氧适应基因的发现等成果均为国际首创。我国在数量和质量上拥有独一无二的宝贵资源，建立了多个不同海拔高原现场研究与适度低氧习服训练基地[20]，在低氧信号转导途径复杂性、低氧生物效应多样性方面有了创新性的发现和研究报道。从总体上看，我国在该领域的发展得到了国际同行的高度关注，在急慢性高原病的机制与防护方面的研究达到了国际领先水平。

2. 航天医学

我国历次载人航天任务的顺利实施，促进了航天医学研究的快速发展，形成了不同时间尺度失重对人体生理影响的初步理论研究成果，发展出的失重生理效应防护技术体系保障了我国历次载人飞行任务的圆满成功。我国在航天医学基础研究的部分领域已处于国际前沿水平，其中在心肌细胞、成骨细胞等如何感受空间特殊环境条件的变化，细胞内特异性的重力变化传导的信号通路和分子鉴定等方向上具有独特的发现和见解[21, 22]。除传统体育锻炼和物理防护手段外，我国还需要进一步开展新型防护技术的研究。同时，载人登月和月球驻留任务将会使我国的航天医学面临更多新的挑战，空间辐射危害与防护、节律紊乱调整、变重力环境的生理适应、心理健康维护、紧急条件下的医学自主救援技术等问题亟待解决。

3. 航空医学

航空医学紧密围绕飞行人员在航空医学保障方面的重大需求，形成了具有中国特色、达到或接近世界一流水平的航空医学学科，国内外航空医学科研与训练水平无明显差距。尽管我国的航空医学在优势特色方向上获得瞩目成就，但仍面临严峻挑战，主要表现在目前我国的航空医学保障能力还不能完全适应国防与现代武器装备以及现代战争的发展要求，亟须加强空天飞行医学保障理论、卫生装备和关键技术研究，重点提升长时间飞行健康维护和作业效能保持能力，进一步提升航空医学保障水平和卫生勤务保障能力。

4. 航海医学

我国在多项航海医学研究方面已达到国际先进水平，在常规潜水医学保障能力上不断开展研究，相应配套装置和保障方案已达到世界先进水平[23, 24]。但是我国在远海及潜水医学保障能力、海上重大灾难事故医疗救护能力、海上无人救援技术等方面与国际一流水平仍有所差距，高温、高湿，以及存在海洋致病菌、海洋生物毒素等环境特点对航海作业人员技能影响的相关机制与解决措施，仍亟须深入研究。

5. 火箭军医学

我国军队和地方相关医学院校与科研机构围绕火箭军部队的实际需求，针对核辐射损伤医学防护与救治、推进剂损伤医学防护、特殊作业环境的健康影响与防护等多个方面均开展研究，形成一系列标准、手册、方案、装备等成果[25, 26]。当前亟待创建火箭军医学研究的新模型、新技术与新方法，围绕单一因素和复合因素，深入解析重要组织器官应激和损害过程的关键病理基础和细胞与分子调控网络机制，在此基础上制定有效的预估、预警和防护策略，为保障和提升作业能力提供科技支撑。

6. 寒区医学

我国寒区医学研究初具规模和特色，建立了以寒冷环境危害因素预警、冷习服机制、冷习服评估、促习服药物研发等研究方向，编写了《寒区军事医学概论》等系列寒区医学理论指导教材，建立了多个寒区医学现场和人群队列研究的健康评估中心，在国际上具有一定的影响力[27]。但同时，我国在该领域也存在以下亟须解决的问题：①对寒区医学的支持力度不够且研究队伍缺乏相关部门应予以高度重视；②寒区医学研究评价体系亟待完善，应以寒区医学的理论研究为基础，以推动寒区医学理论成果的转化价值为核心，优化评价指标。

7. 热区医学

我国针对热环境损伤因素，进行了大量流行病调研，提出了针对热环境因素和热损伤监测的方法，制订了一系列湿热环境作业相关国家军用标准等。目前我国在热区医学环境相关装备研发、数学模型及数据库建立、单兵预警等方面，与国际水平还有一定差距，亟待开展热区环境因素、热损伤等危害因素的流行病学调查，建立热环境危害因素监测系统，研发高科技快速监测系统装置，研究热损伤防治及提高耐受能力的措施，实现热区环境危害因素实时、实地监测，以满足在新形势下热区作业人员的保障需求。

二、特种医学学科的发展布局

1. 高原医学

从高原环境因素与机体交互作用角度，在整体、组织、细胞和基因等不同层次研究机体内稳态的动态平衡；利用系统生物学手段，深入开展慢性低氧损伤的个体化风险评估与相关疾病的早期预警、诊断、预防等问题研究；通过多学科交叉与健康监测，开展高原环境下防护装备和药物以及运动、营养等综合干预措施的研发；形成新一代的保障特殊环境作业能力的关键技术和装备并集成综合保障体系。

2. 航天医学

瞄准空间站运营期、载人登月等未来载人航天飞行生理效应前沿理论，研究全面、综合与靶向防护相结合的防护方案和评估体系，全面、系统地研究微重力等航天环境因素对生命体的作用机理，为研制航天飞行防护措施提供理论支撑，保障航天员长期飞行的健康、安全和高效工作。

3. 航空医学

研究维护飞行人员身心健康的新技术新方法，提高飞行人员工作能力的新措施新模式，发挥人机结合装备效能的新理念新手段；重点开展航空医疗救援体系建设研究，深入研究伤病员救治航空医疗救援理论，建立军民融合航空卫勤指挥机构与协作机制，研发先进配套信息化航空医疗救援装备，建设军民融合航空医疗救援网络；开展飞机座舱、夜视装备、个人防护救生装备等人机工效评估技术、方法与标准等研究。

4. 航海医学

系统开展饱和潜水与反复潜水医学保障措施、技术、高气压、潜水因素对机体作用与代偿机理等研究；开展海洋和船舶特殊环境致病因素及机制、快速诊治策略研究，探讨多因素合并海洋致病微生物感染关键救治技术，重视基于多维度摇摆、长航作业及船舶环境等对人的心理影响，为航海人员心理研究及干预措施提供数据支撑；加快人-机-环系统综合研究，构建应对突发海上传染性疾病卫生防疫体系及批量伤员救助体系，实现航海医学保障任务的完成和能力提升。

5. 火箭军医学

针对高原、热带、寒区等特殊自然环境和独特的地下空间环境，以及涉核、涉化学推进剂等特殊致伤因素的健康危害和医学防护开展研究，同时不同致伤因素联合作用下的复合效应与干预策略是亟待研究的重要科学问题。火箭军医学学科亟须发展针对性的新模型、新技术和新方法，重视复合因素的健康危害评价与人员心理应激和躯体应激的发生机制、健康促进和作业能力提升等方面研究，综合交叉应用生物医学、化学、物理学、生态学等学科相关研究手段，研发创新干预措施或防护手段。

6. 寒区医学

重点研究冷暴露过程中机体多器官的调控互作机制，明确寒冷主动适应过程中的调控网络，建立冷适应潜能评估筛选策略；揭示冷暴露损伤机体的特点，研究冷暴露与代谢性疾病、心脑血管等疾病的关联度与机制，为疾病损伤防护提供干预策略；基于冷适应理论，从药学、营养学、运动学角度出发，针对关键冷适应通路开发小分子化合物，开发并制定提升冷适应潜能的策略。

7. 热区医学

研究热环境危害因素的监测方法、技术、装备、规范等；研究热环境致病因素与环境、热应激的相关性及发生发展规律；研究热环境下机体热习服机理和热适应的分子生物学机制；研究热环境下机体热损伤的发病机制及热损伤防治措施；利用现代先进的生物学技术在分子水平上鉴别可能导致机体热应激能力下降的基因特征及其新型生物标志物；研发能够有效控制机体热损伤炎症反应和阻遏多器官并发症的创新药物、功能助剂及新辅助治疗手段等。

第四节　特种医学学科的发展目标及其实现途径

一、特种医学学科的发展目标

全方位地理解特殊环境对细胞、组织、器官及人体整体水平的共性及特异性影响，着眼于特殊环境（包括航天、航空、航海、高原、高寒、高温及极地等）下机体损伤-适应机制及预警干预体系的研究。完善和整合特殊环境特有资源和高技术平台，实现学术发现的原始创新，并在此基础上提供早期预警及制定精准治疗措施，依托应用基础性研究成果，实现保障体系的集成创新，以重大任务推动科学研究，以科学研究保障重大任务，健全国内人才培养和合作机制，汇集国内专业队伍，加强国际合作，在满足国家面向"三高三深"（高原、高寒、高温、深空、深地、深海）发展的重大需求的同时，解析特殊环境下机体的变化规律，为认识生命本质及相关疾病的发生机制提供新的认识。

二、特种医学学科的实现途径

特种医学涉及的特殊环境因素众多，既有共性的医学问题，也有亟待加强的特殊环境刺激产生的医学问题。特种医学研究投入主要依赖国家重点型号任务和预研项目，在这种依附于型号任务的支持模式中，很大一部分研究用于满足型号需求，基础研究所占比重偏低，对重大理论问题的研究一直不够深入，导致学科发展后劲不足，这对特种医学后续发展的影响已经开始显现。这一状况如不能引起足够重视并得到改善，将影响未来重大任务支撑所必需的基础理论和技术储备。同时，缺乏系统规划和相当力度的投入，也不利于引导更多有一定资源优势和特长的机构从事特种医学研究。只有通过国家自然科学基金等对特种医学的基础研究给以稳定长期的倾斜支持，才能充分汇聚国家力量，广泛吸引国内优势科研资源，在特种医学领域培养并稳定一支相当规模、具有发展潜力的优秀队伍。目前，特种医学学科还没有国家自然科学创新研究群体项目和国家杰出青年科学基金项目立项，下一步应针对特种医学学科发展特点，国家自然科学创新研究群体项目、重大项目、国家杰出青年科学基金项目、优秀青年科学基金项目等对特种医学学科进行培育和引领，加强队伍建设，凝练科学问题，提高特种医学学科的产出。

第五节　特种医学学科的优先发展领域及重要的交叉研究领域

一、优先发展领域

（一）高原医学

1. 机体对低氧的反应、习服、适应与脱适应的机制研究

开展低氧与生命发育和干细胞关系的研究，探索高原低氧环境反应的时空网络调控，明确低氧损伤与适应机制。

2. 高原病的发生发展机制与防护措施的研究

高原缺氧重要器官（心、脑等）损伤的分子预警及关键环节，重要器官损伤的发生发展机制及防治策略。

3. 高原环境复合因素对机体健康的影响及综合干预策略

从人适应高原自然环境的角度探索高原常见病的防治措施，开展高原高寒适应能力的增强方法研究。

（二）航天医学

1. 机体对重力变化的响应机制及防护技术研究

开展重力适应-再适应生理机制及防护技术研究，阐明失重生理响应开关控制机制，发展基于分子机制的航天员在轨健康预警技术和基于细胞分子靶标的生物防护手段。

2. 空间辐射生物学效应及医学防护研究

研究低剂量高传能线密度（linear energy transfer，LET）辐射对生理系统的影响及机制，开展特异对抗空间辐射损伤防护技术的应用基础研究。

3. 空间复合因素对机体健康的影响

航天环境是微重力（或变重力）、空间辐射等多环境因素交织的复杂环境，应着重开展空间复合因素所致机体综合损伤效应的研究。

（三）航空医学

1. 航空医学应用基础研究

开展航空飞行空间定向障碍生物学基础与预防关键技术研究；开展航空性疾病、飞行人员常见疾病易感基因筛查及发病相关性研究。

2. 飞行作业能力维护与干预技术

开展海上、长航时飞行劳动负荷与疲劳程度的测量与评估，研究对抗疲劳的综合干预措施，研究心理应激快速调适和危机干预措施手段，开展飞行作业失能指征辨识预警及防护技术研究。

3. 飞行人员职业健康管理

不同选拔模式的医学质量综合评价技术；青少年航校学员基因易感性、对比敏感度等对近视、高血压等常见疾病发病的可预测性筛查技术。

（四）航海医学

1. 海上特殊作业环境机体应激适应机制及医学保障关键技术研究

开展海上特殊作业环境下机体生理、生化适应变化机制及机体应激适应机制；明确高应激环境下与作业能力密切相关的重要生物标志物及相应检测体系；开展多维度晕动病、睡眠障碍、耳鸣等的发病机制、易感基因、调控通路及干预策略等研究。

2. 深潜援潜救生关键科学问题

以生物物理手段精确模拟高气压下各类气体在人体内的运动规律，探索人体内生理性惰性气体从溶解状态溢出成为气泡及人体内气核的发生发展机制。

3. 水下冲击伤领域

揭示水下冲击伤的发生特征及发展规律，发现基于新型标志物的机体状态的风险评估和预警新方法。探索航海特殊环境条件下、机体受水下冲击伤后的维持和增强机体机能与技能的新技术和新方法。

（五）火箭军医学

1. 特殊环境作业健康维护关键科学问题

研究坑道等特殊环境及特殊作业的危害及评估，维护人体健康和作业能力。

2. 特殊损伤的机理与防治

研究火箭军武器装备、军事活动中，特别是遭受核武器袭击及核武器相关作业中有害因素对人体造成的各种特殊损伤的特点、发生机理、针对性的防护和救治技术。

3. 军事心理与康复

研究火箭军的心理特点，对火箭军军事心理应激、情绪障碍等开展应对措施研究。

（六）寒区医学

1. 寒冷环境机体主动适应的关键机制

系统研究寒冷环境暴露过程中机体多器官的调控互作机制，明确寒冷环境主动适应过程中核心调控网络和关键分子信号，建立早期冷适应潜能遗传分子评估筛选策略。

2. 寒冷环境、冷适应对多种疾病进展的影响

系统研究冷环境暴露、冷适应与肿瘤、代谢性疾病、心脑血管疾病、退行性疾病及许多其他重大疾病发生的关联程度及病理机制。

3. 机体冷适应潜能提升技术

开发针对关键冷适应通路的小分子化合物，建立促冷适应药物筛选与评估体系，制定提升冷适应潜能的营养补充方案和科学运动指导策略。

（七）热区医学

1. 热习服和热适应的分子生物学机制研究

开展热适应或热耐力评价的生物标志物或生理监测指标研究，进一步阐明热习服的机理以及组织细胞热习服的分子生物学本质。

2. 热损伤发病机制及防护措施研究

阐明热损伤特征性改变的规律和主因，开展热损伤流行病学调查，开发针对全新靶标的热损伤治疗药物。

3. 热环境多重应激研究

开展热环境应激与其他部分急性或慢性的职业危害因素复合作用对人体健康和作业能力的影响。

二、重要的交叉研究领域

（1）影像医学与生物医学工程在特种医学研究中的应用。
（2）传统中医药在极端环境导致机体损伤中的对抗作用研究。
（3）生物信息学及大数据分析等在特种医学研究中的应用。
（4）多学科交叉构建特殊极端环境的研究模型。

主要参考文献

[1] 吴天一. 高原医学 40 年——中国高原医学面临的大挑战. 高原医学杂志, 2019, 29(1): 5-11.

[2] 吴天一. 吴天一高原医学. 武汉: 湖北科学技术出版社, 2020.

[3] 范明, 朱玲玲. 低氧研究受到关注. 生理学报, 2019, 71(5): 806-808.

[4] Yi X, Liang Y, Huerta-Sanchez E, et al. Sequencing of 50 human exomes reveals adaptation to high altitude. Science, 2010, 329(5987): 75-78.

[5] Afshinnekoo E, Scott R T, MacKay M J, et al. Fundamental biological features of spaceflight: advancing the field to enable deep-space exploration. Cell, 2020, 183(5): 1162-1184.

[6] Pollock N W, Buteau D. Updates in decompression illness. Emergency Medicine Clinics of North America, 2017, 35(2): 301-319.

[7] Fitz-Clarke J R. Breath-hold diving. Comprehensive Physiology, 2018, 8(2): 585-630.

[8] 虞积耀, 王正国. 海战外科学. 北京: 人民军医出版社, 2013.

[9] 史春梦. 火箭军医学新学科的创建与展望. 陆军军医大学, 2022, 44（1）: 23-27.

[10] 史春梦. 核武器医学防护学. 北京: 军事科学出版社, 2021.

[11] Lynes M D, Leiria L O, Lundh M, et al. The cold-induced lipokine 12, 13-diHOME promotes fatty acid transport into brown adipose tissue. Nature Medicine, 2017, 23(5): 631-637.

[12] Spiljar M, Steinbach K, Rigo D, et al. Cold exposure protects from neuroinflammation through immunologic reprogramming. Cell Metabolism, 2021, 33(11): 2231-2246.

[13] Lu H Y, Ye Z C, Zhai Y E, et al. QKI regulates adipose tissue metabolism by acting as a brake on thermogenesis and promoting obesity. EMBO Reports, 2020, 21(1): e47929.

[14] Betz M J, Enerbäck S. Targeting thermogenesis in brown fat and muscle to treat obesity and metabolic disease. Nature Reviews Endocrinology, 2018, 14(2): 77-87.

[15] 汪海. 中华医学百科全书: 军事环境医学. 北京: 中国协和医科大学出版社, 2017.

[16] Cai W J, Zhang C, Suen H P, et al. The 2020 China report of the Lancet countdown on health and climate change. The Lancet Public Health, 2021, 6: e64-e81.

[17] Bouchama A, Knochel J P. Heat stroke. New England Journal Of Medicine, 2002, 346(25): 1978-1988.

[18] Epstein Y, Yanovich R. Heatstroke. New England Journal Of Medicine, 2019, 380: 2449-2459.

[19] 邱仞之. 环境高温与热损伤. 北京: 军事医学科学出版社, 2000.

[20] 范明, 朱玲玲, 我国与国际的 HIF 研究. 中国高原医学与生物学杂志, 2020, 41(1): 6-7.

[21] Wang X G, Guo B S, Li Q, et al. miR-214 targets ATF4 to inhibit bone formation. Nature Medicine, 2013, 19(1): 93-100.

[22] 李英贤, 凌树宽, 赵亚丽, 等. 航天医学问题的细胞分子基础研究进展. 航天医学与医学工程, 2018, 31(2): 140-151.

[23] 张建. 中华医学百科全书·航海与潜水医学. 北京: 中国协和医科大学出版社, 2021.

[24] 方以群, 张建, 喻锡成, 等. 航海医学发展现状及研究方向. 中华航海医学与高气压医学杂志, 2021, 28(2): 133-141.

[25] 程天民. 军事预防医学. 北京: 人民军医出版社, 2006.

[26] 贺福初. 军事医学概论. 北京: 科学出版社, 2011.

[27] 陈景元, 骆文静. 寒区军事医学. 北京: 人民军医出版社, 2015.

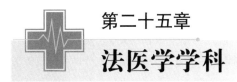

第二十五章
法医学学科

第一节 法医学学科的战略地位

一、法医学学科的定义、特点及资助范围

法医学是研究并解决与法律有关的人身伤害、死亡、身份鉴识等问题的医学学科。其内涵是通过法医学的理论和技术为刑事侦查提供线索，为审理民事、刑事及行政诉讼案件提供科学证据，为丰富和完善医学科学提供资料，为法律法规的制定提供医学依据。

法医学的性质决定了其科学研究有别于其他医学学科，有严格的研究范围、明确的研究对象、独特的研究理论方法以及特定的应用目标，已形成完整的科学技术和理论体系[1,2]。

国家自然科学基金法医学学科的资助范围涵盖了法医学及相关领域的研究，主要是以人体及相关生物检材为研究对象，旨在解决司法鉴定中的生物与医学问题而开展的基础和应用研究。随着社会需求的变化和科学的发展，法医学由原来单一的学科逐渐形成多分支学科，包括法医病理学、法医物证学、法医毒物与毒理学、法医临床学、法医精神病学等。法医病理学研究暴力性和非暴力性案件的死亡原因、死亡方式、死亡机制、死亡时间、损伤时间、损伤机制及致伤物推断等问题；基于法医病理学尸体解剖的病因（尤其是对新型疾病）探索研究是整个医学领域无法替代的重要环节。法医物证学研究生物检材个体识别、溯源和判断个体之间的亲缘关系，为亲缘关系鉴定、生物学个体身份鉴识等提供科学证据，以解决遗产继承、犯罪嫌疑人查找等问题。法医毒物与毒理学研究毒物来源、性质、体内变化、死后变化、毒理机制、毒性作用的定性定量评价及其与生物体、外界环境之间的相互关系。法医临床学研究与法律相关的活体病理及生理状况等医学证据问题，主要包括损伤程度鉴定、伤残程度评定、致伤方式判定、医疗侵权损害过错鉴定、活体年龄判定等。法医精神病学研究人的精神障碍与法律相关问题，依法对疑似有精神障碍的违法者或诉讼当事人的精神状态和法律能力进行鉴定，包括精神状态、责任和行为能力、精神损伤及精神伤残等。

随着法医学研究的深入，其内涵也得到进一步拓展，形成了新的交叉研究方向，包括法医微生物学、法医昆虫学、法医影像学、法医现场学、法医系谱学等[3]，极大地推动了法医学研究的发展。

二、法医学学科的重要性

法医学学科的发展关乎国家安全、社会稳定、司法公正和平安中国建设，在推进全面依法治国进程中发挥着不可替代的重要作用。在涉及刑事、民事、行政、自然灾害、暴恐事件、灾难事故、医疗损害、环境污染致人身损害、工伤、伤残、新发突发传染病等领域的 70 类事件的处置中，法医学发挥了重要的科技支撑作用，对国家安全和社会稳定作用重大[4]。近年来，在国内外产生重大影响的案（事）件处置中，法医学提供了关键的技术支持，如"东方之星号"沉船案、天津港爆炸事件中遇难者身份的认定，以及"甘肃白银市连环杀人案"的侦破等，均得益于法医 DNA 技术的进步；"北京雷洋死亡案""复旦林森浩投毒案""河北聂树斌案"等案件的公正处理，得益于对死者死因、死亡机制、死亡方式、成伤机制、毒性作用等问题的法医学鉴定。法医学在推进全面依法治国、科学处置疑难复杂及社会影响重大事件、打击刑事犯罪、建设"平安中国"等方面发挥着越来越重要的作用。

第二节　法医学学科的发展规律与发展态势

一、法医学学科的发展规律

司法实践是法医学发现和认识问题的来源，随着以人民为中心的发展思想不断强化，以及尊重和保护人权体系的不断完善，法医科学技术需要不断解决法律提出的有关公民人身健康权、生命权的新问题，通过研究和解决这些法医学专门问题，法医学学科也得到了充实和发展。司法实践的持续性证据需求是法医学存在与发展的基础，而法医学理论与技术的不断进步又为案件的公正审判提供了强大的科学支撑。

（一）学科发展的自身需求

法医学学科的任务是把本学科的理论和技术应用于刑事侦查、司法鉴定，并提供相关立法依据。随着新理论、新技术方法的不断出现，人们对法医学的证据效能寄予了更高的期望，希望其能更多地解决案件侦查和审判中所涉及的科学技术问题。疑难个体识别，复杂亲缘关系鉴定，未知毒物解析，不明原因猝死鉴定，应激性死亡鉴定，疾病、中毒与外伤共同参与的复杂死因鉴定，机械性损伤的发生机制研究，损伤及死亡时间推断，精神损伤机制研究等已成为国际法医学领域的研究热点和前沿。

（二）经济社会发展对学科的需求

1. 加强法医学学科建设是维护社会稳定的政治责任

法医学研究成果的直接应用形式是法医学鉴定。法医学鉴定意见直接关系到案件事实认定、法律正确适用，关乎案件的裁判公正和群众权益保障，在很大程度上决定司法公正的实现程度。法医学鉴定作为诉讼活动的技术支撑，在司法实践中至关重要，关乎社会稳定，承担着重大的政治责任。

2. 提高法医学综合研究能力是构建和谐社会的必然要求

在诉讼、仲裁、公证、调解等纠纷解决机制中，把社会问题转化为法律问题，把法律问题转化为技术问题，通过技术手段解决矛盾纠纷是现代司法文明的重要机制，法医学鉴定在其中发挥着重要作用。在处理纠纷的过程中，运用证据进行有效的证明，是当事人维护自身合法权益的有效手段。提高法医学整体技术水平和鉴定能力，对维护群众的合法权益和社会稳定具有重要意义。

二、法医学学科的发展态势

1. 法医学学科发展面临的挑战

法医学领域的科学问题，大多数来自重大、疑难、复杂案件的鉴定实践，如大规模灾害事故受害者残骸的个人识别、复杂因素参与的死因鉴定、死亡/损伤时间的准确鉴定、复杂亲缘关系鉴定、法医骨龄鉴定及未知毒物中毒鉴定等，涉及人与环境的相互关系，影响因素十分复杂且不易控制，呈现复杂化、多样化、技术难度高的特征。在疑难检材 DNA 分型、个体表型特征刻画、未知毒物毒品的解析、吸毒成瘾及死因推断等方面存在一系列亟待解决的理论难题和关键技术问题。因此，为重大、疑难、复杂案件的鉴定提供科学理论与鉴定方法是法医学研究的重点和难点。

方法学是法医学研究的基础与发展动力。法医学绝非把其他学科的技术与方法拿来就用。为解决案件遇到的科学问题而建立的鉴定技术需要获得科学验证、实验认可、方法确认、行业公认、法律认同[5]。多学科互相交叉、渗透、借鉴、合作及学科本身的精细分工是法医学发展的重要特征，也是法医学学科开展应用基础研究的优势所在。

2. 法医学学科发展的机遇

法医学的重要作用已经引起世界各国的广泛关注和重视，催生了一系列战略行动，许多国家出台相应政策，设置专门研究基金，加大对法医学研究的支持力度。2009 年，美国实施"美国法庭科学的加强之路"战略，每年根据实际需要，确定 3～5 项大的战略研究方向，并向科学界征集系统的研究方案，明确美国法庭科学总体发展方向和布局；建立国家科学技术委员会法庭科学分委员会（NSTC Subcommittee on Forensic Science），2013 年召开了"科研缺口分析和优先级研讨会"（Gap Analysis and Prioritization Workshop），讨论结果作为国家短期与长期法庭科学科研资助方向的依据。

中国工程院于 2016 年立项开展了"中国法医科学发展战略研究"的战略咨询工作，由医药卫生学部丛斌院士和刘耀院士牵头，12 位院士，以及数十位来自公、检、法、司及高校的专家学者共同参与[6]。课题组全面分析了我国法医科学的发展现状，提出我国法医科学战略发展建议和改革措施，形成了《中国法医科学发展战略研究报告》。2021 年，国务院学位委员会在修订《博士、硕士学位授予和人才培养学科专业目录》时，首次将法医学设定为一级学科，给提升法医科学研究和人才培养水平带来了新的机遇。

第三节　法医学学科的发展现状与发展布局

一、法医学学科的发展现状

我国法医学学科国家自然科学基金资助项目在"十五"（2002～2006 年）、

"十一五"（2007～2011年）、"十二五"（2012～2016年）及"十三五"（2017～2021年）期间分别共22项、73项、163项及151项[7]。整体上，法医学获资助项目数呈现上升趋势，2011年获资助项目数突破30项，是法医学获资助的关键转折点。2011年后，每年获资助项目数基本维持在26～35项。项目依托单位主要集中在高等院校。国家自然科学基金资助已成为高校法医学科研经费的重要来源，甚至是某些高校该学科科研经费的唯一来源。

（一）我国法医学学科的产出规模和影响力

2008年后，随着国家对法医学学科研究支持力度的加大，法医学的基础科学研究才真正步入快速发展时期。我国法医学者在国际法医类杂志上发表的研究型论文数量逐年增多，被引次数大幅提高，学术影响力日渐增加。一些领域如法医病理学、法医物证学、法医毒物学、法医毒理学的研究达到或接近国外同类平均水平，个别研究领域达到世界先进水平。

法医学相关的国际学术期刊记载了现代法医学科学技术发展的过程，发表的高水平论文是衡量不同国家科学研究能力的重要参考指标。以1998年1月至2018年1月法医学领域11种国际期刊发文总量（24 005篇）为数据源进行统计，我国发文总量居世界第7位，与澳大利亚、日本及意大利等国家处于相同数量级，但不足美国的1/4。我国被引用总量和篇均被引频次的世界排名分别为第15名和第27名，权威期刊比（46.166%）和权威期刊篇均被引频次（7.94次）的世界排名分别为第23名和第26名。1999～2019年，我国法医病理学科发文量排世界第3位，而法医毒物学和法医物证学发文量分别为242篇和185篇，并且在中国科学院分类一区期刊中的论文数量显著提升[8,9]。以上数据表明，我国法医学学科发文数量较多，个别领域处于国际先进水平，但学科内部发展不平衡，整体研究实力还较弱。

我国法医学学者多次受邀参加国际学术会议，并主办了法医学科学前沿国际研讨会、国际法医毒理学家协会（The International Association of Forensic Toxicologists，TIAFT）地区会议、司法鉴定理论与实践研讨会等，成立丝路法医联盟（Silk Road Forensic Consortium，SRFC），创办的国际性的英文期刊《法庭科学研究》（*Forensic Sciences Research*）已被SCIE数据库收录，有望被SCI收录。

（二）我国法医学学科取得的成就

1. 部分研究获得重要原创性科技成果

我国法医学研究取得了一系列成果，并应用于法医学鉴定实践。丛斌团队的

"高度腐败检材降解 DNA 检验技术体系的建立"获 2011 年国家科学技术进步奖一等奖；刘耀团队的"人体生物样本（尿液）中毒品检测标准方法研究"获 2012 年国家科学技术进步奖二等奖。王慧君团队完成的 SARS 患者遗体解剖发表于《新英格兰医学杂志》(*The New England Journal of Medicine*)。刘良团队进行了全球首例新冠感染患者遗体解剖[10]。

2. 发明专利呈明显增长趋势

截至 2019 年，涵盖法医学各个领域的中国发明专利有 686 项[7]，以法医物证学为主。其中法医物证学发明专利包括各种检材中微量物证提取方法及各种复合扩增试剂盒；法医病理学发明专利以死亡时间推断的技术方法为主；法医毒物学发明专利以常见毒物的快速检测试剂盒为主。

3. 在许多重大疑难命案侦破中发挥重要作用

自法医 DNA 数据库被广泛运用以来，Y 染色体检验技术、DNA 族谱分析及 DNA 画像技术等在一系列积案、大案、要案的侦破中做出了巨大贡献。

（三）我国法医学研究薄弱之处或存在的问题

随着我国法治国家建设的不断深入，法医学工作者肩负的责任和使命更显重要。但是，我国的法医学研究在国家创新体系中的地位尚不够凸显，存在以下突出问题。

1. 研究实力和学科影响力有待进一步提高

法医学学科获得国家杰出青年科学基金项目和优秀青年科学基金项目的数量较少。我国虽有大量青年投身于法医学事业，并取得了一定成绩，但拔尖人才依然少。随着法医学科研资金投入的增加，我国法医学科研水平不断提升，在法医学顶尖期刊[如《国际法医学杂志》(*International Journal of Legal Medicine*) 和《国际法医学：遗传学》(*Forensic Science International-Genetics*)]上发表文章的数量和质量均有很大进步。但法医学领域的英文科技期刊数量和规模仍相对较小，由于专业的特殊性，影响因子相对较低，尚不能完全依据期刊影响因子对法医学学科进行科学、客观的评价。

2. 创新能力和前沿突破不足

法医学学科从 2014 年开始获得国家自然科学基金重点项目资助，目前法医学研究水平处于上升阶段，产生了一定的影响力，但与其他优势学科相比仍有较大差距。法医学学科的原创性研究仍有所欠缺，学科前沿领域尚缺少突破性研究成果。

3. 缺乏国家专项经费投入和稳定支持

法医学的可持续发展依赖于国家对法医学科研的可持续投入。2009~2014年，美国国家司法研究所投入法医学科研的资金达 1.27 亿美元（约合人民币 8 亿多元），平均每年资助强度约 1.4 亿元；而 1997~2017 年，我国国家自然科学基金对法医学科研项目资助总额为 1.5 亿元，仅约相当于美国 1 年的资助强度[11]，国家专项经费投入的短缺影响了我国法医学的创新和发展。

二、法医学学科的发展布局

法医学学科发展的总体思路是在不同层次上促进国家提高对法医学研究的投入和资助力度，加大对法医学青年人才的支持力度。保持现有的优势研究方向，瞄准国际前沿领域和我国薄弱但重要的领域，发展具有中国特色的法医学研究，在原创、前沿、瓶颈、交叉四个导向上重点布局优先发展领域。

1. 法医病理学研究重点

综合应用有限元分析、多刚体建模、生物力学、图像分析及人工智能等交叉学科技术，以及分子病理学、分子可视化等交叉学科理论，在应激性组织细胞损伤及其死亡参与程度的鉴定、复杂条件下尸体创伤证据的有效获取、疑难复杂死亡原因鉴定、死亡原因的分子鉴定、多手段推断死亡/损伤时间及生前伤与死后伤鉴别的新技术方法，法医命案现场重建，损伤及成伤机制的虚拟解剖及生物力学鉴定等方面展开研究。

2. 法医物证学研究重点

在新型法医遗传标记探索、混合斑检验智能化分析、复杂亲缘关系鉴定、人体表型特征精细刻画及族源推断、法医 DNA 生物信息学分析、同卵双生子个体识别、法医学鉴识转录组分子标记挖掘及其特定功能研究、群体灾难事件死亡现场个体识别综合检验、非人源 DNA 检验等方面进行研究。

3. 法医毒物与毒理学研究重点

研究新毒物的分析方法、毒理机制及中毒死亡鉴定，特别是新毒物快速灵敏准确检测新技术、体内作用及毒理机制，法医毒物动力学等；研究毒物、药物成瘾的神经编码和神经环路机制，毒物、药物成瘾对神经网络结构功能重塑的机制，

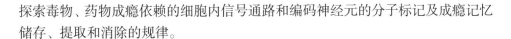

探索毒物、药物成瘾依赖的细胞内信号通路和编码神经元的分子标记及成瘾记忆储存、提取和消除的规律。

4. 法医临床学研究重点

研究损伤与疾病关系的鉴定、活体年龄推断、致伤方式推断、损伤时间推断及躯体运动功能障碍的客观评估，以及视觉功能、听觉功能、中枢及周围神经系统功能的客观评估体系与技术。

5. 法医精神病学研究重点

进行精神创伤所致精神损伤的发生机制、易感性及慢性化机制研究；颅脑损伤所致精神损伤的发生机制与精神伤残评定技术研究；毒性损伤所致精神病与精神分裂症的发病机制、鉴别诊断及刑事责任能力的鉴定技术研究；暴力（攻击）行为的发生机制与暴力行为的预测研究，以及暴力行为评定工具的开发；精神病诈病机制与鉴定技术研究；法医精神病学神经科学证据分析与评价方法研究。

6. 国家生物安全领域刑事犯罪侦查与审判相关科学技术研发

我国《中华人民共和国刑法修正案》增加了非法采集人类遗传资源、走私人类遗传资源材料罪，非法植入基因编辑、克隆胚胎罪，非法引进、释放、丢弃外来入侵物种罪等三类新罪，其中涉及的技术鉴定也是法医学亟待研究的重要内容。

第四节　法医学学科的发展目标及其实现途径

通过持续稳定地增加科研经费投入，提高我国法医学研究水平，改变长期以来该领域"跟跑""并跑"的状况，向实现原始创新和跨越式发展转变，使我国法医学研究整体处于国际研究前沿，部分研究方向实现"领跑"。基于法医学专业发展的国家需求，持续扩大法医学人才类项目在国家自然科学基金中的资助比例和人数，达到"十三五"期间的 2 倍。法医学的发展目标及其实现途径包括以下方面。

1. 加强顶层设计，完善学科发展布局

针对国家重大需求，确定法医科学重点研究领域，合理规划平台建设，加大

对重点研究领域、高层次人才的资金支持力度。不断创新人才培养和引进机制，为吸引海内外法医学高端人才提供支持。构建法医学基础应用研究创新体系，建设国家鉴识技术创新中心，聚焦法医科学研究前沿，推动法医技术创新。

2. 促进优势领域，扶持薄弱学科领域

对于法医学的研究，加强法医毒物与毒理优势方向，扶持法医临床薄弱方向，鼓励法医病理、法医精神病学交叉方向，促进法医物证前沿方向。对优势方向、前沿方向提出更高的创新要求，配以相应资助，以期实现新的突破；对薄弱领域加大扶持力度，增加经费支持并加强人才梯队建设。

3. 加强资助工具的优化组合，推动学科交叉

优化重点项目、重大项目和重大研究计划资助方向，避免重复资助。走交叉融合发展之路，促进法医学与数学、化学、生物学、生物信息学及证据科学等学科交叉，分阶段在重点领域、重点方向、关键科学技术问题上实现突破。

4. 加强科学研究及成果转化

针对复杂因素参与的死因鉴定、疑难检材个体表型特征刻画溯源、未知毒物解析等方面亟待解决的理论难题和关键技术问题加强科学研究。加快这些研究与解决实际问题相结合的速度，促进研究成果转化，建立符合法律需求的法医学核心技术。

5. 加强国际合作与交流

加强国际合作与交流有助于加快我国法医学学科与国际高水平研究接轨并跻身世界前沿研究行列。目前，法医学国际合作项目极少，需要重点推进。通过与欧美等发达国家和地区开展深层次的合作，推动我国法医学研究的快速发展，提高我国法医学学科的国际影响力。

第五节　法医学学科优先发展领域
及重要的交叉研究领域

在物理、化学、生物、应激四大因素所致组织、细胞损伤的法医学研究领域，

对损伤的理论认知和鉴定技术目前还停留于组织形态学中某一时间节点的静态特征。据此进行的法医鉴定多是基于组织细胞结构的非特异性改变，针对性和精准性不强，尤其是对复杂程度高的疑难案件鉴定更是显得力不从心。其主要原因在于未能系统揭示组织细胞损伤修复及死亡后组织细胞分解过程中具有结构特异、规律出现、时相性变化特征的鉴识性适配分子互作调控的本质属性。挖掘具有法医学鉴识功能的分子标记，研究其结构和功能的时相性演变规律，揭示其与组织细胞损伤、修复，以及死后组织细胞降解之间的关联，是目前法医学领域亟须解决的重大科学问题。

一、优先发展领域

1. 新精神活性物质造成的损伤与死亡机制研究

新精神活性物质（NPS），又称作"策划药"或"实验室毒品"，具有与管制毒品相似或更强的兴奋、致幻、麻醉等效果，是继传统毒品、合成毒品后全球流行的第三代毒品。目前对新精神活性物质损伤、中毒与死亡的研究较少。开展新精神活性物质的致损、致死机制研究对我国缉毒、禁毒和戒毒，以及新精神活性物质中毒和滥用的诊断及鉴定有重要意义。

建议围绕新精神活性物质的致损、致死机制及中毒检测技术体系等科学问题开展以下研究。

（1）新精神活性物质的致损、致死机制：重点研究新精神活性物质对器官系统的损伤及机制。

（2）新精神活性物质中毒或滥用标志物的发现：重点研究新精神活性物质的代谢物，以及基因组、转录组、蛋白质组及代谢组标志物。

（3）新精神活性物质中毒或滥用检测鉴定技术体系的建立：重点建立新精神活性物质中毒或滥用标志物的检测鉴定方法和技术体系。

（4）新精神活性物质的法医毒物动力学：重点研究新精神活性物质中毒或滥用的法医毒物动力学，阐明其动力学规律。

2. 法医生物检材溯源与分子表型研究

以生物检材溯源和分子表型精细刻画为研究重点，系统寻找新遗传标记，挖掘现场生物检材蕴含的生物信息，基于现场检材全方位系统解析、精准刻画现场检材来源人的生物地理祖先、系谱、年龄、身高、面部容貌特征，为确定案件性质及检材供者身份鉴识提供重要线索,具有重要的科学意义。

建议利用多组学技术开展以下研究。

(1)生物物证的个体表型研究:借助生物信息学技术在基因组层面筛选更多表型相关单核苷酸多态性(SNP)位点,建立数学统计模型,提高预测准确性。

(2)未知个体年龄推断:基于DNA甲基化程度探索和筛选年龄相关分子标记,构建年龄推断技术体系以及甲基化年龄推断数学模型。

(3)未知个体地理祖先来源和家族谱系推断:系统甄选适用于不同民族亚人群精细划分的祖先信息标记(ancestry informative marker,AIM)和法医系谱学标记,构建分型检测体系,对现场未知个体检材精细溯源。

3. 心血管、中枢神经系统应激性损伤死亡机制的基础研究

心血管、中枢神经系统应激性损伤死亡的死因分析极为复杂。精准的死因鉴定涉及死亡机制、损伤标志物检测及死后变化等关键科学问题。开展心血管、中枢神经系统应激性损伤死亡机制的基础研究具有重要科学意义。

建议利用多组学等技术开展以下研究。

(1)急性应激致心血管、中枢神经系统损伤、急性死亡的机制研究:研究外伤、中毒等急性应激致心血管、中枢神经系统损伤的调控网络、关键节点,及其与急性死亡的关系,阐明死亡机制。

(2)急性应激相关生物标志物的筛选及其鉴定方法和技术体系的建立:筛选各类应激状态下器官组织、体液中特异性的代谢物、差异表达基因、非编码RNA和蛋白质等特异性生物标志物,建立急性应激心血管、中枢神经系统损伤相关标志物检测体系。

4. 精神损伤发生机制与鉴定技术研究

阐明精神损伤发生机制、开发客观可靠的鉴定技术,对精神损伤的司法鉴定实践、早期预防及精准治疗具有重大意义。

建议针对不同类型精神损伤的发生机制开展以下系统研究。

(1)精神应激所致精神损伤的发生机制与鉴定技术。开展以创伤后应激障碍为代表的精神应激所致精神损伤的病理机制研究,解析条件性恐惧记忆关键脑区与核团神经元的编码模式,阐明创伤后应激障碍的易感性(抗病性)、慢性化、共病机制,筛查和建立具有鉴别诊断效能的新神经生物标志物与鉴定技术。

(2)颅脑损伤所致精神损伤的发生机制与鉴定技术。基于大数据,探索脑损伤后发生的认知损害和精神症状与大脑解剖区域关系;阐明颅脑损伤所致精神损

伤的发病机制,探索颅脑损伤与应激相关障碍的共病机制;运用多学科前沿技术,筛查客观可靠的用于评价颅脑损伤所致精神损伤严重程度的生物标志物。

（3）毒性损伤所致精神损伤的发生机制与鉴定技术。研究作用于中枢神经系统的毒物毒品的毒性损伤作用特征,阐明毒物毒品诱发精神病的发生机制,筛选客观可靠的生物学指标,建立具有鉴别诊断效能的评价体系与鉴定技术。

（4）精神损伤诈病机制与鉴定技术。运用多学科前沿技术和多学科交叉合作,阐明伪装认知功能损害与精神病诈病的神经发生机制,研究精神损伤诈病的个体鉴定技术。

5. 法医学转录组分子标记挖掘及其特定功能研究

开辟新的路径,全方位、多角度地寻求新的鉴识性生物分子并将其作为标记。转录组分子标记因具有时相性变化特征和适配特异性,具有重大的法医学应用价值。

建议围绕挖掘鉴识性转录组分子标记、揭示其分子互作的时相性变化规律,开展以下研究。

（1）法医学转录组分子适配性标记的时相变化规律与组织细胞损伤修复演变的相关性研究。探索人体不同类型组织细胞损伤后特异性出现的适配分子结构和数量的时相变化规律,筛选具有损伤特异性的潜在靶标,揭示组织细胞损伤过程的分子适配机制与靶标的变化轨迹,溯源损伤因素,建立损伤时间推断技术体系。

（2）筛选与死后尸体分解代谢过程相关的法医学转录组分子标记,揭示其时相变化规律和作用机制,建立死亡时间推断技术体系。

（3）探索与生长发育相关的转录组分子标记的时相变化规律,筛选与年龄密切关联的鉴识分子,建立年龄推断模型和技术体系。

（4）通过人体组织、体液转录组差异表达谱,揭示相关分子标记时相变化规律,寻找具有法医学应用价值的鉴识分子,建立生物检材溯源技术体系。

（5）系统分析法医学转录组分子标记的多样性、多态性和种属性特征,探索和遴选多态性高的鉴识标记,构建适用于微量及降解生物检材的个体鉴识分型技术体系。

二、重要的交叉研究领域

基于智慧平台与先进技术获取复杂损伤后死亡案件中关键科学证据的基础

研究是法医学学科重要的交叉研究领域。

针对损伤与死亡案件的瓶颈科学问题，聚焦于有效创伤证据获取、损伤机制与死亡方式构建、命案发生时间推断等重要命题，以大数据分析、人工智能等新技术为基础，构建新的智慧平台，有望在损伤与死亡案件相关证据获取方面实现新目标，在主要瓶颈问题的基础科学研究中获得突破性进展。

建议基于智慧平台与先进技术开展以下研究。

（1）自溶腐败尸体的损伤证据获取研究。运用现代先进分析手段（包括成像光谱学、代谢组学、微生物组学等）结合人工智能及大数据分析手段寻找死后代谢与形态学改变等关键指标的差异性，有效获取生前损伤的证据。

（2）损伤机制与损伤方式的构模研究。基于有限元模型等新方法进行器官组织损伤特征重建，阐明损伤机制、损伤方式、损伤阈值，以及细胞间的位移、细胞形态变化对其功能的影响等。

（3）命案发生时间推断的细化研究。采用组学技术、成像技术、死后微生物群落分析、昆虫学等手段，筛选并建立更易操作的生物医学指标体系，结合分子影像学和人工智能分析方法，提高命案发生时间推断的准确性。

主要参考文献

[1] Kayser M, De Knijff P. Improving human forensics through advances in genetics, genomics and molecular biology. Nature Reviews Genetics, 2011, 12(3): 179-192.

[2] Vogel G. German law allows use of DNA to predict suspects' looks. Science, 2018, 360(6391): 841-842.

[3] Erlich Y, Shor T, Pe'er I, et al. Identity inference of genomic data using long-range familial searches. Science, 2018, 362(6415): 690-694.

[4] 丛斌, 齐倩. 法医转化医学模式：法医学发展的新契机. 中国法医学杂志, 2015, 30(6): 553-555.

[5] Servick K. Science and the law. Forensic labs explore blind testing to prevent errors. Science, 2015, 349(6247): 462-463.

[6] 侯一平, 云利兵, 诸虹, 等. 我国法医学人才培养发展战略研究. 中国工程科学, 2019, 21(2): 84-88.

[7] 王起, 孙洪赞, 曹河圻. 1999—2019 年法医学科获国家自然科学基金资助情况. 法医学杂志, 2019, 35(6): 754-758.

[8] 严慧, 史格非, 沈敏. 基于 SCIE 收录的中国大陆地区法医毒物学文献计量学分析. 法医学

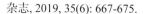

杂志, 2019, 35(6): 667-675.

[9] 张星茹, 贺永锋, 张蕴盈, 等. 1989—2019 年 SCIE 收录的法医物证学文献计量学分析. 法医学杂志, 2021, 37(2): 192-205.

[10] 刘茜, 王荣帅, 屈国强, 等. 新型冠状病毒肺炎死亡尸体系统解剖大体观察报告. 法医学杂志, 2020, 36(1): 21-23.

[11] 中国法医科学发展战略研究项目组. 中国法医科学发展战略研究报告. 北京: 中国工程院, 2018.

第二十六章

病理学学科

第一节 病理学学科的战略地位

一、病理学学科的定义和特点

病理学（pathology）是研究疾病的原因、发病机制、病理变化（机体在疾病过程中的形态结构、功能和代谢等方面的改变）、结局和转归，揭示疾病发生发展规律，从而阐明疾病本质的医学科学。病理学不仅学科内涵丰富，而且已渗透到生命科学和临床医学多个学科领域。人体解剖学、组织学与胚胎学、生理学、生物化学、分子生物学、遗传学、微生物学和免疫学等基础学科均与病理学有密切联系，脑科学、生物信息学、干细胞与再生医学、基因编辑与生物治疗、数字医学、特种医学及生物安全等学科领域都需要病理学的支撑。病理学科兼具基础医学和临床医学的学科属性，既是连接基础医学与临床医学的桥梁学科，也是连接医学与其他自然科学的桥梁。

在基础医学层面，病理学侧重于从形态和结构变化研究疾病，结合分子遗传、代谢和功能的调控及其变化，揭示疾病本质及其与临床表现的联系。在我国目前的基础医学学科设置中，病理学与病理生理学（pathophysiology）是基础医学的二级学科。在临床医学层面，病理学为疾病诊断提供最可靠的依据。病理诊断不仅能明确疾病性质，还可为疾病预后判断和疗效预测提供有效指标。因此，临床病理学也是临床医学的重要分支，称作诊断病理学（diagnostic pathology）或外科病理学（surgical pathology）。在多数发达国家，病理学科还包括以实验诊断为主要内涵的检验医学（laboratory medicine），以实现疾病的精准诊断。

由于病理学科特点及我国病理学科设置的特殊性，国家自然科学基金委目前对病理学资助的研究内容分布于医学科学部多个学科（系统）疾病的基础和临床研究项目中。

二、病理学学科的重要性

1. 病理学是现代医学发展的基石

病理学是现代医学的科学基础和发展根基。人体解剖学和病理学催生了现代医学，正如现代医学之父威廉·奥斯勒（William Osler）所说，"病理乃医之本"（As is our pathology, so is our practice）。从基于尸检总结而建立的器官病理学，到细胞病理学、超微病理学和分子病理学，病理学的发展推动了临床医学对疾病表现、过程和转归的科学理解与科学干预（防治）。病理学科的发展和渗透有力地支撑了临床医学的进步，使得古医学科学化、现代化。

2. 病理学学科是生命科学与医学科学之间的连接点

随着实验技术的进步和先进仪器的应用，生命科学发展迅速，在生命的产生与进化、个体发育与生长、健康维持与衰老等重大生理性事件的规律及机制方面取得越来越多的研究进展。这些研究进展对于明晰疾病的发生发展机制并提出防治策略有重大的启示和推动作用。通过模式生物应用与在体动物实验、人体细胞培养与体外试验模型、多组学技术与疾病事件可视化，人们广泛开展各种疾病的病理学研究，探讨病因、发病过程及机制，探索潜在预警和诊断标志物、干预和治疗靶点（靶标）及预防策略，其基本研究内容就是疾病状态下、不同层次的广义病理学研究，形成医学基础研究主要内涵。各类疾病或与疾病有关生物学研究的模型制作和干预效果一般都需要以病理诊断为验证依据。病理学研究让我们对疾病的基本规律和共性机制有了深入认识，为临床医学新技术的形成提供了科学依据和研发线索。

3. 病理学学科是保障精准医学战略实施的关键阵地

病理诊断，特别是各类分子病理诊断（包括分子检验诊断），是精准医学临床实践的前提和基础。在临床医疗实践中，病理诊断往往是疾病性质、分类、分级（分期）和结局的"最后诊断"（final diagnosis），并为临床治疗方案确定及患者预后判断提供关键信息，因此病理医师在多学科治疗（multi-disciplinary treatment, MDT）会诊中发挥重要作用。病理学除了揭示疾病共性机制和规律外，还研究各种疾病的个性特点及其精准诊断，指导个体化治疗策略和技术的应用。通过病理学研究，可以发现和确认具有诊断意义的标志物和具有治疗意义的靶点（靶标），建立靶向诊疗新技术，这对于精准医学战略实施和提高医疗质量水平具有重要意义。

第二节　病理学学科的发展规律与发展态势

一、病理学学科的发展规律

1. 临床需求是病理学学科发展的"原动力"

健康维护和疾病防治需要对致病因子（病因）、致病机理（病理机制）、组织器官结构功能异常（病理变化）、疾病过程和结局（转归）开展科学研究，并进行判定和甄别（诊断），从而指导临床治疗。原因不明的疾病、死因不清的病例需要进行包括尸体剖验和活体组织检查在内的病理诊断和研究。脱落细胞、内镜取材和细针穿刺技术的普及促进了细胞病理学、组织病理学和各亚专科病理学诊断技术不断发展，成为临床上多种疾病诊断的"金标准"。各系统疾病诊疗需求的不断提高、临床专科专病的不断细化、临床-病理联系的日益加强，使病理医生更多地融入了 MDT 团队。这些临床需求和不可替代的作用要求病理学学科开展更加深入的临床病理研究，产出研究成果驱动诊疗技术进步。最典型的例子就是，肿瘤精准治疗对精准病理诊断的需求大大促进了分子生物学和遗传学技术在临床病理学中的转化应用，形成肿瘤分子病理学新技术，后者驱动了肿瘤精准治疗技术的产生和发展[1]。

2. 学科交叉是病理学学科发展的"助推器"

现代病理学的快速发展得益于先进仪器设备和观测技术进步，特别是生物学、物理学、化学、计算机科学和人工智能等科学技术的交叉和融合。多学科交叉和技术融合不仅推动了病理学研究和诊断技术手段的进步，也促进了病理学新兴分支学科的产生。当前，光学显微镜仍然是细胞病理学和组织病理学诊断的最基本工具；电子显微镜在亚细胞结构和生物大分子结构的解析方面发挥重要作用，特别是在感染性、代谢性和退行性疾病的病理诊断上具有重要应用；遗传学、免疫学、分子生物学等学科的技术融合在遗传性、肿瘤性和免疫性疾病的免疫病理与分子病理诊断上发挥关键作用；转录组、蛋白质组、代谢组等学技术和生物信息技术与病理形态学结合，形成了病理组学（pathomics），为深度解析疾病机理提供了新的视角和路径；数学、计算机技术、人工智能技术与病理学的结合催生了数字病理学（digital pathology）、计算病理学（computational pathology）和人工智能病理学（artificial intelligentpathology）。同时，病理学学科发展和技术进步也促进了分子影像学、临床肿瘤学、微创外科学、内镜学和生物治疗学等多个学科领域的发展。

二、病理学学科的发展态势

1. 国内外病理学学科呈现快速发展态势

现代病理学的发展趋势是：吸收和应用生命科学最新研究方法与成果，利用病理学在形态定量、原位检测、活体标记、动态观察等方面的技术优势，实现了宏观与微观的结合、组织学与分子检测的结合、定性诊断与定量分析的结合、人工取材与自动制样的结合、病理图像与组学数据的结合、专家经验与人工智能的结合，从器官、细胞、亚细胞到分子进行跨尺度、多组学研究，形成疾病的病理表型组（pathological phenome）大数据，实现疾病精准诊断。

一方面，免疫组织化学（免疫荧光）染色技术、原位杂交技术、流式分析与分选技术、二代测序技术、多种单细胞技术，以及蛋白质组、代谢组、空间转录组等组学技术等大量新技术已经被应用到病理学研究和诊断中，使得我们能够从全新角度深入解析和深刻理解疾病的发生发展机制与规律，形成病理学新理论、新技术。我国在上述方面已经具备较好的研究基础和较为完善的病理学技术平台，能够较好地开展基础病理和临床病理学研究，并与其他相关学科团队开展合作，发挥协作和支撑作用。

另一方面，在临床医学需求牵引下，以分子病理、细胞病理、皮肤病理、神经病理、法医病理等专科病理以及由淋巴造血病理、呼吸病理、妇科病理、生殖病理、泌尿病理、儿科病理等亚专科病理，共同构成诊断病理学方向，服务临床精准治疗需求。此外，诊断病理学与检验医学、影像医学、超声医学、核医学等学科逐步形成协同创新、融合发展态势，在大数据和人工智能技术驱动下，将逐步形成下一代诊断医学技术体系[2]。

2. 我国病理学学科发展面临的挑战和机遇

临床医学对病理学学科创新能力和诊断水平的要求越来越高。治疗方案（特别是靶向治疗和免疫治疗）要求病理诊断具有更高的精准性、预测性和及时性，提供更可靠的疾病发生发展、分型和预后标志物，开展更多的临床研究。新诊断技术的应用要求病理学人才具有交叉学科知识和技能，病理学学科需要更多医工交叉人才。病理学学科既要联合生命科学的研究力量、将转化生物学研究成果应用于临床病理诊断，又要不断创新疾病诊断体系更好服务临床治疗实践，同时还要为其他临床学科提供新知识、新解释和新技术。然而，由于历史的原因，我国病理学学科在设置上不够合理，在建设上重视不够，在研究经费上投入不足，人才队伍较为薄弱，特别是临床病理医师严重不足（目前仅有 2 万名左右，短缺 10 万人以上），兼有科研能力的病理医师更加匮乏[3]。繁重的病理学教学和诊断任务影响了学科创新能力的发挥，病理医师和具有交叉学科背景的病理学学科人才获得科研基金资助的难度大。

但同时，病理学学科发展也迎来历史机遇。正如前述，快速发展的生命科学和临床医学都对病理学诊断的精准性提出了越来越高的要求。近些年来，多数医疗机构越来越重视病理学学科建设和人才培养。分子病理学、数字病理学、人工智能技术为传统的解剖病理学（anatomic pathology）赋能，为病理诊断工作增效，为病理大数据支撑的智慧诊断提供可能。病理 AI 正在成为临床诊断新的诊断程序，在一定程度上缓解了病理人才缺乏的窘况，特别是为远程智慧会诊和诊疗水平均质化提供了技术和政策保障。这些机遇既有益于病理学学科发展，但也要求我们加强病理学研究和技术创新。

第三节　病理学学科的发展现状与发展布局

一、我国病理学学科的发展现状

（一）我国病理学学科研究领域论文产出和影响力

随着国家科技投入的增加和病理学学科受到更多的重视，我国病理学学科平台条件不断改善，科研力量不断加强，创新产出不断增多。对 Web of Science 的 InCites 数据库中全球论著进行分析显示，2012～2016 年学科分类为"病理学"（pathology）的全球论著共 90 388 篇，其中我国发文量为 1234 篇，占比 1.37%。2017～2021 年该领域的全球论著 86 152 篇，我国发文量为 1285 篇，占比 1.49%。

2012～2021 年，全球在"病理学"领域 JCR 一区期刊上共刊载论著 80 210 篇，占同期该领域发表论著总数的 46.49%；我国在"病理学"领域 JCR 一区期刊上共刊载论著 1317 篇，占同期我国该领域发表论著总数的 53%。2012～2016 年，全球病理学科论著的引文影响力（CNCI）均值为 0.999，我国病理学科论著的 CNCI 值为 1.147；2017～2021 年，全球病理学科论著的 CNCI 均值仍为 0.999，我国病理学科论著的 CNCI 值为 1.337。以上数据从论文产出方面表明我国学者在病理学科领域的国际影响力高于国际平均水平，且影响力不断提高。但相对于欧美主要科技发达国家，我国的病理学研究能力还需要大力加强，特别是需要注重临床病理学对医学发展的贡献度。

（二）我国病理学学科研究已取得重要进展的优势方向

"十三五"期间，我国病理学科在以下主要研究领域取得了重要进展。

1. 肿瘤等重大疾病的分子病理研究和诊断技术应用进展迅速

病理学科较好地利用了我国重大疾病资源，结合临床需求，积极开展疾病相关基因研究与分子诊断、分子标志物发现与临床试验、体外诊断与组织（细胞）病理诊断以及早期诊断和预后判定等方面的研究，有效指导了临床治疗方案。例如，病理学科与外科学和影像学学科协同创新，绘制出全球最大宗的三阴性乳腺癌病例多组学图谱，提出三阴性乳腺癌分型新方法和各亚型免疫组化指标[4]；揭示了三阴性乳腺癌化疗后 PD-L1 增高的机制，为免疫治疗提供了精准病理诊断方法[5]。

2. 干细胞病理学、疾病病理模型、伤病与衰老机制以及新药评价方面进展显著

干细胞不仅是个体生命之源、再生修复之本，还是病理损伤之靶。我国研究者揭示了干细胞变异与癌变、损伤与衰老、再生与修复的关系及临床意义，特别是肿瘤干细胞的起源、病理生物学特性、侵袭/转移/耐药机制及靶向治疗的可能途径等；利用干细胞及其类器官建立了系列疾病模型，在发病机制和药物疗效等方面开展了基础病理与转化研究[6]；在胶质瘤、肺癌、肝癌、胃肠癌和乳腺癌等肿瘤中，在肿瘤干细胞与肿瘤微环境互作及其病理诊断意义等方面形成了系列研究成果。例如，在肿瘤血管病理学研究方面，揭示了肿瘤微血管构筑表型异质性，发现肿瘤干细胞来源的血管周细胞可通过血-瘤屏障和旁分泌作用而影响肿瘤对放化疗敏感性，提出以血管周细胞作为精准诊疗靶标的策略和方法[7]；揭示了 IL-

8 在构筑胶质瘤免疫抑制微环境的作用，建立了通过中和（抑制）IL-8 而增强免疫治疗效果的新策略[8]。此外，我国还建立了多种疾病病理和治疗评价模型，形成药物毒性病理学研究和评价体系。

3. 感染和炎症病理学研究为揭示传染病病理机制、炎症共性特征和探索诊治策略做出重要贡献

我国在常见传染病（如结核病、艾滋病和肝炎等）和真菌感染（如皮肤和深部器官真菌感染）的病理机制、慢性化、耐药及分子病理诊断等方面开展了基础和临床研究；在新发/突发传染病病理特征、重症化机制、临床-病理联系及救治策略方面开展了大量研究工作，获得原创成果。例如，在新型冠状病毒性肺炎（COVID-19）病理学研究中，发现新冠病毒的多器官分布和系统性损害，揭示了IL-6 等细胞因子风暴发生和多器官免疫病理机制[9]，为临床合理使用 IL-6 受体拮抗剂以及维护免疫系统功能等救治策略提供了依据和指导；发现全身性血管炎、血栓形成和广泛出血在多脏器功能衰竭和死亡原因中的重要作用及其分子机制[10]，指导临床检验诊断指标和抗凝/止血治疗提供了依据和指导；发现肺内广泛的气道黏液栓形成，揭示了呼吸衰竭的病理机制，为早期辅助通气、俯卧位、中医中药等救治措施提供了科学依据；发现恢复期脏器新冠病毒长时间残留和纤维化规律[11]，揭示肺、心、骨髓和脑等多器官炎症及其多组学特征；绘制了新冠肺炎患者及健康人群血液及肺免疫单细胞转录组图谱和新冠肺炎重症患者多器官蛋白质分子病理变化全景图，揭示新冠病毒引起多器官损伤的交互作用机制[12]；发现并命名 COVID-19 相关单核细胞脑炎[13]；研发出首套基于影像-病理信息的人工智能辅助诊断系统，实现"无创"病理诊断，应用于近 6000 例新冠病毒感染者，为早诊、早治提供了影像病理依据。上述研究为新冠肺炎救治和合并症防治提供了科学依据，病理变化写入国家《新型冠状病毒肺炎诊疗方案（第七～九版）》。

4. 病理样本库和数据库建设得到重视并逐步形成规模

各大医疗机构（医院或病理科）和区域性公共平台建设了病理样本库和相应临床信息库；病理切片全玻片扫描的标准化正在推进。这些进展为基于病理大数据、人工智能辅助的下一代诊断病理学技术创新奠定了基础。例如，在人工智能病理诊断研究方面，创建了可应用于临床病理诊断的胃癌人工智能系统[14]；成功研发宫颈液基细胞学人工智能病理诊断系统[15]，获得医疗器械证，在多家医院病理科推广应用。

（三）我国病理学科研究需要加强的薄弱方向

1. 人体系统病理研究亟待加强

尸体解剖（简称尸检）为医学发展做出了奠基性贡献，在促进现代医学发展方面仍然发挥重要作用。人体多数疾病的病因和发病机制尚未清楚，因此，尸检仍是明确诊断的最后手段，是总结临床诊疗经验教训的最重要手段。国内外尸检病例的统计分析结果显示，约 1/5～1/4 的病例主要诊断存在错误或不足，导致治疗不当。遗憾的是，基于人体病理解剖的系统病理研究越来越少，我国绝大多数医学院校和医疗机构难以开展尸检工作，严重影响了对人体疾病进行系统深入的研究和验证。

2. 对疾病共性机制和基本病理特征的研究重视不足

不同类型的疾病在基本的损伤过程和机制研究方面需要进一步加强。例如，主要重大疾病发生早期和演进机制和阻抑措施的病理学基础，不同传染病的共性病理损伤过程、体内感染机制和转归规律，创伤、炎症、肿瘤和退行性疾病的相互关联与转化，都是需要加强研究。

3. 研究经费支持不足

相比其他国家和研究领域，我国对病理学研究领域的经费投入明显不足。由于病理学学科定位的特殊性，在国家自然科学基金委医学科学部学科分类中病理学研究内容是分散在其他学科代码中的，以临床病理学科学问题为主要内容的项目获得资助率较低，临床病理研究者牵头国家重大、重点研究项目较少。

二、我国病理学学科的发展布局

病理学学科发展的总体思路是充分利用我国丰富的病理资源，坚持以临床问题为导向开展病理学研究，注重基础与临床、宏观与微观、个体与群体、形态与功能相结合，在疾病病理表型组学、空间转录组学、数字病理与人工智能等方向加强学科交叉和融合。"十四五"时期，建议我国在病理学学科如下领域进行重点布局：①疾病病理组学特征与精准病理诊断；②数字病理与人工智能病理学；③疾病共性机制解析与病理状态时细胞命运；④重大疾病预防和早诊早治的病理学基础及治疗效果的病理评估研究；⑤标准化疾病病理组织资源库和大数据大模型建设与应用。

第四节　病理学学科的发展目标及其实现途径

"十四五"期间，我国病理学学科的发展目标是：以《"健康中国 2030"规划纲要》内容和要求为依据，瞄准国家战略需求，以临床需求为导向开展病理学研究，在病理学研究能力和诊断技术总体水平上基本达到发达国家能力水平，在标准化样本资源、病理数据库及其应用方面形成优势，部分专病病理居领先水平；加强病理学学科平台条件和人才队伍建设，建成一批区域性病理学研究中心和诊断中心，大力培养中青年病理学学术骨干，增强临床病理人才队伍力量，打造一批高水平的创新团队和学术群体；加强病理学研究成果转化，构建下一代诊断病理学技术体系，提升精准诊断水平，服务健康中国发展战略，在分子病理和智慧病理方向上形成国际影响力。

建议通过以下主要途径，推进我国病理学学科发展目标的实现。

1. 加强基础与临床结合，提升需求牵引的创新研究

病理学研究要注重基础病理（实验病理）与临床病理结合，注重临床问题导向和诊疗需求牵引，做好生命科学成果向临床技术转化的病理桥梁作用，解决疾病机制和诊治问题，形成引领性、共识性病理诊断技术。进一步完善对病理学研究的资助政策，部署一批以临床需求为导向、病理研究为核心内容的科研项目，提升病理学创新能力。

2. 加强中青年病理学人才队伍建设，提升协同攻关能力

针对病理人才匮乏和研究力量薄弱等问题，加强对中青年病理人才资助支持。搭建国内外学术交流平台，促进中青年病理人才成长和研究能力提升。

3. 发挥我国病理资源优势，提升专病病理研究国际影响力

加强顶层设计，加大支持力度，促进病理资源规范化保藏、共享和应用。充分发挥我国病理资源优势，支持基于标准化、数字化病理研究和信息挖掘，提升专病病理和智慧研究国际影响力。

4. 推进学科交叉，增强病理学服务健康中国和生物安全能力

推进病理学与数学、物理学、化学、材料学、人工智能等学科的交叉，催生

病理学生长点、拓展新领域，通过与生物学、预防医学、影像医学和检验医学等学科领域融合，提升病理学研究在诊疗技术创新、医疗器械和生物医药研发和生物安全防控方面的创新能力和贡献率。

第五节 病理学科优先发展领域及重要的交叉研究领域

一、优先发展领域

1. 疾病共性病理机制与病理表型组特征

细胞和组织损伤与衰老、再生与修复、感染与炎症、肿瘤与免疫等是人类疾病的共性病理过程，充分应用物理学、生命科学和生物学等学科领域新技术，加强基本病变的共性机制研究，探讨疾病发生发展共性规律；研究重大慢性疾病、新发突发传染病等疾病病理表型组及分子病理学指标，为重大疾病的临床诊治提供新策略和新方法。

2. 重大疾病免疫病理机制与精准病理诊断技术

重点研究恶性肿瘤、心肺慢病、代谢性疾病和炎症性疾病的免疫病理机制，解析和刻画免疫细胞来源、功能、命运决定和时空演化规律，阐明微环境改变对病理性免疫功能塑造和调控机制，发现关键分子通路和潜在诊疗靶点，建立评估疾病免疫病理、治疗前后局部和全身免疫特征的精准病理诊断方法。

3. 泛病种血管病理学研究

研究多种疾病的发生、发展和转归过程中，血管炎症性、增生性、退行性（变性）或坏死性病变的共性规律与个性特征，探讨疾病演进过程中血管病变的关键机制，建立诊断新方法，为临床提供防治新策略。

4. 重大和新发突发传染病病理学研究

研究艾滋病、结核病和肝炎等我国重大传染病的感染过程和病理机制及病变特征，建立新型病理诊断技术；研究新发突发传染病病原体在体内播散和感染途径及病理损伤特点,揭示重症化因素、全身炎症反应综合征和多脏器衰竭发生机制,指导临床救治。

5. 标准化数字病理库构建和病理大模型研究

研究数字病理标准化原理和技术,构建专病和泛病种病理图像标准化数据库;研究病理形态信息、影像学信息、临床诊疗信息与基因组学、蛋白组学、代谢组学、表观组学等多组学信息的融合技术,创建基于中国人群疾病的病理大模型,并开展应用研究。

二、重要的交叉研究领域

1. 疾病诊疗一体化关键技术

以重大慢病为主要研究对象,研究疾病发生与演进过程中的关键功能分子的诊疗意义;通过化学探针标记、活体原位分子成像、信息采集处理等多学科交叉技术,针对蛋白质、核酸、多糖等生物大分子对疾病诊疗靶点、靶标进行精准诊断性显示和治疗性干预(阻断),建立诊疗一体化方案。

2. 病理组织结构和功能的解析与可视化

创新应用多重标记、高分辨光镜、电镜、单细胞技术等多种技术,对肿瘤等病理组织的结构、组分和主要功能进行刻画,包括来源、分布、转化、功能、分型进行解析;对关键细胞、重要分子的时空分布进行活体或者体外可视化,用于诊断和治疗评估。

3. 多尺度多模态信息融合和微/无创病理诊断技术

基于创新人工智能和生物信息学分析技术,深入挖掘疾病病理特征、组学信息与影像特征和临床信息间的准确关联并进行有效整合;研发病理与组学、影像、临床信息的交叉和融合技术;建立以病理变化和组学信息为基础的智慧病理微/无创病理诊断技术体系,明确其病理学特征的形成机理和临床意义。

4. 计算病理学和智慧病理诊断技术

研究病理样本信息特征和数字化技术,深度挖掘病理图像信息,创建计算病理学新理论和图像处理新技术;利用标准化病理数据资源,创建人工智能辅助病理诊断的新技术和智能化、云端化、精准化、一体化新型病理诊断平台;开展多中心研究，探讨计算病理学和智慧诊断技术的可应用性。

主要参考文献

[1] Claussnitzer M, Cho J H, Collins R, et al. A brief history of human disease genetics. Nature, 2020, 577(7789): 179-189.

[2] 卞修武, 张培培, 平轶芳, 等. 下一代诊断病理学. 中华病理学杂志, 2022, 51(1): 3-6.

[3] 步宏, 梁智勇, 高鹏, 等. 病理学进展[2020]. 北京: 中华医学电子音像出版社, 2021.

[4] Jiang Y Z, Ma D, Suo C, et al. Genomic and transcriptomic landscape of triple-negative breast cancers: Subtypes and treatment strategies. Cancer Cell, 2019, 35(3): 428-440.e5.

[5] Xie X Q, Yang Y, Wang Q, et al. Targeting ATAD3A-PINK1-mitophagy axis overcomes chemoimmunotherapy resistance by redirecting PD-L1 to mitochondria. Cell Res, 2023, 33(3): 215-228.

[6] Chen P, Wang W, Liu R, et al. Olfactory sensory experience regulates gliomagenesis via neuronal IGF1. Nature, 2022, 606(7914): 550-556.

[7] Zhang X N, Yang K D, Chen C, et al. Pericytes augment glioblastoma cell resistance to temozolomide through CCL5-CCR5 paracrine signaling. Cell Res, 2021, 31(10): 1072-1087.

[8] Liu H, Zhao Q, Tan L, et al. Neutralizing IL-8 potentiates immune checkpoint blockade efficacy for glioma. Cancer Cell. 2023, 41(4): 693-710.e8.

[9] Bian X W, COVID-19 Pathology Team. Autopsy of COVID-19 patients in China. Natl Sci Rev, 2020, 7(9): 1414-1418.

[10] Yao X H, Luo T, Shi Y, et al. A cohort autopsy study defines COVID-19 systemic pathogenesis. Cell Res, 2021, 31(8): 836-846.

[11] Yao X H, He Z C, Li T Y, et al. Pathological evidence for residual SARS-CoV-2 in pulmonary tissues of a ready-for-discharge patient. Cell Res, 2020, 30(6): 541-543.

[12] Ren X, Wen W, Fan X, et al. COVID-19 immune features revealed by a large-scale single-cell transcriptome atlas. Cell, 2021, 184(23): 5838.

[13] Zhang P P, He Z C, Yao X H, et al. COVID-19-associated monocytic encephalitis (CAME): histological and proteomic evidence from autopsy. Signal Transduct Target Ther, 2023, 8(1): 24.

[14] Song Z, Zou S, Zhou W, et al. Clinically applicable histopathological diagnosis system for gastric cancer detection using deep learning. Nat Commun, 2020, 11(1): 4294.

[15] Zhu X, Li X, Ong K, et al. Hybrid AI-assistive diagnostic model permits rapid TBS classification of cervical liquid-based thin-layer cell smears. Nat Commun, 2021, 12(1): 3541.

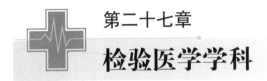

第二十七章

检验医学学科

第一节 检验医学学科的战略地位

一、检验医学学科的定义、特点及资助范围

检验医学是在现代实验室技术与医学各学科广泛融合中发展形成的交叉学科。该学科贯穿分子、亚细胞、细胞、器官和个体等维度，探究人体健康、亚健康和疾病发生发展过程中的相关标志物及其变化规律。检验医学研究涵盖：①人体生长发育和生理病理过程；②对临床样本进行检测分析以评估健康状态与疾病的预防、风险预测、诊断、治疗和预后转归的全过程；③为医学研究和临床试验提供实验室检测支持；④临床检验诊断新技术的研发和应用。检验医学具有多学科属性，是连接基础医学、临床医学和预防医学的桥梁和枢纽。

国家自然科学基金检验医学学科的资助范围主要集中在遗传、代谢与神经退行性疾病、病原感染性疾病、肿瘤相关疾病和免疫相关疾病等领域，旨在探索与疾病风险预测、诊断、治疗监测和预后相关的检验新靶标、新理论、新技术和新方法；资助范围涵盖生物化学检验、微生物学检验、细胞学和血液学检验、免疫学检验、分子生物学检验、检验医学研究新技术与新方法等领域的科学问题；重点关注快速、精准检验的新理论、新技术及其应用研究，疾病新型生物标志物的发现与鉴定等；重点资助疾病新型生物标志物的发现与鉴定，早期、快速、精准检测原理研究和新技术开发及应用等；鼓励与化学、生物传感、人工智能与大数据科学等多学科交叉研究，促进疾病的实验诊断向临床辅助决策系统演变；鼓励多组学、多模态、多跨协同的新范式研究；不资助各类疾病的单纯发病机制及其调控途径的研究，也不资助单纯临床检验项目参考系统和标准化方面的研究。

二、检验医学学科的重要性

来自国际临床化学与实验医学组织的数据表明，临床检验诊断支撑着 70%以上的临床决策，以疾病发生发展为主线的生物标志物挖掘、验证、检验方法和应用研究已经成为检验医学学科的主流方向[1]。现代分子生物学、化学、材料科学、工程学与信息科学等学科的高速发展及其与临床医学的交叉融合，为检验医学学科的发展提供了新理论、新方法和新路径。随着基因组学、转录组学、表观组学、蛋白质组学、代谢组学、微生物组学、免疫组学等系列组学技术的发展及应用，医学科学领域积累的健康与疾病相关海量数据已经成为检验医学学科发展的重要基石。

2010～2020 年，国家自然科学基金对检验医学学科的资助重在推进"医学检验新理论、新方法及新技术"与"疾病预测、诊断、治疗、预后相关标志物或/和个体化标志物"两个重点的融合；关注检验医学专家与临床医学、生物学、化学、物理学和材料科学、机械制造技术等专家的密切合作；围绕疾病诊断、疗效评价和伴随诊断中存在的难题，探索并建立检验医学新理论、新方法和新技术；挖掘新的敏感、特异的个体化治疗相关的疾病诊断和治疗标志物，并开展了基础探索、临床试验和转化研究。2010～2020 年，国家自然科学基金在检验医学学科设立了5 个重点项目，在关注疾病诊疗新指标、新方法与新技术建立的同时，逐渐从单一疾病诊疗标志物的研究过渡到疾病全过程动态标志物的挖掘，从关注单一因素对疾病的影响转变为同时关注多种因素（如宿主、环境和病原体等）对疾病发生发展、转归的影响，且重大疾病早期诊断已经成为标志物研究的重要方向。此外，基于组学的精准检验诊断标志物研究近年来逐渐增多，提示检验医学学科在朝着大数据、多指标和个体化的方向发展[2]。

第二节　检验医学学科的发展规律与发展态势

一、检验医学学科的发展规律

检验医学学科发展迅速，尤其在遗传病、代谢与退行性疾病、病原感染性疾病、肿瘤相关疾病和免疫相关疾病等方面,且呈现出从以标本为中心转变为以疾病和患者为中心的发展方向[3]。根据学科自身发展和经济社会发展的需求,检验医学的目标为寻找"更准""更早""更快""更简""更省"的检验诊断策略,探索疾病相关的新型标志物及具有原理创新的检测新技术和新方法。

(1)在精准医学背景下,"更准"是主要需求,体现了疾病个体化治疗的方向。应用各类高通量检测新技术和多种标志物,通过更多维度的数据分析和解读,更精细和准确地区分疾病种类和分型。同时,从方法学角度提高各类标志物检测分析的准确性和可靠性。

(2)"更早"贯穿于疾病筛查、疗效观察、预后判断及疾病预防全过程,尤其是疾病早期风险评估标志物的挖掘对疾病预防、诊治、预后改善至关重要。"更早"同时也体现在重大公共卫生事件的早期发现、早期预测和早期预警上。

(3)"更快"指从患者就诊、样本采集到检验结果获取的时间应符合临床疾病的发展规律和诊治需求。临床检验诊断的自动化与信息化,以及大量床旁检验诊断和可穿戴设备是更快获得临床检验结果的重要发展方向。

(4)"更简"指从临床检验诊断的应用出发,通过发展全自动、全封闭和智能化的检验系统,实现"样品进、结果出",降低新型检验技术对场地和人员的需求,适应大规模临床应用。

(5)"更省"是从卫生经济学角度,评价真正符合卫生经济规律的检验诊断新技术和新方法,以获得广泛的临床推广和应用。另外,从节省标本的角度,各种微量化样本检测技术也是重要的发展趋势。

随着高通量测序和质谱等技术的快速发展,以及基础与应用研究逐渐跨界进入临床检验诊断领域,更多的新型标志物和更多的新技术方法将不断涌现。基于新型标志物和新技术方法的检验项目的开发,以及其与现有诊断指标的有机组合、合理应用和综合评价,是检验医学学科各研究领域的共性科学问题[4]。

二、检验医学学科的发展态势

(一)学科发展的优势与劣势

检验医学学科本身属于交叉学科,在遵循学科发展基本规律的前提下,围绕遗传病、代谢与退行性疾病、病原感染性疾病、肿瘤相关疾病和免疫相关疾病,主要有以下三个研究策略:一是通过探索疾病发生、发展、治疗和转归过程中的新机制,挖掘可监测疾病发生、发展的动态标志物或标志物群,并利用常规的检测技术如分子与生化分析等进行标志物的检测；二是基于临床病例研究，挖掘与疾病发生、动态发展、转归有关的新型标志物，探索标志物的变化机制，确认其临床价值并推广应用；三是针对上述疾病标志物，以医、工、理多跨协同为基础，在技术层面开展"更准""更早""更快""更简""更省"的检测方法研究。在这三个策略的推动下，检验医学学科得到了长足的发展。医学遗传、心脑血管、内分泌、肾脏病、肝病、肿瘤、感染与免疫等学科的基础和临床研究，也积极推动新型疾病诊断标志物的挖掘、验证和临床应用；大量化学、材料科学、工程学、大数据与人工智能等学科的科研人员通过技术创新积极推动着检验医学领域检测方法的创新。因此，检验医学的最大优势在于其涵盖医学学科各个领域，且与化学化工、材料和机械电子等诸多领域交叉；以标志物研究和应用为目标的检验医学学科也是转化医学研究最为活跃、转化成果最为集中的学科。但是，由于检验医学学科的跨界性和受传统研究范式的束缚，众多被挖掘的疾病标志物和迭代升级的新技术等研究成果普遍缺少与临床的协同研究，能走向临床应用的占比不高[5]。

（二）学科发展的机遇与挑战

在国家自然科学基金资助相对集中的遗传病、代谢与退行性疾病、感染性疾病、肿瘤相关疾病和免疫相关疾病等领域，检验医学当前仍存在着极大的机遇与挑战[6]。国家自然科学基金在上述疾病标志物研究方面的资助比例较低。通过对资助项目进行检索分析，我们发现"十三五"期间在遗传病、代谢与退行性疾病、病原感染性疾病、肿瘤相关疾病和免疫相关疾病的资助项目中，涉及疾病标志物关键词的研究分别只占其 12%、4.5%、8.6% 和 3.9%，可见大量基于疾病发生发展的理论研究并未聚焦疾病预防和诊治的靶标。尤其在重点资助项目领域，"十二五"与"十三五"期间有关遗传病、代谢与退行性疾病、病原感染性疾病、肿瘤相关疾病和免疫相关疾病等重要疾病标志物挖掘、验证及其检验新技术新方法研究的资助项目极少。因此，"十四五"期间，检验医学学科的科学研究迫切需要回归检验医学的根本。

1. 遗传病检测方面

传统的遗传病诊断策略主要依赖临床表型结合家系与核型分析，然而遗传病的临床表型存在复杂性和异质性，仅依赖经典表型难以对不同的遗传病进行鉴别诊断；而新的遗传病，由于表型不特异、不明确，因此常常被漏诊或误诊[7]。目前，绝大多数遗传病基因数据来自欧美人群，由于种族差异，这些遗传学数据并不能很好地反映我国遗传病情况，也不能很好地应用于我国遗传病的精准检验诊断研究。我国人口众多，遗传资源极其丰富，遗传病病种资源具有独特性，因而我国在遗传病精准检验诊断研究中，尤其在新的遗传病识别、新的致病基因和标志物发现、新型诊断技术的研发等方面任重道远且大有可为。

2. 代谢与退行性疾病检测方面

随着我国逐渐步入老龄化社会，以心脑血管疾病、糖尿病、慢性肾脏病和非病毒性肝病为主的代谢与退行性疾病的发病人数和发病率逐年递增，并成为严重影响人民健康的重大疾病类型。如何更好地利用无创体液检验、肠道微生态检验、外泌体检验和囊泡检验等分析技术，融合先进的多组学技术与化学、物理学、影像学、材料科学、信息科学、生物传感及人工智能等多学科交叉技术，挖掘和验证在疾病发生发展与转归等不同阶段的全过程标志物，成为代谢与退行性疾病检测的重大使命与挑战。

3. 感染性疾病检测方面

感染性疾病是目前严重危害人类健康的重大问题之一。在病毒感染性疾病中，对已知病毒毒株的快速、高灵敏度和高特异性检测，对未知病毒毒株的快速鉴定和流行预测是控制病毒大规模传播的重要基础[8]。2020年初至今，新冠病毒所致的新冠感染在全球范围的局部地区持续性暴发，其主因是不断出现新的病毒变异株。"更准""更早""更快""更简""更省"地开展高致病性病原体及其变异株的检测，以及对病原体的传染性和致病性研判依然是检验医学学科的重要课题。发展更高通量、更高精度、更快时间、更不易交叉污染的病原体（特别是高致病性病原体及其变异株的）检测新技术是检验医学学科的重大使命和挑战。由于感染性疾病的转归是病原体和宿主相互斗争的结果，感染性疾病的治疗亦受宿主遗传背景等环境因素所影响，因此，基于病原体、宿主和环境（药物）等多维度相互作用研究感染性疾病的精准诊断，是检验医学学科的又一重大使命和挑战。

4. 肿瘤相关疾病检测方面

伴随着肿瘤发病机制及其靶向治疗、免疫治疗药物研究的不断深入，肿瘤标志物特别是非编码小分子核酸肿瘤标志物的研究得到了快速发展。针对肺非小细胞癌与乳腺癌等癌症，初步形成从单纯的肿瘤细胞形态学分型到以肿瘤特异性分子和标志物的分子分型为主的检验诊断及伴随诊断新模式。除此之外，从肠道菌群代谢物与肿瘤免疫微环境等影响肿瘤整体表现的角度出发，挖掘更多类型的肿瘤标志物，特别是低分化和恶性程度高的肿瘤标志物或标志物群，以及建立有效的临床检验诊断新技术和新方法是当前肿瘤检验医学学科的重要科学问题和面临的挑战。随着互联网技术的发展与 5G 通信技术的普及，基于大数据机器学习的肿瘤早期智能检测预警和检验诊断将成为新的研究热点[9]。

5. 免疫相关疾病检测方面

在国家自然科学基金的大力支持下，免疫相关疾病检验诊断领域的整体科研水平以及影响力取得了极大提高。检验医学在免疫相关疾病方面的优势在于我国临床资源丰富，有着一个庞大的免疫相关疾病患者群，且目前我国在免疫相关疾病基因组学方面已取得较大的研究进展，为多组学开展免疫相关疾病的检验医学问题研究奠定了基础。此外，目前过敏问题日趋严重，但过敏反应缺乏精准和快捷的检测手段，因此，对过敏-抗过敏免疫应答过程的快速和精准检测是免疫相关疾病的一个研究热点。

第三节　检验医学学科的发展现状与发展布局

我国具有丰富且多样化的临床样本资源，近年来基于高通量测序与质谱等新技术应用的创新成果，给新型生物标志物的发现、鉴定和临床验证及应用带来了机遇。2021 年 4 月，对 Web of Science 检索发现，"十二五"期间，Web of Science 收录的生物标志物相关研究的文献总量为 81 250 篇，其中我国发表 11 821 篇，占比为 14.55%。"十三五"期间，该领域共发表文献 125 707 篇，其中我国发表 31 630 篇，占比为 25.16%，增长率为 167.57%。截至 2021 年，"十二五"和"十三五"期间国内发表的生物标志物相关研究的文献总被引次数达到 859 276 次，篇均被引频次达到 19.8 次，其中高被引论文数量共 402 篇，热点论文共 3 篇。尽管我国在该领域取得了不小的进步，但相关研究仍存在碎片化、简单重复及创新性不足等劣势，疾病标志物的研究大多停留在初步探索阶段，缺乏深入而系统的机制和临床转化研究，缺乏具有理论原创性的新技术新方法及具有自主知识产权的新型仪器设备。挖掘并验证新型标志物，明确其对疾病亚表型的分子分型及在个体发育、衰老及疾病监测中的有效应用将是检验医学面临的挑战。因此，检验医学学科需要围绕人民健康和临床诊断需求，聚焦新型标志物挖掘与临床验证，以及具有原理创新的检验技术方法与应用中的科学问题，开展包括遗传病、代谢与退行性疾病、感染性疾病、肿瘤相关疾病和免疫相关疾病等重要疾病的检验医学创新研究。

一、检验医学学科的发展现状

1. 遗传病的检验医学

当前,遗传病的临床检验诊断在我国开展得如火如荼,尤其是以疾病基因检测为核心的医学检验机构如雨后春笋般涌现,在一定程度上推动了我国遗传病检验医学学科的发展。但是,第三方或临床检验实验室所关注的重点是已有标志物检测成本和方法的优化,以及检验结果分析策略的改善,鲜有突破性的临床检验诊断标志物的发现和原创性的方法学革新。原创性遗传病新型标志物的发现仍完全依赖于国家层面(如国家自然科学基金)的资助,少数疾病得以从大队列、跨维度和多指标的角度进行疾病精准诊疗标志物的研究。同发达国家相比,我国遗传病精准诊断研究起步晚、基础弱,在重要研究成果和研究的影响力方面都存在较大的差距。目前,遗传病的多数致病基因与易感基因位点的发现与临床应用大多基于欧美人群的研究结论获得,缺乏基于中国人群的基因、蛋白质和代谢标志物数据。

2. 心脑血管疾病的检验医学

目前,心脑血管疾病的传统检测和诊断手段主要依赖于心电图及各类影像学技术,因存在各种各样的技术缺陷,而不利于开展普检和筛查。心脑血管疾病现有的生物标志物,大多具有不能兼顾敏感性和特异性或达不到释放动力学的要求、无法准确反映疾病的严重程度、与患者预后的关系尚不明确等缺陷,难以用于实现对心脑血管疾病的早期预测、预警及有效的病情监控与预后判断。此外,当前国内建立的多数心脑血管疾病风险评估模型,尚无法准确反映疾病的严重程度,对急性心脑血管事件的预测能力不足。

3. 糖尿病的检验医学

近年来,我国开展的糖尿病基础和临床研究不断增多,研究方向也在逐渐多元化。糖尿病早期研究大部分集中于疾病临床表现,目前其研究范围已从传统临床内分泌和代谢领域扩大至实验医学、生物化学、分子生物学等基础医学和多组学、精准医学等前沿领域。我国在糖尿病临床研究方面主要集中于疾病的流行病学、诊断、预防和治疗。在大规模多中心研究的基础上开展糖尿病及其并发症的诊断标志物和中国人群参考区间的研究方向虽取得了诸多进展，但其临床诊断及动态监测价值尚需进一步研究。此外，在当前与检验医学相关的糖尿病遗传学研究中，我国仍缺乏有价值的、经大规模临床验证的糖尿病相关基因位点靶标信息。

4. 慢性肾脏病的检验医学

慢性肾脏病传统临床检验诊断指标有尿蛋白、血尿、肾小球滤过率和肌酐等，但均难以准确反映肾脏实际损害程度。近年来，一些新的慢性肾脏病标志物，如半胱氨酸蛋白酶抑制剂 C（cystatin C）、白介素-18、中性粒细胞明胶酶相关脂质运载蛋白、肝型脂肪酸结合蛋白、肾损伤分子 1 和不对称二甲基精氨酸等不断被报道具备作为慢性肾脏病诊断标志物的潜能，但尚需开展大样本的临床队列研究来证实。与此同时，虽然疾病基因组信息以及基因表达分析、家族连锁分析、大宗人群相关分析、全基因组关联性研究和表达数量性状定位等研究得到大量开展，但尚未发现可以预测慢性肾脏病发病风险、疾病进展和预后评估"金标准"的生物标志物[10]。

5. 感染性疾病的检验医学

尽管我国感染性疾病检验相关研究起步较晚，但近年来的研究成果在检验医学和临床医学等方面得到了较广泛的应用，产生了巨大的社会和经济效益，特别是我国在人体微生物组学领域，无论是在基础研究上，还是在实际应用上，都处于全球领先位置。然而，需要指出的是，我国在病原生物检验医学领域发表高水平论文的数量和质量虽有明显的提升，但原创性、引领性研究不多，重要成果的产出占比远落后于整体研究规模的扩大，特别是在顶级刊物发表的引领性研究，尚缺乏后续的进一步转化研究[11]。

6. 肿瘤相关疾病的检验医学

目前，我国肿瘤相关疾病的检验诊断虽以国外技术为主，但尚未形成垄断，因此研发肿瘤新型检验诊断技术尚有机会。我国在肿瘤相关疾病检验医学领域有以下优势：高度重视肿瘤检验诊断的研究，具备一定的应用和深化研究基础；免疫细胞治疗与药物治疗发展较快；癌症患者人数众多，免疫治疗需求广泛，发展动力强劲；针对肺癌、胃癌、肝癌和鼻咽癌等我国高发的恶性肿瘤，已建立了临床研究大数据队列。另外，我国拥有完整的生物医学研究体系、庞大的数据分析队伍，在大数据人工智能技术方面有国际领先优势，但在针对肿瘤单细胞分析等检测技术方面尚落后于欧美发达国家，亟须发展。

7. 免疫相关疾病的检验医学

免疫相关疾病的检验医学方面,基于我国免疫相关疾病患者群比较庞大,目前我国在免疫相关疾病基因组学方面取得了较大进展,但免疫相关疾病实验室诊断领域的科研整体水平尚处于起步阶段,多数研究的国际影响力有限,发表论文数量多但质量有待提高,原创性研究和基础向临床转化研究的水平有待提升。尤其在变态反应性疾病的检验医学方面,目前常用的体外检验诊断技术主要为免疫印迹、酶联免疫吸附试验和化学发光免疫试验技术。我国过敏原检测水平与国外存在较大的差距,部分医院自身抗体检测采用的还是定性检测方法。定性检测有着操作简单、成本较低的优点,但准确性较差,易出现假阳性和假阴性结果。

二、检验医学学科的发展布局

当前检验医学需要进一步推动多学科的交叉融合,促进基因组学、转录组学、蛋白质组学、代谢组学、人体微生物组学和免疫组学等新型高通量组学技术的整合应用;加强基础医学、临床医学、生物信息学、数据科学等多学科交叉协同作用;鼓励采用单细胞、化学与材料检测、微电子、单分子实时动态检测等技术,在传统临床样本的基础上拓展外泌体、囊泡、游离核酸等在检验诊断中的应用,从而进一步为遗传病、代谢与退行性疾病、病原体感染性疾病、肿瘤相关疾病和免疫相关疾病等的准确预测、检验诊断、病情监控、风险评估和预后判断等提供新的途径与方法。"十四五"时期,检验医学学科的研究领域应作如下重点布局。

1. 遗传病的检验医学

开展单基因病、重大出生缺陷、复杂性疾病(包括神经疾病、精神疾病、糖尿病、非传染性肝病和心脑肾疾病)等重大代谢相关疾病的遗传学检验医学研究,挖掘致病基因及其突变,揭示基因型与表型的关系,构建基于中国人群遗传特征的遗传病基因型和表型数据库。

2. 心脑血管疾病的检验医学

立足早期预警预防与风险评估,寻找兼顾敏感性、特异性且临床应用价值更高的新型生物标志物,推动心脑血管疾病诊疗向"精准医疗"和"个体化医疗"迈进。

3. 糖尿病的检验医学

各类遗传与非遗传因素相关的糖尿病及其并发症的新型动态生物标志物与原创检测技术的研发和应用。

4. 慢性肾脏病的检验医学

各类遗传与非遗传因素相关的慢性肾脏病早期无创性诊断、病理分型和鉴别诊断标志物，以及疾病动态标志物的研发。

5. 感染性疾病的检验医学

在关注宿主、环境和病原体等多种因素的同时，着重研究宿主因素对疾病发生（包括复发）、发展与转归的影响，以及病原体与宿主相互作用的机制并寻找相关治疗和诊断的潜在靶点；重点关注病原体快速检测方法、标志物监测网络系统建立，以及疾病治疗新理论、新技术、新方法、新指标与新策略的研究。

6. 肿瘤相关疾病的检验医学

建立基于多指标联合预测模型的恶性肿瘤早期诊断与免疫治疗伴随诊断指标体系，并深度开发相关检测新技术；发展肿瘤风险预测和精准医疗，以及基于临床大数据的临床治疗辅助决策系统的关键技术原创研究与转化。

7. 免疫相关疾病的检验医学

开展自身免疫性疾病、免疫球蛋白 E（IgE）高敏检测与新技术的原创研究和转化研究；常见变态反应性疾病相关标志物群的高通量与动态检测新技术、新方法研究。

第四节　检验医学学科的发展目标及其实现途径

检验医学学科的主要发展目标是挖掘并验证与疾病相关的新型标志物或其组合（标志物群），研发新型临床检验诊断技术，实现多维度动态监测疾病的发生发展全过程。各主要研究领域的发展目标及其实现途径如下。

1. 遗传病、代谢与退行性疾病方面

加强我国常见、高发、危害重大的遗传病致病基因突变类型与突变位点的挖掘，以及疾病易感位点与风险评估的研究。利用多组学等技术，在个体、器官、细胞、分子等不同层次，寻找并鉴定一批能够用于遗传病临床检验诊断的多重分子标志物；研发能够用于新生儿或婴幼儿遗传病筛查的高通量、智能化检测新技术和新策略；加强心脑血管疾病、非传染性肝病和退行性神经系统疾病的早期预警和诊断的新型生物标志物及新检验技术研究；挖掘和验证糖尿病及大血管/微血管并发症的早期诊断、病情监控和疾病转归相关的新型标志物；利用临床大数据，探索遗传病、心脑血管疾病、糖尿病和慢性肾脏病的预测、诊断和早期识别；加强慢性肾脏病治疗药物的选择、疗效评估分子指标及伴随诊断研究。

2. 感染性疾病方面

开创广泛的临床病原体一体化快速且全封闭的检测体系，拓展基于宏基因组测序的非培养技术在感染性疾病诊断中的应用，快速准确鉴定各种重要病原体；利用纳米、单细胞和荧光等新技术，建立微生物快速药敏检测的新技术和新方法；从病原体、宿主和环境等多维度寻找慢性乙型肝炎和艾滋病治疗与诊断的潜在靶点，鉴定新型生物标志物的功能和诊断价值。

3. 肿瘤相关疾病方面

聚焦呼吸系统、消化系统与生殖内分泌系统肿瘤等重要肿瘤类型，多维度收集、研究与挖掘肿瘤发生发展、克隆演化、免疫逃逸、治疗反应与预后的精准数据与信息。着重关注肿瘤免疫的表观修饰标志物改变研究，以及单细胞水平的高通量组学检测技术与理论的突破。通过发展体外肿瘤药效预测模型，加强指导肿瘤个体化药效预测的新标志物研究。

4. 免疫相关疾病方面

聚焦重大自身免疫性疾病，借助高通量筛选方法、生物信息学分析和人工智能等工具，从自身抗原、自身抗体、免疫细胞、免疫分子、组学及环境等多维度寻找具有内在联系的新型组合标志物；发现可靠的过敏性疾病相关动态生物标志物并建立可靠的检测方法。

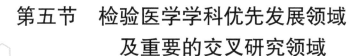

第五节 检验医学学科优先发展领域及重要的交叉研究领域

一、优先发展领域

紧扣精准医学时代主题,树立从以疾病为中心、以患者为中心到以健康为中心的理念,坚持"更准""更早""更快""更简""更省"的检验诊断策略,围绕遗传病、代谢与退行性疾病、病原感染性疾病、肿瘤相关疾病和免疫相关疾病等重点疾病,聚焦"多跨""集成",创新"研究范式",突出"迭代""原创"。检验医学学科优先发展的领域如下。

1. 基于大型队列的遗传病、代谢与退行性疾病标志物研究

基于中国人群建立疾病研究大队列,以发展新型标志物为核心,在不同时空的多组学水平挖掘并建立新型标志物群,并明确相关标志物在疾病发生发展过程中的作用与机理,为我国遗传病的防治,以及代谢与退行性疾病的早期诊断与治疗提供具有更高效能的指标体系。

2. "病原-宿主"互作早期标志物研究

在代谢调控、蛋白质互作和基因表达层面阐述不同类型与不同时空"病原-宿主"互作的宿主特征,明确"病原-宿主"互作的内在机制,建立"病原-宿主"互作的早期标志物,开展急性感染性疾病的早期干预、慢性感染性疾病的动态监测。

3. 恶性肿瘤发生发展的动态标志物群及靶向药物靶标挖掘

在多组学水平,以体液与肠道微生态等新型样本为检测对象,利用单细胞与单分子等新型检测技术,开展恶性肿瘤动态发展的标志物群挖掘,尤其关注恶性肿瘤发生前的风险标志物群的建立和发生后的靶向药物靶标的确定等研究;开展肿瘤细胞与免疫细胞互作分子特征,靶向药物靶向检测等原创研究。

4. 自身免疫性疾病多组学标志物研究

聚焦自身免疫性疾病大队列、基于组学大数据,以体液与肠道微生态等为检测对

象,开展大规模的自身免疫性疾病队列标志物研究,明确标志物在自身免疫性疾病中的发生机制,创新自身免疫性疾病的诊断模式,发展新型的自身免疫性疾病临床干预方案的检验医学研究。

二、重要的交叉研究领域

检验医学的核心在于利用各种先进技术,快速而精准地实现人类疾病发生发展及治疗过程的动态检测与监测。因此检验医学学科本身就是一门交叉学科。当前检验医学学科存在以下多个重要的交叉研究领域。

1. 与生物信息学、生物统计学与数学等学科相结合,推进疾病标志物的挖掘

在遗传病、代谢与退行性疾病、病原感染性疾病、肿瘤相关疾病和免疫相关疾病大型或超大型研究队列的基础上,利用生物信息与生物统计学对海量样本信息进行分析,通过数学建模与人工智能分析,挖掘并建立能够预测疾病发生、发展、治疗和预后等全过程的动态标志物群。

2. 与基础生物学与先进生命科学研究的交叉,拓展疾病标志物新形态

新兴的生命科学与生物技术新理念,赋予了肠道微生物、单细胞、外泌体和囊泡等细胞或亚细胞结构全新的功能与属性,及其在细胞命运决定中的关键作用,并使之成为疾病精准检测的有效样本和疾病标志物新形态。

3. 与基础医学的交叉,揭示标志物的因果关系与有效性

基础医学研究不断揭示着生物体内分子、细胞、组织和器官在健康、亚健康及疾病演化进程和调控中的规律,为探索标志物在促进/抑制疾病发生发展中的内在驱动研究奠定基础并揭示其因果关系及其在疾病预防、诊断与治疗中的有效性。

4. 与化学、材料科学等学科的跨学科交叉,赋予标志物临床检测新特征

"更准""更早""更快""更简""更省"的检验诊断策略,要求标志物检测能够在少量的样本上检测出极低水平的变化信号,并能以高效经济的方式拓展。基于化学与材料科学等研究建立的创新检测方法,赋予标志物分子检测新的理化特征,为标志物的高效分离和高灵敏检测奠定基础和应用前景。

5. 与物理学和工程学等学科的跨学科交叉，推动标志物检测技术平台的原始创新

通过生物医学工程等工学技术，基于电信号与化学信号等信号放大技术，研发微流控芯片等针对特定疾病标志物或标志物群的自动化智能化检测系统，推动标志物检测仪器设备和技术平台的原始创新。

主要参考文献

[1] Tanner A. Patient consent and the commercialization of lab data. Clinical Chemistry, 2017, 63(2): 475-476.

[2] 王成彬. 我国检验学科 70 年的发展变化与展望. 中华检验医学杂志, 2019, 42(8): 590-594.

[3] Kricka L J, Polsky T G, Park J Y, et al. The future of laboratory medicine—a 2014 perspective. Clinica Chimica Acta, 2015, 438: 284-303.

[4] Payer L M, Burns K H. Transposable elements in human genetic disease. Nature Reviews Genetics, 2019, 20(12): 760-772.

[5] Paik D T, Cho S, Tian L, et al. Single-cell RNA sequencing in cardiovascular development, disease and medicine. Nature Reviews Cardiology, 2020, 17(8): 457-473.

[6] Lee M S, Sanoff H K. Cancer of unknown primary. BMJ, 2020, 371: m4050.

[7] Eichler E E. Genetic variation, comparative genomics, and the diagnosis of disease. The New England Journal of Medicine, 2019, 381(1): 64-74.

[8] Parekh B S, Ou C Y, Fonjungo P N, et al. Diagnosis of human immunodeficiency virus infection. Clinical Microbiology Reviews, 2019, 32(1): e00064-e00018.

[9] Tuveson D, Clevers H. Cancer modeling meets human organoid technology. Science, 2019, 364(6444): 952-955.

[10] Simonetto D A, Gines P, Kamath P S. Hepatorenal syndrome: pathophysiology, diagnosis, and management. BMJ, 2020, 370: m2687.

[11] 欧启水, 傅亚. HBV 感染的实验诊断进展及其个体化诊疗. 临床检验杂志, 2016, 34(8): 561-565.

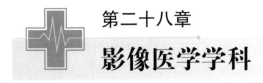

第二十八章

影像医学学科

第一节　影像医学学科的战略地位

一、影像医学学科的定义、特点及资助范围

影像医学是利用各种成像技术获取及反映人体或局部器官的形态、功能、代谢等的变化，进行医学研究或临床诊断及治疗的科学。按照构词定义，影像医学的内涵落脚在医学。在基础医学中，影像医学利用各种影像学手段来研究机体的生理病理状态及疾病的发生发展过程，从而建立不同影像学方法对应的疾病诊断标准，应用于早期诊断与治疗、预后与疗效评估、药物筛选等研究。在临床医学中，影像医学不仅可直接用于疾病诊断，在治疗过程中也能发挥导航和治疗作用。由此可见，影像医学是连接基础医学与临床医学的桥梁，是人类探索和认识生命本质的重要手段，对疾病的早发现、早诊断和早治疗具有重要的战略意义。

影像医学的鲜明特点主要体现在综合性、应用性和全链条上。影像医学是综合性交叉学科，体现了工程学与医学/生命科学的高度交叉，而且具有极强的应用性；影像医学的外延覆盖从基础研究到产业化的全链条——源自基础医学的科学目标，发展出新的影像技术，将其应用到基础研究和临床研究中，经实践检验后，在临床推广应用。新技术在发展过程中会产生新的科学问题，萌发新原理和新技术。发展的各种成像技术在工程上得以实现，将分别形成设备、试剂和软件平台，发展成产业。

国家自然科学基金影像医学学科方向主要资助医学影像学基础研究，以及应用影像学方法解决医学相关科学问题的研究，资助范围包括放射诊断学（MRI、X-CT 和 CT）、超声医学、核医学、电磁成像、光学成像、介入医学等学科领域，鼓励在新型成像原理与成像方法、新型对比剂、多模态跨尺度成像、分子

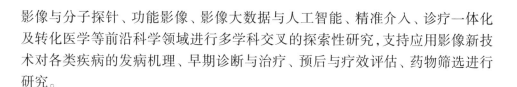

影像与分子探针、功能影像、影像大数据与人工智能、精准介入、诊疗一体化及转化医学等前沿科学领域进行多学科交叉的探索性研究,支持应用影像新技术对各类疾病的发病机理、早期诊断与治疗、预后与疗效评估、药物筛选进行研究。

二、影像医学学科的重要性

影像医学学科的发展推动变革性的影像技术的不断出现,进而在医学与生命科学领域产生新发现,推动学科发展。光学成像、磁共振成像和 CT 等相关理论和技术突破多次斩获诺贝尔物理学奖、诺贝尔化学奖、诺贝尔生理或医学奖[1]。

影像医学的学科发展关系国计民生,是增强我国疾病防治能力、发展具有中国特色的医疗卫生事业的重要支撑。国家已将"引导发展专业的医疗影像中心"写入《"健康中国 2030"规划纲要》。部分影像检查已在健康体检中普及。影像医学的发展不仅能推动临床诊断和介入治疗的发展水平,还能有效支撑临床医学各科分支的发展,如需要影像辅助或引导的肿瘤科、呼吸科、神经科、心血管科、骨科、眼科等的诊疗发展。

影像医学在经济社会的多个领域发挥作用。影像医学既是健康服务行业发展的关键支撑,也是医药产业发展的强劲引擎,更是培养复合型人才的重要手段。发展影像医学学科对建成与社会主义现代化国家相适应的健康中国、科技强国具有至关重要的促进作用。

第二节 影像医学学科的发展规律与发展态势

一、影像医学学科的发展规律

1. 影像医学学科发展的自身需求

影像医学学科是医学的一个分支,建立在生物医学工程学、物理学、化学、数学、计算机等学科的基础上。从不同技术角度划分,影像医学由 CT、MRI、PET、单光子发射计算机断层成像(SPECT)、光学成像、超声成像、脑电图与脑磁图等不同模态的成像技术组成。从完整的技术体系角度,每一种成像技术或多模态技术的组合模式都由成像仪器、成像探针/对比剂和图像获取与处理构成全链条。与之相对应的支撑学科分别为物理学、生物医学工程、化学、数学、计算机等。影像医学内部又有很多分支,如最早以常规放射和 CT 为主的放射学、以 SPECT 和 PET 为主的核医学、以成像对象是分子而命名的分子影像学,以及随着图像大数据的发展而兴起的影像组学等;根据其作用目的又分为影像诊断学、介入放射学等。由此可见,影像医学不仅是由多个基础学科相互促进而形成的交叉学科,而且这些基础学科自身发展也是由多个分支交叉融合推进的。影像医学的发展也推动相关的数学、物理学、化学、信息学、工程学向前沿发展,顺应生物医学的需求,在医学、药学、脑科学等领域形成突破。

2. 经济社会发展对影像医学学科的需求

根据 WHO 发布的《2021 年世界卫生统计》[2],非传染性疾病占全球年度死亡人数的 73.6%,2019 年导致 1500 多万人死亡。WHO 已将医学影像(包括 X 射线成像、超声扫描、CT、MRI、PET、SPECT、多种光学成像技术等)列为心血管疾病和糖尿病筛查和诊断的干预措施之一[3]。根据 WHO 发布的《2020 年世界癌症报告》[4],2018 年全世界约有 960 万人死于癌症,医学影像器械(包括 X 射线成像、超声扫描、荧光成像、CT、MRI 等)也已被列入 WHO 癌症管理重点医疗器械清单。

医学影像在传染病中的应用更为广泛。位于全球十大死因第四位的下呼吸道感染在 2019 年致 259 万人死亡[2];WHO 官网显示,截至 2022 年 2 月,始于 2020 年初的新冠感染大流行已致全球超 4 亿人感染、580 万人死亡。医学影像检查是新冠感染诊断和治疗过程中必不可少的环节[5],显示出了巨大的应用规模和价值。

随着经济社会飞速发展,人民生活水平不断提高,人口老龄化日趋严重,健康体检普及率逐步提高,体检中的重要环节便包含 CT、超声等医学影像手段。美国锡安(ZION)市场研究公司 2019 年发布的报告显示,2018 年全球医学影像市场规模约为 340 亿美元,预计 2025 年将达到 486 亿美元[6]。

二、影像医学学科的发展态势

1. 影像医学学科发展的优势分析

从技术发展趋势来看,所有的成像技术都倾向于往更高分辨率、更高灵敏度、更高对比度、更高信噪比和更高特异性方向发展,成像时间不断缩短,从静态成像向动态成像发展。其应用可以从诊断发展为实时诊断，继而由实时图像引导干预和治疗。分子影像需要借助分子标记技术，因此，开发高特异性、高对比度、低毒、易排泄的分子探针/标记物/显影剂/药物成为影像医学重要的分支方向。在医学图像处理方面，成熟的单模态技术的图像处理需要向标准化的方向发展，如不同参数、不同仪器设备，甚至不同医院所成图像的标准化。图像的标准化是发展人工智能辅助诊断的前提。

从医学总体发展需求来看，器质性病变的形成是疾病发展到一定阶段的产物，其源头可以追溯到基因改变或免疫微环境的改变。因此，从结构、功能成像向代谢、分子成像发展，是实现精准医学的必由之路。从临床诊断需求来看，单一模态的影像技术已经无法满足人们对疾病的认识，临床诊断需要成像更灵敏、定位更准确、功能更全面的影像手段。因此，全尺度、跨层次、多模态成像已成为医学影像的发展趋势，并将为不同器官、不同组织的正常状态和不同疾病的分型分期状态建立相应的诊断"金标准"。"金标准"由不同模态、不同参数的技术指标与获得的图像特征组合而成。多模态图像的融合处理顺势成为紧迫任务。

2. 影像医学学科发展的劣势分析

影像医学的发展需要物理学、数学、化学、信息科学、材料科学等多种学科的高度融合，特别是生物学、医学与工程科学的结合。在我国当前较为单一的学科培养模式下，学科交叉有赖于不同专长、不同学科背景的人的紧密合作；而不同学科背景会形成不同的思维模式，对制约学科发展的问题和瓶颈的理解有偏差，"供"和"需"不能很好对接，影响了影像医学的发展。

3. 影像医学学科发展的机遇分析

随着信息化时代的来临，互联网大数据与人工智能同样适用于医学图像的处理、存储与共享。医学图像分析已广泛应用于肿瘤、脑功能与精神障碍、心脑血管疾病等重大疾病的临床辅助筛查、诊断、分级、治疗决策与引导、疗效评估等方面。深度学习方法可直接从数据样本中隐式地自动学习医学图像特征，构建深度学习模型，在测试新数据时做出正确决策，多用于医学图像的分类与识别、定位与检测、组织器官与病灶分割等方面。数据样本量越大，提取的图像特征越细致，预测模型的准确性就越高。从医疗服务行业需求来看，未来影像医学必然借助信息技术，发展成云影像、远程影像，向数字化、智能化、普及化和示范化的方向迈进。

影像医学的研究直接或间接地受益于各国设立的相关科技计划和基础设施。美国政府 2013 年启动"脑计划"，2015 年启动"精准医学"计划，2016 年启动癌症登月计划等。2004 年美国 NIH 启动"神经科学研究蓝图"计划，2009 年启动"人类连接组计划"，2014 年启动"从大数据到知识"计划，2017 年发布《医学成像研发路线图》[7]，2019 年发布《医学影像中的人工智能基础研究路线图》[8]。2008 年欧盟提出欧洲生物医学影像基础设施（Euro-BioImaging）联合平台计划，以提供覆盖生物学和医学应用的全范围成像技术。这些科技计划和基础设施产生的图像大数据需要进行标准化来实现全球共享，对数据存储和传输提出更高的要求，也为人工智能技术的应用奠定了基础。

新冠疫情发生后，美国国立生物医学影像和生物工程研究所（National Institute of Biomedical Imaging and Bioengineering，NIBIB）迅速资助芝加哥大学成立了医学影像和数据资源中心（The Medical Imaging and Data Resource Center，MIDRC），收集新冠病毒感染相关的医学图像资源，并开发人工智能算法以对图像进行分析，帮助对新冠病毒感染进行相关的检测、诊断、预后和监测。

4. 影像医学学科发展的挑战分析

图像处理经历了从早期的二维图像处理到图像的三维重建与可视化的发展过程，随着层析成像技术的发展，三维图像处理发展迅速。三维活体成像和时间维度的引入，使如何处理和呈现四维图像（视频）成为新的挑战。伴随着成像分辨率的提高和成像视野的扩大，图像处理面临海量数据的传输、存储和处理的难题以及快速处理和实时呈现的需求。范围甚至全尺寸（full scale）的跨层次成像还会带来不同分辨率图像的配准问题。多模态成像带来多模图像融合的需求，催生了一个新生领域——影像组学（radiomics）。人工智能的引入给海量图像的特征提取带来了便利，基于海量医学影像数据的机器学习正在为减轻医生的读片工作量做出贡献，同时也在加速生物医学影像数字化和远程化的发展进程。未来，与虚拟现实、增强现实和混合现实技术的结合将推动可视化结果与研究人员、临床医生、师生的交互，在疾病诊断、手术导航、介入治疗、教学和科普中有广泛的应用前景。

根据社会发展趋势和临床需求，目前属于高端医疗器械的影像设备将有一部分向集成化、小型化、便携化、远程化的方向发展，并逐渐往乡镇等基层甚至家庭普及。这对图像处理和可视化、图像的标准化和分析同样提出了挑战。海量的医学图像在存储和使用过程中也会凸显伦理问题。

第三节 影像医学学科的发展现状与发展布局

一、影像医学学科的发展现状

1. 我国的产出规模和影响力

在 Web of Science 核心数据库中查询发表在"放射学、核医学和医学成像"学科分类中的论文情况。"十二五"期间,我国发表论文总数为 1.2 万余篇,位于美国(6.6 万余篇)和德国(1.8 万余篇)之后;"十三五"期间,我国发表论文总数翻一番,达到 2.5 万余篇,超过德国(2.1 万余篇),排第二位,距离排名第一的美国(8 万余篇)还有很大差距。我国在核素成像和质谱成像领域的专利申请量在世界上排名第一,在光学成像、MRI、超声成像和电镜领域的专利申请量排名第二。据不完全统计,"十二五"期间,每年平均有 3 项医学影像相关成果荣获国家三大科技奖,"十三五"期间获奖成果每年平均 5 项。

2. 国际地位

尽管我国在影像医学领域发表的论文总数与发达国家的差距正在缩小,但高水平论文并不多。2009～2019 年发表在"放射学、核医学和医学成像"学科分类中的高被引论文有 1032 篇,而第一单位为中国的高被引论文仅有 50 篇(2019 年11 月 16 日统计),其中标注了国家自然科学基金资助的有 30 篇。国外有很多高水平论文由临床医生发表,而我国由临床医生发表的高水平论文凤毛麟角。发表在《细胞》《自然》《科学》等顶级学术期刊上的研究论文以发展成像探针、标记方法、药物等内容为主,离临床应用尚有一定距离。

在偏临床应用的影像技术(如 CT、MRI、超声等)领域,我国科学家在图像处理方面具有一定优势;在偏早期诊断、分子成像的光学成像领域,我国科学家在探针/药物/标记开发方面有较多的力量储备,在成像技术方法上也有一些突破。

3. 优势方向

近年来,在科学技术部、国家自然科学基金委员会等部门的大力支持下,我国已经初步形成了从事成像技术与装备、图像与信息处理、医学模型、影像探针等医学影像相关研究的学术和科研队伍,部分成果处于国际领先水平,为进一步提升我国综合实力打下了良好基础。

成像技术方面,我国科学家发明的高清显微光学切片断层成像[9]、高分辨率微型化双光子显微成像[10]、光电同步脑活动检测[11]、超极化氙气人体肺部MRI[12]、全数字小动物PET[13]、超分辨光电融合成像[14]、光学多模态融合分子影像、光电分子影像手术导航、多模态影像(MRI/CT/超声)三维可视化[15]等技术百花齐放。

成像分子探针方面,我国自主研制了用于肿瘤显像诊断的一类放射性药物 ^{99m}Tc-3PRGD2[16],针对乳腺病灶研制出肿瘤血管特异性核素探针 ^{18}F 标记的阿尔法肽Ⅱ[17]。

医学影像应用方面,我国科学家基于磁共振影像绘制出人类脑网络组图谱[18];提出了随机动态因果建模等脑网络分析计算方法[19];发现了精神疾病患者脑局部结构和功能网络的影像学表征[20];研制出系列放射性粒子支架与影像导引计划系统;研发了影像指导下的乳腺癌保乳术后辅助光热治疗技术[21];实现了基于超声剪切波生物组织弹性参数定量成像,解决了肝纤维化与乳腺肿瘤定量分级,形成了临床标准[22];提出了基于跨管腔密度梯度的CT血流储备分数等新技术,解决了冠状动脉狭窄功能评估问题并形成了专家共识[23]等。

我国具有庞大的人口数量优势,可以提供充足的各类疾病受试者来源。如果把这一优势和我们在基础研究中的能力相结合,加强分子探针/造影剂的临床转化和应用,有望取得事半功倍的效果。

4. 薄弱之处或存在问题

我国影像医学发展薄弱之处在于:研究基础弱,源头创新不多,多数研究处于"跟跑"阶段;过分强调论文,发展的技术停留在实验室阶段,不能及时转化成果并将其应用于临床;医工交叉合作程度不够,临床需求与技术研发不能很好对接;在医学影像大数据标准化与数据共享、提供循证证据的临床研究方面的工作尚在起步阶段。

二、影像医学学科的发展布局

为顺应影像医学的发展,建议从以下六个方面开展布局。

1. 医学影像的新原理与新技术

开展不同模态医学影像新原理研究,发展多模态、跨尺度、高通量和智能化医学影像技术,发展诊疗一体化的新型影像探针和药物,建立与单细胞组学技术联用的医学影像方法。重点支持优势方向的新兴成像技术,如介观分辨水平的全脑（器官）组学三维高分辨率结构与功能成像，突破一批"卡脖子"技术，鼓励学科交叉融合，探索发掘下一代成像技术。研发低成本、便携式、易操作的影像设备。针对高发地区重点癌症、脑卒中、冠心病等重大慢性疾病，发展具有自主知识产权的早诊及监测影像技术。

2. 医学图像采集与存储的标准化研究

医学数据作为医学影像的基石，支持标准化医学图像数据采集流程（包括技术、路径、扫描规范化等），使得疾病诊断、治疗方案优化及预后评估有规范化标准数据可循；支持标准化数据存储格式研究，构建符合我国国情的医学影像存档、通信和管理系统。支持开展由大数据云平台的多中心研究，以我国临床应用人群特点和需求特征为导向，针对多种新型医学影像技术的采集方法开展标准化研究，积极研究制定云计算和 5G 通信时代的医学图像数据存储与传输在信息安全性、隐私性与结构化等方面的新标准，有力支撑新医学影像技术的快速推广以及现有医学影像临床大数据的有效整合。

3. 医学影像智能处理与分析

利用智能信息技术实现多模态影像信息的融合分析，将影像数据转换成能反映人体结构和功能的全景图，实现从数据到知识的转化，为临床疾病的诊断、治疗方案设计和评估、预后判断等提供客观定量的依据；建立高质量标准化的大型数据库，基于上述数据建立可稳定泛化的诊疗模型，从而获得精准的个体化诊疗方案。智能诊疗模型，不仅为临床诊疗提供客观依据，而且为医疗智力资源共享提供技术基础，也为新疾病类别的发现提供新途径。

4. 分子与细胞水平的影像诊断

针对疾病临床诊疗需求，发展分子与细胞水平的影像检测技术，利用人工智能技术和临床大数据，挖掘蕴含在医学影像中的高维量化信息，对疾病演进过程的关键分子细胞进行甄别，建立宏观-介观-微观不同尺度的关联关系，实现疾病演进与诊疗的分子细胞功能定量化和可视化分析，可辅助疾病的个体化精准诊断和治疗。具体临床切入点如下：如何构建融合影像、病理和多组学信息的分子细胞水平的精准化诊断方法，探索人工智能辅助疾病诊疗的新模式；如何从分子细胞水平量化术前影像逼近病理，辅助医生疗效评估和选择因人而异的治疗方案。

5. 影像引导的精准诊疗

利用现代医学影像技术，通过对疾病进行智能化、可视化和定量化介入精准诊疗的理论和方法研究，实现对肿瘤分子信息对应下的功能与分型以及重大脑疾病精准诊疗的临床影像诊断和评估。利用超声、MRI、CT、PET、声光等多模态影像融合技术，突破在内脏等柔性器官（以及呼吸、运动等情形）中的精准跟踪技术难关，提高多模态融合影像分割重建配准的精度和速度。利用多模影像和介入治疗的大数据，建立覆盖肿瘤消融、栓塞等微创治疗从术前规划、术中操作到术后评估全程的智能、规范的评估体系和肿瘤复发的预测模型，从挖掘影像特征和超微血流信息映射细胞分子功能信息，研究肿瘤介入治疗后微环境的变化规律，并开发多功能成像探针/药物靶向增敏肿瘤等介入治疗新方法；建立多模态跨尺度的脑网络组图谱，结合人工智能算法进行脑疾病智慧诊疗，最终将通过脑部检测与治疗、立体定位导航机器人等创新医疗器械进行脑疾病干预，指导精准化、个体化治疗方案的确立和实施。

6. 医学影像的临床转化与验证

针对恶性肿瘤、精神疾病、神经系统疾病、心血管疾病等重大疾病，涵盖探针、设备、信号处理及影像诊断等多个领域，开展临床转化与验证，将研究成果应用于临床，实现服务于患者的终极目标。

第四节　影像医学学科的发展目标及其实现途径

"十四五"期间，我国影像医学学科的发展目标是：突破一批"卡脖子"技术，研制若干具有国际领先水平的医学成像设备、软件和显像剂/造影剂，突出数字化与智能化，构建符合我国国情和医学信息技术发展趋势的新一代医学影像存档、通信和管理技术体系与标准，构建中国人群的医学影像数据共享平台，探索构建重大疾病分型分级的各模态影像"金标准"，形成10～15个具有国际影响力的学科创新群体。

为实现上述战略目标，需要从以下几方面落实切实可行的实现途径。

1. 加强顶层设计，完善学科发展布局

通过超前谋划和布局重大任务，优化配置各类资源，重视学科交叉，以关键核心技术的突破和集成创新为抓手，培育创新团队，促进影像学科的全面发展。

2. 强化优势领域，扶持薄弱领域

对术中精准导航与监控、分子影像新方法新技术、跨模态多尺度和异构医学图像融合、医学图像时空多维度交互可视化、高分辨三维解剖成像、重大脑疾病的神经精神影像研究、重大心脑血管疾病影像学等优势领域，通过持续资助和支持，不断取得新的突破，扩大应用范围和影响力，提升我国影像医学领域的国际话语权。对影像设备关键核心部件研发、分子探针的临床转化等薄弱领域，加强基础条件和人才梯队建设，为快速补齐短板夯实基础。

3. 突出学科交叉驱动的源头创新

有效利用重大项目和重大研究计划等资助工具，探索基础科学中心等资助机制，重视与数学、物理学、化学、信息科学、材料科学等学科的交叉，激发源头创新活力，重视影像导航的手术机器人、影像-病理-多组学融合等方向，力争为重大疾病的诊断、治疗和预防等提供变革性解决方案。

4. 重视成果转化，完善学术评价机制

遵循影像医学学科发展规律，弘扬工匠精神，重视成果转化，提升研究成果的学术价值，完善社会效益评价机制，在多模态数字诊疗装备、基于大数据的人工智能诊疗体系、临床分子影像检测技术等方向，支持3～5个"全链条"创新研究基地，促进医产学研融合发展。

5. 加强国际合作与交流

在生物电磁成像、跨模态多尺度脑图谱的绘制、多分子事件并行检测的高通量高灵敏成像等前沿方向，与欧美等发达国家开展深层次的合作与交流，力争在数据和诊断标准方面实现突破。

第五节　影像医学学科优先发展领域及重要的交叉研究领域

一、优先发展领域

1. 医学影像中"卡脖子"的核心关键科学技术问题

根据国家战略需求，我国需要拥有影像技术全链条的自主知识产权，当前应

优先支持医学影像新原理新技术新方法研究，并集中力量，优先解决"卡脖子"的核心关键科学技术问题。这些技术包括临床常用的 X 射线、CT、超声、磁共振、PET/SPECT、内窥镜、脑电/脑磁成像等。研究方向包括：针对不同疾病，利用不同模态影像技术获取结构、功能、分子信息；进一步提高时间和空间分辨率，提高检测灵敏度；发展某一模态或多模态整合的影像技术的整套检测方案，包含系统、探针和图像处理平台。

2. 核医学诊断与治疗

核医学分子影像是精准医学的重要组成部分，在疾病特别是肿瘤的早期诊断、分期、预后评价、个体化治疗及疗效监测等方面发挥着不可替代的作用。2021年 6 月，国家八部委联合发布《医用同位素中长期发展规划（2021—2035 年）》，强调核医学分子影像精准诊疗技术的创新发展及应用。研制原创的放射性药物，加快其在临床的转化和应用，提高肿瘤等重大疾病的早期诊断率及治疗的有效率。

3. 磁纳米粒子成像

医学断层成像经历了 CT、磁共振、PET/SPECT 等成像技术的发展和广泛应用后，其成像性能已经越来越难以满足日益复杂的临床需求，是临床精准医学发展的瓶颈之一。磁纳米粒子成像是下一代医学断层成像技术，具有大视野、高灵敏度、高分辨率、无辐射等理论性能优势，且国内外几乎同时起步发展。磁纳米粒子成像的新型分子探针、图像重建方法、成像仪器设备和临床转化应用是该领域的重要研究方向。

二、重要的交叉研究领域

1. 与信息学科、管理学科交叉，建立临床影像数据的相关标准

为实现医学影像数据的收集、注释、存档的标准化，应基于我国人口健康数据，在同一影像模式、不同设备间建立并推广统一的影像数据标准。研究方向包括：制定标准流程（包括数据采集标准、图像数据注释及模板、图像归一化处理标准、数据存档标准等）；建立基础设施或数据节点，具备影像大数据的存储、查询功能，所有数据上传到节点需要经过统一标准的数据核验，以确保数据的真实性、完整性和正确性；确保隐私性及不触犯伦理问题。

2. 基于标准化的影像大数据，应用人工智能方法，建立诊断"金标准"

基于我国健康和疾病人群的标准化处理后的影像大数据，发展人工智能技术

来辅助临床诊断，在大型影像临床队列、前瞻性多中心临床研究体系基础上，建立基于影像大数据的临床诊断"金标准"并在我国医院推广应用。研究方向包括：利用人工智能技术来分析、处理临床获得的标准化处理后的影像大数据，结合疾病特征挖掘图像共性特征，建立诊断"金标准"；发展不同模式影像数据的整合诊断方法；建立自动化、智能化的云端诊断平台，使常规影像诊断不再受制于医院水平和医生水平。

3. 与医学其他分支交叉，发展影像导航技术及介入治疗技术

在外科手术中应用内窥镜，结合激光散斑、质谱、超声、光声、磁共振等技术进行导航，利用人工智能方法对实时影像进行在线处理，能够提高手术精准度，缩短手术时间。研究方向包括：推进内窥镜、激光散斑、质谱、超声、光声、磁共振等技术的小型化和易用性；针对不同手术部位，发展不同类型的探头和对比剂；发展图像实时处理及显示技术，使其适用于外科手术导航和介入治疗。

4. 与生物学、医学其他分支交叉，发展影像-病理-组学等多模态融合分析方法

人工智能在影像分析领域已经有了突出的研究进展，但目前的瓶颈问题是仅用影像信息难以全面刻画疾病的发生和发展过程，亟须融合多层次的信息，实现更精准的诊疗。病理图像、多组学等数据从微观层面反映疾病的深层信息，可为宏观影像数据提供有效的补充。围绕临床面临的诊疗难题，研发融合多模态影像、病理、多组学等数据的智能分析新方法，并推进其在临床诊疗上的应用突破，是重要的研究方向。

5. 与神经科学交叉，进行跨模态多尺度脑图谱绘制及应用

不同模态和尺度的脑影像是对脑物理化学属性的测量，脑图谱是这些测量的全景式表征。所以，脑图谱是影像医学的重要前沿，是脑科学与类脑智能研究、脑疾病诊疗的基础。研究方向包括：跨模态脑图谱数据融合、多尺度脑图谱信息集成、跨物种脑图谱比较、脑网络组图谱约束的数字孪生脑模型、脑图谱启发的类脑智能、脑图谱引导的脑疾病精准诊疗。

6. 与神经精神疾病分支学科交叉，实现脑部多核超灵敏MRI

MRI是研究脑科学（脑连接图谱、类脑智能研究等）和脑疾病（脑血管病、脑肿瘤、癫痫、神经退行性疾病等）的重要影像医学技术。通过物理学、信息学、生物医学工程等跨学科交叉创新，发展多核、超极化、超高场的MRI前沿技术，

结合超低温探头、人工智能的快速采样与重建策略，实现活体原位超高时空分辨的超灵敏 MRI，开展高精度解析脑结构与功能网络、阐明脑疾病发生发展机制的研究。

主要参考文献

[1] 骆清铭, 周欣, 叶朝辉. 生物医学影像学科发展现状和展望. 中国科学（生命科学）, 2020, 50(11): 1158-1175.

[2] World Health Organization. World Health Statistics 2021: Monitoring Health for the SDGs, Sustainable Development Goals. Geneva: World Health Organization, 2021.

[3] World Health Organization . WHO List of Priority Medical Devices for Management of Cardiovascular Diseases and Diabetes. Geneva: World Health Organization, 2021.

[4] World Health Organization. WHO List of Priority Medical Devices for Cancer Management. Geneva: World Health Organization, 2017.

[5] Sotoudeh H, Gity M. The role of medical imaging in COVID-19//Rezaei N. Coronavirus Disease-COVID-19. Switzerland: Springer Cham, 2021, 413-434.

[6] Zion Market Research. Medical Imaging Market by Product (Nuclear Imaging Equipment, Computed Tomography Scanners, X-ray Devices, Ultrasound Systems, Digital Imaging, and Magnetic Resonance Imaging) and by Application (Diagnostics Center, Community Health Services, Hospitals, Research Institutes, Clinics, and Others): Global Industry Perspective, Comprehensive Analysis, and Forecast, 2018-2025. https://www.zionmarketresearch.com/sample/medical-imaging-market [2022-11-14].

[7] Roadmap for Medical Imaging Research and Development. A Report by the Interagency Working Group on Medical Imaging Committee On Science, National Science and Technology Council, 2017.

[8] Langlotz C P, Allen B, Erickson B J, et al. A roadmap for foundational research on artificial intelligence in medical imaging: from the 2018 NIH/RSNA/ACR/The Academy Workshop. Radiology, 2019, 291(3): 781-791.

[9] Zhong Q Y, Li A N, Jin R, et al. High-definition imaging using line-illumination modulation microscopy. Nature Methods, 2021, 18(3): 309-315.

[10] Zong W J, Wu R L, Li M L, et al. Fast high-resolution miniature two-photon microscopy for brain imaging in freely behaving mice. Nature Methods, 2017, 14: 713-719.

[11] Jiang T, Zuo N, Zhang X, et al. Inventors. Institute of Automation Chinese Academy of Sciences, Assignee. Method for Storing Data of Photoelectrically Synchronous Brain Activity Recording.

US 20170290524 A1, PCT/CN2014/086904, 2019.

[12] Li H D, Zhao X D, Wang Y J, et al. Damaged lung gas exchange function of discharged COVID-19 patients detected by hyperpolarized [129]Xe MRI. Science Advances, 2021, 7(1): eabc8180.

[13] Gao M, Chen H H, Chen F H, et al., First results from all-digital PET dual heads for in-beam beam-on proton therapy monitoring. IEEE Transactions on Radiation and Plasma Medical Sciences, 2021, 5(6): 775-782.

[14] Liu B, Xue Y, Zhao W H, et al. Three-dimensional super-resolution protein localization correlated with vitrified cellular context. Scientific Reports, 2015, 5: 13017.

[15] Li X, Yu J E, Liang P, et al. Combination therapy of three-dimensional (3D) visualisation operative treatment planning system and us-guided percutaneous microwave ablation in larger renal cell carcinomas ($d \geqslant 4$ cm): preliminary results. International Journal of Hyperthermia, 2017, 33: 271-277.

[16] Langsteger W, Beheshti M. Highlights of the 25th Anniversary EANM Congress Milan 2012: nuclear medicine and molecular imaging at its best. European Journal of Nuclear Medicine and Molecular Imaging, 2013, 40: 1438-1461.

[17] Wu J A, Wang S H, Zhang X Z, et al. ^{18}F-Alfatide Ⅱ PET/CT for identification of breast cancer: a preliminary clinical study. Journal of Nuclear Medicine, 2018, 59: 1809-1816.

[18] Li A, Zalesky A, Yue W H, et al. A neuroimaging biomarker for striatal dysfunction in schizophrenia. Nature Medicine, 2020, 26: 558-565.

[19] Zeng L L, Shen H, Liu L, et al. Identifying major depression using whole-brain functional connectivity: a multivariate pattern analysis. Brain, 2012, 135: 1498-1507.

[20] Hardy K. A picture of sadness-spotting depression with imaging. Radiology Today, 2020, 21: 14-16.

[21] Wang S J, Ma X Q, Hong X H, et al. Adjuvant photothermal therapy inhibits local recurrences after breast-conserving surgery with little skin damage. ACS Nano, 2018, 12: 662-670.

[22] Xiao Y, Yu Y, Niu L, et al. Quantitative evaluation of peripheral tissue elasticity for ultrasound-detected breast lesions. Clinical Radiology, 2016, 71: 896-904.

[23] Tang C X, Liu C Y, Lu M J, et al. CT FFR for ischemia-specific CAD with a new computational fluid dynamics algorithm: a chinese multicenter study. JACC Cardiovasc Imaging, 2020, 13(4): 980-990.

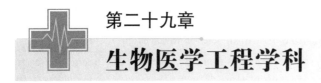

第二十九章

生物医学工程学科

第一节　生物医学工程学科的战略地位

一、生物医学工程学科的定义、特点及资助范围

生物医学工程以预防、诊断和治疗疾病，促进患者康复，增进人类健康为目的，创造了从分子到器官的新理念，提出了生物技术、生物材料、人工器官和医疗器械等创新方法。生物医学工程把人和医疗器械看成一个整体系统，强调两者间的相互协调与依存作用，进而采用系统工程的观念，强调临床解决方案的系统性以研究发展所需要的医疗器械。自 20 世纪 90 年代以来，生物医学工程逐渐成为现代医疗器械生产技术创新和进步的主要动力并推动转化医学的发展。

生物医学工程科学是多种工程学科与医学和生物学相互交叉与渗透中产生的新学科中最突出的代表。随着生物学相关知识和数据的快速积累，工程科学和物理科学已深入生物医学领域的各个方面。几乎每一个工程科学的分支学科都可以在生物医学领域找到其感兴趣且可发挥其所长的研究内容。生物医学工程学科呈现出相互交叉、走向有机融合的特点，逐步具备了从不同学科角度提出和解决生命科学和医学领域的重要科学问题和关键技术的能力，并在此基础上孕育了生物材料学、组织工程学、再生医学、介入医学、生物力学、纳米医学等新的学科分支。

国家自然科学基金生物医学工程学科的资助范围包括与疾病诊断、治疗相关的医学工程，以及与再生医学相关的基础研究。

二、生物医学工程学科的重要性

作为一门独立学科，生物医学工程的出现只有几十年，但在这几十年中，生物医学工程学科得到了长足的发展，在保障人类健康和推进疾病的预防、诊断、治疗等方面起到重要的作用。各国对生物医学工程的学科发展也十分重视。早在1987年，美国国家研究委员会发表了《美国生物工程系统研究》，专门报告选择了11个领域作为当前生物工程研究的重点领域，其中8个领域均属于生物医学工程。生物医学工程是医疗产业的重要基础和动力，与医疗器械和医药工业的研究和应用有着直接的联系。我国于2015年发布的"制造强国战略"将引导中国由制造业大国向制造业强国转变，在生物医学工程领域，提出要"提高医疗器械的创新能力和产业化水平，重点发展影像设备、医用机器人等高性能诊疗设备，全降解血管支架等高值医用耗材，可穿戴、远程诊疗等移动医疗产品。实现生物3D打印、诱导多能干细胞等新技术的突破和应用"。

综上所述，生物医学工程是21世纪最具有潜在发展优势的领先科技之一，已成为生命科学的重要支柱。生物医学工程学对医学和生物学的进步、医疗产业的发展有重要意义，对人类的健康、生活和国民经济的发展至关重要，具有十分重要的战略地位。

第二节　生物医学工程学科的发展规律与发展态势

一、生物医学工程学科的发展规律

生物医学工程是一个新兴的多学科交叉领域，其内涵是将工程科学与生命科学的原理和方法相结合以认识生命的规律并用以维持、改善、促进人体的健康。各种疾病威胁着人类健康，发展有效的诊断、治疗、康复的方法、技术和装置成为医学进步的急需。以定性观察、现象归纳为方法学特征的生命科学和医学本身不能完全解决这些问题，需要与以定量观测、系统分析为方法学特征的工程科学相结合并综合运用各种高新技术，这也是生物医学工程的产生、发展原因[1]。因此，生物医学工程具有以下发展规律。

1. 多学科的交叉融合

生物医学工程已经深入生命科学、医学、工程学各个领域并不断地交叉融合，从生命现象的发现到生物学过程的定量化，从蛋白质组学数据分析到新药研发，生物医学工程在改变生命科学、医学和工程学的同时，也预示着生命科学发展、医学变革和工程技术进步的方向。在未来发展中，将保障人类健康作为主要整合发展原则，将医学、生命科学、环境科学、工程学、心理学等学科有效地融合，通过多学科之间的合作来进一步促进医学的发展和进步，进而促进我国生物医学工程领域实现真正发展。

2. 以产业化作为驱动力

产业化驱动也是生物医学工程发展的推动力。目前，医学仪器和医学成像技术具有良好的应用和发展前景，是目前生物医学工程学科的重点发展方向。更先进的医学仪器和医学成像设备在有力推动医疗产业发展的同时，也不断推动着生物医学工程技术的革新。此外，生物材料相关的医疗器械产业作为生物医学工程产业的重要组成部分，也是 21 世纪高速发展的产业之一，驱动了生物材料的研究创新。

二、生物医学工程学科的发展态势

随着生物医学工程学科的发展，美国、日本和西欧国家等先后成立了生物医学工程学术组织，国际医学与生物工程联合会（IFMBE）于 1959 年在法国巴黎成立。1979 年中国成立了国家科学技术委员会生物医学工程学科组，中国医学科学院院长黄家驷教授为组长，并于 1980 年成立了中国生物医学工程学会，该学会于 1986 年正式加入 IFMBE。当前，生物医学工程学科的研究主要包括生物材料、组织工程、生物力学、纳米医学、智能植入式生物电子器件等分支，其主要发展可概括如下。

1. 生物材料

生物材料是一类用于对生物体进行诊断、治疗、修复或替换其病损组织、器官或增进其功能而不对生物体产生不良影响的材料。近年来，材料设计、机械加工、纳米科学、医学等相关领域的新技术带动了生物材料研究的发展。生物材料的研究范畴更为宽泛和深入，基本上覆盖了所有人工器官的范畴。其中植入生物材料的研究更加关注材料的生物活性及其与周围组织的结合；药物控释系统在肿瘤靶向治疗、基因治疗等方面的应用获得了巨大成功；生物识别器件的新技术给生物传感器的研究和应用带来了变化；纳米生物材料与药物控释系统、生物传感器及植入生物材料的密切结合，极大地促进了相关生物材料的研究发展；多功能生物活性材料及微流控芯片也给生物医学工程的发展带来了重要的变革。

生物材料的发展经历了从惰性生物材料到生物相容性材料再到生物活性材料的发展过程。惰性生物材料关注材料与组织细胞无相互作用，生物相容性材料关注改善材料与组织细胞的相容性。2002 年 Hench 教授提出了第三代生物材料的概念，即生物活性材料。生物活性材料兼具生物相容性、生物可降解性和生物活性，可以指导或激发正常的细胞生理活动，调节组织再生并重建过程中的细胞行为，从而实现主动的组织修复和重建[2,3]。在生物活性材料的设计思路上，传统的设计思路多集中在材料领域，较少地考虑材料与生物体的相互作用。生物体内部和环境间进行着复杂的物质、能量传输和转换，组织修复涉及多种生命物质及组织和细胞共同作用的复杂过程，因此生物活性材料的研究需要从单因素的活性化转向多因素的协同作用[4]。深入探索生物材料在不同空间尺度和不同时间段与生物活性分子、细胞、组织的动态多重相互作用非常重要。此外，针对目前临床面临的治疗难题，生物材料研究的另一发展趋势是多功能化，同时具有多种治疗功能的生物活性材料越来越受到关注。

2. 组织工程

组织工程是指在正确认识正常及病理状态下组织结构与功能关系的基础上，应用生命科学与工程的原理与技术开发适用于修复和促进人体各种组织或器官损伤后的功能和形态恢复的生物替代物。组织工程涉及基础科学和临床科学的各个领域，是生命科学与材料科学研究紧密结合的产物。应用组织工程技术构建组织工程化组织及人工器官主要经历了三个发展阶段[5]。

（1）组织工程化构建的初步探索阶段（20 世纪 80 年代末至 90 年代初），如 Vacanti 等将分离的软骨细胞接种于可降解支架，构建透明软骨，证明应用组织工程技术能够形成具有一定结构和形态的组织[6]。

（2）组织工程化构建的发展阶段（90 年代中期至今），主要在免疫功能缺陷的裸鼠体内构建组织工程化组织，如在裸鼠体内构建具有皮肤覆盖的人耳廓形态软骨，但是裸鼠体内组织工程学的研究不能全面反映机体与细胞、生物材料及组织工程化组织之间的相互作用。

（3）组织工程的研究成果向临床应用转化阶段，在具有完全免疫功能的哺乳动物体内构建组织工程化组织，重建组织功能，这是组织工程学发展亟待解决的问题。

3. 生物力学

生物力学是研究生物与力学有关问题的科学，即运用力学原理、理论和方法深化对生物学和医学问题的定量认识，从而理解生命体的运动与变化规律，量化生命介质的结构-功能关系[7]。生物体的一个重要特征是时时处于运动和变化之中，而阐明力学环境对此过程的影响是生物力学研究的基本目标。目前生物力学的研究内容已经由传统的组织/器官水平的力学描述向细胞/分子水平的力学-生物学耦合研究深化，并发展出大量独特的实验技术和模拟方法。在基础研究层面，生物力学在 DNA 和蛋白质的力学行为、分子马达动力学机制、受体-配体相互作用、细胞力学行为、细胞与基质或细胞间相互作用等诸多方面取得了重要进展；在应用研究层面，组织工程与再生医学、临床医学与康复工程的生物力学研究也在不断深入[8]。目前，生物力学在力学环境对生物体的耦合效应方面已积累了大量知识和数据，迫切需要定量化、模型化的研究对其进行总结、归纳和提炼，进而为学科的持续发展奠定坚实的研究基础[9]。

4. 纳米医学

纳米医学是将纳米科学技术的原理与方法应用于医学，其研究范畴主要包括两个方面：①应用纳米技术发展更加灵敏和快速的医学诊断技术以及更加有效的治疗方法；②利用纳米技术在更微观的层面上理解生命活动的过程和机理。在诊断和治疗方向，纳米医学主要涉及纳米药物技术、纳米生物材料、纳米诊断和纳米影像试剂等；在理解生命过程方向，纳米医学主要涉及原子力显微镜、隧道扫描显微镜、纳米光镊技术等纳米力学和光学技术，能够帮助研究人员在分子或原子水平阐述生命过程[10]。纳米医学的内在发展驱动力主要源于临床疾病治疗的需求，同时与药学、生物学和工程技术等学科的发展相辅相成、相互促进[11]。

5. 智能植入式生物电子器件

智能植入式生物电子器件在生物医疗领域中发挥着越来越重要的作用，并向着功能更多、性能更优、体积更小、生物相容性更好的方向发展。现在已有大量智能植入式生物电子器件应用到临床治疗中，常见的有心脏起搏器、植入式血糖测量仪、人工耳蜗等。智能植入式生物电子器件可对植入部位实施声、电、光、化学等刺激，或是用于采集相应部位生物体产生的温度、应变、电位、血压等信息，呈现出智能化和综合化的趋势[12]。特别是现代无线通信技术和计算机网络技术的发展将有可能使目前的医疗模式发生巨大的变化，各种人体生理和生化信息的实时检测型芯片，作为人体重要健康信息的传感单元，正在与现代信息技术相结合，将为人类提供无处不在的实时医疗服务。

第三节　生物医学工程学科的发展现状与发展布局

一、生物医学工程学科的发展现状

我国生物医学工程源于 20 世纪 70 年代，经过半个世纪的快速发展，在研究方向、人才队伍和学术成果等方面呈现出欣欣向荣的发展形势，在生物材料、组织工程、生物力学、纳米医学、智能植入式生物电子器件等领域取得重要进展。

1. 生物材料

我国生物材料学科发展迅速。2012 年 6 月，四年一次的世界生物材料大会第九次大会在成都举行。2016 年，四川大学的张兴栋院士被选为国际生物材料学会联合会主席，标志着我国生物材料学科的发展得到了国际认可。从生物材料的研究队伍来看，四川大学拥有国家生物材料研究工程中心，浙江大学、武汉大学、南开大学、东南大学、清华大学、华南理工大学等一批院校在生物材料方向建立了省部级重点实验室和研究中心，具有稳定的研究队伍。研发工作已从分散状态逐步集中于学科和产业发展的前沿方向，并取得了许多原创性结果。

目前我国在新型硬组织植入材料方向的研究已基本接近国际先进水平，在组织诱导性生物材料、仿生矿化、生物活性骨水泥及医用金属材料表面改性等方面，我国一些创新性的工作已经受到国际瞩目。在成果转化方面，我国与欧美国家相比还存在较大差距。不过，近年来国内生物材料医疗器械企业呈快速发展势头，已经涌现出一些有活力的生物材料上市公司，与国际医疗器械企业的差距正在缩小[13]。

2. 组织工程

从 20 世纪 90 年代开始，我国组织工程学科进入快速发展的阶段，主要通过973 计划、863 计划、国家自然科学基金等项目对组织工程学科的基础研究和产品开发进行资助。2016 年，科学技术部设立了"生物医用材料研发与组织器官修复替代"重点专项。经过几十年的努力，我国组织工程的学科取得了重要研究成果，并逐渐形成了以组织器官构建和临床实际应用为特色的中国组织工程学科的发展道路。目前，我国组织工程领域学术规模已处于国际领先水平，并且已涌现了一批优秀的学术机构和学术带头人，在骨和软骨、神经、肝脏、皮肤、心脏以及眼科等领域具有竞争力。

3. 生物力学

20世纪70年代末，在冯元桢先生的大力推动下，我国开始了现代生物力学的研究。几十年来，我国建成了生物力学研究基地（武汉、重庆、北京等），并逐步在相关大学、科研机构建立了生物力学研究团队。目前，生物力学研究关注于人体组织-细胞在生长、维持、适应过程中组织与细胞对力学环境的主动响应，特别是以骨骼-肌肉生物力学、血流动力学、生物流变学为代表的研究与人类健康问题密切结合。目前，生物力学的研究在明确力学因素在人类健康和疾病发生发展中的作用的同时，致力于发展相关的新技术和新方法，紧密联系临床诊治、医疗器械优化设计与评测。我国在骨骼-肌肉生物力学、血流动力学、临床诊断、治疗、康复等领域的交叉融合研究有了大幅度的发展。我国生物力学研究总体水平已步入国际先进行列，但原创性、引领性、概念性的技术和方法较少。在与重大疾病及组织再生相关的生物力学问题、生物力学在医疗器械优化设计和性能评测方面的应用、生物力学推进人体损伤机理与防护技术发展等方面需要进一步加大研究力度。

4. 纳米医学

我国纳米医学研究起步时间较早，特别是在纳米药物技术、纳米生物材料、纳米诊断和纳米影像试剂等领域具有很好的研究基础。目前，我国纳米医学的发展相对集中于纳米生物效应、纳米生物材料、纳米检测和纳米药物学等前沿方向。尽管目前我国纳米医学已经形成一定的产业，但是相比于在该领域的投入，其在临床和商业上的产出却十分有限，主要受制于以下几个方面的制约：①可控和可再生的纳米颗粒合成方法的研究；②完备的临床评价和监测系统的建立；③良好的生产管理规范、实验室到工厂的过渡，以及随后的商业化生产和安全性评价等多方面因素。

5. 智能植入式生物电子器件

生物电子学和生物信息学的不断深入发展、大规模计算技术的成熟，以及集成电路技术的发展使得植入式电子器件开始应用于临床实践。越来越多的智能植入式生物电子器件被用来代替或辅助人体的组织和器官功能[14]。医学机器人和脑-机接口在康复医疗中的应用是近年来该研究的热点方向，为精准和安全的诊疗起到了推动作用。开发微小型且与生物相容的植入式驱动器、植入式传感器或植入式机器人，实现自主或半自主地对人体及各功能脏器进行智能化辅助、诊断与治疗是发展趋势[15]。基于医疗研究目的的植入式脑-机交互技术对精准度要求高，需植入脑部皮肤，是研究热点，目前仍在人体实验阶段，荷兰、美国在此研究领域较为领先。目前国内无创脑-机接口研究在脑-机编解码关键技术、脑-机接口系统与应用方面有较好的基础。但是，脑-机接口前端传感技术的研发投入大、周期长，而国内团队底子薄，因此一直没有得到有力发展。

二、生物医学工程学科的发展布局

1. 生物材料

未来，我国生物材料的发展需要从以下几个方向布局：①发展生物材料新的制备方法。生物材料的应用及其功能在很大程度上由材料的组成和结构所决定，创新制备技术有可能获得新特性的材料，发现新的功能。②侧重生物材料的生物学功能研究。阐明生物材料的结构、物理化学特性等与生物体间的相互作用关系，是指导新材料的开发、筛选和应用的关键。③多功能生物材料的研究。针对再生医学和疾病治疗面临的挑战与临床问题，多功能生物材料有可能提供新的解决方案，已成为生物材料研究的主要创新方向[16]。

2. 组织工程

在基础研究方面，尽管目前组织构建已经在修复简单组织缺损方面取得了进展，但是许多制约组织工程应用与发展的基本科学问题还没有阐明，包括细胞与支架材料相互作用机制、组织构建微环境的调控、复杂组织和器官构建中多细胞多组织特性所产生的科学问题。近年来，利用组织工程技术在体外构建三维组织或微器官，用于组织再生和药物筛选，是学科发展的一个热点方向。

3. 生物力学

我国当前生物力学研究涵盖了宏观和微观生物力学领域的主要前沿方向，同时宏观-微观生物力学结合领域等也得到了长足的发展。目前，我国生物力学发展需要在以下几个方向布局：①宏观生物力学研究需要进一步加强。在基础研究层面，通过理论计算进行器官—组织—细胞—分子从宏观到微观跨尺度的分析研究，实现对人体组织和器官的整体性能的系统描述和对各种组织的精细研究。在应用层面，需要进一步从临床实际出发，开展理论与实验研究。②生物力学新技术和新方法有待于进一步积累。

4. 纳米医学

根据纳米医学国际研究趋势及目前国内的研究现状，为了能够更好地促进本学科的快速、健康发展，应对本学科进行如下布局：①发展高灵敏度、高特异性的纳米检测和纳米影像技术，②构建高精准靶向药物递送系统，实现对恶性肿瘤等重大疾病的有效治疗，③开发新型纳米生物材料，促进组织修复再生，并研究其生物学调控机制，④新型纳米体系的构建及其生物安全性评价。

5. 智能植入式生物电子器件

因其在诊断和治疗中具有突出作用，智能植入式生物电子器件的研发受到高度重视，各种新颖的植入式器件层出不穷，但是真正成熟的产品不多，因此推动我国智能植入式生物器件产业的发展至关重要。目前，国际上对植入式医疗机器人的研究刚刚起步，国内的研究也仅仅在某个单一领域逐步探索与发展，因此加强我国植入式医疗机器人产业的布局尤为重要。由于植入式医疗机器人区别于一般机器人的作业长期性和植入环境特殊性，其在智能材料及其制备、系统集成与封装、长期可靠性等方面需加大研究投入。

第四节　生物医学工程学科的发展目标及其实现途径

生物医学工程以"医工深度融合，实现交叉创新，取得重大突破"为总目标。未来5～10年，我国生物医学工程发展目标为在生物材料、组织工程、生物力学、纳米医学和智能植入式生物电子器件等方面建立定量、可控、系统、整合的研究方法和手段，发展适应于不同生物学过程和医疗目的的新型技术、新型生物材料、新型仪器部件、仪器和装置，全面提升我国生物医学和临床医学研究水平。开展深层次的、实质性的国际交流与合作，应提供更加灵活多样的模式，从而促进我国生物医学工程学科发展。为了实现上述目标，需要明确学科发展的前沿和我们的优势方向与薄弱方向，在继续加强优势方向的同时，重点补齐短板，扶持薄弱方向，促进前沿方向。

1. 生物材料

需要继续加强的优势方向：在分子水平和动态过程中认识生物材料表面与组织（细胞）相互作用的分子生物学机制以及生物材料与机体免疫系统的作用规律和机制。

需要扶持的薄弱方向：心血管生物材料与血液及相邻组织、细胞、生物分子相互作用的表面与界面行为的基础研究。

需要促进的前沿方向：兼具治疗及再生的多功能生物材料及微流控芯片技术。

2. 组织工程

需要继续加强的优势方向：体内组织构建。

需要扶持的薄弱方向：组织工程产品的安全性评估、标准化的建立及产品保存技术。

需要促进的前沿方向：复杂器官的重建。

3. 生物力学

需要继续加强的优势方向：从基因—蛋白质—细胞—组织—器官等不同尺度上探讨"应力-生长"关系，研究生命体的力学信号感受和响应机制。

需要扶持的薄弱方向：空间生物力学及动植物生长发育和代谢过程中生物力学问题。

需要促进的前沿方向：人类健康与重大疾病的生物力学基础问题研究。

4. 纳米医学

需要继续加强的优势方向：纳米集成检测平台；纳米生物材料引导组织再生和界面融合。

需要扶持的薄弱方向：构建智能化纳米药物体系；植入性治疗和检测纳米器件；纳米集成的新型智能设备用于细胞/组织的人工控制。

需要促进的前沿方向：可穿戴纳米医学设备；超灵敏纳米标记与检测技术；个性化纳米药物体系的构建。

5. 智能植入式生物电子器件

需要继续加强的优势方向：自驱动植入式能源收集器件。

需要扶持的薄弱方向：植入式人工假肢系统、心脏辅助系统及人工耳蜗辅助植入机器人系统。

需要促进的前沿方向：脑-机接口。

第五节　生物医学工程学科优先发展领域及重要的交叉研究领域

一、优先发展领域

1. 生物材料的生物学效应研究及多功能生物活性材料的开发

阐明生物材料与人体的相互作用是设计有临床应用价值的高性能生物材料的关键，兼具抗感染、肿瘤及疾病治疗的多功能生物材料的设计则有望解决再生医学和组织工程的关键应用问题，需要解决的问题包括以下几方面。

（1）阐明生物材料特征参数对细胞及其免疫系统的调控作用。

（2）基于材料生物学效应的材料设计及加工制造。

（3）基于材料功能化单元的多功能生物材料设计与制造。

2. 用于疾病诊断和治疗的纳米生物材料

疾病的快速诊断与治疗是公共卫生和临床医学的重要内容。与传统生化检测方法相比，生物传感器具有实时在线、自动化程度高、现场分析、快速检测的优势。同时，疾病的诊治与药物分子的体内输送系统密切相关，应发展兼具分子诊断的多功能药物输送系统，特别是环境响应性载体材料。诊疗一体化是未来发展的重要趋势。其中，需要解决以下几个关键问题。

（1）疾病检测过程中特征标志物及其敏感分子的筛选。

（2）纳米生物材料与生物体系的相互作用机制，包括对正常细胞及疾病相关细胞的调控作用以及在体内的代谢途径。

（3）纳米材料的功能化，以提高药物输送的效率、靶向性和细胞选择性，提高重大疾病的诊断准确性和治疗的有效性。

3. 基于纳米材料的分子影像和重大疾病的关键医学影像技术

分子影像是利用目前已有的医学影像技术，在分子细胞水平上对生命体内部生理和病理变化过程进行的无损伤的体内成像，具有传统影像成像手段所不具有的无创、实时、特异、动态、分子细胞水平、高时空分辨率等独特优点。分子影像可以为发病机理、临床诊断、病情监测和疗效评估提供详细信息。其中，需要解决以下几个关键问题。

（1）新型分子探针的筛选、制备及功能评价。

（2）重大疾病靶向特异性分子探针及复合分子探针设计。

（3）高时空分辨率的分子标记与成像机理、功能信号特性和传输规律。

4. 智能植入式生物电子器件及医学机器人

智能植入式生物电子器件及人工智能化的医学机器人，可能是未来生物医学领域发展的一个重要方向，在医疗康复、疾病诊断和精确手术治疗方面具有重大意义。优先资助该领域可以使我国科学家结合国内自身需求研发出具有我国特色的方法和技术。其中，需要解决以下几个关键问题。

（1）脑-机接口信号的相关神经机制及脑-机接口与神经系统可塑性相互影响。

（2）脑-机接口的新模式及技术应用的新思路、新概念。

（3）医学机器人的智能化、高精确度、微尺寸、高仿真设计。

二、重要的交叉研究领域

生物医学工程发展的一个显著特征是不同领域相互融合交叉的范围和深度在不断扩大，多领域交叉是生物医学工程学科出现重大突破的关键之一，需要重点支持的交叉研究领域主要包括以下几个方面。

1. 组织诱导生物活性材料

材料与细胞的相互作用及材料与分子生物学的交叉领域受到越来越多的关注。生物材料的研究已经进入将生物技术应用于生物材料，利用生物学原理设计和制造具有生物结构和功能材料的新阶段。其中，最重要的是研究阐明材料的生物学功能，找出生物材料激活生物体系的特征参数，实现生物材料对干细胞及免疫细胞的调控，最终获得具有组织诱导活性的生物材料。此外，对支架材料进行生物活性修饰，使材料获得诱导组织再生的活性，也是诱导组织再生的重要策略之一。

2. 基于生物活性材料的组织及器官构建

在了解材料对特定细胞与组织的调控作用的基础上，根据目标组织与器官的特性选择生物活性材料，结合先进制造技术（如 3D 打印技术等）构建微组织与微器官是组织工程发展的重要方向之一，建议优先资助。此外，作为体外疾病模型的组织工程微组织和微器官构建，也是应该考虑的优先资助方向。

3. 多功能生物材料构建及组织/器官再生与疾病治疗应用

基于功能化组分及单元的多功能生物材料设计与制造涉及复杂组分及结构的材料制备以及物理学、化学、生物学、免疫学等功能的激发与分析。比如具有光热、磁热、导电、免疫调控等功能的生物活性材料在疾病治疗、抗感染和组织损伤修复等方面具有应用前景，需要材料科学、物理学、生物学、临床医学等多学科交叉。

4. 组织-器官工程化构建的关键生物力学问题

应力与生长发育、组织再生、愈合等密切相关。正常组织、器官在特定的应力、微环境下维持其生理功能。但在组织-器官工程化构建研究中，通常是在体外进行构建，虽然可以模拟体内的某些应力及微环境，但很难达到生理力学环境的要求。利用可变应力场细胞培养装置进行组织-器官构建，可使细胞沿应力方向生长，黏附能力增强，细胞功能增强，表明力学作用是细胞功能的重要调节因素，并能在组织形成中影响其结构。干细胞、支架材料及组织-器官工程化构建的生物力学研究是需要重点支持的交叉研究方向。

5. 影像引导机器人系统在微创治疗中的应用

目前各种影像引导方式各有优劣，其适用靶器官不尽相同。现阶段的影像引导机器人系统多采用单一成像模式进行导航，并未将各类影像引导方式的优点相结合，若能采用多种成像相结合对手术机器人模型进行塑造，将大大提高机器人系统的效能及适用范围。

主要参考文献

[1] 国家自然科学基金委员会生命科学部. 未来 10 年中国学科发展战略: 生物医学工程学. 北京: 科学出版社, 2012.

[2] Hench L L, Polak J M. Third-generation biomedical materials. Science, 2002, 295(5557): 1014-1017.

[3] Zhou Y L, Wu C T, Chang J. Bioceramics to regulate stem cells and their microenvironment for tissue regeneration. Materials Today, 2019, 24: 41-56.

[4] Gaharwar A K, Singh I, Khademhosseini A. Engineered biomaterials for *in situ* tissue regeneration.

Nature Reviews Materials, 2020, 5: 686-705.

[5] 陈娟, 武一丹, 张婷, 等. 中国组织工程基础研究实力: 基于文献计量学的分析. 中国组织工程研究, 2019, 23(26): 4175-4180.

[6] Vacanti C A, Kim W, Upton J, et al. Tissue-engineered growth of bone and cartilage. Transplantation Proceedings, 1993, 25: 1019-1021.

[7] 姜宗来. 从生物力学到力学生物学的进展. 力学进展, 2017, 47: 309-332.

[8] 吕东媛, 周吕文, 龙勉. 干细胞的生物力学研究. 力学进展, 2017, 47: 534-585.

[9] Wang C Y, Li S, Ademiloye A S, et al. Biomechanics of cells and subcellular components: a comprehensive review of computational models and applications. International Journal for Numerical Methods in Biomedical Engineering, 2021, 37(12): e3520.

[10] Pelaz B, Alexiou C, Alvarez-Puebla R, et al. Diverse applications of nanomedicine. ACS Nano, 2017, 11(3): 2313-2381.

[11] 哈里·F. 蒂鲍斯. 医学纳米技术与纳米医学. 张镇西, 王晶, 董艳花, 等译. 西安: 西安交通大学出版社, 2013.

[12] Feiner R, Dvir T. Tissue-electronics interfaces: from implantable devices to engineered tissues. Nature Reviews Materials, 2018, 3: 17076.

[13] 魏利娜, 甄珍, 奚廷斐. 生物医用材料及其产业现状. 生物医学工程研究, 2018, 37(1): 1-5.

[14] Li C M, Guo C C, Fitzpatrick V, et al. Design of biodegradable, implantable devices towards clinical translation. Nature Reviews Materials, 2020, 5: 61-81.

[15] 明东, 安兴伟, 王仲朋, 等. 脑机接口技术的神经康复与新型应用. 科技导报, 2018, 36(12): 31-37.

[16] Kim J, Koo B K, Knoblich J A. Human organoids: model systems for human biology and medicine. Nature Reviews Molecular Cell Biology, 2020, 21: 571-584.

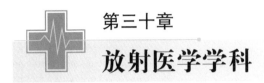

第三十章

放射医学学科

第一节　放射医学学科的战略地位

一、放射医学学科的定义、特点及资助范围

放射医学（radiation medicine）是研究电离辐射作用于生命机体的生物效应对人体损伤的机理、诊断、治疗和预防的一门学科，是医学的一个重要分支，也是集基础、临床与预防于一体的特种医学学科的重要组成部分。放射医学的学科内涵是"放射作用"这一特种病因引起的人体健康和医学问题，还与核物理学、放射化学和辐射防护学存在跨学科交叉，由此衍生出放射医学的交叉方向，如辐射剂量学、辐射监测与防护、辐射环境污染的健康影响、辐射危害评估、核与辐射医学应急、辐射防护标准及法规的制定等内容。作为临床肿瘤放射治疗重要支撑学科的放射肿瘤学，派生于放射医学，与放射医学学科既有密切的学术内涵联系，也存在一定的学科边界。例如肿瘤和癌细胞的放射抗拒反应机制、肿瘤放射增敏等，一般不属于放射医学的研究范畴。放射治疗对正常组织的损伤及其诊断和防治是放射肿瘤学和放射医学共同关注的科学问题。总之，放射医学的主要任务是研究电离辐射对人体的作用、损伤效应与修复的规律和机制，研究放射损伤的诊断、治疗和预防，并为放射性工作人员的放射卫生防护、医学监督和保健工作提供理论依据和措施，逐步形成具有中国特色的放射医学学科。随着学科交叉和国家战略需求的拓展，放射医学又进一步被赋予了公共突发事件核与辐射医学应急的学科任务。

放射医学学科的特点主要有以下几个方面：一是基础与应用并重，放射医学基础研究直接推动了放射损伤的防、诊、治的临床医学进步。放射生物学是放射医学的学科基石，放射损伤的防、诊、治是放射医学的临床医学属性内涵。二是多学科交互融合发展，不仅核科学技术、生物学、临床医学等对放射医学学科的形成和发展起重要作用，流行病学、毒理学、军事预防医学、环境卫生学也对放射医学的发展起到促进作用。三是研究方法手段多样化，主要体现在系统性和整体性交融，宏观和微观研究方法相结合、人群流行病学研究与实验研究相结合，在放射生物学基础研究中重视各种新技术的综合应用。

　　国家自然科学基金放射医学学科的资助范围涵盖放射医学的基础、关键技术和防护理论等研究，主要包括：放射对机体组织器官、细胞和分子损伤及修复的基础研究，放射毒理与辐射远后效应的细胞和分子病理机制研究，放射损伤和放射性疾病的防护、诊断、治疗技术的应用基础研究，肿瘤放射治疗中正常组织损伤的基础研究，放射卫生与放射医学防护研究等。

二、放射医学学科的重要性

　　我国放射医学学科的创立同步于国防核工业的兴起和核武器发展战略的实施，是国家战略性基础学科，符合我国应对错综复杂的国际核安全态势的重大战略需求，对国家核能发展战略、国家核安全体系建设和公众健康维护具有重要的学科支撑作用和战略意义。

　　"健康中国"和"国家核安全"是我国新时代发展的重要战略部署，面临的诸多重大挑战之一就是随着核科学技术在民用核能、医疗和国防军事等领域的应用日益广泛，我们面临着核安全风险和人类健康危害的挑战。重大核与辐射事故具有突发性强、核辐射范围广、造成伤情复杂、对健康影响深远等特点，是重大公共辐射安全问题。放射源和核技术在医学领域的应用涉及人群范围更广，2022年11月8日国家卫生健康委员会在线访谈栏目中披露，中国疾病预防控制中心辐射防护与核安全医学所的专家报告显示，目前我国在职业活动中可能接受电离辐射照射的职业人员约400万人，在医疗照射方面，每年接受放射诊疗的患者和受检者约8亿人次；2022版《全球癌症统计报告》显示，约70%的肿瘤患者需要接受放射治疗。在治疗肿瘤的同时也会损伤正常组织，产生副作用，这直接限制了放射治疗的实施，降低了患者生存质量，甚至引起患者死亡。这些都是在国家核能、核科技发展应用的同时需要破解的重大难题，是放射医学学科的使命任务，是放射医学发展的战略需求。放射医学的基础与应用基础研究，契合"健康中国"和"国家核安全"等国家发展战略要求，对保障国家安全、社会稳定和促进经济可持续发展起到了关键性全局性作用。

第二节　放射医学学科的发展规律与发展态势

一、放射医学学科的发展规律

放射医学的发展不但遵循了医学科学的发展规律，并且始终与核科学技术的发展和应用紧密相连、相融并进。在百余年的学科交叉融合和发展演变中，放射线与人体相互作用的生物损伤机制和医学防护研究一直贯穿于主轴线，并催生或推动了生命科学一系列学科前沿和热点问题的研究，如造血干细胞的发现、干细胞生物学和疾病治疗应用、细胞周期调控、DNA损伤修复、基因突变与遗传不稳定性等，这些方面至今仍是生命科学基础研究的热点领域。放射医学仍然有诸多重要的基础科学问题和应用难题有待突破，例如：①放射损伤的组织反应机制，人体不同组织器官和不同细胞亚群的放射敏感性差异及机制；②急重症核辐射伤员多组织器官损伤的成因机制及其防治；③重要组织器官放射性纤维化及远后的非癌症疾病（non-cancer diseases）；④低剂量辐射生物效应，这既是放射医学领域亟待解决的基础科学问题，又是备受关注的公共卫生职业健康领域的实际问题；⑤体内难溶性放射性核素的促排，辐射致癌机制和危害评价；⑥重大突发核事故医学应急防控，这是稳固核安全纵深防御理念的最后一道防线，亟须提升该领域的科技自主创新水平。这些基础性科学问题和实际难题，无不影响到"健康中国"和"国家核安全"战略对放射医学学科发展的需求，体现了本学科发展的自身需求。

中华人民共和国成立之初，在面临西方列强核威胁的严峻形势下，我国启动了核武器的研制和核爆炸试验，同时兴起了核爆炸生物效应试验，取得了系列基础性、技术原创性成果，并实际应用到了国防建设和国家核能工业体系人员的健康维护、国家核与辐射医学应急救援体系的构建中，促进了放射医学科学研究和学科发展，也成为放射性职业人员和公众健康维护的科学基石和根本保障。放射医学发展跨学科交叉，相互促进。随着人类核科技活动和应用范围不断扩大，人们接触放射性核素的种类也在不断增多，但已有的知识很多是来自对低LET γ和X射线的研究，而对高能或高LET辐射生物效应和机制的认识还很肤浅，相关的放射生物学基础和辐射医学防护问题还有待解决。

二、放射医学学科的发展态势

1. 放射生物学基础

在放射分子和细胞生物学层面，DNA 损伤信号应答与修复精确调控、RNA 代谢调控、放射损伤细胞增殖失控、衰老调控、细胞多种类型死亡的交错发生和转换、细胞转分化、细胞癌变等，这些仍然是放射医学自身学科发展的重要基础研究领域[1-3]；在放射组织损伤反应层面，各组织器官不同细胞亚群之间的相互作用及分子机制、组织微环境对实质细胞损伤修复的调节、组织纤维化、器官衰老等问题，有望通过前沿生物技术的应用、放射损伤理论和防治技术的原创研究，成为生命科学的研究前沿。

鉴于当前对器官组织结构、基质环境、细胞因子，尤其是干细胞生物学等多方面的基础研究进展，以及对肿瘤放射治疗患者的长期临床观察所获得的大量信息，放射生物学家已开始重新审视放射损伤的器官效应、组织反应、组织敏感性、靶与非靶效应等诸多放射生物学效应问题。单细胞测序、类器官、人体组织微生理系统、计算生物等前沿科学技术将有力推进对这些科学问题的研究解决。

2. 放射组织损伤及修复和功能重建

单次 8 戈瑞以上致死剂量的全身照射的急性放射综合征的救治，仍然面临极大挑战，急性放射损伤转变为多组织脏器功能衰竭是一个国际性难题。攻克放射所致多组织脏器损伤和功能衰竭，需要加强对其发生、发展和转归各个关键节点的机制、生物标志物、干预或逆转措施的研究，探讨各组织器官损伤的共性机制和特异性机制，重在预防疾病的进展。多组织器官损伤是电离辐射的直接作用和机体放射损伤反应过程中次生危害因子共同作用的后果，次生危害因子如放射性炎症风暴因子、组织细胞有害旁效应因子等，是多器官损伤的一个共性机制问题，要加强这方面的基础和防治技术研究。

极重度骨髓型急性放射病的造血恢复仍然是一个难题，关键是造血组织微环境重塑以及造血干细胞移植和功能调节，缺一不可，特别是造血组织微环境的重塑研究，应是未来需要特别加强的方向，造血重建将是未来一个需要以工程方式实施的系统性研究。

近年来，放射性肠损伤在动物模型研究中，已经取得了重要的进展[4-6]，小肠隐窝和小肠上皮 Lgr5[+]等干细胞的放射生物学研究,是当前放射医学研究中比较活跃的一个领域,国际上相关成果已在《科学》《自然》等国际著名期刊上发表[4, 5]。通过细胞周期调节、干细胞增殖分化调节以及肠道菌群调节的协同技术,发展肠道干细胞保护和隐窝组织促修复并举的技术措施,有望实现放射性肠损伤救治的突破。

放射性肺纤维化是急性放射患者的一个主要致死性电离辐射远后效应,也是胸部肿瘤患者放射治疗的一个主要并发症,是放射医学领域持续关注和研究的一个难题。由于肺组织结构的特殊性,组织损伤反应在时间和空间上呈现动态变化,局部病变与全身反应联动,多种细胞亚群成分相互作用和转分化调节。至今,放射性肺纤维化病变的过程和机制尚未完全明晰,更缺乏有效的防治措施,仍然是未来研究中的一个难题。

3. 加强辐射流行病学调查与实验室研究的结合

国际上对日本原子弹爆炸幸存者及苏联切尔诺贝利核电站事故受害者进行了系统性流行病学研究,获得了大量辐射流行病学数据,除阐述了辐射致癌风险特征外,近年来又积累了放射"非癌症疾病"发病率增加的证据,包括心脑血管疾病、衰老、神经系统疾病、认知功能损害等。但是,低剂量辐射对健康的影响仍然是一个悬而未决的问题。我国核工业体系有大量的从事铀矿开采、冶炼、加工的职业人员,是放射健康影响流行病调查的重点人群。今后,应以低剂量照射对健康的影响为研究重点,加强分子流行病学研究,建立不完全依赖大剂量外推的辐射危害评估模型,构建辐射高危人群及易感个体的预测体系,达到降低辐射对人群健康危害的目的。

第三节　放射医学学科的发展现状与发展布局

一、放射医学学科的发展现状

(一)我国放射医学发展概况

我国放射医学研究主要集中在四个领域:①放射生物效应基础研究。该研究的力量和体量最大,旨在在分子、细胞和组织水平揭示放射生物效应即放射损伤和组织反应的特征、规律和发生机制。②急性放射综合征（放射病）防、诊、治的应用基础和转化医学研究。我国放射医学专家在 20 世纪 60 年代就率先提出了"狠抓早期、主攻造血、兼顾极期、积极对症"的急性放射病救治实践的 16 字指导方针，中度、重度骨髓型急性放射病的救治已基本得到解决。在动物模型研究上，对超大剂量外照射造成的肠型急性放射病的救治、放射性肺纤维化机理及防治研究也取得了重要突破。总体上，我国急性放射病防、诊、治的能力和水平在国际上具有一定的优势，正在寻求防治措施研究的新突破。③放射毒理与放射性内污染损伤研究。过去我国集中力量研究了核爆炸放射性落下灰的放射化学、毒理学、内照射危害评价、体内污染核素阻吸收和促排理论和技术等，取得了一批实用性成果。由于研究条件和研究经费所限，放射毒理和内污染处置技术有所弱化。④肿瘤放射治疗中正常组织损伤是放射肿瘤学和传统放射医学所关注的一个共性基础问题，但肿瘤放射治疗的正常组织损伤发生机制与急性放射综合征的组织病变机制存在差别，需要建立结合临床实际的放射损伤动物模型，在组织与细胞层面上结合开展研究。

近年来，以重离子和质子为代表的空间辐射生物学研究也正在放射医学领域逐渐展开。放射卫生与辐射防护，目前在放射医学领域主要体现在职能任务上，还需要提出新的发展方向和相关基础科学问题。

（二）我国放射医学研究论文发表情况

"十三五"以来，通过中国知网（CNKI）文献检索，放射医学与辐射防护相关的中文论文量每年达 800～1000 篇，涵盖放射组织损伤反应、放射损伤机制、放射治疗、放射防护药物、放射防护等内容。利用 PubMed 数据库检索，对 2011～2021 年全球放射医学领域论文发表量进行分析，2011～2016 年全球放射医学领域论文发表量呈逐年增长的趋势，2017～2021 年保持在一个比较稳定的水平，2011～2021 年全球放射医学领域 SCI 论文增长了约 30%，而中国放射医学研究者在国际期刊上的论文发表量增长速度最快，10 年间增加了 2 倍，由 2011 年占总发文量的约 7% 上升到 2020 年的 20%，超越了美国学者发文量，位居前列，其后依次是美国、日本、法国、英国、德国、荷兰等国家。国际上放射医学领域偶尔在《自然》《科学》《细胞》《柳叶刀》等国际顶级期刊上发表论文，相比于医学其他分支学科少，这些高影响力论文内容涉及低剂量辐射癌症风险的流行病学研究、超大剂量致死性照射放射损伤救治相关基础研究的新发现等。中国放射医学研究者在影响因子 10.0 以上的 SCI 期刊上年发表论文在 10～15 篇，如 *Cell*[7]、*Molecular Cell*[8]、*Cell Reports*[9]、*Science Advances*[10]、*PNAS*[11]、*Nature*

Communications[12]、《核酸研究》(*Nucleic Acids Research*) [13, 14]、*Blood*[15, 16]等。在放射医学领域的顶级期刊《国际放射肿瘤生物与生物物理杂志》(*International Journal of Radiation Oncology Biology Biophysics*，俗称红皮杂志) 上发表的论文量也在逐年增加，占比已达约 10%。发表论文已由量增向质增转变，某些领域有望在未来 3~5 年实现国际"领跑"。值得一提的是，由中国国内学者创办的放射医学领域的英文期刊《放射医学与防护》(*Radiation Medicine and Protection*)〔爱思唯尔有限责任公司（Elsevier B.V.）出版〕于 2020 年 3 月创刊，入选中国科学技术协会中国科技期刊卓越行动计划高起点新刊，很有潜力发展成为具有国际影响力的学术期刊。

（三）我国放射医学研究已取得重要进展的优势方向

我国的放射医学研究中，整体上放射生物学基础研究是主体，急性放射病防治是特色，放射医学研究逐渐形成了优势方向和特色领域。

1. 放射造血组织损伤及修复和重建研究

放射对造血组织损伤是我国放射医学基础研究中最早开辟的方向之一，也是研究比较系统深入的领域[12,15,16]，已建立了多种来源的造血干细胞扩增和移植技术体系，积累了从骨髓移植、细胞因子治疗到成体干细胞治疗等的急性放射病治疗的成功经验。

2. 放射致细胞基因组 DNA 损伤修复研究

在 20 世纪 70 年代，中国就开辟了放射致 DNA 损伤修复的研究，1992 年，国家自然科学基金委员会对放射医学投入的第一个重点课题就是放射所致哺乳动物细胞 DNA 损伤修复研究，随后的项目包括国家自然科学基金重点课题、国家重点研发计划项目等课题研究，在国际有影响力的学术期刊上发表了一系列研究论文[8,10,13,17-19]，在多个国际学术会议上作大会报告，还组织了多次国际学术会议。近年来，本领域已有多名海外优秀研究人员回国工作，已形成稳定的科研团队。

3. 放射旁效应与低剂量辐射效应研究

放射旁效应事关辐射防护理论创新[20-22]，低剂量辐射效应不但涉及放射性职业人群，而且事关广大公众健康，天然高本底辐射地区是中国开展低剂量辐射效应研究的优势之一[23,24]，我国学者对低剂量辐射效应的科学探索从未终止，通过对 PubMed 进行文献检索，2011~2021 年此领域中国学者在国际刊物发表论文约占国际论文的 15%~20%，研究成果受到国际学术界重视，是一个较为活跃的领域。

4. 急性放射病的诊断和治疗研究

事故性照射引起的急性放射病在我国时有发生，我国在急性放射病的救治方面积累了丰富的经验。目前，我国急性放射病的诊断和救治水平已处于国际先进行列，持续的放射损伤基础研究，为急性放射病的治疗研究提供了有效的科学支撑。同时，放射病救治过程中遇到的瓶颈，也提出了更多的基础科学问题，这些问题有待突破。

5. 我国放射医学学科研究需要加强的薄弱方向

我国放射医学研究虽然有传统特色和某些领域的优势，但与医学其他分支学科相比，无论是体量还是深度都还相对薄弱，整体学科研究水平都需要加强。放射医学虽然正处于发展上升阶段，尚缺乏突破性的学术观点和原创性理论成果，有较多的研究方向是在国际上原创发现的基础上的跟踪研究或并行研究，缺少能够让国际同行追踪的引领研究方向。特别需要加强的薄弱方向如下：①放射医学基础研究，需要加强对放射损伤的现象和规律的原创发现，研究出具有自主可控和可转化应用的颠覆性技术原理。②放射毒理学研究。在中国，伴生放射性核粉尘是一个比较突出的职业和公共健康问题。放射和放射性核粉尘毒性机制和毒理学评价研究，无论学术研究突破还是重大实际需求，都有其重要性，迫切需要加强。③放射计算生物学和整合系统生物学研究。如何将生物效应和机制转化为危害评价和风险预测模型、防护理论，也是目前面临的问题，需要发展放射计算生物学和整合系统生物学研究方法体系，从整体、全局上对生物系统内不同性质的构成要素进行整合研究，形成放射医学颠覆性理论和实践成果。

二、放射医学学科的发展布局

放射医学借力于核科学技术的不断发展和进步、国防与民用领域的广泛应用，以及"国家核安全"和核能发展重大战略，正在朝与基础医学、临床医学、生物学、毒理学及流行病学等其他学科整合的方向发展，以协同解决放射健康危害问题。放射医学学科发展布局的方向如下。

1. 低剂量辐射生物效应及健康风险研究

重点关注国家核能、核工业、国防核科技实践活动中核辐射的健康影响问题，以及国家战略性矿产资源开发利用中伴生放射性污染问题，解决长期低剂量辐照实验平台问题，开展生物效应和疾病风险的多组学关联性研究。通过整合系统生物学研究体系，重点研究低剂量暴露的心脑血管疾病、代谢性疾病、基因组不稳定性与肿瘤风险和发生机制。结合基础实验研究，开展低剂量辐射暴露人群的分子流行病学研究，分析疾病谱，关注效应关联的阈值剂量，建立疾病量效关系及风险评估模型。

2. 放射多组织脏器损伤及转归机制和防控研究

放射多组织脏器损伤是急性重度放射综合征治疗的瓶颈问题，涉及的主要组织包括骨髓、小肠、肺、脑组织等。建立 8～15 戈急性照射多种实验动物模型，研究辐射早期效应特征，重要组织脏器病理变化规律，多组织脏器损伤发生的"序贯"过程、重要节点、关键分子及其信号机制，全面解析放射多脏器组织损伤的始发因素、发生程序、次生毒性因子、重要节点和关键分子（集群），提供干预靶点和干预策略。

3. 放射性肺组织纤维化与电离辐射远后效应研究

人体肺组织是对放射相对敏感的组织器官，肺组织既是外照射的重要靶组织，也是放射性核素吸入性内照射的主要靶器官，肺纤维化是急性放射损伤综合征的主要死亡原因之一。从多维度、多组学系统性研究放射性肺损伤及纤维化的疾病进展过程的分子相互作用调控网络，发现损伤预警与病变转归预测生物标志物和防治靶点。

4. 放射致基因组 DNA 损伤响应与修复调控机制研究

围绕电离辐射所致 DNA 双链断裂损伤的信号识别、细胞响应、损伤修复和细胞结局，识别全过程动态调控、不同信号通路的交叉调节和扳道转换的关键功能蛋白质和复合体组分，解析其发生的翻译后修饰、分子间相互作用和功能调节机制，揭示基于 DNA 精确修复的机体自主防御机制和激活元件，发展增强机体自主抗辐射潜能的生物技术原理。

5. 肿瘤放射治疗中正常组织损伤防治基础研究

肿瘤放射治疗中正常组织损伤或毒性效应，与传统放射医学所研究的急性照射所致组织器官损伤，存在共性的基础问题，但在本质上还是有一定的区别，需要根据临床肿瘤放射治疗中正常组织损伤的病因和发病特征，建立和利用符合临床肿瘤放射治疗实际的动物模型，在组织与细胞相结合层面上开展研究，需关注的问题包括放射性肺纤维化、慢性肠道病变、脑神经损伤、慢性骨髓造血障碍、肝组织损伤等问题。

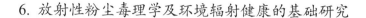

6. 放射性粉尘毒理学及环境辐射健康的基础研究

充分利用我国人群和现场优势，关注辐射流行病队列研究在揭示辐射健康危险度效应方面的作用；借助现代检测分析技术，开展"放射+化学物+颗粒物"混合暴露组学、代谢组学的特色研究，结合基因组学、蛋白质修饰、表观遗传组学、高通量测试和生物信息学等理论和技术，推动重大环境污染和环境辐射暴露包括重大职业危害的健康效应研究，并向公共卫生策略与政策等具有重大现实社会意义的战略性研究纵深发展，形成新的优势或学科特色。

第四节　放射医学学科的发展目标及其实现途径

放射医学研究在"十三五"期间有了很大的进步，学科的交叉融合也在逐步深入，研究队伍规模萎缩的趋势已经得到扭转，一批优秀的青年学者进入本学科领域，其中不少是从海外学成归国的。放射医学领域的第一个国家重点实验室——放射医学与辐射防护国家重点实验室（省部共建国家重点实验室）在苏州大学建成。放射医学研究，既瞄准本学科领域的前沿和关键科学技术问题，又聚焦国家核科技发展和应用及核安全重大战略的保障需求，在未来5年将再次迎来快速发展期，未来10年，其多个方向的研究有望达到国际先进水平，部分研究领域将实现跨越发展和国际引领。

目前，中国放射医学领域有多个学术团体，在推动学术交流和学术繁荣中发挥了积极的作用，但是还需整合多个学术团体的资源，解决学术会议散、规模小和跨学科影响力小的问题，使大会规模稳定在500人以上，5年后达到1000人的大会规模。同时，加大国际学术交流，鼓励更多学者参加国际辐射研究大会、做大会报告，造就更多具有国际视野和影响力的放射医学专业人才，争取申办放射医学与辐射防护领域的大型国际大会——如第十八届（2026年）或第十九届（2029年）辐射研究国际大会，扩大国际影响力。

目前，放射医学基础研究的持续经费主要来源于国家自然科学基金，以面上项目、青年科学基金项目为主，该领域获得各类人才类基金的能力还相对不足。因此，未来5年，需要加大引入和培养更多优秀青年人才的力度，扩大研究群体，聚焦关键基础科学问题和技术瓶颈，开展攻关研究；充分利用中国大量的肿瘤放射治疗临床病例资源，针对放射治疗患者常见的正常组织损伤，找准科学问题，凝练科学目标，开辟新的前沿领域和可持续发展的研究方向，形成国家重大科技项目，聚学科优势力量，开创国际引领研究方向，开展系统、深入的研究，形成一批原创性理论成果和实现临床转化的突破性技术成果。

第五节 放射医学学科优先发展领域及重要的交叉研究领域

一、优先发展领域

1. 细胞放射损伤应答与调控机制研究

从基因组 DNA 损伤应答、表观遗传调控、代谢调控、细胞器互作等方面解析放射致细胞死亡、细胞转分化、衰老、遗传不稳定等细胞生物学效应机制，刻画细胞放射损伤响应的全景动态分子调控网络，揭示不同组织细胞放射敏感性差异的分子基础和机制。

2. 急性放射病多组织脏器损伤机制研究

多组织脏器损伤是极重度以上骨髓型急性放射病防治的瓶颈。应用单细胞测序、多组学分析、类器官等技术，多维度研究解析骨髓、小肠、肺、胰腺等组织放射损伤早期效应及动态分子病理变化特征、规律，以及重要节点、关键信号机制，识别鉴定放射敏感或抗性细胞亚群及其特异性放射响应机制，揭示机体次生毒性因子及引发或加重多组织脏器损伤的共性机制，发展防治技术策略和对抗措施。

3. 重要组织器官放射性纤维化机制和重塑研究

以放射性肺损伤为重点，研究组织器官放射性纤维化和迟发损伤演变过程中组织结构、细胞亚群成分、细胞表型和功能改变的特征及发生机制，紧扣从放射性肺损伤的始动环节到纤维化发生、发展的多个环节的关键点，多组学、多维度系统性研究放射性肺损伤至纤维化过程的分子互作、细胞互作及调控网络机制，发现损伤预警与病变转归预测生物标志物和防治新靶点，发展早期干预和再生修复技术。

4. 急性放射损伤骨髓造血干细胞稳态失衡机制及调控技术研究

骨髓是电离辐射损伤的主要靶器官，重度以上放射损伤后，骨髓稳态发生失衡，造血干细胞数量急剧减少，救治难度大，尤其是具有自我更新能力的长期存活造血干细胞数量和比例显著减少，最终导致造血干细胞消耗殆尽而枯竭。即使通过有效救治后，经过长期随访观察发现照射后 6 个月甚至更长时间，骨髓造血干细胞的稳态出现慢性损伤，分化异常，衰老加速，从而导致免疫功能低下和抗感染能力减弱。重度以上放射损伤骨髓造血干细胞稳态失衡的机制及其调控和修复重塑，仍然需要深入研究。

5. 放射性神经损伤研究

神经损伤是临床头部肿瘤放射治疗的常见并发症，目前缺乏预警指标且治疗手段有限，严重影响患者生活质量，甚至威胁生命。利用基因组学、蛋白质组学、神经生物学、脑影像学、生物信息学、大数据集人工智能、脑-机结合等先进技术理念及手段，通过临床队列、离体细胞模型和在体动物模型，开展放射性神经损伤的发生机制、生物标志物、临床诊断-临床评估技术，以及治疗干预-康复及预防措施。

6. 放射组织损伤和预后生物标志物及检测技术研究

快速、灵敏、精确地对各组织脏器的实际受照剂量、机体损伤程度进行评估，对放射暴露组织损伤的早期预判、伤员治疗方案的制定至关重要。模拟全身均匀照射、局部不均匀照射辐射事故，从剂量响应和时间响应两个维度，开展从动物到人体的多组学生物剂量研究，筛选并优化获得有良好剂量响应关系或能表征特定组织损伤的组合生物标志物和快速检测平台，实现标志物的快速、微创、便携检测，提高生物剂量估算的准确性，构建标志物的剂量估算体系和组织损伤评估体系。

二、重要的交叉研究领域

1. 低剂量辐射生物效应及健康风险基础研究

放射医学与环境辐射、公共卫生和预防医学的交叉融合，针对我国现存的低剂量辐射暴露环境或职业放射性暴露，将充分利用我国人群和现场优势，结合实验研究，开展低剂量辐射暴露人群的分子流行病学研究，分析疾病谱，建立疾病风险评估模型和技术。

2. 放射性粉尘毒理学及精准预防基础研究

针对放射性粉尘职业暴露和环境暴露的健康危害，通过与环境化学、环境生态学和放射化学的跨学科交叉融合开展研究，推动环境粉尘颗粒（物理）、典型化学污染物与伴生放射性核素多因素交互作用及其健康危害机理研究、健康危害评估研究。未来，其研究成果有望作为基础医疗保障广泛用于人群疾病预防、精准诊断与治疗。

3. 核与辐射事故医学应急技术研究

研究大批量伤员放射性污染和内外照射损伤快速评估、现场分类诊断和现场应急医学处置等基础和关键技术，开展核辐射损伤救治与医学应急技术集成应用示范性研究。

主要参考文献

[1] Shibata A, Jeggo P. A historical reflection on our understanding of radiation-induced DNA double strand break repair in somatic mammalian cells; interfacing the past with the present. International Journal of Radiation Biology, 2019, 95(7): 945-956.

[2] Kirsch D G, Diehn M, Kesarwala A H, et al. The future of radiobiology. Journal of the National Cancer Institute, 2018, 110(4): 329-340.

[3] Chmura S J, Connell P P, Weichselbaum R R. Retuning the radio in radiobiology. Journal of the National Cancer Institute, 2018, 110(4): 325-326.

[4] Chaves-Pérez A, Yilmaz M, Perna C, et al. URI is required to maintain intestinal architecture during ionizing radiation. Science, 2019, 364(6443): eaaq1165.

[5] Wu N B, Sun H X, Zhao X Y, et al. MAP3K2-regulated intestinal stromal cells define a distinct stem cell niche. Nature, 2021, 592(7855): 606-610.

[6] Hua G Q, Wang C, Pan Y, et al. Distinct levels of radioresistance in Lgr5(+) Colonic epithelial stem cells versus Lgr5(+) small intestinal stem cells. Cancer Research, 2017, 77(8): 2124-2133.

[7] Liu S J, Hua Y, Wang J N, et al. RNA polymerase Ⅲ is required for the repair of DNA double-strand breaks by homologous recombination. Cell, 2021, 184(5): 1314-1329.

[8] Bai Y T, Wang W B, Li S Y, et al. C1QBP promotes homologous recombination by stabilizing MRE11 and controlling the assembly and activation of MRE11/RAD50/ NBS1 complex.

Molecular Cell, 2019, 75(6): 1299-1314.

[9] Sheng X L, Lin Z G, Lv C, et al. Cycling stem cells are radioresistant and regenerate the intestine. Cell Reports, 2020, 32(4): 107952.

[10] Gao S S, Guan H, Yan S, et al. TIP60 K430 SUMOylation attenuates its interaction with DNA-PKcs in S-phase cells: facilitating homologous recombination and emerging target for cancer therapy. Science Advances, 2020, 6(28): eaba7822.

[11] Ran Q A, Jin F, Xiang Y, et al. CRIF1 as a potential target to improve the radiosensitivity of osteosarcoma. Proceedings of the National Academy of Sciences of the United States of America, 2019, 116(41): 20511-20516.

[12] Qu M Y, Zou X J, Fang F, et al. Platelet-derived microparticles enhance megakaryocyte differentiation and platelet generation via miR-1915-3p. Nature Communications, 2020, 11(1): 4964.

[13] Guo X, Bai Y T, Zhao M M, et al. Acetylation of 53BP1 dictates the DNA double strand break repair pathway. Nucleic Acids Research, 2018, 46(2): 689-703.

[14] Shen L P, Wang Q, Liu R X, et al. LncRNA lnc-RI regulates homologous recombination repair of DNA double-strand breaks by stabilizing RAD51 mRNA as a competitive endogenous RNA. Nucleic Acids Research, 2018, 46(2): 717-729.

[15] Chen S L, Hu M J, Shen M Q, et al. IGF-1 facilitates thrombopoiesis primarily through Akt activation. Blood, 2018, 132(2): 210-222.

[16] Hu L P, Yin X X, Zhang Y W, et al. Radiation-induced bystander effects impair transplanted human hematopoietic stem cells via oxidative DNA damage. Blood, 2021, 137(24): 3339-3350.

[17] Xie Y, Liu Y K, Guo Z P, et al. RBX1 prompts degradation of EXO1 to limit the homologous recombination pathway of DNA double-strand break repair in G1 phase. Cell Death & Differentiation, 2020, 27(4): 1383-1397.

[18] Huang R, Zhou P K. DNA damage repair: historical perspectives, mechanistic pathways and clinical translation for targeted cancer therapy. Signal Transduction and Targeted Therapy, 2021, 6(1): 254.

[19] Li Z M, Li Y L, Tang M, et al. Destabilization of linker histone H1.2 is essential for ATM activation and DNA damage repair.Cell Research, 2018, 28(7): 756-770.

[20] Dong C, Tu W Z, He M Y, et al. Role of endoplasmic reticulum and mitochondrion in proton microbeam radiation-induced bystander effect. Radiation Research, 2020, 193(1): 63-72.

[21] Hu S L, Zhu L, Song Y M, et al. Radiation-induced abscopal reproductive effect is driven by TNF-α/p38 MAPK/Rac1 axis in Sertoli cells. Theranostics, 2021, 11(12): 5742-5758.

[22] Wang H Z, Yu K N, Hou J, et al. Radiation-induced bystander effect: early process and rapid

assessment. Cancer Letters, 2015, 356(1): 137-144.

[23] Gao Y, Su Y P, Li X L, et al. ATM and TP53 polymorphisms modified susceptibility to radiation-induced lens opacity in natural high background radiation area, China. International Journal of Radiation Biology, 2022, 98(7): 1235-1242.

[24] Li K, Li W, Jia Y Y, et al. Long-term immune effects of high-level natural radiation on Yangjiang inhabitants in China. International Journal of Radiation Biology, 2019, 95(6): 764-770.

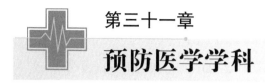

第三十一章
预防医学学科

第一节　预防医学学科的战略地位

一、预防医学学科的定义、特点及资助范围

预防医学是以人群为研究对象，阐明健康与疾病流行规律以及影响健康的环境和遗传因素，通过制定预防策略和实施干预措施，以预防疾病、促进健康和提高生命质量为目标的一门学科。面对健康和疾病这一主题，预防医学与临床医学既有不同分工，又有密切合作。与临床医学通过治疗手段使患者从疾病状态恢复到健康状态、降低痛苦的目的不同，预防医学主要干预影响健康的致病因素，避免或者减缓从健康状态进入疾病状态。在从以疾病为中心转移到以健康为重心、为人民群众提供全方位全周期健康服务的大卫生健康观指引下，预防医学关注的重点是环境与人群健康之间的关系，在研究方法上注重将宏观和微观紧密结合，强调对可预防的致病因素进行干预，实施有效的"三级预防"策略，并积极推动基于循证的以政策发展为导向的"零级预防"[1]。

国家自然科学基金预防医学学科主要资助环境和遗传因素对人群健康和疾病的作用机制和规律，以及预测和评价各种因素对人群健康的影响等相关科学问题的研究，资助范围主要包括环境卫生、职业卫生与职业病、人类营养、食品卫生、妇幼保健、儿童青少年卫生、卫生毒理、卫生分析化学、传染病流行病学、非传染病流行病学、流行病学方法及统计学、心理行为因素与健康和地方病学，以及预防医学研究新技术与新方法等领域。

二、预防医学学科的重要性

人类在享受社会经济发展和科技进步成果的同时，也面临着许多挑战，如人口老龄化、资源耗竭、自然生态失衡、环境污染及社会心理压力等，这些因素都会对健康产生威胁。新发传染病相继出现，部分已控制的传染病卷土重来；突发公共卫生事件频频发生，生物安全问题愈显突出；环境污染及不良生活方式与行为导致的糖尿病、癌症、心脑血管疾病、代谢性疾病及精神障碍等慢性疾病持续增加。这些问题的解决，需要基于人群水平对驱动性致病因素及其作用机制进行系统和深入认识[2]。目前，全球范围正在应对的新冠病毒感染大流行，更凸显对传染病流行机制、影响因素、自然界中病原微生物、人群免疫等规律认识的重要性。

随着社会经济快速发展，城市化与全球化进程不断加速，社会人口流动性日益增加，传统生活方式悄然转变，人口老龄化趋势加快，疾病谱和死亡谱呈现出新的变化趋势。值得关注的是，我国经济高速发展和转型的特定阶段决定了我国职业暴露与环境污染状况和类型与国外不尽相同，表现为污染物种类繁多、多种污染物共存、高浓度与低浓度污染并存。这些与人群健康密切相关的因素，已经成为制约社会经济发展、影响人口质量与和谐社会构建的重要瓶颈，亟须通过加强预防医学领域的前瞻性、战略性和开创性研究，为决策提供咨询，提升决策的科学性和战略性。

党的十九大报告中提出实施"健康中国"战略，坚持以预防为主，倡导健康文明的生活方式，预防控制重大疾病。在实现《"健康中国 2030"规划纲要》目标的重大行动中，合理膳食行动、控烟行动、健康环境促进行动、妇幼健康促进行动、中小学健康促进行动、职业健康保护行动、老年健康促进行动、心血管疾病等慢性疾病防治行动和传染病及地方病防控行动等都需要预防医学学科的基础理论和研究方法来保障实现。这更加凸显了预防医学学科的战略地位[3]。

第二节　预防医学学科的发展规律与发展态势

一、预防医学学科的发展规律

作为从医学中分化出来的一个独立的学科群，预防医学是在为人类谋求更好的生存和高质量发展过程中，在与危害健康的各种因素不断斗争中产生和发展起来的。预防医学有其本身的特点，包括工作对象为个体和群体，工作重点是健康和无症状患者，采取的对策与措施更具有积极主动性，更具有群体的健康效益；在研究方法上更加注重微观与宏观的结合，其研究的重点是探索环境与人群健康之间的关系。

在群体和宏观层面，随着我国人群队列的建设和完善，以及新的分析和监测手段的不断发展，健康大数据获得了极大的补充，从海量健康数据中寻找影响健康、疾病或者人群寿命的因素成为预防医学研究内容不断丰富的原动力。目前对环境因素的研究范围已从病原微生物、食品营养、饮水卫生、空气污染、微生态、居住环境、职业环境等因素扩展到气候变化、生态环境乃至宇宙射线等更广泛的范围，对人群的健康范围也扩展到生理、心理和社会完好状态，同时研究人群的范围也从地区和社区人群扩展到全球人群。

在个体以及微观层面，随着对生命过程认识的深入，开始在分子、信号通路、细胞和器官水平对健康有多层次深入的认识，可基于多个微观层次的知识和技术手段，探索环境与行为等因素对基因、蛋白质和细胞功能的作用及其影响健康效应的机制，并寻找预防疾病发生、保护和促进健康的手段。

人群的宏观研究可以在更大尺度上回答影响健康的因素及其作用规律，个体的微观尺度的研究具有更精细地解析这些因素的作用机制方面的优势，将宏观和微观密切结合来回答环境与健康的关系是本学科的发展目标，也是本学科发展的重要趋势[4]。近年来，基因组、转录组、蛋白质组和代谢组等系统生物学技术和方法的飞速发展以及生物信息学在生命科学领域的广泛应用，极大地拓展了以人群为基础的预防医学研究的深度和广度[5]。将宏观研究与微观研究结合，将系统生物学研究获得的成果转化为疾病防治新方法，在多学科交叉和融合的基础上，加强以人群为基础的系统科学研究，强化计算机科学、生物信息学和数理统计学在医药卫生大数据中的运用，已成为近些年预防医学发展新的趋势，并为保护健康和预防疾病的目标提供了更好的服务。

二、预防医学学科的发展态势

1. 预防医学发展面临的挑战

伴随社会和经济的快速发展，人民对健康的需求越来越高。产业结构的改变和城市化进程的加快，导致人们的生活方式发生转变，并不断产生影响健康的新因素。此外，全球化的进程、全球环境和气候变化对预防疾病、促进健康提出了前所未有的挑战。

（1）传染病仍然是严重威胁人民群众健康、社会稳定甚至国家安全的重要疾病。新冠病毒感染全球大流行，引发了全球性的公共卫生危机。迄今，新冠病毒的全球大流行对社会经济和生活造成的严重影响仍在持续。在 WHO 发表的危害人类健康最严重的 48 种疾病中，传染病占 40 种，占人类发病因素总数的 88.9%。一些已经被控制的传染病卷土重来，成为再发传染病。对新的病原体的来源、变异、与宿主的相互作用、致病性、人群传播以及影响流行因素等的规律的认识都是亟须深入研究的问题[6]；传染病流行与气候变化、生态改变、人兽共患及其相互作用、中间宿主发现、抗生素耐药等全局性问题的解决，需要"同一健康"（one health）的理念以及行动规划的贯彻实施[7]。

（2）慢性非传染病对健康的影响不断加剧，疾病谱呈现出新的发展趋势。随着人口老龄化加剧和人们生活方式的改变，我国的疾病谱、死因谱发生了巨大变化，心脑血管疾病、恶性肿瘤、糖尿病、慢性阻塞性肺疾病导致的死亡人口占比不断增加。随着国民经济发展、社会竞争加剧、劳动力变化以及人口和家庭结构变化，社会心理应激因素急剧增加，精神障碍的预防问题也日益突出。探索环境、生活习惯、膳食及行为方式等诸多因素在疾病发生发展中扮演的角色和发挥的作用规律并对预防控制效果进行评价，是该学科面临的重要任务[8]。

（3）环境有害因素的长期、复合暴露带来巨大的健康损害和疾病负担。当前，传统的环境有害因素持续存在，新的有害因素不断增加[9]。我国在"双碳"目标的过程中将进行能源和产业结构的重大调整，包括发展模式的转化、产业结构转型和能源结构变化等。快速的工业布局变革将通过多种方式影响环境，进而影响环境有害因素的负荷和种类。研究这些有害因素导致健康损害的作用机制、寻找其作用靶点及进行危害性预测，是预防和控制相关疾病发生、发展的关键。

（4）脆弱人群的健康问题日益突出。由于遗传、年龄、生理及社会等方面的特点，高龄老人、儿童、青少年和孕产妇等人群对环境因素的变化最为敏感，对自然环境、社会环境的适应能力相对薄弱，对致病因素的抵御能力较差。《健康中国行动（2019—2030 年）》将妇幼人群、中小学生人群、老年人群等重点人群纳入健康促进行动。关注这些重点人群的健康和福祉，是国际社会的共识[10]。预防医学亟须针对这些重点人群的特点，系统探索影响其身心健康的危险因素，制订生命早期与生命全程健康维护策略与措施。

2. 预防医学学科发展的机遇

预防是保护和促进健康的有效手段，通过主动健康和预防，将防病和保健相结合，强调健康促进的作用。把健康看作社会目标和人的基本权利，把对健康的投资作为社会人力投资来达成预防疾病的目标，这些强烈的社会需求是预防医学学科发展的重要动力。

2020年初突如其来的新冠疫情给全球公共卫生造成了极大负担，直接影响了常见传染病的防控工作。我国在包括新冠病毒感染在内的新发传染病的病原体的发现和鉴定、寻找流行特征、研发疫苗、大数据应用、实施针对性控制措施以及评价控制效果等方面取得了重要成绩。这些传染病防控的社会需求，引发了对基础科学问题的回答，成为预防医学学科发展的机遇和挑战。

对环境因素所致健康危害的基础和应用研究的需求更加紧迫。环境中一些因素（如生物、化学、物理及社会因素等）都与健康密切相关，并且大多数因素可被控制和干预。环境有害因素对全部人群均可产生健康影响，尤其对发育中的胎儿、婴幼儿和老年人的危害更为严重。生命早期暴露环境因素的健康影响可以延续至成年，而糖尿病、肿瘤和心脑血管疾病等慢性疾病也都与环境污染密切相关，凸显了环境危害的复杂性和长期性。

作为维护生命健康的要素，营养与食品卫生同民众的身体素质、健康状况等密切相关[11]。我国居民生活水平已大幅度提高，伴随而来的是疾病模式和疾病谱的改变，同时也带来了营养缺乏与营养过剩的双重挑战，导致我国慢性非传染性疾病发病率快速上升。

近年来，计算机技术和生物信息技术的发展推动了环境相关疾病的生物标志物研究等的飞速进步，大量的研究结果正逐步从基础研究走向应用，服务于"预防疾病、促进健康"的长期可持续发展战略[12]。

队列研究是国际上公认的探讨常见重大疾病致病因素和干预措施评价的有效方法，也是从基础研究到人群防治实践的转化医学研究的重要途径。大型人群队列是预防医学转化应用的基础，是揭示各种环境和遗传因素与疾病发生、发展及转归的因果关系及其机制的重要研究平台。大样本人群的前瞻性设计和长时间的随访观察，能够有效控制各类偏倚，重复性好，科学性强，能运用真实世界数据阐明暴露与效应的关系与方向性。建立大型的前瞻性人群队列，包括特殊类型队列如出生队列、传染病队列、职业人群队列、地方病队列等，并开展长期随访观察，将助力预防医学与临床医学、基础医学、环境科学、信息科学等学科交叉，推动重大疾病的精准防控[13]。

第三节　预防医学学科的发展现状与发展布局

一、预防医学学科的发展现状

预防医学研究紧密围绕我国环境污染谱征、健康危害因素社会变迁及人群易感性等特点，跟踪国际前沿发展趋势，以国家重大需求为导向，以严重危害人民健康的重大疾病为主攻方向，以暴露测量和早期效应评价为先导，以重大疾病发病机制和防治中的关键问题为突破口，推动多学科交叉整合，加强支撑平台建设，着力解决公共卫生领域重大科学问题。近年来，作为预防医学研究的基础平台的大型队列的建设取得了较大的进展，组学研究等现代生物学新技术被广泛应用于预防医学研究领域。

在慢性非传染性疾病研究方面，针对我国人群暴露和遗传背景，流行病学在恶性肿瘤、心脑血管疾病等慢性疾病的遗传易感性研究领域已取得了一系列原创性的科研成果。这些研究成果赶上甚至部分超越欧美发达国家水平。伴随着数据采集电子信息化、样本存储管理一体化以及队列随访方式的多元化，队列研究迎来新的快速发展时机。通过国际、国内合作，建立了中国一般人群的大型队列，产出了中国人群慢性疾病防控的本土证据，在国际上发表了重要研究成果，推动我国慢性疾病病因研究和预防与控制研究进入新的层次[14]。

在传染病流行病学研究领域，随着国家科研投入的增加，从事传染病流行病学研究的人员队伍日益壮大，基础平台的建设也日趋完善。基于国家传染病监测系统的大数据为阐明重要传染病的流行模式与传播规律提供了宝贵资源，为预防医学的研究奠定了基础。我国新发传染病流行病学的研究成绩显著，为新发传染病的有效防控提供了重要的科学依据和实践指导。我国的传染病检测、诊断技术和试剂研发在前沿性、集成性、系统性和标准化等方面明显缩小了与国际先进水平的差距，已建立自主的疫苗研发、临床评价和真实世界中人群评价验证的体系。

随着对环境污染的重视，我国的研究人员围绕大气污染和水体污染、饮水消毒副产物等环境污染因素进行了流行病学研究。我国的研究人员从群体角度开展了因果关系的定性和定量研究，取得阶段性成果。在健康损害机制的基础研究方面，如暴露导致的遗传和表观遗传机制、污染物与生物大分子的相互作用、新型污染物的健康效应等方面，我国的研究人员开展了领先的研究工作。在职业卫生方面，研究人员针对我国经济转型过程中出现的职业卫生新问题开展了系统的研究工作，在病因解析、临床诊断、疾病预防、易感人群筛查和致病机制等方面进行了长期的探索，突破了一部分职业病防治的技术瓶颈。在特定暴露人群中的生物标志物研究方面取得了进展，研究人员通过大规模的人群生物监测和信息整合研究，对我国一般人群的重要污染物暴露水平和变化趋势，以及影响因素也有了系统深入的认识[15]。

在营养与食品卫生学研究领域，我国在营养素与健康关系的研究方面取得原始创新性成果，分子营养学、营养代谢组学等方面的研究在国际上产生了较大影响，如植物活性物质、肠道菌群代谢与胆固醇代谢、钙对绝经期妇女心血管系统的影响[16]。我国研究人员在膳食营养素与肠道微生态等体内因素相互作用、应用各种组学技术研究膳食、营养状况评价和膳食营养素需要量、生命早期营养对健康的影响及表观遗传机制等方面也取得了进展[17]。食品风险评估新技术研究的有力推进，更灵敏、特异的新型毒性检测方法和动物替代技术的开发，也推动了食品安全风险防控关口的前移。

在毒理学研究领域，我国已经形成特色鲜明的研究方向，取得了众多有国际影响力的研究成果。在毒性作用机制、靶器官毒性、环境内分泌干扰物、纳米材料毒性、生物标志物筛查和应用等方面取得了显著成果，凸显了在毒理学若干分支研究领域的优势[18]。为满足对新物质健康效应的预测性评价的需求，我国在替代毒理学测试、计算毒理学和预测毒理学技术等新技术方法的研发方面取得快速发展。毒理学新技术在化学品安全评估与风险管理、健康风险评估与管理领域中的应用，逐步满足了经济社会发展过程中对影响健康危险因素的识别和评价的新要求[19]。

在少儿卫生与妇幼保健学研究领域，我国研究人员紧密围绕妊娠并发症和不良妊娠结局的病因、暴露组学及其防治的基础研究，揭示了生命早期环境暴露与出生缺陷、儿童神经发育障碍及行为问题关联强度和病因机制，阐明了儿童青春发动时相提前的环境效应和健康危害；发现妇女在孕育子代的过程中，其自身代谢性因素、环境、心理社会应激、膳食与营养等因素都可以影响到胎儿的生长与发育，这也是成年期肥胖和心脑血管疾病的危险因素，从而为预防成年期疾病发育起源提供科学依据，并形成我国的特色和优势。我国建立了儿童青少年生长发育、营养状况、心理行为和常见疾病监测数据及队列，解析了儿童近视、肥胖、抑郁障碍等常见疾病的遗传和环境因素及其时代特征，提出了适合我国国情的公共卫生干预措施，为我国儿童青少年卫生政策的制定提供了科学依据[20]。

此外，在老年人口健康影响因素、应用大数据研究健康影响因素和疾病的关系、在宏观水平研究关联性等方面，我国预防医学领域的科研人员都取得了有特色的成果。

二、预防医学学科的发展布局

预防医学关于健康影响因素的探究正向综合复杂的宏观尺度延伸，而对这些因素与健康和疾病机制的认识也在向微观尺度不断深入。同时，也在不断探索将宏观尺度与微观尺度有机结合的研究范式和路径。未来，预防医学学科将主要从以下几个方面开展布局。

1. 复杂慢性疾病的系统流行病学研究

整合系统生物学、流行病学、数据科学等技术，依托人群队列研究，将人体从暴露因素与多组学各层次有机地整合，开展复杂慢性疾病的系统流行病学研究。突破传统流行病学研究中的局限性，更好地理解多层次因素间复杂的网络关系及其相互作用，进而阐明暴露到疾病的关键节点，发现疾病早期诊断的生物标志物。通过系统流行病学研究，深入了解风险因素及其交互作用所导致的网络动态变化在慢性疾病发生发展中的作用，阐明致病因素如何通过病因链环节而导致疾病过程。

2. 生物病原体的识别与监测预警研究

发现与鉴定不同环境中的各类病原体，对新发、突发传染病早期预警。通过关注境外流行的传染病输入我国的风险及其输入后的危害防控、预测与预警，阐明重要传播媒介、宿主动物、易感人群及其相互关系，掌握其流行病学本底情况及社会行为等影响因素，进而持续推进传染病研究深度，实现数据和资源的积累由量到质的转变和突破。

3. 环境与健康及暴露组学研究

充分发挥人群和现场优势，优先发展完善暴露组学技术，推动环境有害物质的识别、易感人群的确定、有效生物标志的筛选。基于毒性通路的健康风险评估、环境与遗传/表遗传等个体因素的交互作用等前沿技术，应用于本领域来开展环境和职业有害因素的健康效应及关键环节和作用机制的前沿研究。

4. 系统毒理学研究

利用生物学研究手段，阐明关键毒性应答基因或分子的作用及调控机制，从而系统解析毒物的毒性作用机制。基于细胞、组织培养和实验动物等毒性测试研究手段，应用组学分析和计算毒理学方法，构建毒物的多层次毒性作用网络，筛查毒性作用通路及毒物应答分子，探讨其作用靶点。开展多终点、多靶位、多层次毒性作用机制研究，推动基因、蛋白质表达及表观遗传学研究技术的应用，识别环境毒物暴露与人类疾病发生发展及发病风险间的相互关系，推动系统毒理学分析方法深入发展，解决对新物质毒性效应的预测性评价问题。

5. 营养与食品安全研究

营养与食品安全研究包括膳食模式、重要营养素与健康，以及循证营养研究。建立基于科学证据的符合我国人群饮食传统、食物特点的健康膳食模式。借助多组学技术，开展营养个体化与精准营养研究，筛选出可以反映膳食营养长期摄入水平的、有效的、灵敏的生物标志物。在食品安全方面，需对新出现的污染物以及由食品新技术应用带来的食品安全问题加以重视。

6. 基于重点人群队列的病因解析研究

依托我国出生队列、社区人群队列以及职业人群队列，重点关注营养因素、新兴环境污染物以及心理社会应激等环境因素与遗传的交互影响、母胎互作以及表观遗传调控、肠道菌群代谢及其肠-脑轴等对生殖健康、出生缺陷、儿童神经发育障碍以及退行性疾病等其他慢性疾病的影响。依据这些高质量的队列研究成果，将其整合形成生命全程精准干预措施。

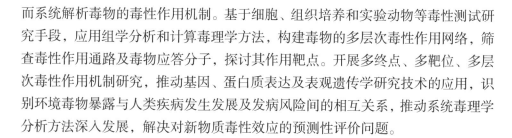

第四节　预防医学学科的发展目标及其实现途径

基于预防医学研究的国际热点问题和我国基本国情，未来5～10年能够取得突出进展的研究方向主要有：系统流行病学研究、环境与健康暴露组学研究、系统毒理学研究、新型传染病识别与监测预警研究、生命早期暴露与健康效应研究以及营养与健康研究等，以此支撑"健康中国2030"目标的实现。为实现上述战略目标，需要从以下几方面落实实现途径。

1. 建立大型人群队列的共享和稳定投入机制

在已建立的大型社区人群队列和出生队列基础上加强开放共享。从聚焦原始创新和协作机制建设的角度进行顶层设计,探索对队列研究的持续资助的政策和投入机制、评价考核方式。在一般人群队列的基础上,针对性布局传染病队列、营养与健康队列、职业人群队列、出生队列、特殊环境污染人群队列、地方病的人群队列等。建议国家自然科学基金委员会设立人群队列研究支持平台,实现对队列研究持续稳定的支持模式;成立专家委员会,负责队列建设的顶层设计,制定资源整合和开放共享原则,由稳定的专业团队维护队列,开放服务于国家自然科学基金资助的人群队列研究项目,实现数据和生物样本的开放共享,建立具有国际影响力的人群队列研究品牌。

2. 加强实验室与人群现场工作的密切结合

将宏观人群流行病学研究和微观实验室机制研究相结合,形成环境病因研究、基础研究、疾病防控研究以及循证预防医学研究相结合的研究群体,推动技术更新以及相关研究成果的转化应用,提高我国预防医学研究的整体实力和国际竞争力。

3. 鼓励学科交叉,促进原始创新

利用多学科的技术优势,寻找针对中国特定人群的疾病病因,并综合流行病学、营养学、药理学、分子生物学等多学科干预手段,实现针对疾病病因的有效预防。

4. 推动预防医学的新技术和方法研究

发展预防医学的有害因素检测与监测技术、多因素弱效应因果关系分析技术、表征健康的生物标志物技术及多维度大数据挖掘等技术,提升相关疾病的识别、鉴定以及干预技术手段的有效性。

第五节　预防医学学科优先发展领域及重要的交叉研究领域

一、优先发展领域

为了保障实现《"健康中国 2030"规划纲要》的目标,结合预防医学"危险

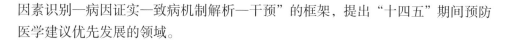

因素识别—病因证实—致病机制解析—干预"的框架，提出"十四五"期间预防医学建议优先发展的领域。

1. 影响健康的危险因素识别与监测

在传染病流行病学研究方面，研究病原体快速鉴定技术，发展传染病监测预警方法和模型，提高新发传染病监测和预警能力。在慢性疾病病因研究和有害因素识别方面，遗传和环境因素是决定健康的关键，此外还需要甄别与重大疾病负担相关的生物、化学和物理因素，以及营养因素和心理社会因素。开展暴露组学研究，在众多的环境因素中筛选出与健康变化关联密切的危险因素，识别环境危险因素并鉴别与之对应的易感人群，为精准预防提供重要依据。主要研究内容包括：①重要自然疫源性疾病致病因子特征及危害机制研究；②新发传染病的溯源、流行规律及监测预警研究；③环境暴露组学测量与健康效应评价新方法和新技术研究；④环境因素与机体因素的交互作用及关键生物标志物的鉴别与验证。

2. 基于系统流行病学的病因解析和证实

通过整合高通量的多组学、多维度的临床医学和环境暴露的大数据，应用人工智能等分析技术，实现多层次"暴露—组学标志物—疾病结局"的病因学推断和解析。在理解疾病表型和机制的基础上，结合现场流行病学和分子流行病学策略，构建以基因-环境交互作用为基础的发病风险预测模型，为实现个体化预防提供线索和依据。基于人群队列，开展主要早发慢性疾病、长寿相关的影响因素研究，确定基因-环境对慢性疾病发病风险和长寿的复杂交互作用，特别关注可干预的环境和生活方式行为等因素。主要研究内容包括：①基于大型队列的环境-遗传交互作用与慢性疾病研究；②慢性疾病风险预测预警方法和人群个体化干预策略研究；③高维多组学数据的统计分析方法和深度学习技术开发研究。

3. 环境有害因素健康影响的机制研究

探讨毒物对机体组织细胞和生物大分子的作用及损害机制，阐明毒物的分子结构与其毒性作用之间的关系，探索毒物在体内的过程以及机体防御体系对毒性作用的影响。应用生物信息学和计算毒理学技术，整合机体暴露后在不同剂量、不同时点的分子、细胞、组织等不同研究层次的高通量信息，系统地研究外源性化学物质和环境应激等对机体影响的作用。主要研究内容包括：①基于系统毒理学的毒性作用机制解析研究；②基于多组学的生物标志物的筛选、队列验证和应用；③基于遗传/表观遗传数据信息的疾病发病风险预测模型构建。

4. 重要预防医学干预措施与控制技术研究

评估预防医学干预措施对传染病和慢性疾病发生发展的效果，为预防疾病和促进健康提供最直接的证据。评估干预控制效果，寻找高质量的人群证据和最佳的干预方式，为制定合适的干预策略提供科学基础。主要研究内容包括：①疫苗在真实世界的安全性和有效性研究；②基于我国特色膳食模式的营养与食品安全研究；③营养暴露组与营养代谢及慢性疾病发生发展关系研究；④基于人群队列多组学数据的综合干预技术研究。

5. 重点人群队列研究

在已开展的出生队列、老年人群队列和职业人群队列等人群前瞻性队列研究的基础上，发挥识别环境暴露有害因素的暴露规律、健康危害效应及其代际作用等方面研究优势，为指导防病和延长寿命提供指南。其主要研究内容包括：①研究环境暴露、遗传及表观遗传因素对儿童生长发育的影响及相关机制；②新型职业病的流行特征、致病机制及预防技术；③慢性疾病的发病规律和病因解析以及对老年人发病的差异及机制。

二、交叉研究领域

1. 与人工智能、大数据学科交叉

新冠疫情防控已充分体现了大数据的重要作用。通过人工智能和大数据与预防医学的交叉，发展大数据和人工智能技术，在纷繁复杂的影响健康的危险因素中寻找病因，为预测、预警和干预提供支持。

2. 与新能源等材料和纳米科学交叉

物质科学的快速发展可以为预防医学提供新的技术手段。发挥物质科学中新材料科学及纳米科学等学科的优势，研发病原体和致病因素、人体生物监测等分析检测技术，用于有害因素暴露评估和健康监护。同时，预防医学的发展也能为新材料研发过程中的健康风险评价提供指导，保障材料、能源等产业的健康发展。

3. 与空间遥感学科交叉

发挥空间遥感技术的优势，发展评价与健康相关的气候变化、环境污染监测和土地绿化等因素的研究方法，在更广泛尺度上评价影响健康的因素，探索时空因素及其与人群健康和疾病的关系。

4. 与病原微生物等现代生物技术交叉

与病毒学、免疫学、肿瘤学、药学等多学科交叉，探索解决疫苗研发过程中的安全性、免疫效价以及人群应答性等关键的科学问题，开发免疫接种的动态监测手段，推动疫苗研发更好地服务人群健康。

主要参考文献

[1] 李立明. 公共卫生在健康中国建设中的地位和作用. 中华流行病学杂志, 2018, 39(7): 867-872.

[2] 胡志斌, 顾爱华, 王建明, 等. 新形势下公共卫生与预防医学发展的新机遇. 中华疾病控制杂志, 2018, 22(3): 215-216, 239.

[3] 秦立强, 戴宇飞, 顾爱华, 等. 预防医学发展的国家战略需求及其关键前沿基础科学问题. 中国科学基金, 2018, 32(6): 629-636.

[4] 李立明, 吕筠. 大型前瞻性人群队列研究进展. 中华流行病学杂志, 2015, 36(11): 1187-1189.

[5] 陈雯. 毒理学领域的发展现状和未来挑战. 科学观察, 2015, 10(5): 34-38.

[6] 李兰娟, 张伯礼, 徐建国, 等. 我国感染病学发展战略研究. 中国工程科学, 2017, 19(2): 37-42.

[7] 杨娟, 赖圣杰, 余宏杰. 感染性疾病流行现状、防控挑战与应对. 中华疾病控制杂志, 2017, 21(7): 647-649, 674.

[8] 巴乾, 陈培战, 王慧. 慢性疾病的精准营养预防和干预. 中华疾病控制杂志, 2018, 22(12): 1203-1206.

[9] 邓芙蓉, 郭新彪. 我国快速城镇化过程中应关注的环境与健康问题. 中华疾病控制杂志, 2018, 22(5): 433-434, 444.

[10] 陶芳标. 出生人口队列与精准预防. 上海: 上海交通大学出版社, 2018.

[11] 陈君石. 中国食品安全的过去、现在和将来. 中国食品卫生杂志, 2019, (4): 301-306.

[12] 冷曙光, 郑玉新. 基于生物标志物和暴露组学的环境与健康研究. 中华疾病控制杂志, 2017, 21(11): 1079-1081, 1095.

[13] 吕筠, 吴曼, 郭彧, 等. 基于超大人群队列的心脑血管疾病的病因研究进展: 国家自然科学基金重大项目阶段性研究成果综述. 中国科学基金, 2019, 33(4): 322-326.

[14] 余灿清, 李立明. 大型队列研究中的数据科学. 中华流行病学杂志, 2019, 40(1): 1-4.

[15] 陈卫红, 邬堂春. 健康中国, 职业卫生先行——中国职业卫生发展 70 年回顾与展望. 中国疾病控制杂志, 2019, 23(10): 1169-1172.

[16] 孙长颢, 牛玉存. 我国营养学事业发展的辉煌成就. 中华疾病控制杂志, 2019, 23(9): 1029-1031.

[17] 凌文华. 我国营养膳食防治慢性病的研究进展. 中华疾病控制杂志, 2017, 21(3): 215-218.

[18] 曹佳, 郑玉新, 周宗灿, 等. 毒理学研究进展及热点. 中国科学基金, 2011, (3): 138-142, 147.

[19] 章征保, 李道传, 陈雯. 毒理学评价试验新策略研究进展. 中华预防医学杂志, 2013, 47(9): 855-858.

[20] 方姣, 孙莹, 陶芳标. 改革开放以来我国学校心理卫生服务的发展历程与困境突破. 中国学校卫生, 2019, 40(9): 1281-1285, 1288.

第三十二章

地方病学/职业病学学科

第一节　地方病学/职业病学学科的战略地位

一、地方病学/职业病学学科的定义、特点及资助范围

地方病是由生物地球化学因素、生产生活方式等原因导致的呈地方性发生的疾病。地方病最突出的特点就是地方性，而地方性取决于当地复杂的自然环境和生活环境，长期居住在病区的人群均有可能发病，其发病与否取决于个体暴露时间、暴露程度以及对疾病的易感性[1]。国家自然科学基金地方病学学科的资助范围：具有地域特征的生物地球化学性疾病、自然疫源性疾病、与特定生产生活方式相关疾病和原因未明的地方病的基础研究。

职业病是职业活动中因职业性有害因素作用于劳动者的强度与时间超过机体的代偿功能，造成机体功能性或器质性改变，并出现相应的临床征象，影响劳动者作业能力的一类疾病，如尘肺病、化学物所致慢性阻塞性肺疾病、职业中毒和职业性肿瘤等。广义的职业病还包括职业紧张、抑郁、腰背痛等工作有关疾病，与环境、行为、心理因素等有密切关系。职业病学属于预防医学与临床医学的交叉学科。国家自然科学基金职业病学学科的资助范围：职业病学的基础研究。

二、地方病学/职业病学学科的重要性

地方病主要发生在贫困地区，越贫困的地区，病情越严重。从根本上解决地方病问题，需要从政治、社会和环境等层面着手，需要政府主导、社会动员与公民参与相结合。2018 年，中共中央、国务院主要领导同志对地方病防治工作提出

了新要求。据此,国家卫生健康委员会会同 9 个相关部门联合制定印发了《地方病防治专项三年攻坚行动方案(2018—2020 年)》,对 2018～2020 年的工作做出了明确的部署,其中包括科技防病突破行动。《"健康中国 2030"规划纲要》也对我国地方病防治工作做出了明确安排,将地方病防治工作与乡村振兴战略和脱贫攻坚紧密结合,动员各方力量,整合各种资源,强化各项举措,切实做好地方病的"防"与"治"工作,为实现"健康中国"建设目标奠定了坚实基础[2]。做好地方病研究与防治工作,事关我国健康扶贫、乡村振兴的需要,有利于推进民族团结、社会稳定与和谐,是全面建成小康社会,继而基本实现我国社会主义现代化的重要任务[3]。

若没有健康的职业人群,就不可能有健康中国。职业健康事关近 8 亿劳动者的健康和福祉,事关社会稳定和经济可持续发展,事关全面建成小康社会和"健康中国"宏伟目标能否顺利实现。中共中央、国务院高度重视职业健康工作,始终把职业病防治作为重大民生问题,对职业健康保护提出了一系列要求。《健康中国行动(2019—2030 年)》指出,职业病危害因素已成为影响成年人健康的重要因素,实施职业健康保护行动,加快健全完善职业病防治技术支撑体系,提升服务经济社会高质量发展和保障劳动者职业健康的能力,是贯彻落实《中华人民共和国职业病防治法》《"健康中国 2030"规划纲要》和中共中央、国务院关于职业病防治工作的决策部署的要求。2016 年,国家卫生和计划生育委员会等十部门印发了《关于加强农民工尘肺病防治工作的意见》,要求组织产学研医等方面的优势力量,加大对尘肺病防治的科研攻关力度。

第二节　地方病学/职业病学学科的 发展规律与发展态势

一、地方病学/职业病学学科的发展规律

1. 地方病学学科的发展规律

国际上,地方病的流行主要分布在经济欠发达的国家和地区,但大部分国家并不设立集中的地方病防治研究机构,也未设置独立的地方病学分类,而是按照国际疾病分类的惯例来归类,这也正是我国地方病控制与研究有别于世界上其他

国家的一个显著特点。

迄今，地方病仍是我国广大农村最主要的公共卫生问题之一。在我国，地方病学学科侧重于社会效益的体现，一是重视广大农村贫困地区居民的疾病预防与控制工作，二是坚持科学组织力量，开展多学科交叉的联合攻关，解决影响我国地方病防治的重要科学问题和关键的科学技术问题。该学科的发展不仅取决于学科本身的发展水平，还离不开国家政策的支持与资助。

目前，地方病领域仍存在影响国家经济社会发展的瓶颈问题，例如：大骨节病、克山病的病因仍未完全揭示；地球化学性地方病发病机制仍未系统、全面、彻底地阐明，尤其该种地方病的致病因子与慢性疾病发生的关系尚不清楚，影响了有针对性的精准防治措施研制；现症患者的救治未得到足够重视，有些地方病还缺乏有效的治疗方法。

2. 职业病学学科的发展规律

改革开放以来，我国产业结构发生了巨大变化，劳动力人口的结构、生活、工作方式也发生了显著变化。新技术、新材料、新工艺的广泛使用，在推动经济社会快速发展的同时，也带来了新的职业危害问题，工作相关疾病成为影响劳动者健康的重要原因，而传统职业危害仍广泛存在，传统职业病的发病人数居高不下，职业病学既面临双重挑战，也面临新的发展机遇[4]。

我国依托大卫生大健康信息平台，初步建立了职业病危害项目申报、职业危害因素监测、职业健康检查和职业病报告等防治信息平台，十多年来积累了大量数据资料，对各类职业危害因素的监测、评价和防护技术开展了连续研究，为职业医学的研究奠定了较好的基础。近年来，新的医学理论、技术和方法在职业医学领域逐步得到应用，职业病学的研究范围正悄然扩大，职业病与环境病的分界渐趋模糊，其他学科也开始向职业病领域渗透，极大地推动了职业病学的发展[5]。

国际上，职业人群已经向全人群、全周期的全面健康管理发展，慢性疾病和损伤是其主要健康损害。在我国，一些传统职业病的发病机制研究还未明晰，对一些新的职业危害因素的识别、风险评估和健康损害机制研究等还处于空白，亟待加大投入来开展攻关研究。

二、地方病学/职业病学学科的发展态势

（一）地方病学学科的发展态势

在国际上，地方病学研究领域的热点首先是饮水型砷/氟暴露对健康的危害，

其次为环境碘缺乏对机体健康的影响。地砷病属于环境慢性砷暴露毒理学研究范畴，研究成果多发表在毒理学类国际期刊上；地方性氟中毒的研究成果多发表在微量元素类或牙科类国际期刊上；碘相关疾病的研究成果多发表在甲状腺或内分泌类国际期刊上。近年来，我国地方病的科学研究工作进入了高速发展的新时期，基础研究受到重视，并逐渐适应国际趋势与潮流，开展了各个病种的流行病学调查、动物模型制备与发病机制研究等工作，旨在探索地方病病因、阐明发病机理、寻找有效的防治措施，形成了基础研究不断深入、应用研究广泛扩展的新局面。因此，综合讨论地方病学的发展态势，应从我国地方病学发展的优势、劣势、机遇和挑战进行分析。

1. 学科发展优势

自新中国成立以来，党和政府一直高度重视地方病的防治工作。多年来，我国持续开展地方病监测工作，动态掌握全国地方病病情分布及趋势和防治措施落实状况与效果，在地方病防治应用研究领域处于国际先进水平，已成为发展中国家学习的典范。我国的地方病防治管理体系为地方病学的基础研究提供了全景式病区人群流行病学的数据资源。反之，地方病基础科学研究也最终服务于地方病防治研究工作，将成果转化为行业标准和国家政策。

2. 学科发展劣势

随着防控措施的不断落实，我国地方病得到了有效控制，新发病例越来越少。因此，基于抢救性保存我国地方病生物样本资源的角度，应建立地方病生物样本库和患者信息资料库。

当前的地方病研究关注点较为分散，凝练重大科学问题的能力薄弱，导致研究的结果"只见树木，不见森林"，缺乏高水平积累性研究成果。另外，基础研究成果转化能力薄弱，尚缺乏具有我国自主知识产权、行之有效的诊疗技术或应用产品。

3. 机遇和挑战

近年来，我国地方病领域一些重要的研究方向已经有了规模和竞争力可观的研究团队，在国际上具有一定的影响力。应该鼓励和支持这些优秀学者或团队持续性、系统性地潜心钻研，使我国尽快在部分研究方向率先达到国际领先水平，从而带动整个学科的发展。

随着后基因组时代的到来，对于基因功能与疾病发生调控规律的研究，已经从对单个调控通路的传统研究方法转向多基因、多通路、网络化的系统研究方法。我国地方病研究领域应利用各种组学技术，结合生物信息学工具，进一步深入研究地方病病因，揭示更多的新机制、新规律。

（二）职业病学学科的发展态势

许多欧洲国家在职业医学的概念、政策、立法和实践方面取得了相当大的进展，在职业卫生被更广义的环境与职业卫生所取代的同时，职业医学也突破了厂内、厂外界线，逐步实现了职业医学与环境医学的相互渗透与融合[6]。

1. 产业结构特点决定了职业病谱的变化和优先发展领域

发达国家因为产业结构调整和升级，制造业、矿产业和冶炼业等传统职业病危害严重的第二产业从业人数大幅降低，同时其作业场所的法律法规和标准日趋完善，作业场所职业卫生严格监管，职业中毒、尘肺病和噪声性聋等传统职业病的发病率和发病数已经降至历史较低水平，在职业病谱中居于末尾[7]。十几年来，发达国家一直优先发展职业癌症、工作相关肌肉骨骼系统疾病（work-related musculoskeletal disorder，WMSD）、职业紧张、听力损失、慢性阻塞性肺疾病和哮喘等呼吸系统疾病、纳米颗粒所致健康损害、长时工和轮换工职业危害等方面的研究。

2. 传统职业病仍占一席之地，相关研究逐步回升

近年来，美国煤矿工人尘肺病患病率明显反弹，一些发达国家连续发生人造石材加工工人的急性硅肺，相关防治研究持续升温[8]。职业性听力损失和职业性肿瘤是全球公共卫生问题，欧美国家研究计划中将职业性听力损失与复杂噪声时域结构及耳毒性有机溶剂联合暴露之间的关联性作为重点研究领域。癌症病因中，80%～90%可直接或间接地归因于环境因素，美国国家职业安全卫生研究所（National Institute for Occupational Safety and Health，NIOSH）将降低职业场所职业性肿瘤患病率作为其2019～2023年财政资助的重要目标，日本、韩国、英国和欧盟等国家或组织在职业致癌物致癌机制方面也做了深入研究。英国是开展手臂振动病研究较早且最多的国家，建立了指端收缩压、指端温度觉和振动觉等一系列的末梢循环和末梢神经损伤诊断技术。

3. 纳米材料、电焊烟尘、石棉及替代品所致健康损害成为持续热点研究问题

纳米材料安全性是世界关注的重大课题和研究热点。过去几十年，中国在该

领域的研究取得了很大进展。电焊烟尘是焊接作业的主要职业危害因素之一，包含十几种有毒有害金属元素，健康危害广泛，包括肺癌、电焊工尘肺、铁及其化合物粉尘肺沉着病、金属烟热、肺炎、慢性支气管炎、肺功能下降、神经学症状、纳米粒的其他健康效应等。发达国家对石棉所致胸膜间皮瘤的研究非常重视和深入，同时积极与发展中国家开展合作研究，我国和部分国家的石棉产业界认为温石棉与角闪石类石棉的毒性和致病性不同，但相关的基础研究未获得持续关注。

第三节　地方病学/职业病学学科的
发展现状与发展布局

一、地方病学/职业病学学科的发展现状

（一）地方病学学科的发展现状

1. 地方性氟中毒

中国是发表相关文章最多的国家，其次为印度、伊朗、波兰、美国。国际上相关研究主要围绕饮水型氟中毒致骨相系统损伤展开。我国在地方性氟中毒领域证明了氟暴露与骨骼发育、肌肉损伤、高血压、动脉粥样硬化以及神经系统损伤的关系[9-11]；揭示了燃煤污染型氟中毒的病因链，研制出了系统的防治措施[12]；首次系统阐述了饮茶型氟中毒流行特征和机制，提出了该类型氟中毒存在民族差异性[13]。可见，我国在地方性氟中毒发病机制研究及防治领域具有明显的优势。

2. 地方性砷中毒

在国际上，地方性砷中毒属于环境慢性砷暴露毒理学研究范畴，美国研究成果最多，其次是中国、印度、孟加拉国等。相关研究主要围绕砷的毒性作用机制及代谢过程展开。我国在环境砷污染暴露评估与风险特征分析[14]、砷代谢相关基因多态性与砷中毒易感性研究、砷致神经系统损伤及其机制[15]、砷暴露与氧化损伤调控、砷中毒发生过程的表观遗传修饰改变等领域取得了一系列研究成果，已达到世界先进水平。在这期间，我国也开展了防治新技术研究，出版了国际第一部中英文版的《地方性砷中毒诊断图谱》。

3. 碘相关疾病

国际上，在碘相关疾病领域，美国研究成果最多，其次为中国、印度和日本。研究热点主要包括碘的自身代谢、碘与甲状腺激素、碘与甲状腺功能、碘与甲状腺疾病尤其与甲状腺癌的关系等。我国在该领域证明了不同程度碘暴露与甲状腺疾病的关系[16]，研究了碘对甲状腺乳头状癌预后转归的影响，探讨了适用于我国儿童和孕妇的尿碘标准[17]，验证了基因拷贝数变异在甲状腺疾病易感人群筛查中的作用，并基于高碘水平，开展了诸如 DNA 甲基化、摄碘信号传导网络、神经毒性作用等分子机制与防治研究[18, 19]。2018 年，中华医学会地方病学分会、中国营养学会、中华医学会内分泌学分会共同制订了《中国居民补碘指南》，指导我国科学补碘、防治碘缺乏病工作。

4. 大骨节病

在大骨节病领域，95%以上的研究成果均来自中国。我国学者探讨了大骨节病软骨损伤中发挥重要作用的信号通路；发现了鉴别大骨节病与骨性关节炎的重要基因以及潜在的大骨节病软骨损伤修复靶点；建立了大骨节病疾病细胞模型并研究 T-2 毒素的毒性效应；利用生物信息学方法筛选了环境反应基因等[20]。

5. 克山病

该领域的研究成果均来自中国。我国学者针对克山病的空间地理分布、病因、发病机制及其防治措施等方面进行了探索。由于近年已罕见新发病例，其病因研究受限[21]。

（二）职业病学学科的发展现状

因政治经济、技术发展、产业结构、疾病谱和传统文化等方面的差异，我国与发达国家在职业病学领域优先发展方向上有较大差异。在中国，第二产业从业人数一直居高不下，以尘肺病为主的传统职业病一直占主导地位，并且新材料、新工艺和新业态等带来了新的职业危害，亟待科研人员去研究和解决[22]。

1. 传统职业病研究力度加大，职业医学向纵深领域发展

职业中毒和尘肺病及其他呼吸系统疾病研究是国家级科技项目主要资助的传统优势领域，也是成果集中的区域。肺纤维化机制、尘肺病数字化诊断、尘肺病合并肺结核的流行病学与诊断技术、职业性肿瘤标志物及流行病学等研究获得了不同进展[23]；尘肺病诊断治疗标准达成多项专家共识；在噪声性聋、电磁辐射所致疾病、纳米材料所致职业健康危害、工作相关肌肉骨骼系统疾病、职业紧张、

手臂振动病等领域的研究也不断有国家级项目的支持，发展较为迅速；金属、有机化合物及粉尘致健康损害早期分子生物标志物的检测及评估研究不断深入。国家重点职业病监测报告表明，近年来我国职业性噪声性聋已替代化学中毒成为第二大职业病，且每年以 20% 左右的速度递增，约 9.3% 的噪声职业暴露人员发生高频听力损失，相关研究也得到了重视和加强。

2. 我国职业病范围不断扩大，成果转化应用能力加强

2013 年，国家卫生和计划生育委员会、人力资源社会保障部、安全监管总局、全国总工会联合印发《职业病分类和目录》，相较于 2002 年版的《职业病目录》新增加了 18 种法定职业病，相关职业病的诊断标准均来源于职业医学科研成果的转化应用。手臂振动病在采矿、伐木、造船、五金加工和机械制造等行业广泛存在，具有不可逆性，我国相关研究虽然起步较晚，但进步较快，在振动大样本流行病学调查、暴露模型与机制、减振工程技术应用等方面均取得了开拓性的进展。

3. 纳米、石棉等颗粒物致病性研究滞后，一些重要职业病的研究亟待加强

中国在纳米材料生物效应、纳米结构检测与表征等方面取得了很大进展，但对其所致呼吸系统健康损害缺乏深入研究。石棉是第一类人类致癌物，电焊烟尘为第一类人类致癌物，但我国相关科学研究极度缺失。我国学者依托铬酸盐、苯、石棉等职业接触人群长期队列，积极开展了职业致癌物研究[24]，但与国际研究尚有较大差距。随着我国西部开发的实施，高原地区的职业人群骤增，他们主要从事重体力活动，加之寒冷、高温、粉尘、生产性毒物、噪声、振动等联合暴露，加重了高原性缺氧。职业性高原病的防治作为世界难题，其研究迫在眉睫。目前，2013 年印发的《职业病分类和目录》中，职业性肿瘤的种类由原来的 8 种扩展到 11 种，但与国际癌症研究机构的 120 种一类致癌物名单尚有较大差距，相关研究需要继续扩展。

二、地方病学/职业病学学科的发展布局

1. 地方病学学科的发展布局

针对不同类型氟暴露，开展基础研究及现场流行病学调查，探索氟对人体的安全剂量范围，明确慢性氟暴露对我国居民健康的影响；筛选有效治疗药物，系统阐明药物疗效机制。

系统开展环境健康风险评估及风险预警研究，明确慢性砷暴露对居民健康的影响及其机制，针对性开展地方性砷中毒的靶向药物研发与应用研究，使我国在

该领域的研究水平与国际持平，甚至达到领先水平。

客观地评价我国不同人群碘营养水平，系统地研究衡量人群碘营养和个体碘营养的评价指标及适宜标准，明确高碘对健康的影响及其机制，为实现符合我国国情的因地制宜、分类指导和差异化干预、精准补碘提供科学依据，继续保持我国在世界上碘相关疾病防治研究领域的领先地位。

根据大骨节病病区特定的自然生态环境、病区居民饮食习惯和营养条件，系统地查明大骨节病的病因及发病机制，研制有效治疗药物和技术，将研究成果转化为我国大骨节病精准防治的方法、标准和策略。

充分利用现存的少量克山病患者的最后机会，抓紧收集保存患者生物样本，针对克山病病因与发病机制开展抢救性研究，期望将研究成果转化为克山病一级预防策略与干预措施。

2. 职业病学学科的发展布局

（1）针对我国尘肺病及其他职业性呼吸系统疾病高发的职业特征，建立大规模接尘工人队列，筛检敏感、特异的高危人群，系统阐明尘肺病及并发症的发病机制及干预靶点，寻找疾病早期诊断、疗效及预后评价的生物标志物；开展神经毒性金属与神经退行性疾病的关系研究，保持国际领先水平。

（2）开展单独复杂噪声和噪声与有机溶剂联合暴露致听力损失的流行病学研究，探索联合暴露作用机制；寻找职业性肿瘤敏感生物标志物，阐明各类致癌物的致病机制；加大对纳米颗粒、电焊烟尘、石棉及替代品所致早期健康损害的系列研究，使其达到国际领先水平。

（3）系统阐明我国重点行业或作业人群工作相关肌肉骨骼系统疾病的患病类型与流行特征，评估患病风险及特征，明确肌肉骨骼早期损伤机制，筛选早期生物标志物；开展手臂振动病发生发展机制研究，探讨生物标志物等早期诊断指标和精确诊断技术；开展联合暴露所致职业高原病和其他职业病发生机制、健康监护指标和诊疗关键技术研究，以期达到国际先进水平。

第四节　地方病学/职业病学学科的发展目标及其实现途径

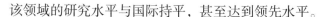

地方病学的"十四五"时期发展目标为：强化地方病学的研究特色和优势，

提升地方病的基础研究水平，建立生物样本库，健全系统化研究体系，在部分优势方向实现突破，增强源头性创新能力，增强地方病学学科对巩固脱贫攻坚行动成果，服务"一带一路"倡议，推动经济社会发展，提高人口健康水平的支撑能力。

职业病学的"十四五"时期发展目标为：使我国在尘肺病研究领域继续保持国际先进水平，在其他职业病学研究领域快速追赶，有所突破。将职业病学打造成为医学科学中的前沿学科，整体达到国际前沿水平，培养一批具有国际影响力的科学家。

为实现上述发展目标，需采取以下举措。

（1）完善学科发展布局，开展高质量人群队列研究。实现资源的系统性整合，并抢救性保存生物样本资源。利用大数据平台或者智能端口，建立危险因素暴露人群的监测平台，实现科学有效的随访。

（2）鼓励成果转化。加强分子生物标志物的筛选，提高地方病、职业病的快速诊断、鉴定技术水平，充分发挥分子流行病学技术在两种疾病防治中的作用。

开展国际学术交流与合作项目。加强同发达国家开展大数据共享及新技术研发合作，通过各种形式借鉴国际同行的先进经验和做法，进一步巩固我国地方病、职业病优势的研究领域。

（3）配合国家"一带一路"倡议的实施，开展地方病和职业病基础研究与应用研究的国际合作。目前，许多国家的地方病、职业病病情仍相当严重，如亚洲和非洲一些国家约有数亿人口处于饮水型氟/砷中毒的暴露风险，其地方病的科研和防控力量十分薄弱；随着发展中国家传统第二产业从业人数的不断增长，其尘肺病、职业中毒和噪声致听力损失等职业病可能会明显增长甚至急剧增长。应积极推动我国与共建"一带一路"国家在地方病和职业病研究领域开展实质性合作，为构建人类卫生健康共同体做出新贡献。

第五节　地方病学/职业病学学科优先发展领域及重要的交叉研究领域

一、优先发展领域

1. 地方性氟中毒发病机制与防治措施研究

建立不同类型地方性氟中毒自然人群队列及生物样本库；开展地方性氟中毒人群

易感性的分子流行病学研究；深入研究氟对非骨相组织损伤机制；确认氟致机体损伤始动环节；筛选地方性氟中毒有效治疗药物；研究氟对人体最佳健康效应的剂量范围。

2. 环境砷暴露与健康风险评估、致病机制与防治策略研究

建立高质量砷暴露人群队列及生物样本库；系统研究砷与慢性疾病谱的关系；开展环境砷暴露健康风险评估及风险预警研究；深入研究砷致机体生病的发病机制；开展地方性砷中毒易感人群和敏感生命阶段的识别与早期干预研究；以生物信息及多重组学为基础，基于大数据导向，推进慢性砷暴露人群的整合性和系统性研究；地方性砷中毒有效治疗药物的筛选及其转化应用研究。

3. 碘相关疾病发病机制的基础和应用转化研究

开展我国孕妇、哺乳期妇女、婴幼儿碘营养评价标准研究，个体碘营养评价指标筛选及评价方法研究，碘营养与甲状腺疾病及心血管疾病、糖尿病等其他慢性疾病关系的研究，碘相关甲状腺疾病的遗传易感性研究，航空、潜水、高海拔、素食等特殊情况下机体碘生理代偿机制与代偿能力的研究。

4. 大骨节病软骨损伤分子机制及其靶向干预研究

开展大骨节病环境-基因组学/蛋白质组学/代谢组学标志物鉴定及其早期预警研究，大骨节病环境高危暴露因素对非软骨组织损伤的机制及其干预研究，大骨节病软骨损伤的靶向治疗药物的研发，大骨节病疾病模型的建立及致病因素的验证，大骨节病儿童亚临床损伤及其预防策略研究，基于大骨节病大数据信息的精准诊断与治疗技术研究。

5. 克山病的精准防治、生物样本资源保存与病因学研究

建立克山病生物样本库；开展克山病病因与发病机制深入研究，筛选克山病发生发展相关基因与最佳药物分子靶标，开展慢型克山病与扩张型心肌病鉴别诊断的生物标志物研究，以及克山病病区环境与生产、生活方式高危因素的评估与应急干预研究。

二、优先发展领域

1. 尘肺病及其他职业性呼吸系统疾病风险预测、发病机制与诊疗技术研究

通过多组学技术研究尘肺病致病机制及干预靶点；开展人造石材、高原作业

等特殊行业尘肺病发病机制及流行病学研究；开展尘肺病及尘肺结核早期诊断及预后标志物的人群队列研究；CT 和人工智能辅助诊断尘肺病研究；不同职业性刺激物致慢性阻塞性肺疾病研究。

2. 职业性听力损失流行特征及危险因素研究

开展噪声与有机溶剂联合暴露致听力损失的流行病学及机制、职业性隐匿性听力损伤发病机制和突触细胞损伤机制研究。

3. 职业性肿瘤早期检测研究

依托临床、现场流行病学和毒理学，通过暴露组学、代谢组学、蛋白质组学、表观组学等多组学技术，筛选职业性肿瘤早期检测生物标志物。

4. 工作相关肌肉骨骼系统疾病发生风险预测、发病机制研究

推进工作相关肌肉骨骼系统疾病发病机制和早期预警研究，建立风险评估指标体系，构建目标人群提举、搬运作业负重和运动特征的工效学模型，开展上下肢和下背机械外骨骼研发。

5. 纳米材料、电焊烟尘、石棉及替代品所致健康损害

开展纳米材料等颗粒物所致健康损害的流行病学、损害机制、靶标志物、检测、风险评估等方面的基础和应用基础研究；体内纳米材料、石棉、人造纤维颗粒的分离、鉴定技术研究。

6. 职业中毒和职业性神经系统疾病创新研究

摸清重金属和有机溶剂等毒物在体内的存在形式，探索有效的职业中毒效应指标；运用单细胞技术研发中毒诊疗关键技术；开展神经毒性金属与神经退行性疾病关系的队列研究。

7. 职业性手臂振动病的发病机制与早期诊断

职业性手臂振动病诊断和治疗新技术研究，结合现代图像识别和人工智能技术，探讨手臂振动病更加特异、灵敏的早期诊断和损伤分级方法；开展职业性手传振动机体损伤机制、易感人群识别与干预研究。

8. 职业性高原病预测和早期干预

利用代谢组学技术、现代穿戴技术和大样本人群流行病学调查结果，研究自然环境因素、个体因素和职业危害因素联合暴露所致职业性高原病的风险机制，

筛选敏感体检指标，研究早期干预技术。

三、重要的交叉研究领域

1. 地方病学重要交叉研究领域

（1）推动地方病学与环境科学、地球化学、地质医学等学科的交叉研究，进一步从源头上查出地方病病区形成原因，对于指导落实防治措施、推动地方病防控进程具有重要的意义。

（2）将大数据技术、人工智能技术等用于地方病防治的基础应用研究，促进地方病学与工科的结合，提升地方病防治信息化、智能化水平。

2. 职业病学重要交叉研究领域

（1）通过影像学、多组学、人工智能等技术与云计算结合，研发职业性呼吸系统疾病早期健康损害和疾病进展标志物，研制尘肺病影像诊断质量控制、人工智能辅助诊断技术。

（2）运用循证医学和转化医学理论技术，将尘肺病及其并发症、职业性慢性阻塞性肺疾病等防治研究与慢性疾病防治研究紧密结合，将尘肺结核与传染病研究相结合，互通互鉴，促进医防融合。

（3）将心理学、人机功效学、行为科学技术应用到肌肉骨骼系统疾病、职业紧张、高原病、纳米材料所致职业健康危害的防治研究中。

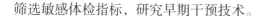
主要参考文献

[1] Sun D J. Endemic disease in China. Beijing: People's Medical Publishing House, 2017.

[2] 高彦辉. 地方病防治专项三年攻坚行动方案(2018—2020 年)工作任务解读. 中华地方病学杂志, 2019, 38(1): 1-3.

[3] 孙殿军, 高彦辉, 刘辉. 中国 70 年地方病防治成效及展望. 中国公共卫生, 2019, 35(7): 793-796.

[4] 孙承业, 孙道远. 我国职业健康发展历程与思考, 中国工业医学杂志, 2018, 31(4): 244-245.

[5] 李涛. 新时期职业病防治形势分析及对策建议. 中国职业医学, 2018, 45(5): 537-542.

[6] 孙新. 职业健康: 挑战与展望. 中国职业医学, 2018, 45(2): 133-137.

[7] Howard J. Occupational health issues in the USA. Occupational Medicine (Oxford, England), 2017, 67(1): 2-4.

[8] Benmerzoug S, Rose S, Bounab B, et al. STING-dependent sensing of self-DNA drives silica-induced lung inflammation. Nature Communications, 2018, 9(1): 5226.

[9] Wei W, Pang S J, Sun D J. The pathogenesis of endemic fluorosis: research progress in the last 5 years. Journal of Cellular And Molecular Medicine, 2019, 23 (4): 2333-2342.

[10] Ding Y P, Gao Y H, Sun H X, et al. The relationships between low levels of urine fluoride on children's intelligence, dental fluorosis in endemic fluorosis areas in Hulunbuir, Inner Mongolia, China. Journal of Hazardous Materials, 2011, 186(2-3): 1942-1946.

[11] Sun L Y, Gao Y H, Liu H, et al. An assessment of the relationship between excess fluoride intake from drinking water and essential hypertension in adults residing in fluoride endemic areas. The Science of The Total Environment, 2013, 443: 864-869.

[12] 孙殿军, 安冬. 中国燃煤污染型地方性氟中毒防治与实践. 北京: 人民卫生出版社, 2017.

[13] Chu Y R, Liu Y, Guo N, et al. Association between *ALOX15* gene polymorphism and brick-tea type skeletal fluorosis in Tibetans, Kazaks and Han, China. International Journal of Environmental Health Research, 2021, 31(4): 421-432.

[14] 张爱华, 姚茂琳. 贵州燃煤污染型地方性砷中毒研究进展与展望. 贵州医科大学学报, 2018, 43(10): 1117-1123.

[15] Sun H N, Yang Y M, Shao H W, et al. Sodium arsenite-induced learning and memory impairment is associated with endoplasmic reticulum stress-mediated apoptosis in rat hippocampus. Frontiers in Molecular Neuroscience, 2017, 10: 286.

[16] 滕卫平, 单忠艳. 甲状腺学. 沈阳: 辽宁科学技术出版社, 2021.

[17] Sun D J, Codling K, Chang S Y, et al. Eliminating iodine deficiency in China: achievements, challenges and global implications. Nutrients, 2017, 9(4): 361.

[18] 申红梅. 中国水源性高碘危害防治与实践. 北京: 人民卫生出版社, 2020.

[19] 张万起, 陈艳婷. 碘过量对人体健康的影响. 中华地方病学杂志, 2016, 35(6): 449-455.

[20] 郭雄. 地方病分子生物学基础与应用. 西安: 西安交通大学出版社, 2018.

[21] 孙树秋, 冀涛, 张娟妞. 克山病病因研究简史与启示. 中华地方病学杂志, 2018, 37(5): 345-350.

[22] Voelker R. Black lung resurgence raises new challenges for coal country physicians. The Journal of the American Medical Association, 2019, 321(1): 17-19.

[23] Chen W H, Liu Y W, Wang H J, et al. Long-term exposure to silica dust and risk of total and cause-specific mortality in Chinese workers: a cohort study. PLoS Medicine, 2012, 9(4): e1001206.

[24] Bray F, Ferlay J, Soerjomataram I, et al. Global cancer statistics 2018: GLOBOCAN estimates of incidence and mortality worldwide for 36 cancers in 185 countries. CA: a Cancer Journal for Clinicians, 2018, 68(6): 394-424.

第三十三章

中医学学科

第一节　中医学学科的战略地位

一、中医学学科的定义、特点及资助范围

中医学是以中国古代朴素的唯物论和辩证法思想——气血、阴阳、五行学说为科学方法论，以整体观念为指导思想，以脏腑经络为基础，以"辨证论治"为诊疗特点的医学理论体系，是以中国传统医学理论与实践经验为主体，研究人体生理、病理、疾病的诊断、防治及康复保健的一门综合性学科。

中医学是中华民族防病治病理论与实践经验的结晶。它以一种整体的、联系的、动态的观点来认识复杂的生命现象以及人与自然的相互关系，逐渐形成了整体观念、"辨证论治"等具有特色的诊疗体系。与医学其他学科相比，中医学具有鲜明的特征：①注重从整体角度看待复杂的生命系统，其本质上具有系统科学的思想，是一门传统的系统生物医学；②强调"天人合一"，与现代医学的生物-心理-社会医学模式相似；③强调"辨证论治"，与现代医学个体化精准医疗模式相近；④复方配伍理论，与现代医学"鸡尾酒综合疗法"类似。21世纪以来，涉及多系统、多因素的健康问题诸如亚健康、慢性疾病、代谢类疾病和精神类疾病等已成为危害人类健康的主要问题，中医学整体与个体化相结合的认识和治疗疾病的特点，将会在这些复杂疾病的预防、诊断、治疗和康复保健等诸多方面发挥不可估量的作用。

国家自然科学基金秉持鼓励探索的宗旨，资助和支持在中医学基础和临床基础研究领域研究前沿科学问题的项目和有发展潜力的科研人才。国家自然科学基金中医学学科的资助范围涵盖了中医学及相关领域的所有研究，具体的资助范围分为四大类：①中医基础理论研究，包括脏腑、气血津液、体质、病因病机、中医证候基础、治则与治法、中医方剂、中医诊断、经络；②中医临床基础研究，

包括中医内科、中医外科、中医骨科、中医妇科、中医肿瘤科、中医儿科、中医眼科、中医耳鼻喉科、中医口腔科、中医老年病、中医养生与康复；③针灸推拿研究，包括中医针灸、推拿按摩；④民族医学及中医学其他科学问题。

二、中医学学科的重要性

中医学以"天人相应""阴阳平衡"为哲学基础，以"整体观念""辨证论治"为主要特点，以中药、针灸等为主要治疗手段，来调整、激发人体的自我康复能力，纠正人体的偏常之性，从而达到防病治病的目的。中医药是中华民族在与疾病长期斗争过程中积累的宝贵财富，凝集了中华民族几千年的治疗、预防、健康、养生理念和实践经验。历史上中医药在应对每次瘟疫侵袭、促进中华民族繁衍昌盛和人类健康方面做出了突出的贡献。近些年来，在应对全球流行的传染性疾病如 SRAS、新冠感染等重大公共卫生事件中，中医药均发挥了不可估量的作用[1,2]。以人为本、人与自然和谐共生的科学发展观，以及疾病防治战略的"前移"和重点的"下移"，亦为中医学发挥整体观、辨证观、个体化思想，对疾病、亚健康状态进行防治和综合调理，在延长生命的同时提高生存质量的优势创造了机会。

中医药是我国独特的卫生资源、潜力巨大的经济资源、具有原创优势的科技资源、优秀的文化资源和重要的生态资源，是中华民族对世界的独特贡献。目前，中医针灸是世界范围内运用最为广泛的传统医学疗法，已被联合国教育、科学及文化组织列入《人类非物质文化遗产代表作名录》，这都彰显出中医药在世界范围内获得了广泛认可，已成为极具特色的中国文化名片。近年来，中医学在人才培养、科学研究、临床应用以及社会服务等各个方面迅速发展。进一步提升中医学的整体发展水平，将有利于使中医药成为"健康中国"战略的重要助力、共建"一带一路"倡议的重要纽带、"人类命运共同体"的重要载体，成为中国走向世界的特色健康品牌。

第二节　中医学学科的发展规律与发展态势

一、中医学学科的发展规律

中医学是中华民族特有的医学科学体系，它吸收了中华民族五千多年文化的精髓,在发展积淀过程中将自然科学与人文科学相结合,创造了独特的理论与实践相结合的学科体系。中医学对人体生理病理的认识、疾病的预防和治疗与其他医学门类截然不同,这决定了中医学从认识到治疗疾病过程中蕴含了巨大的原创思维,是我国独有的自主知识产权。当今世界科技实力已成为各国综合国力的集中体现,发展好中医药原创科技资源有望为我国综合国力增长做出贡献。中医学作为世界唯一保存完整、仍发挥着巨大的保健治疗作用并融入了现代社会的传统医学体系,是我国最易获得独立知识产权的优先发展领域,已经成为国家自主创新的重要内容,并且成为21世纪生命科学和技术的新增长点。

作为我国独特的卫生资源,中医药是我国卫生事业的重要组成部分。当前我国经济和社会正处于转型期,工业化、城镇化、人口老龄化进程加快,心血管疾病、恶性肿瘤、慢性呼吸系统疾病、精神障碍等慢性疾病的疾病负担成为阻碍社会经济发展的医疗瓶颈。中医学自身的"天人合一"和"辨证论治"的临床诊疗思维、中药方剂平和低毒的自身优点、中医学"未病先防"的摄生防病观念和措施,决定了中医药在当今社会转型期医疗卫生服务体系中发挥着举足轻重的作用。随着我国进入小康社会阶段,人民群众对健康服务由"治病"逐渐转化为"防病"需求,中医药自身相关的保健、养老、旅游、食品、体育、互联网等中医药健康产业链条即将成为战略性新兴产业,为推动我国经济结构调整和发展做出贡献。

二、中医学学科的发展态势

1. 中医学学科发展的机遇

伴随着国内外中医药发展的良好环境、现代科学技术的加速发展,目前中医学发展形成了原有中医药学科研究领域和研究热点相对稳定、中医药交叉或边缘新生学科持续增多、中医药各学科全面协调发展、中医药发展新增长点不断涌现、中医药创新型人才辈出、中医药研究进程和创新成果产出加快的良好局面,大大推进了中医药现代化和走向世界的进程。

近年来,中共中央、国务院高度重视中医药事业发展,制定了一系列扶持和促进中医药事业发展的政策措施。习近平同志在中国共产党第十九次全国代表大会上的报告中提出了"坚持中西医并重,传承发展中医药事业"[1]的重要部署。国

---

[1] 习近平. 决胜全面建成小康社会 夺取新时代中国特色社会主义伟大胜利——在中国共产党第十九次全国代表大会上的报告. 2017-10-18. https://www.gov.cn/zhuangti/2017/10/27/content-5234876.htm.

家在中医药教育资源、临床基地、科研和大型数据库等建设上投入了大量的人力、物力和财力支持,使得中医理论研究、临床研究、中医标准化和规范化、中药基础研发等中医药领域的各个方面得到了前所未有的支持。在国际上,国家及各级政府积极推进中医药学的国际科技合作与交流、中医药文化传播、中医药援外医疗服务、中医药对外教育等措施,提高了中医药学的研究水平和国际影响力。以"一带一路"倡议为载体,我国中医药实现了与"一带一路"国家的科技交流与合作。

中医药在国际上的认可度不断提高。据不完全统计,当前有 140 多个国家和地区使用针灸,而且有 130 多个国家和地区在销售和使用中药,中医药已经成为各国民众医疗保健的重要手段之一[①]。以中医门诊部、西医医院配备中医科和针灸科等形式为主的国外中医相关医疗机构已经遍布 160 多个国家或地区,每年为数以千万计的各国患者提供卫生保健服务[3,4]。中药类产品出口市场持续增长,全世界约有 40 亿人使用过中草药来治病,占世界总人口的 80%,中药类产品占我国整个医药类产品的出口份额不断增加[5]。

随着传统医药的传播和应用,不少国家制定了相应的法律法规、管理规范政策,以明确传统医学在国家卫生保健中的地位和作用。WHO 高度重视传统医学的发展与管理,成立了传统医学专门机构,其中大多数与中医药有关。天然药物及其高附加值的制品受到国际追捧,天然药物已经成为国际医药产业研发的热点领域。中医学在此国内国际大好机遇下取得了长足的进步,临床服务能力和科学研究水平显著提高,学科整体实力不断增强。

2. 中医学学科发展的挑战

中医学在发展的同时也面临着巨大的挑战。在基础研究方面,中医理论科学内涵研究尚未见实质性突破;可推广应用的中医证候辨识标准和技术方法欠缺,中医新型智能化诊断系统研发尚处于起步阶段;中药及方剂物质基础不清,中药配伍作用和量效关系的现代科学内涵不清,经络穴位等针灸学核心基础理论科学内涵不清;民族医药传承、保护和疗效安全性评价亟待解决。诸多问题导致中医基础研究未能为中医学防病治病发挥先导作用,中医学防治常见病、多发病的特点和优势有所淡化,中医基础研究对推动中医药防治重大疾病的作用未能显现。在中医临床研究方面,中医药理论和现代医学理论截然不同,缺乏现代医学可以

---

① 人民日报海外版:中医药文化与可持续发展. http://news.cntv.cn/20120609/102490.shtml[2022-12-26].

接受的评价方法和技术标准，学科的现代科学基础薄弱，短期内难以形成完善的中医药防治临床重大疾病疗效评价体系，造成中医临床研究投入多，而产出的可推广应用和国际影响力大的研究成果不多，这些不足大大削弱了中医药在防治重大疾病中的独特优势。

因此，在未来5年，中医学仍需继续坚持传承与创新并重、中医中药协调发展、现代化与国际化相互促进、多学科结合的原则。在继承和发扬中医学优势与特色的基础上，牢牢抓住中医药防治重大疾病这一切入点和着力点，以中医临床实践为基础，构建适合中医特点的研究模式和技术体系，深化研究热点和优势领域，加强对弱势和新生领域的关注，完善学科布局，构建中医学等多学科交叉研究平台，充分利用现代科学技术，努力阐明中医学的科学内涵，通过技术创新提高中医医疗服务能力，通过知识创新丰富和完善中医学理论体系和医疗保健模式，提升中医药对人类健康的贡献度。

第三节　中医学学科的发展现状与发展布局

一、我国中医学学科的发展现状

中医学是以中医理论与实践经验为主体，研究人类生命活动中健康与疾病转化规律及其预防、诊断、治疗、康复和保健的综合性科学，临床实践是中医学产生、发展的基础和源泉。在中医学漫长的发展过程中，中医学形成了以临床观察、医案报告和经验总结为主体的中医临床研究方法。十余年来，临床流行病学、循证医学等研究方法和思路的应用，推动了中医临床研究科学化和客观化发展，带动了中医学整体学科水平的提高。

（一）中医学学科研究论文发表情况

尽管中医学在世界许多国家包括发达国家的应用日益增多，但至今仍被国际社会认为是"缺乏有效科学证据的医学技术或方法"。中国循证医学中心分析了13种中医、中西医结合核心期刊在1999~2004年发表的7422项随机对照试验，这些研究在样本量计算、随机序列生成、随机隐藏、治疗意向性分析等方面存在缺陷[6]。其后，其他学者对中医药领域中发展的临床试验进行了系统评价，认为：

中医学治疗有一定的潜在疗效，但是高质量的中医药随机对照试验仍较缺乏[7,8]。尽管中医临床疗效让国际认可的道路还很漫长，我国中医学工作者和部分西医学工作者始终没有放弃努力，已经陆续完成了一些标志性的研究，包括针刺治疗餐后不适综合征的随机对照试验，相关结果于 2020 年发表在《内科学年鉴》(*Annals of Internal Medicine*) [9]；针刺治疗慢性稳定型心绞痛的随机对照试验，相关结果于 2019 年发表在《美国医学会杂志·内科学卷》(*JAMA Internal Medicine*) [10]；针刺治疗偏头痛的随机对照试验，相关结果于 2017 年发表在 *JAMA Internal Medicine*[11]；中药复方在消化系统疾病、肿瘤、传染病等疗效中的随机对照试验[12-14]等。从发表文章的内容来看，肿瘤、冠心病、中风、消化不良、抑郁症、哮喘、糖尿病和类风湿性关节炎是中医临床研究者最关注的病种。

（二）中医学学科研究已取得重要进展的优势方向

1. 中医证候基础和证候规范研究

自"七五"计划以来，脾虚证、肾阳虚证、血瘀证发生机理的研究取得了公认的成果。结合现代多学科知识对证候加以诠释，利用系统生物学等揭示证候分类的生物标志物，建立特定疾病下的证候分类标准或规范，明确中医治疗优势病种的中医证候分布规律，阐明基于组学技术的证候分类的生物学基础，揭示基于该疾病的不同证候与病机的关系及方证相应的原理，建立病证方药的系统诊疗规范，展示中医治疗疾病的疗效优势，是中医学临床和基础研究的重点领域。

2. 中医方剂作用原理

方剂是在"辨证论治"的基础上，设立治法，按照组方原则选择药物，妥善配伍，酌定用量，确定剂型，规定用法而形成的中医处方。它是中医临床用药的主要形式，也是"辨证论治"的重要环节。配伍是研究方剂的关键问题，揭示方剂配伍规律是中医现代化研究的重要组成部分。经方是两千多年来中医学防病治病经验的精华，具有极高的历史地位和应用价值，应用网络药理学、药物代谢组学等前沿技术，解析经方药物配伍法则和配伍规律，阐明配伍的物质基础和起效的作用机制，是诠释经方现代临床应用科学内涵的关键环节之一。

3. 中医针灸作用原理研究

在针灸作用机理研究方面，既往国内外都开展了大量局部的、分析性的研究。现阶段的研究主体应当是理论和实验研究者，研究目标是对前一阶段所发现、总结规律的理论说明，绘制出人体经络联系与调控规律的原理图，创立源于中医的新学说、新理论。寻找以往针灸作用机理研究项目的各部分、各侧面之间的共同点，或共通点，进行多重的汇聚性、交叉性研究。在掌握确切的针灸量-效规律的基础上，开展针灸时-效规律的研究，有助于进一步揭示针灸独特的作用机制[15-17]。

（三）中医学学科研究需要加强的薄弱方向

首先，从已取得的研究成果来看，具有国际影响力的研究和发明不多，具有高转化价值的研究成果亦不多；从中医学自身来看，研究领域差异较大，学科发展不均衡，尚需要在进一步深化热点和优势领域的同时，加强对弱势和新生领域的关注，以完善学科布局，促进学科协调发展。进一步深层次分析，其问题主要体现为：①中医传统理论仍未被大众所理解和认可，中医理论科学内涵研究尚未见实质性突破，仍是中医现代化的关键瓶颈；②可推广应用的中医证候辨识标准和技术方法欠缺，难以指导中医学临床研究；③中医新型智能化诊断系统研发尚处于起步阶段；④优秀中医临床经验传承方式单一，大数据云平台尚待创建；⑤中医学临床疗效评价体系，特别是中医学防治临床重大疾病疗效评价体系有待完善；⑥中药成分复杂，物质基础和作用机理还有待深入研究；⑦单味药或药物成分单体成为研究热点，而中医治疗特色和精髓所在的复方研究略显不足；⑧中药配伍作用和量效关系的现代科学内涵还不清楚；⑨民族医药的传承、保护和疗效与安全性评价等问题也亟待解决。

二、中医学学科的发展布局

中医学发展布局的总体思路是：通过人才培养、资源配比进一步强化优势方向，扩大中医学复合型人才培养规模，着力于对中医理论基础研究和中医临床基础研究的薄弱环节和领域布局。

（一）中医理论基础研究

中医理论基础研究的重点主要布局在藏象理论研究、证候分类理论研究、中医疗效及体质学研究等方面。具体而言，以藏象理论为核心，开展脏腑、气血、津液、气化、经络、穴位等中医基础理论的研究，揭示中医学认识自然、人体、生命、疾病现象及其相互关系的规律；以临床需求为导向，开展证候分类理论、病因病机与治则治法、四诊现代方法、刺法灸法、养生保健与疾病预防等的基础研究；解析经方、验方配伍法则和配伍规律，阐明配伍的物质基础和起效作用机制的基础研究。

（二）中医临床基础研究

从整体观研究重大疑难疾病、慢性复杂性疾病，以及中医、针灸治疗优势病种发生、发展规律及其防治的理论基础及疗效评价，为提高中医学医疗保健服务能力和水平提供理论支撑；在中医理论指导下，以中医"证候"和"辨证论治"为核心，完善中医（包括针灸）临床研究评价体系，建立临床研究规范，提高临床研究质量，充分展示中医临床诊疗优势。

第四节　中医学学科的发展目标及其实现途径

一、中医学学科的发展目标

通过人才引进和培养、国内国际合作、多领域交叉融合推进，在藏象理论的科学内涵、方剂配伍内涵、方剂药效机制和物质基础、证候生物标志物、诊疗规范化、针灸效应机制、经络物质基础、穴位特征及效应、临床疗效评价体系等领域有所突破，涌现出一批原创性强、转化价值高的代表性研究成果。

二、中医学学科发展目标的实现途径

通过在中医优势领域和方向布局包括重大研究计划项目、重大项目、区域合作项目、重点项目等的项目资助，以促进中医在优势领域率先实现理论和技术突破；加大不同层次人才项目资助力度，尤其是优秀青年科学基金项目和青年科学基金项目，且应充分考虑领域内的学科差异，助力更多优秀青年投身中医药研究并成为坚实的后备力量；加强国内国际交流合作，鼓励多学科交叉共融，运用多学科手段揭示中医诊疗原理，促进中医药现代化进程。

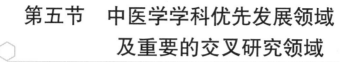

第五节 中医学学科优先发展领域 及重要的交叉研究领域

一、优先发展领域

1. 藏象的基础研究

藏象（脏腑、气血相关）学说是中医理论的基础性内容，需要运用现代化科技方法与技术，不断开展深层次研究，使中医的宏观辨证与西医的微观研究相结合，实现藏象学说的跨越式发展。藏象学说的研究重点，包括脏腑与经络、外周形体、气血津液、脏腑之间的生理病理关联的模式与特征的科学内涵研究，脏腑与精神、意识、思维、情感活动之间的相关性与调节性的现代科学阐释等。藏象学说的建设要涵盖学科的优势、趋势、特征模式，传承精华，推动藏象学说的发展。

2. 中医临床诊疗规范化研究

聚焦临床重大疾病、常见病、多发病，通过文献研究、真实世界研究等策略，实现病名规范、证名规范、治疗规范，从而总结疗效确切、特色明显的中医诊治模式，优化诊疗方案，形成技术规范，这对提高中医药临床疗效、发挥中医药特点优势具有重要的意义。

3. 中医方证相关（对应）作用原理的创新研究

通过信息学、中医学、医学生命科学、化学等多学科交叉，将中医方剂的理论与实践同新兴的网络药理学有机结合，研究建立中药复杂成分的靶标分析方法、中医方剂的网络靶标研究方法、中医方剂的网络调节作用等中医方剂网络药理学的若干关键方法。在此基础上选择经典的、确有疗效的中医方剂，结合若干重大疾病的辨证、组方、用药机理，开展方剂药效物质基础、现代适应证、方证关联的生物标志物、方剂"同病异治、异病同治"科学内涵、来源于中医方剂的药物发现等方面研究。这些研究对揭示中医方证的科学内涵具有重要的科学价值。

4. 中医药在肿瘤辅助治疗中的优势作用研究

传统的西医疗法以消灭癌细胞为主要目的。中医治病的基本原则是在整体观念和"辨证论治"的指导思想下，根据病证的不同而采用不同的方法治疗。中医的扶正固本治法，可以提高机体免疫能力，减轻放化疗的毒副作用，影响细胞内基因变异的发生，防止细胞发生突变等。在临床上，合理地使用中西药来治疗肿瘤，不但可以取长补短，更可以提高疗效，减少不良反应的发生。发展中医扶正固本方法在肿瘤辅助治疗中的优势作用是中医肿瘤的发展方向。

5. 基于中医温病理论的中医学防治感染和传染性疾病研究

中医药学在近代感染和传染性疾病防治中作用突出，其抗细菌耐药性和防治突发流行性传染病的原理，与西医学相比具有显著的不同和独到的优势，迫切需要深入研究温病卫气营血、三焦传变的共性规律及生物学本质，以及对治疗温病的方剂进行抗菌、抗病毒的活性筛选、药效评价、药效物质基础、配伍规律及作用机制等研究，挖掘温病理论内涵，寻找在解决病毒和病原微生物耐药性问题、突发重大传染病防治及感染性疾病治疗中的中医药疗法，发挥中医学在防治感染和传染性疾病中的优势。

6. 中医脑病前沿方向研究

随着人类社会发展的不断进步，重大脑病（如脑卒中、痴呆、孤独症、帕金森病等）导致的脑功能障碍及神经-精神系统疾病患病率呈快速上升趋势，且死亡率高，治疗成本巨大。中医药对脑和脑疾病的认识历史悠久，具有独特的诊疗方法，在某些脑病的预防和治疗上具有显著效果。利用神经科学和信息科学的新技术、新方法探索中医药干预的特有优势和潜在机制，对发挥中医药在脑病前沿方向研究中的作用具有重大价值。

7. 中医临床评价方法学研究

循证医学为医学实验的分析、临床诊治方案的确立、医疗指南以及医疗卫生的决策等提供了科学严谨的证据。建立具有中医特色的中医临床评价体系，开展适合中医学临床特点的循证医学评价方法学研究，对促进中医高质量、高水平临床研究尤为重要。

8. 针灸的作用机理及疗效评价研究

围绕穴位效应的特异性和多态性，从穴位效应的功能导向性和机体状态指向性等入手开展研究，深入解释穴位效应规律和机制，指导临床科学诊疗。以不同类别的疼痛性疾病为研究对象，从局部启动、靶器官效应和中枢整合等不同层次，结合多学科研究方法技术深入揭示针灸镇痛的多维度作用原理。利用多学科技术手段深入阐释针灸治疗临床常见疾病、疑难疾病的作用机制，并在此基础上进行转化研究探索，促进产学研用一体化发展。

二、重要的交叉研究领域

1. 中医学与大数据分析、人工智能应用交叉研究领域

与中医药相结合，将计算机大数据的挖掘以及人工智能技术应用于疾病发生发展规律、预后、证候标准化、名老中医诊疗特色及经验总结、临床疗效评价中，促进中医药信息化，实现中医药智能化疾病诊疗新模式。

2. 中医学与系统生物学交叉研究领域

中医学与系统生物学交叉，通过高通量测序，表观遗传和分子网络检测，单细胞测序，蛋白质组学、代谢组学、空间组学测序等前沿技术获取中医药在各类疾病诊疗中的大数据资料，分析单个或多个分子通路动态网络变化，构建病证共性和个性特点，寻找中医药治疗特异性靶点或分子网络。

3. 中医学诊断新技术、新手段探索

中医学与现代信息学、力学、工程学、数学、化学等学科交叉，结合中医四诊及辨证的原理和方法，开发中医望诊、舌诊、脉诊等智能采集分析设备、中医影像学设备，开发基于辨证的中医药智能诊疗系统，促进中医诊断技术的现代化、信息化和智能化。

4. 中医学与网络药理学交叉领域

在中医药整体观指导下，以病证为主导，通过网络药理学构建疾病证候表型、生物分子及药物之间的相互关联，促进中医病证的生物标志物和活性化合物的新发现。

5. 中医学与免疫学交叉领域

中医学的正邪理论以及中医药多层次、多途径、多靶点的扶正祛邪理论与免

疫学维持机体稳态有密切关系，深入发展中医学与免疫学的交叉共融，有利于中医药在重大感染/传染性疾病、风湿免疫性疾病、肿瘤等疾病中发挥重要作用。

6. 中医学与新材料科学交叉领域

中医学与新兴材料领域交叉，研发高性能的中医生物诊断材料，合成中药及中药活性成分治疗疾病的药物载体及递送材料，开发针灸、康复疗法治疗的新材料，形成利用生物材料探究针灸、经络、穴位实质的新研究方向，这些有助于中医药治疗手段的创新。

主要参考文献

[1] 邓铁涛. 论中医诊治非典. 天津中医药, 2003, (3): 4-8.

[2] 郑文科, 张俊华, 杨丰文, 等. 中医药防治新型冠状病毒肺炎各地诊疗方案综合分析. 中医杂志, 2020, 61(4): 277-280.

[3] 周敦华, 董薇, 郑麟. 中医药教育走向世界发展战略研究. 上海中医药大学学报, 2012, 26(6): 21-23.

[4] 廖晓键. "一带一路"背景下中医药院校对外文化传播交流策略. 中国继续医学教育, 2017, 9(7): 32-34.

[5] 杨浩雄, 黄飞. 基于美国中药市场分析的中药材出口对策研究. 中国卫生事业管理, 2018, 35(7): 515-516, 556.

[6] Wang G, Mao B, Xiong Z Y, et al. The quality of reporting of randomized controlled trials of traditional Chinese medicine: a survey of 13 randomly selected journals from mainland China. Clinical Therapeutics, 2007, 29(7): 1456-1467.

[7] Zhang X, Tian R, Zhao C, et al. Placebo design in WHO-registered trials of Chinese herbal medicine need improvements. BMC Complementary & Alternative Medicine, 2019, 19(1): 299.

[8] Li J N, Liu Z H, Chen R Q, et al. The quality of reports of randomized clinical trials on traditional Chinese medicine treatments: a systematic review of articles indexed in the China National Knowledge Infrastructure database from 2005 to 2012. BMC Complementary & Alternative Medicine, 2014, 14: 362.

[9] Yang J W, Wang L Q, Zou X, et al. Effect of acupuncture for postprandial distress syndrome: a randomized clinical trial. Annals of Internal Medicine, 2020, 172(12): 777-785.

[10] Zhao L, Li D H, Zheng H, et al. Acupuncture as adjunctive therapy for chronic stable angina: a randomized clinical trial. JAMA Internal Medicine, 2019, 179(10): 1388-1397.

[11] Zhao L, Chen J A, Li Y, et al. The long-term effect of acupuncture for migraine prophylaxis: a randomized clinical trial. JAMA Internal Medicine, 2017, 177(4): 508-515.

[12] Zhou S, Feng J, Xie Q, et al. Traditional Chinese medicine shenhuang granule in patients with severe/critical COVID-19: a randomized controlled multicenter trial. Phytomedicine, 2021, 89: 153612.

[13] Wen Y D, Lu F, Zhao Y P, et al. Epigastric pain syndrome: what can traditional Chinese medicine do? A randomized controlled trial of Biling Weitong Granules. World Journal of Gastroenterology, 2020, 26(28): 4170-4181.

[14] Jiang Y, Liu L S, Shen L P, et al. Traditional Chinese medicine treatment as maintenance therapy in advanced non-small-cell lung cancer: a randomized controlled trial. Complementary Therapies in Medicine, 2016, 24: 55-62.

[15] Liu S B, Wang Z F, Su Y S, et al. A neuroanatomical basis for electroacupuncture to drive the vagal-adrenal axis. Nature, 2021, 598(7882): 641-645.

[16] 郭义, 王江, 陈波, 等. 计算针灸学. 中华中医药杂志, 2020, 35(11): 5394-5398.

[17] 杨永清, 尹磊淼, 朱维良, 等. 源自针灸的靶标发现之科学路径: 以针刺防治哮喘为例. 科学通报, 2020, 65(32): 3520-3525.

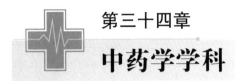

第三十四章
中药学学科

一、中药学学科的定义、特点及资助范围

中药学是研究中药的组成、性质和应用的学科，是在中医药理论指导下，运用现代科学技术和方法，研究中药的药性理论、资源、鉴定、质量控制、炮制、制剂、药效物质、作用机理及其临床应用的一门学科。

中药按来源分为植物药（含菌物）、动物药、矿物药；按生产过程分为药材、饮片、提取物、中成药。狭义的中药是指在中医药理论指导下、经过加工炮制、为《中华人民共和国药典》收载、在全国广泛应用者；广义的中药还包括民族药、民间药、天然药物及其制成品。

中药学学科是中医学的分支学科。随着科学技术的进步，并借鉴药学学科的发展，在中药基础与应用基础研究领域，都取得了长足进步，逐步完善，形成了涵盖中药资源、鉴定、分析、炮制、制剂、化学、药理等学科方向的一级学科，也是一门与医学、生物学、化学、物理学相交叉的学科。

中药学是我国独具特色的学科。在西方医学体系中，将其归属于传统药学或民族药学的范畴，与现代医学相比，处于替代和补充地位。

国家自然科学基金中药学学科的资助范围：中药药物学（中药资源、鉴定、药效物质、质量评价、炮制、制剂、药性理论）、中药药理学（中药神经精神药理、心脑血管药理、抗肿瘤药理、内分泌与代谢药理等）、民族药学等学科方向。

其中，中药药理学框架下的二级学科是参照药理学的资助体系，按疾病种类设置相应的资助代码。这与中医药院校的《中药药理学》教材（按功效分类，如解表药、活血化瘀药、清热解毒药等）形成了截然不同的分类体系，中药学教学与研究体系的脱节显而易见。究竟是应该遵循传统中医药学的理念，还是参照现代药理学的分类体系和资助代码，学术界一直是见仁见智。

中药是一个复杂体系，表现在基原复杂，成分复杂，加工、炮制、制剂工艺复杂，应用形式复杂，显然不能简单照搬化学药的研究模式。但作为药物，不论是复方还是单方，不论是复合物、组分还是单体成分，其化学组成、结构、性质、发挥防病治病作用的生物效应和机理，应该也必须用现代科学语言进行诠释，这显然是该领域的共识。

二、中药学学科的重要性

中医药是我国的文化瑰宝，也是世界传统医学的重要组成部分，几千年来，为中华民族的繁衍昌盛、为人类的健康事业和文明进步都做出了巨大的、不可磨灭的贡献。

中药学作为世界传统药物学的一个重要组成部分，无论是在学科体系、基地建设方面，还是在人才队伍、研究水平、服务社会等方面，在国际民族药物学中正在并将持续地发挥引领作用。

中药是中医防病治病的物质基础，是中医"辨证论治"、理法方药理论与实践的载体。因此，中药学学科的发展会对中医学的发展发挥出重要的支撑作用，同时也会"倒逼"中医学的发展和进步。

中药学与药学学科具有很强的交叉、融合、互补性。中药学学科的发展借鉴了很多药学学科的理论、方法和技术，同时也为天然药物化学、分析、药理、制剂的研究提供了研究对象、题材。中药学学科的杰出青年人才项目获得者，大多为在药学学科的理论、方法和技术方面有深厚造诣的青年学者，这就是最好的例证。

中药药效物质的分离鉴定、先导化合物的不断发现、作用机理的阐明，对于重大疾病防控，创新药物、经典名方、临床验方的研发，已上市大品种的二次开发等，都具有重大意义和应用前景。

总之，中药学学科作为我国独具特色的学科，在生命医学领域占有重要地位。

第二节 中药学学科的发展规律与发展态势

一、中药学学科的发展规律

1. 中药学学科发展自身的需求

中药学学科历经数千年的发展，形成了传统的理论体系，如中药药性理论、道地性理论、炮制理论、配伍理论、制剂理论、辨状论质理论等。上述理论体系，主要建立在朴素的自然哲学和实践经验的基础上，其科学内涵亟待运用现代科学技术语言加以诠释。

在中医理论指导下，运用现代科学理论和技术，阐明药效物质基础与作用机理，建立科学、先进、适用的质量控制体系，诠释饮片炮制机理、复方配伍机制，揭示药性-药效-临床功效间的内在联系[1,2]，为中药生产、质控和应用提供科学支撑，并不断完善中医药学理论体系，在中医药传承与创新发展中做出原创性贡献，引领国际民族药、传统药物发展方向。

2. 文化兴国、科技强国、健康中国战略对中医药的需求

随着我国经济社会发展、人口结构变化、生活水平提高、疾病谱改变和医疗服务观念的转变，人们对健康服务的需求快速增加。中医药是我国独具特色的健康资源，也是潜力巨大的经济资源。中医药健康服务主要包括养生、保健、医疗、康复等，但核心是以中药相关产品为主体的健康服务供给。发展中药大健康产业，做强中药工业，做大中药相关产业，对于培养民族医药工业自主创新能力，推动具有中国特色健康产业的发展，服务健康中国建设具有重要的作用[3]。

3. 世界医学模式转变对中医药发展的需求

当前人类所面临的全球性健康挑战主要是心脑血管疾病、神经退行性疾病、代谢性疾病、肿瘤等多因素导致的复杂疾病，以及近年来频发的感染性疾病的防治，任务艰巨。

据世界卫生组织（WHO）调查，发展中国家约有35亿人依赖传统植物药，将其作为初级卫生保健。随着世界人口老龄化、全球医疗体制改革、保健养生以

及"回归自然"的世界潮流的影响，中医药在国际上正愈来愈受到重视。

因此，加强基础研究，阐明中药的药效物质和作用机理，诠释其科学内涵，提升质量控制水平，保证其临床应用的有效性、安全性，是中药学学科的历史使命。

4. 创新药物研发的需求

全球销售额最高的药物，几乎全部由跨国药品企业研发。中美贸易摩擦、美国及其同盟国对华医药行业的"制裁"必然会影响到我国生物医药的发展。

近年来，恶性病毒感染（如新冠病毒感染、SARS、H7N9禽流感、埃博拉出血热等）的不断暴发，给人类的健康和生命带来极大威胁，人们迫切期望发现新的有效药物。面对新冠病毒感染肆虐，中药在缓解病毒感染引起的炎症反应，防止多脏器衰竭、减轻重症率、降低死亡率等方面，具有独到的优势。

中药也是创新药物发现的源泉。目前上市的药物中直接或间接来源于天然产物者约占40%，如吗啡、阿司匹林、紫杉醇、喜树碱、麻黄素、青蒿素等。从我国丰富的中药、民族药资源中发现、挖掘更有效、安全的药物或先导化合物，研发具有我国自主知识产权的创新药物，具有重大的战略意义。

二、中药学学科的发展态势

1. 中药资源研究

中药资源是中医药传承与发展的命脉，近年来，运用生物技术等新技术、新方法，在道地药材形成机制、药用植物亲缘学、栽培与抚育、中药资源生态及环境适应性、中药资源品质评价、有效成分生物合成与调控等领域，不断取得进展[4]。

将分子生物学与传统遗传育种相结合，研究分子辅助育种技术[5]；运用次生代谢工程技术，对次生代谢途径进行改良、优化、设计，培育目标活性成分高产的药用植物新品系[6]；运用合成生物学技术，实现黄酮、生物碱、稀有人参皂苷等的异源高效合成[7,8]；以鸡胆粉为原料，运用合成生物学技术，构建异源表达体系，实现目标胆汁酸的定向转化和批量放大，为珍稀濒危动物药资源的可持续利用提供了新途径[9]。

中药资源传统分类、种子种苗质量标准、优质药材培育、中药基因资源深度开发，以及基于中药资源的新药发现等基础研究相对薄弱。

2. 中药药效物质研究

中药是中医防病治病的物质，中药的成分则是中药发挥作用的物质基础，也是创新药物发现的重要源泉[10]。中药药效物质的发现、作用机理的阐明，对诠释中医药理论的科学内涵、质量控制、新药研发等都具有关键作用。采用的策略包括以中药传统功效为切入点，将中药化学与药理学实验相结合，阐明中药药效物质。以单味中药为研究对象，追踪其有效成分（部位）；以有效成分（部位）为研究对象，研究其干预疾病的作用机制；以复方、药对为研究对象，运用谱效关系和生物信息学技术，阐明其配伍机制[11]。人们在很多常用中药如人参、三七、黄芩、黄连、淫羊藿、青蒿中，不断发现新的活性成分、新的作用靶点、受体，并发现了数以万计的结构新颖、多样的化学分子，为中药、天然药物化学和创新药物研发提供了丰富的模板分子和先导化合物。

然而，中药成分复杂，即便是常用中药的药效物质的阐明，也仅仅是管中窥豹，更遑论种类繁多的民族药、民间药了。总之，与临床功效相关的中药物质基础的阐明，任重而道远。

3. 中药鉴定与质量评价研究

中药的真伪优劣直接关系到其临床应用的有效性、安全性。现代分析技术的进步，推动了中药鉴定、分析学科的发展[12]。高效薄层色谱法（HPTLC）因操作快速、简便、经济，已被多个国家，特别是欧美国家的药典所采纳。多维色谱-质谱联用，结合化学计量学、生物信息学等技术，广泛应用于中药复杂体系分析和质量评价[13]。采用DNA条形码技术对中药基原物种的鉴定，为《中华人民共和国药典》收载[14]。

多成分含量测定已成为中药分析和标准制定的趋势。"一测多评"、基于标准汤剂的中药整体质量控制模式，有效解决了多成分含量测定过程中化学对照品短缺的矛盾[15, 16]。

中药的"毒性"问题一直是国际医学界争议的焦点。然而，药物以毒为能，中医理论素有以毒攻毒、炮制解毒、配伍解毒之特色。仅收载于《中华人民共和国药典（2020年版）》的"有毒"中药就达83种。如何做到既不影响传承，又能保证临床用药安全？针对这些问题，亟待加强基础研究。在阐明毒性成分、效-毒关系，明确安全窗的基础上，进行风险评控，建立"有毒"中药安全标准体系[17, 18]。

采用生物检定法，研究建立基于生物效价的中药质量评价方法，更能反映其内在质量，如基于"薄层色谱-生物自显影技术"的中药、民族药活性成分发现与品质评价[19,20]，基于纤维蛋白原平板法的水蛭与活血通脉胶囊的生物效价分析[21]，基于生物色谱、仿生微流控芯片、斑马鱼等生物模型的中药生物检定研究等。当然，生物检定法在准确性、专属性、重现性等方面，尚有待于系统评价[22]。

近20年来，以《中华人民共和国药典》为代表的国家中药标准大幅度提升。《中华人民共和国药典（英文版）》《中华人民共和国药典中药材薄层色谱彩色图集（中英文版）》等配套丛书的出版，在国际天然药物标准领域产生了重要影响[23]。

诚然，现行的国家中药标准水平虽然不断提高，但仍然存在着鉴别专属性不强、对照品短缺、指标成分单一，以及与临床用药的安全性、有效性相关性不强等问题，迫切需要加强基础研究，探索建立整体质量评价的新思路、新策略。

4. 中药复方配伍机制研究

中药多以复方应用于临床，但复方的药效、机理、配伍规律研究一直是中药研究的热点和难点。近年来，组分中药理论的提出为方剂配伍研究提供了新的思路与方法。组分中药是以中医药理论为指导，遵循方剂配伍原则，吸收现代药物制剂的方法和技术，由有效组分配伍而成的现代中药，包括组分制备、成分表征、组-效关系评价、配比优化，达到源于经方，优于经方的目的，为创新中药研究提供了新的路径[24]。诚然，中药复方的现代研究是一项系统工程，其疗效评价体系的建立，药效物质、作用机理的阐明，加工炮制、制剂、质控水平的提升，复方中药的创新药物研发，都是巨大的挑战[25]。

第三节　中药学学科的发展现状与发展布局

一、中药学学科的发展现状

中药学作为中医药学理论体系的重要组成部分，是具有典型中国特色的学科，总体上处于国际先进水平。近年来，中药研究的国际影响力不断增强，无论从研究规模（论文数量）还是从学术影响力（被引频次）来看，发表的SCI论文数量、质量均明显提升，一批研究成果发表在《自然-通讯》（*Nature Communication*）、《美国国家科学院院刊》（*PNAS*）、《药学学报（英文）》（*Acta Pharmaceutica Sinica B*）等高水平学术刊物上。2021年，全国中药学学科29位学者入选爱思唯尔中国高被引学者榜单（来自 14 个机构，其中中医药院校 10 个、中医药院校学者 20 位）。2022 年 1 月，国内全球学者库（www.globalauthorid.com）更新全球顶尖前 10 万名科学家排名，共 32 名中药研究学者上榜。但作为主流医学的一级学科，与药学学科相比，中药学则处于相对落后的地位。由于自身的复杂性，中药在药效物质基础与作用机理、体内过程、制药技术水平等方面，与国际领先水平尚有较大差距。

（一）优势学科方向

中药学的优势学科方向主要表现在中药资源、质量评价、药效物质基础、药理学、毒理学、药物代谢动力学、组分中药等二级学科方向，无论是发表论文的数量、质量，还是国际影响力，都处于国际植物药、民族药的领先或先进水平，并形成了长期、稳定的学术团队，取得了一系列创新成果，具有较强的国际影响力。

国家自然科学基金对中药学学科迄今共资助了 26 项国家杰出青年科学基金项目，其中仅 2 项申请人来自中医药大学、研究机构，其他均来自综合性大学、医药院所、中国科学院等单位。其研究方向涵盖了中药药效物质、资源、鉴定、药理学、药物代谢动力学、民族药学等。药学、化学、生物学领域学者的加盟，无疑对中药学学科的发展起到了巨大的推动作用。

（二）薄弱学科方向

中药学传统学科的研究相对薄弱。如中药药性理论、炮制机理、复方配伍规律、中药制剂等学科方向，其研究的系统性、创新性均有待提高。从人才团队的角度，中药制剂、药性理论等方向至今尚未实现国家杰出青年科学基金项目"零"的突破。

造成这种差距的最关键的原因是建立在经验总结基础上的中医药学理论体系尚未能用现代科学、现代医学的语言来描述。其药效物质、作用机理，原料药及其产品的有效性、安全性评价体系亟待建立。主要原因如下。

1. 中药自身的复杂性

中药来自于天然，不同的品种、产地、物候、采收、加工、炮制方法，均会引起其形态、化学成分，特别是药效物质的差异和不确定性，也必然会导致其质量和临床功效的不确定性；复方配伍是中医药理论与实践的最大特色，一个复方少则 2～3 味，多则数十味乃至上百味，更有"君臣佐使"、加减等诸般变化，这无疑带来了巨大的研究难度。

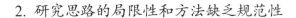

2. 研究思路的局限性和方法缺乏规范性

药性理论是中医药学理论体系的重要组成部分，是指导中医临床用药的纲领，也是复方配伍的理论基础。然而，四气五味、归经、升降浮沉等理论过于抽象，更缺乏公认的生物学模型。复方配伍是中药临床应用的主要形式，也是中药的特点和优势。药有限，方无穷。药有个性之特长，方有合群之妙用。"君臣佐使""七情和合"理论与实践的传承与发展，均有待于用现代科学、现代医学的语言加以诠释，需要创新的思路与策略。

中药的研究，不仅需要证实，也需要证伪。如炭药止血，但不同种炭药间是否有差别？是否可用木炭替代？很多复方中药制剂不仅制备工艺繁复，且处方中含有珍稀濒危、贵重、涉及伦理学争议的动物药，或有毒副作用的药物，应通过严谨的实验设计，来证明这些敏感药味的不可替代性，以提高药物的可及性，促进中药的现代化、国际化、产业化发展。

近年来，用"组学""网络药理学"等技术研究中药的物质基础、作用机理成为热点，这无疑对诠释中药多成分、多靶点的作用特点来说是有益的尝试。但目前的研究往往局限于基于有限数据的网络、通路分析，尚欠缺严谨的实验设计和验证。

3. 跟风式研究，碎片化，缺乏原创性

目前的中药学以散点、跟风式研究，或以课题组、小团队为单元的研究较多，迎合项目招标，盲目追求热点，浅尝辄止，"打一枪换一个地方"，少见持续性、深层次的多学科、跨学科、跨机构的协作和顶层设计。

总之，中药的基础研究，需要传统思维与现代医学、化学与生物学、物理学的交叉融合，基础与临床研究的结合，需要多学科交叉融合，更需要"不管风吹浪打，胜似闲庭信步""十年磨一剑"的精神，以期取得原创性成果。

4. 资助强度不足

中药学学科为一级学科，其研究机构、队伍、基金申请数量不断增长，研究领域涉及药物学、药理学、民族药学三大学科，但目前仅作为一个一级学科代码进行受理和资助，在客观上导致了资助率相对偏低、强度不足的问题，也不利于基金项目的同行评审。

要保持我国在世界传统药物学、民族药学领域的引领地位，需要进一步提高自主创新能力，将有限的研究资源聚焦到开拓性、原创性的研究方向，实现中医药理论的重大突破，阐明中医药的科学内涵，产生具有重要国际影响力的标志性成果。

二、中药学学科的发展布局

根据中药学学科一级学科的资助现状和快速发展的需求，对学科发展布局提出如下建议。

（一）将中药学分化为中药药物学与中药药理学两个学科代码

中药学学科目前有 19 个二级学科代码，是涵盖范畴最广、体量最大的学科之一，且其中 10 个学科代码实际上属于中药药理学二级学科下的三级学科，不仅层次结构不合理，更重要的是，未能体现出中药学学科的特色，不利于中药学学科的传承发展。因而，建议参照药物药理学学科，将中药学学科分化为中药药物学与中药药理学两个学科代码，并强化中药学传统学科的发展布局。

（二）增设体现中药学学科特色的二级学科代码

1. 将本草考证从目前隶属于中药鉴定提升为独立的二级学科代码

本草学是研究历代本草文献、古代药学理论、经验与发展规律、药物品种演变的一门学科，具有鲜明的中药学学科特色，在中药传承创新（如经典名方研发）中具有重要地位和作用，青蒿素的发现即源自于青蒿截疟的本草考证。

2. 借鉴药理学学科的临床药理学方向，增设中药临床药理学方向代码

中药临床药理学并非传统意义上的药性理论，而是研究中药与人体相互作用规律的一门学科，它以中药药理学和中医学为基础，研究中药的临床药效学、临床药物代谢动力学、中药新药临床试验、疗效评价、毒副作用监测、基于药物相互作用的复方配伍规律，以及病原体对中药的耐药等方面，促进中医药基础与临床相结合，指导临床合理用药，保证临床用药的有效、安全。

中药理论体系的形成主要基于经验总结，缺乏系统、规范的临床研究，特别是基于药效学与药代动力学的临床试验研究。很多中药的化学成分，已被证明与药物代谢酶具有相互作用，但其对临床应用的安全性、有效性的影响，并未引起足够重视。因此，借鉴药理学学科的布局，在中药学学科下设置中药临床药理学资助代码，对指导临床合理用药具有重要意义。

3. 增设中药药性药理学方向

参照中药学教学课程体系，设置基于中医临床辨证的中药药性药理学方向，

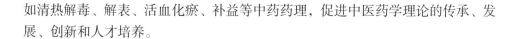

如清热解毒、解表、活血化瘀、补益等中药药理，促进中医药学理论的传承、发展、创新和人才培养。

（三）修改后的中药学学科总体框架

修改后的中药学一级学科包含中药药物学和中药药理学两个学科代码，其资助的研究方向如下。

（1）中药药物学：中药本草考证、中药资源、中药鉴定、中药药效物质、中药质量评价、中药炮制、中药制剂、民族药学、中药学研究新技术与新方法。

（2）中药药理学：中药药性理论、中药药性药理、中药神经精神药理、中药心脑血管药理、中药抗肿瘤药理、中药内分泌与代谢药理、中药抗炎与免疫药理、中药抗病毒与感染药理、中药消化与呼吸药理、中药泌尿与生殖药理、中药代谢与药物动力学、中药毒理、中药临床药理、中药药理学研究新技术与新方法。

第四节　中药学学科的发展目标及其实现途径

一、中药学学科的发展目标

以传承、创新、发展为宗旨，面向中药高质量发展的国家战略需求，以中医药理论为指导，通过多学科交叉融合，突出基础研究、共性关键技术集成创新，在珍稀濒危中药资源可持续利用与绿色制造、经典名方等复方配伍机理、基于质量源于设计理念的中药质量评价模式、源于中药的创新药物研发等领域取得具有国际影响力的标志性成果，形成3～5个具有国际影响力的中药基础与应用基础研究创新群体，引领国际传统药物发展方向。

二、中药学学科的实现途径

1. 加强优势方向

继续加强生物技术与中药资源、中药质量评价、药效物质与作用机理等优势方向，开展有组织的科学研究，取得原创性成果。

2. 扶持薄弱方向

对本草考证、药性理论、炮制机理、复方配伍机理等传统学科方向予以扶持。对申请该类项目者,在同等条件下给予适当倾斜或专项资助,加强人才队伍建设,促进传统学科的可持续发展。

3. 鼓励交叉方向

鼓励应用合成生物学理论和技术,实现珍稀濒危中药资源的可持续发展;运用化学生物学理论和技术,开展中药中手性分子的化学生物学研究,实现中药药效物质与作用机理研究的跨越式发展;与免疫学等学科交叉融合,探索中药双向调节免疫功能的物质基础与作用机理,基于扶正祛邪理论,在防控重大感染性疾病、抗肿瘤、抗衰老等领域形成原创性成果。

4. 实施优秀人才滚动资助计划

鉴于中药学学科后备人才现状,对获得国家杰出青年科学基金、优秀青年科学基金项目的资助对象实施跟踪资助政策。对课题结题验收优秀者给予滚动资助,激励其在各自的研究领域开展系统、深入研究,"十年磨一剑",成为国际领军人才。

5. 加强国际合作与交流

与发达国家或地区开展深层次合作,重点推进的优先领域如:中药中稀有、重要功能分子的合成生物学与化学生物学研究;中药对免疫系统的双向调节作用及其机理;中药国际标准研究等。

第五节　中药学学科优先发展领域及重要的交叉研究领域

一、优先发展领域

1. 中药药效物质与作用机理研究

中药作为药品,与功效相关的药效物质、作用机理的阐明是中药学研究的核心和关键，贯穿于中药学学科各研究方向：①阐明常用中药的核心药效物质及作用机理，诠释中药防病治病的科学内涵；②确立化学标志物，为中药资源、鉴定、质量评价、炮制、制剂、代谢等研究提供基准物质；③发现候选药物、先导化合物，推动源于中药的新药创制。

2. 中药复杂体系辨析与质量评价研究

中药由药材、饮片、中成药等要素构成，其品种、产地、加工、炮制、制剂工艺等都将直接影响中药的质量。中医药独特的理论和应用方式，决定了中药质量评价与标准制定的特殊性。构建符合中医药特点的科学、先进、适用的中药质量评价体系，对于保证临床用药的有效、安全，提升国家中药标准水平，打破西方技术贸易壁垒，引领国际天然药物标准发展方向，具有战略意义。其研究内容包括：①中药复杂体系分析新技术、新方法；②生物检定法的研究开发；③基于质量源于设计理念的中药质量评价新策略；④基于安全窗的"有毒"中药安全标准研究制定。

3. 中药复方配伍规律研究

复方配伍是中医药理论与实践的最大特色和优势，经典名方是祖国医学的瑰宝，其科学内涵亟待阐明，既是薄弱环节，充满严峻挑战，更是最有希望产生原创性成果的领域。其研究内容包括：①核心功效物质的组成、理化性质、生物效应表征；②病-证相关模型的复制与生化、病理表征；③原料药—中间体—制剂的质量传递规律；④基于生物信息学、多组学、人工智能的多成分、多层次、多靶点作用机理；⑤基于药物相互作用的复方配伍机理；⑥基于现代药剂学的组方工艺与剂型设计。

4. 源于中药的创新药物研究

以心脑血管疾病、退行性疾病、代谢性疾病、肿瘤、病原体不明的感染性疾病防治为目标，注重满足尚未满足的临床需求，以临床有效药物为对象，复制、建立（动物、细胞、靶点）病理模型，对目标药物进行筛选和系统评价，确立目标成分（组分），进行组方设计，通过系统的药学、药效学、毒理学研究，研发药效物质明确、作用机理清楚、质量控制科学、剂型先进的创新药物，包括：①创新药物；②改良型新药；③经典名方等简化注册类新药。

二、重要交叉学科方向

1. 基于生物技术的珍稀濒危中药资源可持续利用研究

珍稀濒危药材是中医药的重要组成部分,在中医临床中具有独特的、不可替代的作用,但其濒临灭绝或已功能性灭绝的处境已严重影响中医药体系的完整性和中医药发展的可持续性。传统的替代模式,如野生变家种、狗骨替代虎骨、引流熊胆粉替代活熊取胆,虽然暂时缓解了供需矛盾,但仍然属于天然资源依赖型,或在伦理学方面争议不断。

运用现代系统生物学、合成生物学技术,阐明濒危药材独特疗效物质,揭示其生物学效应及作用机制,通过异源合成、绿色制造和功能评价,从根本上解决珍稀濒危中药资源的替代与可持续发展问题,具有重大的战略意义。其研究内容包括:①中药活性成分的次生代谢定向调控研究;②次生代谢产物的生物合成与生物转化;③基于微生物底盘细胞的稀有中药活性成分的异源合成与绿色制造;④珍稀濒危药用植(动)物的替代及其科学评价。

2. 中药中手性分子的化学与生物学研究

中药中含有大量的天然手性分子。很多著名的中药成分为手性分子,包括对映异构体或非对映异构体,如麻黄碱、四氢帕马丁(又称延胡索乙素)、冰片、20(S/R)-人参皂苷 Rg3、熊去氧胆酸/鹅去氧胆酸、18β-甘草次酸等。这些手性分子因立体构型不同,而导致生物活性的显著差异。如何快速、高效发现并分离、制备中药中的手性分子,揭示其构(型)-效关系,提升中药的研究与应用水平,成为亟待解决的科学问题。其研究内容包括:①中药中手性分子的发现、鉴定,生物活性表征;②手性分子构-效关系;③中药复杂体系中手性分子的高效拆分;④中药中手性分子的绿色制造;⑤基于手性分子的创新药物发现。

3. 中药对免疫系统的双向调节作用及其机理

近年来,免疫学研究取得了重大进展,特别是在固有免疫的识别与应答机制、新型免疫细胞亚群的功能及免疫调控机制、miRNA 与免疫应答调控等领域取得了突破性成就,极大地促进了免疫学乃至生命科学的发展,为肿瘤、自身免疫性疾病、感染等重大疾病的发病机制的阐释及防治药物的研发提供了新的靶标和策略[14]。

中医扶正祛邪理论为祖国医学对免疫学的早期认知。研究发现,很多中药,如人参、黄芪、石斛等补益类中药，具有免疫双向调节作用，在特定的疾病或亚健康状态下，既可以增强机体免疫功能，如促进淋巴细胞、单核巨噬细胞以及造血干细胞的增殖，也具有免疫抑制作用，如减少炎性因子释放，抑制 T 细胞增殖，抑制或消除抗体产生，但这种双向调控的机理尚待阐明。

因此，运用现代免疫学理论和技术，揭示中药调节免疫机能的物质基础、分子机制，从免疫学理论视角诠释中药发挥调节机体稳态失衡的优势和特点，有望取得原创性突破。其研究内容包括：①中药对免疫器官的保护与修复作用；②中药对免疫细胞，特别是固有免疫细胞的识别与应答机制；③中药对免疫分子的调节作用；④中药对免疫记忆功能的调控作用；⑤中药调控免疫机能的物质基础。

主要参考文献

[1] 陈磊, 夏星, 何博赛, 等. 近 5 年国家自然科学基金中药炮制学科资助与结题项目情况分析. 中国中药杂志, 2015, 40(9): 1639-1643.

[2] 王喜军. 中药药效物质基础研究的系统方法学: 中医方证代谢组学. 中国中药杂志, 2015, 40(1): 13-17.

[3] 张伯礼, 张俊华, 陈士林, 等. 中药大健康产业发展机遇与战略思考. 中国工程科学, 2017, 19(2): 16-20.

[4] 高伟, 郭淑贞, 韩立炜, 等. 近 3 年国家自然科学基金中药资源学科资助与结题项目情况分析. 中国中药杂志, 2016, 41(19): 3696-3701.

[5] 吴问广, 董林林, 陈士林. 药用植物分子育种研究方向探讨. 中国中药杂志, 2020, 45(11): 2714-2719.

[6] 陈士林, 吴问广, 王彩霞, 等. 药用植物分子遗传学研究. 中国中药杂志, 2019, 44(12): 2421-2432.

[7] Wang R F, Zhao S J, Wang Z T, et al. Recent advances in modular co-culture engineering for synthesis of natural products. Current Opinion in Biotechnology, 2020, 62: 65-71.

[8] Hou M Q, Wang R F, Zhao S J, et al. Ginsenosides in *Panax* genus and their biosynthesis. Acta Pharmaceutica Sinica B, 2021, 11(7): 1813-1834.

[9] Xu Y P, Yang L, Zhao S J, et al. Large-scale production of tauroursodeoxycholic acid products through fermentation optimization of engineered *Escherichia coli* cell factory. Microbial Cell Factories, 2019, 18: 34.

[10] 叶文才. 中药及天然药物活性成分: 新药研发的重要源泉. 药学进展, 2016, 40(10): 721-722.

[11] 罗浩铭, 刘学伟, 张凤珠, 等. 从国家自然科学基金资助项目浅析中药药效物质研究概况. 中国中药杂志, 2020, 45(13): 3233-3237.

[12] 潘丽, 王峥涛, 杨莉. 中药质量标准研究的关键科学问题与相关前沿分析技术应用展望. 上海中医药杂志, 2020, 54(1): 14-20, 36, 13.

[13] Chen Y L, Li L N, Xiong F, et al. Rapid identification and determination of pyrrolizidine alkaloids in herbal and food samples via direct analysis in real-time mass spectrometry. Food Chemistry, 2020, 334: 127472.

[14] 韩立炜, 果德安, 刘菊妍, 等. 2020 年度中医药重大科学问题及工程技术难题. 中医杂志, 2020, 61(19): 1671-1678.

[15] 朱晶晶, 王智民, 高慧敏, 等. 一测多评法在中药质量评价中的应用研究进展. 中国实验方剂学杂志, 2016, 22(16): 220-228.

[16] 杨立伟, 王海南, 耿莲, 等. 基于标准汤剂的中药整体质量控制模式探讨. 中国实验方剂学杂志, 2018, 24(8): 1-6.

[17] Yang X, Wang H, Ni H M, et al. Inhibition of *Drp1* protects against senecionine-induced mitochondria-mediated apoptosis in primary hepatocytes and in mice. Redox Biology, 2017, 12: 264-273.

[18] 熊芬, 谷丽华, 杨莉, 等. 含吡咯里西啶生物碱中成药潜在风险评估. 中草药, 2021, 52(17): 5389-5400.

[19] Gu L H, Liao L P, Hu H J, et al. A thin-layer chromatography-bioautographic method for detecting dipeptidyl peptidase Ⅳ inhibitors in plants. Journal of Chromatography A, 2015, 1411: 116-122.

[20] Yang F, Gu L H, Han Z Z, et al. Rapid screening for natural lipase inhibitors from *Alisma orientale* combining high-performance thin-layer chromatography-bioautography with mass spectrometry. Journal of Chromatography B, 2021, 1170: 122599.

[21] 高天红, 朴晋华, 董培智, 等. 活血通脉胶囊抗凝血酶活性生物效价测定法的建立. 中国药理学通报, 2020, 36(12): 1771-1775.

[22] 游云, 廖福龙, 黄璐琦. 基于生物活性测定开展中药质量控制的研究进展. 中国中药杂志, 2018, 43(3): 452-456.

[23] 国家药典委员会. 中华人民共和国药典中药材薄层色谱彩色图集. 第三册. 北京: 中国医药科技出版社, 2019.

[24] 张俊华, 樊官伟, 张晗, 等. 组分中药理论的发展与应用. 中国中药杂志, 2017, 42(21): 4054-4058.

[25] 姚新生. 中药复方药物现代化、规范化、国际化战略的思考. 南京中医药大学学报, 2019, 35 (5): 481-483.

第三十五章

中西医结合学科

第一节　中西医结合学科的战略地位

一、中西医结合学科的定义、特点及资助范围

中西医结合是在整合中医和西医理论、诊疗技术等基础上形成的研究人类健康和疾病防治规律的医学交叉学科。运用现代科学（包括现代医学）的知识和方法，继承和发展中国医学，综合中医和西医理论与实践经验，构建两者有机结合、优势互补的独创理论和方法体系，形成具有我国特色的医学学科。中西医结合学科是交叉医学学科，外延较宽，中药药理、中医现代化的研究均属于中西医结合学科的范畴。

中西医结合学科不同于中医学、西医学，是有着明确发展目标和独特方法论的学术体系，具有如下特点。

（1）中西医结合研究以临床实践为基础，协同治疗是中西医结合医学的特色和优势。

（2）中西医结合治疗具有临床优势。

（3）病证结合是中西医结合学科的重要理论创新[1]，是中西两种医学核心内容的交汇。病证结合动物模型是中西医病证结合研究的重要工具和方法学创新。

中西医结合学科在国家自然科学基金委员会医学科学部中，是 31 个分支学科之一，分设了三个亚类。国家自然科学基金委员会将中西医结合学划分为中西医结合基础理论、中西医结合临床基础及中西医结合研究新技术与新方法三个分支。

（1）中西医结合基础理论（H3301）。目前分为 6 类：病证结合的基础研究，中西医结合病因病机，中西医结合诊断方法，中西医结合治则治法，中西医理论

比较研究，其他。

（2）中西医结合临床基础（H3302）。目前分为 16 类：中西医结合防治呼吸系统疾病，中西医结合防治循环系统疾病，中西医结合防治消化系统疾病，中西医结合防治泌尿与生殖系统疾病，中西医结合防治运动系统疾病，中西医结合防治内分泌和代谢性疾病，中西医结合防治血液系统疾病，中西医结合防治神经和精神疾病，中西医结合防治炎症与免疫性疾病，中西医结合防治皮肤病，中西医结合防治五官科疾病，中西医结合防治急重症，中西医结合防治肿瘤，中西医结合防治感染性疾病，中西药联用的临床基础，其他。其中，原先的中西医结合防治妇科、男科与泌尿科合并为一个研究方向，删去了中西医结合防治儿科疾病。

（3）中西医结合研究新技术与新方法（H3303）。目前分为 2 类：中西医结合循证医学基础研究，中西医结合研究新技术和新方法。

二、中西医结合学科的重要性

自 20 世纪 50 年代中西医结合概念提出至今，在国家的法律保障和政策支持下，中西医结合学科的理论探索、临床实践、学科建立、科学研究取得了丰硕成果，成绩显著。近年来，我国大力推动中医药立法、中医药发展战略规划制定，为中西医结合学科发展提供了法律保障和政策支持，以法律形式奠定了中西医结合学科在国家医疗健康体系中的战略地位。

（1）中西医结合被纳入国家中医药发展战略规划。2016 年 2 月，《国务院关于印发中医药发展战略规划纲要（2016—2030 年）的通知》（国发〔2016〕15 号）在指导思想上提出[2]："坚持中西医并重，从思想认识、法律地位、学术发展与实践运用上落实中医药与西医药的平等地位。"

（2）中西医结合被纳入《"健康中国 2030"战略规划纲要》[3]。该文件第九章提出："实施中医临床优势培育工程，强化中医药防治优势病种研究，加强中西医结合，提高重大疑难病、危急重症临床疗效。"

（3）中西医并重、中西医结合获得国家立法保障。2016 年 12 月，《中华人民共和国中医药法》[4]颁布，在总则第三条中提出："实行中西医并重的方针……国家鼓励中医西医相互学习，相互补充，协调发展，发挥各自优势，促进中西医结合。"

2016 年 8 月，习近平总书记在全国卫生与健康大会上发表重要讲话，指出："要着力推动中医药振兴发展，坚持中西医并重，推动中医药和西医药相互补充、协调发展。"[5]中西医结合学科作为我国特色的新医学学科体系，必将引领医学科学的未来发展。

第二节　中西医结合学科的发展规律与发展态势

一、中西医结合学科的发展规律

1. 学科发展自身需求

虽然"中西医结合"的概念在 1959 年即被提出，但是中西医结合成为学科则起始于 20 世纪 80 年代后期，是我国首创的新兴交叉学科。经过 30 年的发展沉淀，中西医结合形成了独特的学科结构，拥有几十门分支学科[6]，是涵盖所有冠以"中西医结合"字样的医学分支学科的知识集合体。学科吸收了中西医学各自的优势、特长，取长补短，使其有机结合，解决临床实际问题，提高临床疗效，但尚未形成完整独特的理论体系。当前，中西医结合研究的重点是解决临床实际问题，尤其是将西医不能解决的问题作为研究的突破口，在临床有效的基础上，再通过实验研究来探讨机制。

2. 经济社会发展对学科发展的需求

中西医并重是"健康中国"国家战略需求的重要内容。中西医结合作为我国独创的医学学科，承担着保障人民健康的重任，急需在慢性疾病、急性传染病等领域取得重大创新性突破，以满足社会、医疗对学科发展的需求。近 10 年来我国慢性疾病患病率逐年增高、人口老龄化加速，带来了严重的医疗负担。习近平总书记在党的十九大报告中明确提出[7]："人民健康是民族昌盛和国家富强的重要标志。要完善国民健康政策，为人民群众提供全方位全周期健康服务……坚持中西医并重，传承发展中医药事业。"

创新驱动发展战略对中西医发展模式也提出了新需求，主要为多学科领域交叉融合和学科自主创新能力提升，以满足目前社会发展对重大疾病防控、公共卫生等的需求。2016 年 5 月，中共中央、国务院印发了《国家创新驱动发展战略纲要》[8]，在战略任务中明确提出："发展先进有效、安全便捷的健康技术，应对重大疾病和人口老龄化挑战。促进生命科学、中西医药、生物工程等多领域技术融合，提升重大疾病防控、公共卫生、生殖健康等技术保障能力。研发创新药物、新型疫苗、先进医疗装备和生物治疗技术。推进中华传统医药现代化。"

2020 年，新冠疫情在全球暴发，是百年来全球发生的最严重的传染病大流行，也是新中国成立以来我国遭遇的传播速度最快、感染范围最广、防控难度最大的重大突发公共卫生事件。在抗击新冠疫情中，中西医结合发挥了重要作用，我国科研人员先后推出十版《新型冠状病毒感染诊疗方案》，筛选出以"三药三方"为代表的临床有效药物和治法。2020 年 6 月，习近平总书记主持召开专家学者座谈会时强调："中西医结合、中西药并用，是这次疫情防控的一大特点，也是中医药传承精华、守正创新的生动实践。"[9]中西医结合学科在重大突发公共卫生事件防控中可发挥重大作用，体现了该学科的重要性。

二、中西医结合学科的发展态势

1. 中西医结合萌芽、学科形成、发展与成熟

中西医结合起始于明末、清代的西学东渐时期，初步形成于清末、民国时期，以中西医汇通派的形成与发展为标志。《中医大辞典》[10]将中西医汇通派定义为："十九世纪末开始在我国出现的一个医学流派。十九世纪中叶以后，随着西方医学大量传到我国，一部分中医试图用改良的方法，沟通中西医学。他们或则以西医的解剖学、生理学等知识来印证中医的古典医理；或则以中医的有关论述印证西医的有关知识。"牛痘接种术、唐容川的《中西汇通医经精义》、王清任的《医林改错》和张锡纯的《医学衷中参西录》是这一时期的代表。

中西医结合学科创建并成熟于新中国成立后，21 世纪迎来高速发展期。20 世纪 50～80 年代是中西医结合学科的创建期。这一时期，"西学中"教育繁盛，各类中西医结合研究机构相继创建，学科迅速发展。20 世纪 80 年代初，国务院学位委员会，将"中西医结合"设置为一级学科。截至 2016 年，全国具有中西医结合学科"博士授权"的高校共 32 所。2017 年，教育部统筹推进世界一流大学和一流学科建设，多所高校的中西医结合学科进入"双一流"建设学科名单。

2. 学科发展优势

随着人口老龄化的加快，以及疾病谱、生态环境、生活方式的不断变化，我国面临多重疾病威胁并存、多种健康影响因素交织的复杂局面。慢性疾病已成为威胁人民健康的主要原因，社会负担也日益加重。近十年来，通过国家自然科学

基金等中央财政、地方财政资助，在中西医结合学科领域产出了大量基础研究成果，尤其是来源于中药的化合物和复方在慢性疾病防治中的作用，为开展临床循证研究奠定了很好的基础。

在急性传染病、突发公共卫生事件的防治中，中西医结合具有独特优势。尤其是在新冠疫情防控中，以中医药为特色、中西医结合救治患者的系统方案，成为中医药传承创新的一次生动实践。中西医结合治疗方案在改善症状、缩短退热时间、加快痊愈，特别是减少轻症转重症的比例方面发挥了重大作用。

3. 学科发展劣势

当前中西医结合还处在初级发展阶段，面临着很多挑战及问题。中西医结合诊疗在理论层面研究不足，尚处于中医与西医诊疗并行且相对独立的模式，更多依赖于经验总结，而缺乏严谨可靠的循证证据及数据支撑。以现有的临床研究方法评价"辨证论治"的疗效，仍具有一定的局限性。

中西医结合学科基础理论研究薄弱，学科理论体系尚未形成。在中西医结合临床基础研究方面资助体量相对较大，产出的成果较多。但中西医结合基础理论研究体量相对较小，研究基础相对薄弱。中西医结合诊断、生理、病理相关研究有待加强，病证结合研究缺乏突破性成果。

4. 学科发展机遇和挑战

未来，中西医结合学科将在维护生命全周期健康领域扮演重要角色。随着科学技术的进步、学科之间的交叉，中西医结合治疗各种慢性疾病、突发公共卫生事件的科学原理逐渐被解析，更多临床循证证据被获得，这些将促进慢性疾病及急性传染病治疗模式的变革。

第三节　中西医结合学科的发展现状与发展布局

一、中西医结合学科的发展现状

（一）我国的产出规模

我国中西医结合学科发表论文数量与质量逐年提高。2022 年 2 月，利用 SCI 收录论文官方数据库 Web of Science 对 2012～2021 年中西医结合领域文献进行分析，发现 SCI 收录的中西医结合论文量逐年上升，其中每 3 篇就有 1 篇受国家自然科学基金资助。2012～2016 年，学科发表 SCI 收录论文共计 12 384 篇，其中受国家自然科学基金资助产出论文 3572 篇，占总数的 28.84%，其中约每 3 篇就有 1 篇受国家自然科学基金资助。2017～2021 年，学科发表 SCI 收录论文呈逐年稳步上升趋势，共计 21 602 篇，其中受国家自然科学基金资助产出论文 8305 篇，占总数的 38.45%。

国内文献重点关注诊疗共识、诊疗指南与临床实践。2022 年 2 月，利用中国知网（CNKI）数据库对 2012～2021 年学科领域文献进行分析。2012～2016 年，学科发表文献共 44 326 篇。被引率较高的论文多为疾病中西医结合诊疗共识或诊疗指南。冠心病、糖尿病及其并发症、慢性盆腔炎、高血压、消化性溃疡、溃疡性结肠炎、慢性阻塞性肺疾病等是研究的主要疾病。2017～2021 年，发表文献共 42 502 篇，被引率较高的论文依然多为疾病中西医结合诊疗共识或诊疗指南。糖尿病及其并发症、慢性心力衰竭、高血压、溃疡性结肠炎、冠心病、慢性阻塞性肺疾病、多囊卵巢综合征等是研究的主要疾病。

（二）中西医结合学科研究进展

1. 中西医结合在疾病证候生物学特征、病证结合治疗方面的基础研究取得突出进展

病证结合研究、证候研究、诊疗方法等研究之间存在着内容交叉关系，但侧重点不尽相同。近年来，中西医结合在疾病证候生物学特征、病证结合治疗方面的基础研究进展显著，如将不同代谢谱作为高血压不同证型的特征，气滞血瘀证的长链非编码 RNA（lncRNA）谱测序与生物信息学研究，阴虚证的生物标志物诊断模型等。病证结合动物模型研究在部分疾病及相应证候学研究方面有一定研究基础，如肝郁脾虚证动物模型，肾虚型大鼠老年痴呆模型，短暂性脑缺血、抑郁症、心肌梗死结合中医证候相关的动物模型。目前，模拟人体的病证结合动物模型生物学依据欠缺，且模型的可重复性和推广性存在争议，这涉及规范化和标准化公认的问题。

标志性成果"病证结合动物模型的制备方法与应用"（2012-J-234-2-08）获 2012 年度国家科学技术进步奖二等奖。

2. 新技术、新方法在中西医结合基础与临床研究中的应用推动了中西医结合学科的发展

中西医结合治疗不同系统疾病的基础研究主要分为三类：①中药干预疾病，

方药研究是目前最常见的中西医结合研究形式，包括单方、复方和中药组分研究，多见于不同方药与西药针对不同系统疾病的疗效对比研究。方药研究可根据不同系统疾病进行划分，模式多是某方药对某一疾病的某治疗靶点、信号通路进行干预，所产出的高水平论文数量最多。②非药物干预手段，包括针灸、推拿、拔罐等。③西医治疗过程中的中医介入。目前在各分支学科领域的研究数量庞大，研究质量良莠不齐，甚至有些研究存在重复性，但也有很多亮点，如在新药研制方面，基于中西医结合分子配伍、扶正祛邪理论的抗癌新药榄香烯脂质体，脑血管领域第一个拥有自主知识产权的创新药——芹菜籽提取物丁苯酞。

中医药在慢性疾病治疗领域具有独特优势，相关的论文产出主要集中于冠心病、动脉粥样硬化、胃炎、消化性溃疡、溃疡性结肠炎、功能性胃肠病、非酒精性脂肪肝、糖尿病、IgA肾病（自身免疫性肾病）、类风湿关节炎、骨关节炎、痛风、贫血等，以及亚健康状态如肥胖；急性疾病（如急性肺损伤、急性肝衰竭、急性肾损伤等）研究较多，传染病（如病毒性肝炎、流行性感冒、肺结核、疟疾等）成果产出较多，肿瘤疾病（如肺癌、肝癌、骨肉瘤、乳腺癌等）成果产出也较多。

（三）中西医结合的影响力和国际地位

中西医结合治疗不同系统疾病的临床研究是中西医结合乃至中医学最大的热点和亮点。循证医学为中西医结合的疗效评价提供新思路、新方法和新证据。近年来，中西医结合循证研究领域产出了一批重磅成果，在国际上产生了一定影响力。尤其是中西医结合在辅助治疗疾病及并发症方面体现了独特优势。

1. 心脑血管疾病中药与针灸治疗研究领域

由高润霖等牵头的一项芪苈强心胶囊干预治疗慢性心力衰竭的大规模、多中心随机对照试验研究[11]，结果表明试验组N端脑钠肽前体（NT-proBNP）水平降低幅度显著高于安慰剂组。该成果收录于《美国心脏病学会杂志》（*Journal of the American College of Cardiology*）。梁繁荣团队[12]发现循经取穴组针刺针对慢性稳定型心绞痛患者在缓解心绞痛方面有较好的疗效，且不良反应很少发生。该成果收录于《美国医学会内科学杂志》（*JAMA Internal Medicine*）。经皮冠脉介入术（PCI）术后并经支架植入术的冠心病患者接受丹红注射液（DHI）治疗，可通过增强内皮祖细胞（EPCs）动员，有效减轻内皮损伤并促进内皮修复，揭示了DHI在动员EPCs中的作用特征和可能机制，该成果收录于《植物医学》（*Phytomedicine*）[13]。

2. 肿瘤及并发症中药与针灸治疗研究领域

凌昌全团队[14]的一项评价华蟾素注射液合用口服解毒方预防小肝癌术后复发临床研究，结果表明中药组在预防小肝癌术后复发及延长生存期方面的效果优于经动脉化疗栓塞组。沈学勇团队[15]研究发现，红外激光艾灸干预足三里（ST36，双侧）、关元（CV4）、气海（CV6）穴位可有效缓解癌症患者的疲劳症状。该成果收录于《癌症》（*Cancer*）。另一项研究表明，电针可缩短结直肠癌腹腔镜术后肠梗阻的持续时间[16]。

3. 妇科疾病中药与针灸治疗研究领域

刘保延团队[17]研究电针对女性压力性尿失禁患者的疗效评价，发现电针组对减少漏尿量、减少尿失禁次数等均明显优于假电针组，其差异有显著的临床意义，停止治疗后，疗效可以维持 24 周，治疗期间不良事件很少发生。该成果收录于《美国医学会杂志》（*The Journal of the American Medical Association*，*JAMA*）。高秀梅团队[18]的一项评价中药复方丹知青娥方（DZQE）对比二至丸（EZ）及两药联用（DE）治疗不同阶段更年期症状的有效性和安全性的随机对照试验研究，结果表明 DZQE 可显著提高更年期妇女的生活质量，而 EZ 仅对围绝经期症状有效。该成果收录于《北美更年期学会杂志》（*The Journal of the North American Menopause Society*）。通过逍遥丸干预围绝经期功能性消化不良伴有抑郁症的女性患者，结果证实了其有效性与安全性。该成果收录于《世界胃肠病学杂志》（*World Journal of Gastroenterology*）[19]。一些阴性结果提示了中西医结合治疗的适用性，如针刺单用或联合枸橼酸氯米芬（克罗米芬）并不能提高多囊卵巢综合征[20]产妇的活产率，该研究发表于 *JAMA*。

4. 慢性重度功能性便秘针灸治疗研究领域

刘保延团队研究发现 8 周电针治疗（天枢、腹结穴）患者可增加慢性重度功能性便秘（CSFC）的完全自发排便次数，有效改善慢性重度功能性便秘[21]。该成果收录于《内科学年鉴》（*Annals of Internal Medicine*）。

5. 传染病复方中药研究领域

曹彬团队[22]研究发现，麻杏石甘汤-银翘散、奥司他韦单用、联合可显著缩短轻度 H1N1 流感患者的发热消退时间，中西联用组与奥司他韦单用相比具有统计学意义。该成果收录于《内科学年鉴》。

6. IgA 肾病研究领域

IgA 肾病是尿毒症的首位病因，由于 IgA 肾病进展机制和中医辨证认识不统一，中西医临床诊治不规范，缺少有效治疗手段。陈香美院士团队在国家自然科学基金创新研究群体项目和重点项目等重大项目的连续资助下，历时 20 余年，从中西医结合角度首次提出 IgA 肾病 "风邪扰肾、致虚、致瘀、致毒" 的新理论，系统揭示了生物学机制和科学内涵；创建了 IgA 肾病 "四位一体" 的中西医结合诊断评价体系和中西医结合序贯方案，对中药复方（肾华片、复方积雪草片等）开展国际注册的循证医学研究，疗效比国际指南的推荐方案高 20%~26%[23]；研发创新药物黄葵胶囊并实现产业化。团队在《自然-医学》（*Nature Medicine*）等共发表论文 357 篇，被 *The Lancet* 等他引 3558 次，被《自然-综述》（*Nature Review*）系列作为亮点介绍，推动了中医药走向国际。"IgA 肾病中西医结合证治规律与诊疗关键技术的创研及应用" 获得 2016 年国家科学技术进步奖一等奖[23]。

（四）优势方向

中西医结合治疗不同系统疾病，尤其是重大疾病、优势病种的临床研究是中西医结合研究的优势方向。此外，中西医结合在辅助治疗疾病及并发症方面体现了独特优势。

（五）薄弱之处

对比中西医结合学科在中西医结合临床基础研究方面的资助体量和产出成果，中西医结合基础理论研究体量相对较小，研究基础相对薄弱，目前的研究也不太成熟。中西医结合基础理论研究，包括中西医结合诊断、生理、病理相关研究有待加强。

二、中西医结合学科的发展布局

新时代国家自然科学基金对经济社会发展的推动作用更加凸显。面向新时代，强大的基础科学研究是建设世界科技强国的基石，新一轮科技革命和产业变革蓬勃兴起，科学探索加速演进，学科交叉融合更加紧密，一些基本科学问题孕育重大突破。

（1）制约中西医结合学科创新发展的重要瓶颈问题是临床科学证据的缺乏。可能的突破口仍然是中西医结合治疗慢性疾病的基础和临床研究方面的量变到质变。中西医结合学科领域发展的方向更加重视基于临床的原创性科学研究，尤其是在心脑血管疾病、神经退行性疾病、代谢障碍性疾病、肿瘤、免疫性疾病等对人类健康威胁最为严重的慢性疾病等领域的布局。

（2）以前沿科学问题、临床问题为导向，瞄准国家科技发展重点领域、前沿技术，面向国家重大发展战略及人类重大需求，兼顾学科发展规律和科研人员的自由探索，基于超前布局和实现跨越发展的思路，加强组织协调和顶层设计。鼓励医学部内部和外部交叉研究，从现代医学需要解决的重大难题出发，积极推进中医药的参与介入研究，通过交叉融合、吸纳创新，真正推动医学的发展，提升中医药在医疗体系中的地位。

（3）以科学问题为导向，针对疗效突出的中西医结合方案，设定相应的专项研究，鼓励联合攻关。具体到学科实施层面，建议将各学科领域人才纳入研究团队。同时，中西医结合学科的优秀青年人才相对较少，建议在允许的条件下，适当予以倾斜和扶持。

第四节　中西医结合学科的发展目标及其实现途径

一、中西医结合学科的发展目标

中西医结合学科的发展目标是吸收中西医学各自的优势、特长，取长补短，促进多学科领域交叉融合和学科自主创新能力提升，解决临床实际问题，提高临床疗效，满足社会、医疗对学科发展的需求，为人类健康服务。

二、实现途径

1. 需要加强的优势方向

继续加强中西医结合治疗重大疾病、优势病种和辅助治疗疾病及并发症的优势方向研究。加强循证中西医结合的临床评价方法研究。加强基于系统生物学、网络药理学等新技术、新方法的中西医结合研究。加强中西医结合病证结合研究。加强中西药联合使用"增效减毒、解毒存效"等基础和临床研究。

2. 需要扶持的薄弱方向

（1）加强理论研究。建议从中医或现代医学视角入手，以同病异治、中西医理论融通等方法开展探索性研究，或者开展新的病因病机、治则治法的研究，有助于促进中医药乃至现代医学的发展。

（2）加强方法学研究。方法学的研究和方法学平台的建设仍然是中西医结合学科建设的重要任务。如适用于中西医结合研究的细胞模型、临床疗效评价方法、中药或针灸的动物疗效评价方法、文献挖掘方法、中西医比较的研究策略等都是困扰中西医结合研究的瓶颈问题，对学科的发展具有奠基性作用，但研究难度远大于有效复方的机制研究。

3. 需要鼓励的交叉方向

推进中医学、现代医学、中药学和药学等相近学科之间的交叉融合，在重点项目领域进行科学规划与布局。推动信息技术、人工智能技术、生物技术、新材料技术等与中西医学科交叉，针对学科特点进行有效整合。

4. 需要推进的前沿方向

鼓励以中西医结合治疗优势病种的前沿科学问题为导向的科学研究，如炎症微环境调控、组织损伤与修复、脏器纤维化、器官之间的交互作用、机体网络调控等的中西医结合干预策略的研究。推进基于人体微生态（肠道菌群）的中西医药防治慢性疾病的发生发展研究。

第五节　中西医结合学科优先发展领域及重要的交叉研究领域

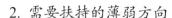

一、优先发展领域

中西医结合治疗慢性疾病的基础和临床研究仍然是其优先发展领域。建议布局如下。

1. 中西医结合的整合研究

以中西医结合治疗优势病种的前沿科学问题为导向，针对关键共性科学问题进行研究,如炎症微环境调控、组织损伤与修复、脏器纤维化、器官之间交互作用、机体网络调控等中西医结合干预策略研究。建议针对重点、关键科学问题,形成重大研究项目、重大研究计划项目等立项领域建议,促进富有展示度的、属于重大研究成果的产出。

2. 中西医结合病证结合研究

病证结合是中西医结合研究的主要特色和优势,但目前研究数量较少[24]。阐释方证、药证的科学内涵,在病证结合的动物模型研究、病证结合的生物学基础研究、病证结合的治则治法研究等领域,有待进一步研究促进。建议设立病证结合动物模型重大研究计划专项支持。

3. 中西药联合使用"增效减毒、解毒存效"等基础和临床研究

中西药联合应用在我国医疗中很普遍,但没有充分的科学数据给予指导,致使临床药害事件发生时无法应对,利用我国临床大数据、药理学、药物代谢动力学、中药学等各种研究技术手段和方法,阐释中西药联合应用利弊,为临床合理科学中西药联合应用提供依据。

4. 免疫相关疾病的中西医结合防治研究

结合现代免疫学和中医理论,运用客观化、数字化、精准化技术方法,探索中西医结合免疫调控基础规律及防治疾病的机制。

5. 基于人体微生态(肠道菌群)的中西医药防治慢性疾病的发生发展研究

肠道菌群失衡除可导致消化道疾病之外,与心脑血管疾病、代谢疾病(肥胖、糖尿病、非酒精性脂肪肝)、自身免疫性疾病、癌症等发生发展也紧密相关。部分中药的作用机制与改善人体微生态尤其是肠道微生态的结构与功能状态有关[25],中药基于人体微生态(肠道菌群)延缓慢性疾病的发生发展可能是未来重要研究方向之一。

6. 针灸镇痛研究

针灸镇痛是近年来国内外的研究热点。然而,临床实践指南中关于针灸的建议并不统一。2016年美国NIH启动的"刺激外周神经缓解疾病症状"(SPARC)计划重在绘制出支配内脏的神经图谱,揭示调节内脏功能的神经编码,而针刺研究也希望找到针刺刺激的神经编码和对内脏调控过程的解码,以达到对内脏功能

的精准调节。二者的碰撞有可能是揭示针灸作用机制的有力推手，成为未来针灸镇痛研究的热点方向[26]。

7. 加大退行性疾病、生殖医学、儿科、急性感染性疾病基础研究资助力度

针对中国老龄化日益加剧，以及三孩政策的落实，退行性疾病、生殖医学、儿科、急性感染等问题日趋凸显，引起广泛关注。在现有医疗体系下，应加强中西医结合诊疗在上述相关疾病基础研究领域的资助力度。

二、重要的交叉研究领域

推动信息技术、人工智能技术、生物技术、新材料技术等与中西医结合交叉，针对学科特点进行有效整合，有可能促进中西医结合学科技术的创新，促进中西医结合学科发展。

1. 开展循证中西医结合的临床评价方法研究

高质量证据的产生，需要有方法学的保障。随着大数据时代的到来，中医药循证评价方法也需要不断发展、更新。适应中药特点和"辨证论治"模式的中药临床评价方法学有待进一步探索，特别是在评价指标体系、数据模型、质量控制等方面需要加强研究。随着人工智能、大数据等信息技术的普及应用，循证中医药学研究方法也将从传统的 RCT 向基于人群队列的大数据研究转变，系统评价/荟萃分析（meta-analysis）也将由当前的人工操作转向智能化合成；复杂干预、"辨证论治"、治未病评价、连续监测等难题将有新的评价方法[27, 28]。

2. 基于系统生物学、网络药理学等新技术、新方法开展中西医结合研究

多成分、多靶点的作用模式是中药治疗疾病的主要特点。以中药及复方的药效物质基础及作用机制为切入点的基于数据挖掘技术的系统生物学和网络药理学的药物研发模式对提高新药临床试验成功率有积极意义[29]。中药复方的效应成分和作用机制若得到彻底解析，中药多成分、多靶点的作用特点可能体现为有限的成分组合、作用于有限的靶点、在特定疾病环节的药效整合。效应成分组合可能成为中药新药研发的新模式，而临床有效的中药复方正是蕴含着这种"效应成分组合"的巨大宝库[30]。

3. 中西医结合诊疗设备研究

随着现代科学技术的进步，以及大数据、互联网、人工智能、5G 等的不断涌现，传统中医诊疗模式应与时俱进，共享现代科技进步带来的红利，应引导"创新技术+中医思想"的有机融合，加强开展中医诊疗设备的现代研究。

主要参考文献

[1] 刘平, 季光, 陈凯先. 病证结合与中西医结合医学学科知识理论体系的构建. 中国中西医结合杂志, 2010, 30(6): 565-570.

[2] 国务院. 国务院关于印发中医药发展战略规划纲要(2016—2030 年)的通知. http://www.gov.cn/zhengce/content/2016-02/26/content_5046678.htm[2016-02-26].

[3] 新华社. 中共中央 国务院印发《"健康中国 2030"规划纲要》. http://www.gov.cn/xinwen/2016-10/25/content_5124174.htm[2016-10-25].

[4] 佚名. 中华人民共和国中医药法. http://www.npc.gov.cn/npc/c12435/201612/b0deb577ba9d46268dcc8d38ae40ae0c.shtml[2019-12-30].

[5] 新华社. 全国卫生与健康大会 19 日至 20 日在京召开. http://www.gov.cn/guowuyuan/ 2016-08/20/content_5101024.htm[2016-08-20].

[6] 白长川, 王续琨. 中西医结合医学的学科结构和未来走势. 中西医结合研究, 2017, 9(6): 322-325, 328.

[7] 人民日报. 习近平在中国共产党第十九次全国代表大会上的报告. http://cpc.people.com.cn/n1/2017/1028/c64094-29613660-10.html[2017-10-28].

[8] 新华社. 中共中央 国务院印发《国家创新驱动发展战略纲要》. http://www.gov.cn/zhengce/2016-05/19/content_5074812.htm[2016-05-19].

[9] 求是网评论员. 求是网评论员：中医药传承精华、守正创新的生动实践. http://www.qstheory.cn/wp/2020-06/05/c_1126079080.htm[2020-06-05].

[10] 李经纬, 邓铁涛, 等. 中医大辞典. 北京: 人民卫生出版社, 1995: 241.

[11] Li X L, Zhang J, Huang J, et al. A multicenter, randomized, double-blind, parallel-group, placebo-controlled study of the effects of Qili Qiangxin capsules in patients with chronic heart failure. Journal of the American College of Cardiology, 2013, 62(12): 1065-1072.

[12] Zhao L, Li D H, Zheng H, et al. Acupuncture as adjunctive therapy for chronic stable angina: arandomized clinical trial. JAMA Internal Medicine, 2019, 179(10): 1388-1397.

[13] Hu Z, Wang H, Fan G W, et al. Danhong injection mobilizes endothelial progenitor cells to repair vascular endothelium injury via upregulating the expression of Akt, eNOS and MMP-9.

Phytomedicine, 2019, 61: 152850.

[14] Zhai X F, Liu X L, Shen F, et al. Traditional herbal medicine prevents postoperative recurrence of small hepatocellular carcinoma: a randomized controlled study. Cancer, 2018, 124(10): 2161-2168.

[15] Mao H J, Mao J J, Guo M H, et al. Effects of infrared laser moxibustion on cancer-related fatigue: a randomized, double-blind, placebo-controlled trial. Cancer, 2016, 122(23): 3667-3672.

[16] Ng S S M, Leung W W, Mak T W C, et al. Electroacupuncture reduces duration of postoperative ileus after laparoscopic surgery for colorectal cancer. Gastroenterology, 2013, 144(2): 307-313.

[17] Liu Z S, Liu Y, Xu H F, et al. Effect of electroacupuncture on urinary leakage among women with stress urinary incontinence: a randomized clinical trial. JAMA, 2017, 317(24): 2493-2501.

[18] Fu S F, Zhao Y Q, Ren M, et al. A randomized, double-blind, placebo-controlled trial of Chinese herbal medicine granules for the treatment of menopausal symptoms by stages. Menopause, 2016, 23(3): 311-323.

[19] Du H G, Ming L, Chen S J, et al. Xiaoyao pill for treatment of functional dyspepsia in perimenopausal women with depression. World Journal of Gastroenterology, 2014, 20(44): 16739-16744.

[20] Wu X K, Stener-Victorin E, Kuang H Y, et al. Effect of acupuncture and clomiphene in chinesewomen with polycystic ovary syndrome: a randomized clinical trial. JAMA, 2017, 317(24): 2502-2514.

[21] Liu Z S, Yan S Y, Wu J N, et al. Acupuncture for chronic severe functional constipation: a randomized trial. Annals of Internal Medicine, 2016, 165(11): 761-769.

[22] Wang C, Cao B, Liu Q Q, et al. Oseltamivir compared with the chinese traditional therapy Maxingshigan-Yinqiaosan in the treatment of H1N1 influenza. Annals of Internal Medicine, 2011, 155(4): 217-229.

[23] 郭晶, 罗国金. 解放军总医院两项成果获 2016 年度国家科技进步一等奖. http://www.xinhuanet.com/mil/2017-01/10/c_129439590.htm?from=singlemessage&winzoom=1[2021-02-21].

[24] 薛梅, 史大卓, 陈可冀. 中西药联合抗血小板治疗缺血性心血管疾病的进展与展望. 中国中西医结合杂志, 2019, 39(8): 916-920.

[25] 张成岗. 人体微生态尤其是肠道微生态为新药研发提供前所未有的机遇和挑战.中国药理学与毒理学杂志, 2016, 30(7): 703-713.

[26] 王晓宇, 于清泉, 何伟, 等. 从"分子药"到"电子药": SPARC 计划和针刺研究. 针刺研究, 2019, 44(3): 157-160, 175.

[27] 张俊华, 李幼平, 张伯礼. 循证中医药学: 理论与实践. 中国中药杂志, 2018, 43(1): 1-7.

[28] 张俊华, 孙鑫, 李幼平, 等. 循证中医药学的现在和未来. 中国循证医学杂志, 2019, 19(5):

515-520.

[29] 郭淑贞, 陈联誉, 韩立炜, 等. 2013—2015 年度国家自然科学基金中西医结合学科心血管领域资助项目情况分析. 中国科学基金, 2017, 31(1): 81-84.

[30] 郭淑贞, 陈联誉, 韩立炜, 等. 2013—2015 年国家自然科学基金中西医结合学科项目资助情况分析. 中国中西医结合杂志, 2017, 37(9): 1130-1133.

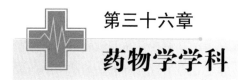

第三十六章

药物学学科

第一节　药物学学科的战略地位

一、药物学学科的定义、特点及资助范围

药物学是为药物研究与开发提供物质基础与技术保障的学科，其主要分支学科概述如下。

1. 合成药物化学

合成药物化学是以合成化学为核心的多学科交叉性学科，为药物的研究与开发提供物质基础。研究内容包括活性先导化合物的发现、确证和制备，先导化合物的结构优化与活性评价，化合物结构和活性之间的关系，药物分子的合成工艺等，注重化学与生物医学等多学科的交叉融合。国家自然科学基金合成药物化学学科的资助范围为基于新机制、新靶标和新结构的活性分子发现、结构优化、活性及成药性评价等。

2. 天然药物化学和海洋药物学

天然药物化学和海洋药物学的研究对象是来源于陆地或海洋生物的具有成药前景的天然产物。研究内容包括活性天然产物的分离纯化、结构测定、活性评价与作用机制，天然产物的全合成与结构改造，合成生物学研究等。国家自然科学基金天然药物化学和海洋药物学科的资助范围：天然活性先导化合物发现、天然产物成药性、新机制、新技术和新方法研究，稀有海洋生物和深海微生物的化学、药学和生态学的探索研究等。

3. 微生物药物学

微生物药物是指来源于微生物及其初级或次级代谢产物的药物。微生物药物研究内容包括菌种的分离和培养，生物合成途径及其调控体系与遗传改造，药物作用靶标发现与确证，微生物药物成药性研究等。国家自然科学基金微生物药物学科的资助范围：有成药前景的微生物来源活性物质的发现研究及其新理论、新技术、新方法探索。

4. 生物技术药物学

生物技术药物主要包括蛋白质类药物（抗体和抗体偶联药物等）、多肽类药物、疫苗、核酸、细胞治疗、糖类药物、血液制品和溶瘤病毒等，其特点是依赖于现代生物技术，如重组蛋白技术、基因编辑技术、细胞工程技术和发酵技术等。国家自然科学基金生物技术药物学科的资助范围：基于新机制/新靶标的生物技术药物发现、生物技术药物制备的新技术和新方法等。

5. 药剂学/药物材料学

药剂学是研究改善药物吸收和分布的递送系统，以及实现给药形式的剂型和制剂的设计原理、制备方法、生产工艺和质量控制等的学科，主要研究内容包括物理药剂学、生物药剂学、分子药剂学和工业药剂学。国家自然科学基金药剂学学科的资助范围：制剂成型理论、新型药物递释系统、制剂体内外释药规律、递释系统体内转运过程及其规律等。

药物材料是研究新型药用辅料和药用载体材料的设计与构建、安全性评价等的学科。国家自然科学基金药物材料学科的资助范围：具有生物相容性且可满足临床需求的新型药用辅料和药用载体材料的研究。

6. 药物分析学

药物分析是对药物的活性成分和效应分子进行定性和定量评价的一门综合性学科，主要应用于药品质量控制、药物体内过程监测、药物研发和临床药学研究等过程之中。国家自然科学基金药物分析学科的资助范围：用于分析药物活性成分和药物效应分子的新理论、新技术和新方法研究。

7. 特种药物和罕见病药

国家自然科学基金特种药物研究领域的资助范围：航空航天、深海、放射、军事和特殊环境等方面的药物研究。国家自然科学基金罕见病药研究领域的资助范围：中国人群各种罕见病的新药研发。

8. 药物设计与药物信息学

国家自然科学基金药物设计与药物信息学科的资助范围：药物设计、成药性预测的新理论、新方法、相关软件和程序，针对新靶标的先导化合物发现等。鼓励开展适合于新药研发的新型人工智能算法、基于深度学习的快速高精度新药设计方法和基于人工智能的蛋白质结构预测等研究。

9. 药物资源学

药物资源学是研究包括中药在内的天然药物资源的种类、数量、分布、时空变化、合理开发利用、科学管理和药用资源可替代性的科学。国家自然科学基金药物资源学学科的资助范围：药用新资源的发现和挖掘、资源可持续利用和资源保护研究等。

二、药物学学科的重要性

药品的保障涉及国家安全和"健康中国"战略的实施。药物学的战略地位主要体现在它是生物医药的源头性基础学科，因为药物是作用于人体的特殊物质，具有鲜明的物质属性。药物研发成功与否首先取决于物质基础，同时还取决于多种相关技术的集成保障。

第二节　药物学学科的发展规律与发展态势

一、药物学学科的发展规律

药物学研究的宗旨是以临床需求为导向，为新药研发提供理论依据、物质基础和技术支撑。近十年来，随着生物医学的飞速发展，药物学与临床医学和生命科学的交叉融合日渐紧密，药物学的研究范畴在深度和广度上也在持续延伸，更加注重从临床实际出发，借鉴生命科学的基础研究成果，将生物医学的新理论、新技术和新方法融入药物学研究中，逐步摆脱以化学为主导的研究范式，不断拓展基础研究的深度和广度。

二、药物学学科的发展态势

近年来,药物学的一个重要发展趋势是从"跟进型"研究逐步向"创新型"研究转变。以创新药研发为例,对 1986~2018 年美国 FDA 批准的首创药物和"跟进型"药物的回顾分析表明[1],"跟进型"新药研发呈现显著下降的趋势,而基于新机制和新靶标的"创新型"新药研发则呈上升趋势。

对药物学主要分支学科的发展态势概述如下。

1. 合成药物化学

近年来,随着药物发现新理论[如变构调控机制、蛋白质降解靶向嵌合体(PROTAC)和分子胶水等]和新技术方法(如基于人工智能的蛋白质结构预测和药物虚拟筛选方法等)的实际应用,合成药物化学的发展已呈现一个崭新局面[2]。未来的学科发展将更加注重结合临床医学、免疫学、分子生物学、化学生物学和结构生物学等学科的基础研究成果,在以合成化学为核心的多学科交叉研究中拓展深度和广度,并进一步强化"创新型"新药发现研究。

2. 天然药物化学和海洋药物

天然药物化学和海洋药物正在逐步摆脱"分离纯化+结构鉴定"的传统研究模式,更加注重新药发现和临床转化[如抗体-药物偶联物(ADC)];注重活性天然产物的体内生物学效应(防病或治病),并揭示其调控机体网络系统的分子机制和作用靶标;正在加强对新资源(如陆地珍稀和濒危植物、海洋生物)的研究与利用;注重阐明天然产物的产生规律和生物合成途径,并在异源宿主中重新构建生物合成途径来生产天然产物;积极探索天然产物的天然功能及其分子机制;发展天然药物化学和海洋药物的新方法和新技术(如微量或极微量化学成分的分离和结构鉴定技术、天然产物基因组挖掘新技术等)。

3. 微生物药物

微生物药物从数量上而言,约占所有化学实体类药物的 1/7。高通量筛选、沉默基因簇激活、定量代谢工程、组合生物合成、合成生物学等新技术、新理念的不断涌现,极大地推动了微生物药物的研发与临床应用进程。全球第一个上市的ADC 药物吉妥单抗(Mylotarg)是抗肿瘤抗生素卡齐霉素(Calicheamicin)与抗CD33 单抗的偶联药物。还有一些由抗肿瘤抗生素(如倍癌霉素等)衍生的 ADC

药物正处在临床研究阶段。耐药机制是微生物药物的一个重要研究方向，尤其是重要耐药菌（如耐药结核杆菌和多重耐药细菌等）的耐药机制及药物干预新策略研究。开发和利用各种极端生境（如沙漠、极地、洞穴和盐湖等）微生物，可获得具有结构多样性和活性多样性的新颖微生物药物分子。微生物次生代谢产物的生物合成机制研究可为微生物药物的定向合成和定向改造奠定基础，尤其是解决元件、模块和底盘间的适配性问题是构建微生物药物生物合成细胞工厂的前提和关键难点之一。探究肠道微生物与药物相互作用机制可揭示药物对特定肠道菌群内相关生物合成基因簇及调控体系的沉默、激活及调节等作用机制。此外，以肠道微生物为来源可获得结构特殊、生物活性强的新颖先导化合物。

4. 生物技术药物

据统计，2020 年全球畅销药排名前 20 的药品中，有 14 个是生物技术药物，排名前 10 的十大畅销药里有 5 个是生物技术药物。国际生物技术药物的发展呈现明显的多元化趋势。①药物类型多元化：涵盖了抗体、重组蛋白、基因治疗药物、细胞治疗药物、多肽类药物、血液制品、糖类药物和溶瘤病毒等。②适应证多元化：除肿瘤和自身免疫性疾病之外，针对代谢性疾病、神经退行性疾病和罕见病等疾病的生物技术药物研发也越来越受到重视。③治疗方式多元化：从单纯地补充人体缺乏的细胞因子，发展到免疫治疗[3]、基因治疗[4]和细胞治疗[5]等。

5. 药剂学/药物材料

随着医学、分子生物学、免疫学、分子病理学、分子药理学和药剂学等学科的发展，药物分子与辅料、药物制剂与机体、药用辅料与机体相互作用的研究也催生了分子药剂学、纳米药剂学和生物药剂学的兴起。为了构建高效且安全的药物递送系统，药剂学研究更加关注给药形式与机体的适应性，在分子水平探究药物、辅料、机体三者之间的相互作用规律，设计并构建出更精密的递药系统和药物制剂。药用材料是制剂的重要组成部分，与药物同时进入生命机体，同时在体内和体外影响药品的质量。此外，药用材料的安全性及其对药物疗效的影响也受到关注。

6. 药物分析

传统的药物分析大多局限于通过分析药物成分来控制药品质量。随着药物科学的迅猛发展，生物医学与药学的融合日益加深，药理学、医学等生命科学相关学科提出的科学问题给药物分析学带来了新的挑战和机遇。应用现代分析技术和方法，研究药物作用于机体产生的效应及其作用机理，是药物分析正在拓展的领域。药物分析科学研究已从以物质（成分）分析为中心转移到与生物医学的深入结合（效应分析）。药物成分分析和药物效应（药物靶标、药效和毒性）分析贯穿新药研究的全过程，而药物分析的进一步发展，也需要医学、理学和工学的理论和技术支撑，呈现明显的学科交叉特征。传统药物分析侧重化学分析相关方法和技术的研究，而现代药物分析则注重物理学、化学、医学、生命科学、生物医学工程和信息学等多学科的交叉融合。

7. 罕见病药

目前已确证的罕见病有 7000 余种，全球的各类罕见病患者约有 3.5 亿人[6]。在 2014~2018 年 FDA 批准上市的首创药物中，罕见病药物占到 64%。罕见病新药的快速增长势头主要归功于人们对多种罕见病发病机制的认知有了实质性提高，对相关新机制和新靶标的确证研究也有了突破性进展。其次，常见病首创药物的研发难度加大，而"跟进型"新药的研发风险大，市场价值的不确定性高，且存在严重的同质化竞争。此外，政府部门对罕见病患者及罕见病药物研发的相关扶持政策与法规也促进了该领域的发展。总之，医药界正在不断加大罕见病药物研发的力度。

8. 药物设计与药物信息

近十年来，医药研发已进入大数据时代，组学数据呈现爆炸式增长，药物设计与药物信息研究向智能化方向不断迈进，尤其是将人工智能与药物信息学应用到新药研发已取得重要进展。重点关注的研究领域包括：①结合结构生物学和体外活性检测等技术手段，建立可靠的虚拟筛选方法，高效发现新骨架配体，并精准揭示配体结合模式和排除新配体的假阳性；②基于复合物结构开展分子对接等计算模拟研究，高效完成从苗头化合物到先导化合物的优化过程；③建立药物设计新技术、新方法，实现药物对靶标亲和力的快速和精准预测；④发展基于人工智能的蛋白质结构预测、生物大分子动态和原位高分辨率结构预测新方法；⑤发展适合于药物发现的新型人工智能算法等。

第三节　药物学学科的发展现状与发展布局

近年来，我国药物学基础研究水平和临床转化能力有了很大提升，在若干领

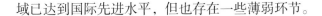

域已达到国际先进水平，但也存在一些薄弱环节。

一、药物学学科的发展现状

（一）药物学主要分支学科的发展现状

1. 合成药物化学

我国合成药物化学的总体水平已进入国际先进行列，例如在抗新冠病毒新药[7,8]、抗肿瘤新药、抗艾滋病新药、抗血栓新药、抗病菌感染新药、降血脂新药、变构药物、磷酸二酯酶抑制剂和糖类药物研究等领域取得了重要成果，并助推了一批创新药物进入临床研究。在药物化学顶级期刊《药物化学杂志》（*Journal of Medicinal Chemistry*）上发表的论文数量位居国际前列，在《科学》（*Science*）、《细胞》（*Cell*）、《自然-化学生物学》（*Nature Chemical Biology*）等国际著名刊物上也发表了具有影响力的论文。

2. 天然药物化学和海洋药物

我国学者在新骨架、新结构天然产物发现方面处于国际领先地位，在天然产物生物合成以及复杂天然产物全合成等领域已进入国际先进行列。近年来，我国学者发表在国际天然产物重要期刊《天然产物杂志》（*Journal of Natural Products*）上的论文总数排在国际首位，在《自然》（*Nature*）、《美国国家科学院院刊》（*PNAS*）、《天然产物报告》（*Natural Product Reports*）、《化学评论》（*Chemical Reviews*）、《自然-通讯》（*Nature Communications*）、《临床研究杂志》（*The Journal of Clinical Investigation*）、《美国化学会志》（*Journal of the American Chemical Society*）、《德国应用化学》（*Angewandte Chemie International Edition*）等国际著名刊物上也发表了具有重要影响力的论文。

3. 微生物药物

近年来，我国微生物药物研究取得了丰硕成果。据统计，我国学者所报道的新型微生物代谢产物数量约占全球的 25%，在微生物代谢产物的分离、鉴定、生物合成、病原微生物感染的分子机制及抗生素耐药机制研究等方面也取得了长足进步，相关研究成果发表在《自然》（*Nature*）、《自然-通讯》（*Nature Communications*）、《自然-微生物学》（*Nature Microbiology*）、《美国国家科学院院刊》(*PNAS*)、《美国化学会志》(*JACS*)、《德国应用化学》(*Angewandte Chemie International Edition*)、《化学科学》(*Chemical Science*)等国际一流刊物上。

4. 生物技术药物

近年来,我国在生物技术药物基础研究与临床转化方面取得了重要进展。例如,自主研制的几款抗新冠病毒的疫苗已被批准上市;研制了国际上首个临床有效的埃博拉病毒疫苗[9];在活病毒疫苗研制方面取得了新突破[10];研制了适用于多种高发恶性肿瘤的新型溶瘤病毒[11];证明了人源化美珀珠单抗能有效靶向抑制CD147与RAP2①的相互作用[12];成纤维细胞生长因子(FGF)家族蛋白的相关基础研究取得突破[13],并研制出多种促组织损伤修复与再生的一类新药。

5. 药剂学/药物材料

我国在新型纳米颗粒、脂质体、聚合物胶束和活体药物制剂、靶向前体药物和生物大分子药物递释系统等领域已达到或接近国际先进水平。例如,我国学者在以自体中性粒细胞作为药物靶向递送载体的研究中取得了创新性成果[14];在疫苗靶向递送方面也取得重要进展。近年来,我国学者发表在药剂学/药物材料重要期刊《控释杂志》(*Journal of Controlled Release*)、《生物材料》(*Biomaterials*)、《先进功能材料》(*Advanced Functional Materials*)和《先进材料》(*Advanced Materials*)上的论文数量位居国际前列。

6. 药物分析

近年来,我国药物分析学科发展迅速,尤其是在色谱分析方法学研究方面已进入国际先进行列。目前的重点研究领域包括生物制品的体内外检测与分析、工艺流程和反应过程的动态分析、分子水平药物活性评价和表征分析、药物系统生物学(多组学)分析方法等。

7. 药物设计与药物信息

我国药物设计与药物信息研究在整体上已处于国际领先行列[15],发表在国际药物设计顶级期刊《化学信息与建模杂志》(*Journal of Chemical Information and Modeling*)上的论文数量位居国际前列,还有一些研究成果发表在《美国国家科学院院刊》(*PNAS*)、《细胞研究》(*Cell Research*)、《自然-化学生物学》(*Nature Chemical Biology*)等国际知名期刊上。采用自主研发的药物设计新方法所获得的

---

① CD147 是一种跨膜糖蛋白,RAP2 是一种寄生虫分泌的重组蛋白。

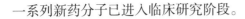

一系列新药分子已进入临床研究阶段。

（二）我国药物学研究的优势领域

我国药物学在一些研究领域已达到国际领先水平。例如，药物设计与药物信息研究已处于国际领先行列[15]。在合成药物化学领域，自主研发的抗肿瘤新药奥雷巴替尼（耐立克）和抗艾滋病新药阿兹夫定已成功上市；抗新冠病毒新药研究也取得了重大进展[7,8]。在天然产物生物合成领域，取得了一系列具有国际领先水平的研究成果[16-22]。在生物技术药物领域，自主研制的几款抗新冠病毒疫苗已被批准上市；研制了国际上首个临床有效的埃博拉病毒疫苗[9]。在药物递释系统领域，在细胞递送载体和仿生载体研究中取得了创新性成果[14,23]。在糖类药物化学领域，实现了由 92 个单糖单元组成的阿拉伯半乳聚糖的首次全合成[24]和岩藻糖基化硫酸软骨素九糖的高效合成[25]。

（三）我国药物学研究的薄弱环节

我国药物学在原创性基础研究和临床转化方面仍然存在一些薄弱环节，主要体现在以下几个方面。

1. 临床、生物学与药物学三者之间脱节

我国的药物学研究普遍存在与临床实际脱节现象，与生物医学等多学科交叉研究的深度和广度也不够，导致基础研究的整体水平不高，且研究成果难以实现临床转化。

2. 同质化研究多，原创性成果少

我国药物学研究以"跟进型"为主，同质化研究多，原创性、前瞻性和探索性的研究工作非常欠缺，很多研究只注重结果验证，但过程研究少，且研究内容和研究手段呈现套路化和程式化。

3. 研究领域过于集中，学科发展不均衡

我国药物学研究往往集中于一些热点领域，如纳米制剂[26]、靶向抗肿瘤药物和PROTAC 等，这种过度倾斜导致了药物学发展的不均衡，并造成了严重的同质化。

二、药物学学科的发展布局

我国药物学重点发展布局领域概述如下。

1. 基于组织损伤修复与纤维化共性机制的新药研发

机体组织损伤及其伴随的炎症和纤维化是急/慢性疾病的共性病理机制。持续的慢性低度炎症(组织"微伤口")可导致纤维化,进而引起各种重大慢性疾病的发生发展。因此,探究组织损伤修复与纤维化的共性机制并开展原创新药研发具有重要的基础研究和临床转化价值。

2. 基于肿瘤相关成纤维细胞的新药研发

在肿瘤微环境基质细胞中,肿瘤相关成纤维细胞(cancer-associated fibroblast, CAF)是最主要的成分之一,其在肿瘤细胞侵袭转移、血管生成、肿瘤干细胞自我更新、化疗耐药和肿瘤免疫逃逸中发挥重要作用。目前,针对 CAF 的抗肿瘤新药研发尚处于起步阶段,亟待开展相关领域的原创新药研发。

3. 基于非蛋白酶体依赖的泛素系统的新药研发

目前,针对泛素系统的新药研发大都针对泛素-蛋白酶体途径(如 PROTAC 等),同质化研发现象较为突出。非蛋白酶体依赖的泛素系统参与调控信号转导、蛋白质胞内定位和表观遗传修饰等多种生物学过程,其功能异常与肿瘤等多种疾病的发生发展密切相关。因此,亟待开展基于相关机制的原创新药发现研究。

4. 基于生物相分离的新药研发

生物分子凝聚体是一种无膜细胞器,它通过液-液相分离形成,其异常变化可影响蛋白质凝聚体的正常组装和功能,进而引发多种疾病的发生发展。基于关键病理蛋白质异常相分离的分子机制,有望为神经退行性疾病和肿瘤等重大疾病提供新的治疗策略和原创新药。

5. 抗病毒感染原创新药及疫苗研发

以新发和再发烈性 RNA 病毒生命周期中的关键节点蛋白质为靶标,开展抗病毒原创新药发现研究,并针对病毒感染引发的炎症风暴和器官组织损伤开展药物干预研究。在病毒疫苗研发方面,亟待建立通用疫苗研发平台。

6. 通用型细胞免疫治疗原创技术研究

以突破自体嵌合抗原受体(CAR)细胞临床应用环节中的关键瓶颈为目的,基于基因、蛋白质及代谢工程化改造原理,采用分子编辑与操控、干细胞、合成生物学等技术，辅以抗体、受体-配体等信息流识别与传导的分子调控模式，构建原创通用型 CAR 免疫细胞活体药物。

7. 基于深度学习的创新药物发现新方法

分子表征、小样本等问题，以及常用的深度学习算法本身的不足，导致以深度学习为代表的人工智能技术在新药研发中的应用受到很大限制。因此，亟待发展新型分子表征方法、新型生成神经网络、图神经网络、胶囊神经网络等深度学习网络架构，并建立虚拟筛选、先导化合物发现及优化、化合物合成路线设计、药物代谢动力学性质和毒性预测等模型。

8. 针对微粒制剂的通用型药物高效包载研究

不同药物分子的理化性质差异导致辅料的利用效率迥异，尤其是蛋白质和多肽类药物需大量辅料进行包裹，如此可产生免疫反应等副作用，同时限制了微粒制剂的生产效率。因此，通用型药物高效包载是微粒制剂领域亟待突破的瓶颈。

第四节　药物学学科的发展目标及其实现途径

一、药物学学科的发展目标

未来 5～10 年，我国药物学的总体发展目标是进入国际先进行列，并在多个领域达到国际领先水平。

1. 原创新药研发取得系统性突破

针对肿瘤、自身免疫性疾病和代谢性疾病等重大慢性疾病及罕见病，研制一批进入临床研究阶段的原创新药。

2. 基础研究水平得到极大提升

在基于组织损伤修复与纤维化共性机制的新药研发、基于免疫调控新机制的新药研发、基于生物相分离机制的新药研发和微球制剂理论等领域产出高水平研究成果。

3. 关键核心技术攻关取得新突破

在人工智能新药研发、基因和细胞治疗关键核心技术、生物药物表达体系优化和重构等领域取得新突破。

4. 药物学复合型人才培养取得显著成效

涌现一大批具有跨学科综合研究能力的复合型人才，为我国药物学的长远发展奠定坚实的人才队伍基础。

二、药物学学科发展目标的实现途径

1. 坚持创新引领发展

加大原创性、前瞻性和探索性研究项目的资助面和资助力度，减少"跟进型"同质化研究。

2. 强化多学科交叉研究

进一步引导药物学与临床医学、生物学和人工智能等多学科的深度融合，拓展药物学研究的范畴和内涵。鼓励药学研究机构大力引进从事生物医学相关基础研究的高端人才，大力培养药物学复合型人才。

3. 固强补弱

继续巩固我国药物学的优势领域，推动更多的研究领域向国际先进行列迈进。同时，大力改进我国药物学的薄弱环节，推动各分支学科的均衡发展。

4. 重点突破

在新药研究方面，强化一类新药发现研究，加大对罕见病新药研究的支持力度。在理论研究方面，在组织损伤修复与纤维化共性机制及药物干预新策略、CAF 的调控机制及相关抗肿瘤新药研发、生物相分离的调控机制及相关新药研发、固体制剂成型理论和微球制剂理论研究等方面取得新突破。在关键核心技术方面，重点发展人工智能新药研发的新技术新方法及通用型细胞治疗原创技术等。

5. 加强国际交流与合作

学习并引进国外先进技术和研发理念，注重国际合作的互补性。

第五节　药物学学科优先发展领域 及重要的交叉研究领域

一、优先发展领域

（一）合成药物化学

1. 基于变构调控机制的原创新药发现研究

基于变构调控机制的全新靶标识别及原创新药发现研究；利用变构设计全新或"难靶"靶标的新药发现研究；针对耐药靶标开展变构调控先导化合物发现研究，以实现"正构-变构"的组合抗耐药新策略。

2. 基于"非蛋白酶体依赖的泛素系统"的原创新药研发

"非蛋白酶体依赖的泛素系统"参与调控信号转导、蛋白质胞内定位和表观遗传修饰等多种生物学过程，其功能异常与肿瘤等多种疾病的发生发展密切相关。因此，亟待开展基于相关泛素系统的原创新药发现研究。

3. 基于GPCR偏向性调控的原创新药发现研究

针对G蛋白偶联受体（GPCR）膜外位点的特殊区域设计偏向性调控剂，以提高药物分子的功能选择性并降低其副作用。

4. 罕见病新药发现研究

针对肌萎缩侧索硬化、肌营养不良、亨廷顿病等罕见病的新药研发。

（二）天然药物化学/海洋药物

1. 作为ADC药物"弹头"分子的新型天然细胞毒素的发现

来自陆地或海洋动植物的新型天然细胞毒素的发现及结构优化。

2. 复杂天然药物的可规模化生物合成研究

探究临床疗效确切且来源稀缺的复杂天然药物可规模化生物合成途径。

3. 微量/超微量的高活性天然产物的分离、鉴定及功能研究

发掘来自陆地或海洋动植物的微量/超微量高活性天然产物以寻找新型活性先导化合物。

4. 基于沉默基因激活挖掘新型天然产物

基于沉默基因激活挖掘新型天然产物以寻找新型活性先导化合物。

（三）微生物药物

1. 作为 ADC 药物"弹头"分子的新型抗肿瘤抗生素的发现

基于陆地或海洋微生物开展新型抗肿瘤抗生素的发现及结构优化研究。

2. 具有结构与活性多样性的新型微生物药物先导结构的发现

开展结构新颖的极端环境微生物次级代谢产物的研究，发展不可培养微生物的创新培养策略和筛选新技术。

3. 微生物来源生物活性分子的合成生物学研究

开展天然产物基因簇的异源表达、新功能基因（元件）的引入以及重要微生物药物的生物合成研究。

4. 微生物药物耐药机制及相关新药研发

开展抗耐药新机制/新靶标的发现及相关抗耐药菌原创新药发现研究。

（四）生物技术药物

1. 疫苗研发新策略

针对预防性和治疗性疫苗发展创新设计策略，建立通用疫苗研发平台。

2. 干细胞和细胞免疫治疗新策略

调动组织干细胞实现组织和器官修复的新型药物；发现研究基于干细胞转/分化的新药；研究通用型细胞治疗原创技术。

3. 新机制/新靶标抗体药物

发展基于新型"弹头"分子和/或新靶标抗体的 ADC 药物、新型单克隆抗体、新型双特异性抗体、新型纳米抗体。

4. 新机制/新靶标基因治疗药物

研制基于新机制/新靶标的反义核酸药物、干扰小 RNA（siRNA）药物、miRNA 药物、小激活 RNA（saRNA）和单导向 RNA（sgRNA）药物。

5. 生物药物表达体系的优化和重构

研发可表达复杂真核基因的真核微生物系统或改造的原核微生物系统；重构真核表达系统中糖基化系统。

（五）药剂学/药物材料

1. 生物大分子药物高效递释系统

探究生物大分子药物与递送材料的相互作用规律，发展生物相容的生物大分子药物高效递释系统。

2. 创新药物载体材料

发展具有缓控释功能和/或可供血管内注射用的纳米颗粒、脂质体、聚合物胶束的高分子载体材料。

3. 制剂成型理论

研究微球、微乳、纳米乳形成理论和稳定机理。

4. 高端创新制剂

探究智能制造或连续制造高端制剂（如激光打孔控释和 3D 打印制剂等）过程、质控、性能中的物理药学问题。

（六）药物分析

1. 生物药物和生物效应分子的体内外检测新理论、新方法

针对生物药物、生物效应分子和生物标志物的体内外检测，开展多学科交叉研究。

2. 基于微流控芯片的药物分析

发展在微小空间中操控微流体运动的技术，建立快速、易集成化、自动化、

便携化的药物分析新方法。

3. 新型代谢组学和代谢流分析技术

结合转录组学、代谢组学、生物信息学和细胞、分子生物学等技术,发展新型代谢组学和代谢流分析技术。

(七)药物设计与药物信息

1. 基于深度学习的创新药物发现新方法

发展新型分子表征方法、新型生成神经网络、图神经网络、胶囊神经网络等深度学习网络架构。

2. 基于结构生物学的药物设计新方法

结合晶体培养和冷冻电子显微术等结构生物学手段,采用虚拟筛选和体外活性评价,发展新骨架配体,并挖掘可供配体优化的新结合空间。

二、重要的交叉研究领域

1. 重大慢性疾病的共性机制及原创新药发现

探究自身免疫性疾病、代谢性疾病、神经退行性疾病和呼吸系统疾病等重大慢性疾病的共性机制,阐明驱动疾病发生发展的关键生物学事件及分子机制,并开展原创新药发现研究。

2. 新发和再发烈性 RNA 病毒感染的分子机制及药物干预

探究新发和再发烈性 RNA 病毒造成急性、持续性感染的分子机制,阐明宿主抗病毒天然免疫和炎症反应的调控机制,并研制抗病毒感染的原创新药。

3. 机体免疫应答在肿瘤免疫治疗中的动态调控机制及药物干预新策略

揭示机体对抗肿瘤免疫治疗免疫应答的波动特征与动态调控机制,阐明抗肿瘤免疫药物的量效关系、时效关系及给药频次与疗效的关系,为优化单药免疫治疗方案提供理论依据,并发展联合用药新策略。

主要参考文献

[1] Lanthier M L, Kerr K W, Miller K L. An analysis of follow-on development in new drug classes. Clinical Pharmacology & Therapeutics, 2019, 106(5): 1125-1132.

[2] Li J J. Medicinal Chemistry for Practitioners. New York: Wiley & Sons Ltd, 2020.

[3] Sharma P, Allison J P. The future of immune checkpoint therapy. Science, 2015, 348: 56-61.

[4] Sayed N, Allawadhi P, Khurana A, et al. Gene therapy: Comprehensive overview and therapeutic applications. Life Sciences, 2022, 294: 120375.

[5] Rafiq S, Hackett C S, Brentjens R J. Engineering strategies to overcome the current roadblocks in CAR T cell therapy. Nature Reviews Clinical Oncology, 2020, 17: 147-167.

[6] Tambuyzer E, Vandendriessche B, Austin C P, et al. Therapies for rare diseases: therapeutic modalities, progress and challenges ahead. Nature Reviews Drug Discovery, 2020, 19(2): 93-111.

[7] Dai W H, Zhang B, Jiang X M, et al. Structure-based design of antiviral drug candidates targeting the SARS-CoV-2 main protease. Science, 2020, 368: 1331-1335.

[8] Qiao J X, Li Y S, Zeng R, et al. SARS-CoV-2 Mpro inhibitors with antiviral activity in a transgenic mouse mode. Science, 2021, 371: 1374-1378.

[9] Zhu F C, Wurie A H, Hou L H, et al. Safety and immunogenicity of a recombinant adenovirus type-5 vector-based Ebola vaccine in healthy adults in Sierra Leone: A single-centre, randomised, double-blind, placebo-controlled, phase 2 trial. The Lancet, 2017, 389: 621-628.

[10] Si L L, Xu H A, Zhou X Y, et al. Generation of influenza A viruses as live but replication-incompetent virus vaccines. Science, 2016, 354: 1170-1173.

[11] Zhang H P, Li K, Lin Y A, et al. Targeting VCP enhances anticancer activity of oncolytic virus M1 in hepatocellular carcinoma. Science Translational Medicine, 2017, 9: e7996.

[12] Zhang M Y, Zhang Y, Wu X D, et al. Disrupting CD147-RAP2 interaction abrogates erythrocyte invasion by *Plasmodium falciparum*. Blood, 2018, 131: 1111-1121.

[13] Chen G Z, Liu Y, Goetz R, et al. α-Klotho is a non-enzymatic molecular scaffold for FGF23 hormone signalling. Nature, 2018, 553: 461-466.

[14] Xue J W, Zhao Z K, Zhang L, et al. Neutrophil-mediated anticancer drug delivery for suppression of postoperative malignant glioma recurrence. Nature Nanotechnology, 2017, 12: 692-700.

[15] 谭小芹, 熊嘉诚, 朱亭霏, 等. 中国药物分子设计 40 年发展成就. 中国科学(生命科学), 2019, 49: 1375-1394.

[16] Zhang B, Wang K B, Wang W, et al. Enzyme-catalysed [6+4] cycloadditions in the biosynthesis

of natural products. Nature, 2019, 568: 122-126.

[17] Zhu H J, Zhang B, Wang L, et al. Redox modifications in the biosynthesis of Alchivemycin A enable the formation of its key pharmacophore. Journal of the American Chemical Society, 2021, 143: 4751-4757.

[18] Zhang Z A, Gong Y K, Zhou Q A, et al. Hydroxyl regioisomerization of anthracycline catalyzed by a four-enzyme cascade. Proceedings of the National Academy of Sciences of the United States of America, 2017, 114: 1554-1559.

[19] Jin W B, Wu S, Jian X H, et al. A radical *S*-adenosyl-*L*-methionine enzyme and a methyltransferase catalyze cyclopropane formation in natural product biosynthesis. Nature Communications, 2018, 9: 2771.

[20] Huang C S, Yang C F, Zhang W J, et al. Molecular basis of dimer formation during the biosynthesis of benzofluorene-containing atypical angucyclines. Nature Communications, 2018, 9: 2088.

[21] Zhu Q H, Chen Q, Song Y X, et al. Deciphering the sugar biosynthetic pathway and tailoring steps of nucleoside antibiotic A201A unveils a GDP-*L*-galactose mutase. Proceedings of the National Academy of Sciences of the United States of America, 2017, 114: 4948-4953.

[22] Ma J Y, Huang H B, Xie Y C, et al. Biosynthesis of ilamycins featuring unusual building blocks and engineered production of enhanced anti-tuberculosis agents. Nature Communications, 2017, 8: 391.

[23] Qiu C, Han H H, Sun J, et al. Regulating intracellular fate of siRNA by endoplasmic reticulum membrane-decorated hybrid nanoplexes. Nature Communications, 2019, 10: 2702.

[24] Wu Y, Xiong D C, Chen S C, et al. Total synthesis of mycobacterial arabinogalactan containing 92 monosaccharide units. Nature Communications, 2017, 8: 14851.

[25] Zhang X A, Liu H Y, Lin L S, et al. Synthesis of fucosylated chondroitin sulfate nonasaccharide as a novel anticoagulant targeting intrinsic factor xase complex. Angewandte Chemie International Edition, 2018, 57: 12880-12885.

[26] Qiu J. Nanotechnology development in China: challenges and opportunities. National Science Review, 2016, 3: 148-152.

第三十七章

药理学学科

第一节　药理学学科的战略地位

一、药理学学科的定义、特点及资助范围

药理学是研究药物与机体或病原体相互作用及规律的科学，通过揭示药物的药效和毒性的作用机制，阐明药物防治疾病的基本规律，为改善药物质量、提高药物疗效、防治不良反应、确保临床合理用药提供理论依据。

药理学是在药物学的基础上发展起来的学科，与药物学具有不可分割的紧密联系。药理学着重应用现代生命科学技术与方法，用科学理论解释药物的作用。药理学具有交叉学科的特点。药理学是连接基础研究和临床治疗的桥梁学科，既是分子细胞生物学等学科在药物作用机制研究上的有效延伸，也是临床医学在药物研究上的有机拓展。当前，药理学已经成为一门与多学科密切联系的综合学科，并逐渐形成了各具特色的学科分支：从学科交叉角度分类，分为分子生化药理学、中药药理学、遗传药理学、药物基因组学等分支学科；从针对疾病种类的角度分类，分为神经精神药理学、心血管药理学、肿瘤药理学、抗炎免疫药理学、内分泌代谢药理学、生殖药理学等分支学科。

国家自然科学基金药理学学科的资助范围：疾病的病理机制研究，药物新靶标的发现与确证，药物作用机制、耐药机制和组合用药研究，个性化用药与生物标志物研究，药物代谢与药物动力学研究，药物毒理与临床药理研究以及药理学新模型、新方法和新技术研究等。

二、药理学学科的重要性

医学科学的发展和医学技术的应用是维护人民健康和国家公共卫生安全的重要保证。药理学和药物学共同组成了药学的核心内容，是医学科学的重要组成部分，在保障人民健康和国家公共卫生安全中发挥着不可替代的作用。同时，生物医药产业是新时期经济转型发展的战略性新兴产业，集中体现了生命科学和生物技术领域前沿的新成就与新突破，要求多学科交叉的高新技术集成创新，是世界科技和国际经济竞争的热点领域，是科技强国的重要标志之一。药理学作为推动药物创新的核心学科，对实现我国生物医药产业跨越式发展、推动国民经济跃上新台阶发挥着至关重要的作用。

第二节　药理学学科的发展规律与发展态势

一、药理学学科的发展规律

药理学的发展与生命科学、医学的发展密切相关。随着生命组学、结构生物学、系统生物学和精准医学的发展，药理学研究的内涵和外延得到了深化与拓展，药理学在新药研发、临床用药、疾病病理机制研究等领域的重要意义进一步彰显，在新药研发中扮演引领者的角色，为药物个性化治疗提供理论基础，实现与生命科学和医学协同发展，是药理学发展的内在需求。近年来，通过进一步与现代物理学、材料科学、计算机科学等的相互渗透、交叉融合，药理学的理论和技术体系发生了很大变化，派生出许多新的分支学科，如结构药理学、系统药理学、网络药理学、个性化药物药理学等，促进了药理学研究的快速发展。

作为推动药物创新的关键学科，药理学的发展要不断适应新时代人民健康和医药卫生发展的外在需求。第一，生命科学和医学飞速发展，疾病发生发展的机理被不断阐明，新治疗靶点、新治疗理念被不断揭示，也不断革新着药理学的研究思路。第二，生命组学技术、高通量筛选技术突飞猛进，信息科学、人工智能等新兴学科越来越多地渗入药理学中，新兴学科与药理学的交叉日益紧密，推动药理学的研究模式发生了巨大变化。第三，恶性肿瘤、神经精神疾病、代谢性疾病、自身免疫性疾病等由复杂病因导致的重大疾病成为创新药物研发的主战场。复杂疾病的致病机理大多尚不明确，且个体差异、种族差异巨大，现有药物的治疗效果不尽如人意，亟须研发出符合复杂疾病致病机理、反映新治疗理念的有效药物。第四，新发突发感染性疾病给人民生命安全和身体健康带来了巨大威胁，给全球公共卫生安全带来了巨大挑战。第五，国际新药研发正面临着前所未有的困境，研发资源高度集中于个别热门靶点，竞争达到白热化，研发投入呈指数级增加，药物研发效率下降。

新形势为药理学的发展提出了新的要求。要求药理学研究要迎接人类疾病演变带来的严峻挑战，不断加强自身学科建设；要紧密对接疾病病理机制认识的最新基础理论突破，主动探索治疗理念的革新；要与时俱进，以创新为本，不断加强新体系、新模型的建设，提高基础研究成果的治疗转化的能力；要不断注重学科融合和新技术方法的应用，提高学科自身的研究能力。

二、药理学学科的发展态势

1. 药物相关基础研究的作用得到广泛重视

基础研究是药物创新的原动力。当前，各个国家对基础研究在新药研发中的作用的重视程度逐渐提高。以美国为例，美国 NIH 等政府部门在相关基础研究方面的资助对新药研发起到了关键作用。2010～2016 年批准的每个首创药物的平均投入高达 8.39 亿美元，其中，89%的投入与药物的靶点或机理研究相关。2016年公布的美国《21 世纪治愈法案》(21st Century Cures Act) 提出，将通过支持数据处理技术、生物标志物发现技术等一系列举措促进药物开发。近年来，我国也在靶标确证、生物标志物研究、耐药机制研究等药理学相关研究方面大力布局，旨在提升我国的药物原创能力。

2. 学科交叉和新兴技术应用助力药理学发展

多学科交叉是药物研究的重要特点之一。随着学科融合日益深入，新兴技术的应用愈发广泛，药理学的研究模式在经典药理学的基础上发生改变，且近年来尤为显著。其中，以基因组、转录组、蛋白质组和代谢组为主要内容的生命组学技术的整合，使药理学研究更加趋于系统化，更加接近复杂疾病的本质。多组学的海量信息，结合生物信息学分析，使得对疾病信号网络与药物相互作用的全面了解成为可能，为认识药物作用机制提供了重要手段。特别是近年来，人工智能的引入使得人们对大数据的解读和预判更加精确。此外，基因编辑技术、化学生物学技术等在靶标确证、活性化合物发现中得到广泛应用。学科交叉和新技术的应用成为药理学发展的重要驱动力。

3. 生物技术药物拓宽药物的概念范畴

随着生命科学的飞速发展，生物技术在疾病治疗策略探索中扮演的角色愈发显著，药物的范畴也被不断拓宽。细胞治疗、基因治疗等生物治疗研究先后攻克细胞获取与存储、细胞基因工程修饰、基因治疗载体等一系列关键技术，逐渐在临床治疗中占有一席之地。2017年，首个CAR-T获批上市。此外，随着CRISPR-Cas9等基因编辑手段获得重大突破，基因治疗的探索也迎来了新的高峰，当前基因治疗研究已涵盖了绝大多数遗传性基因疾病。生物技术治疗药物既拓宽了药物的范畴，也提出了新的药理学问题，要求药理学的研究必须紧密结合生物技术药物的自身作用特点，与时俱进地适配发展。

4. 新一代疾病模型支撑药理学研究更加贴近临床

疾病模型一直是药理学赖以发展的重要支撑。随着对复杂疾病的分子机制、分子分型、患者个体化差异认识的不断深入，药理学研究长期使用的疾病模型也逐步被人源化小鼠模型、人源肿瘤移植模型（PDX）、类器官模型、基因编辑模式动物等新一代疾病模型不断取代。与传统研究模型相比，新一代疾病模型表现出更贴近临床患者的疾病特征、更能准确评价药物疗效和安全性的显著优势，为回答药理学研究的关键科学问题，推动新药研发、精准医疗以及药物安全性评价提供了强有力的支撑。

5. 精准医学理念推动药理学研究逐步走向成熟

精准医学理念经过十几年的大力实践推广，不论是在基础理论方面，还是在临床应用方面，均取得了长足的进步。以疾病分子分型、药物生物标志物为核心内容的个性化药物研发模式已经得到广泛认可，并逐渐从肿瘤领域拓展到更广泛的空间。以肿瘤药物研发为例，以原发病灶肿瘤为目标进行的治疗药物研发，已经逐步转向以生物标志物分类的肿瘤药物研发。美国FDA于2018年11月批准拉罗替尼（Larotrectinib）用于"存在NTRK基因融合产生的突变"的多种实体肿瘤，代表着个性化治疗理念的进一步深化，是药理学研究理念突破的重要实例。可以预见，临床用药在生物标志物的指导下将迎来遴选药物敏感人群、监控耐药的发生、制定新替代治疗方案、预测毒副作用的精准医学新模式。

6. 新兴治疗领域蕴含着巨大的治疗契机

生命科学领域的蓬勃发展，推动了一批新兴治疗方向成为生物医药研究的热点领域，也为药理学研究开辟了新的战场。例如，肿瘤免疫治疗成为 2010 年以来抗肿瘤研究最热点的方向；随着表观遗传异常、糖脂代谢紊乱等参与复杂疾病病理过程的认识取得突破，这些领域成为药物研发的热点方向，并推动多个药物获批进入临床使用，显示出巨大的治疗潜力。与此同时，包括什么是好的治疗靶标，如何甄别治疗的敏感人群，如何进一步提高现有药物的临床获益，如何规避药物毒性等问题，均有待药理学研究的突破，以推动领域发展、改善临床结局。

7. 脑科学及相关疾病研究掀起药理学研究新热潮

据世界卫生组织（WHO）的统计，随着全球人口老龄化加快，包括各种神经和精神类疾病在内的脑相关疾病占到了人类疾病的 28%，脑科学研究热潮席卷而来。美国和欧盟分别提出"通过推动创新型神经技术开展大脑研究计划"和"人脑计划"。2017 年，欧盟、日本、韩国、美国和澳大利亚 5 个国家和地区签署了《发起国际大脑计划的意向声明》，旨在共同应对挑战，加快"破译大脑密码"的进程。我国提出了"一体两翼"的中国脑计划，以期在未来 15 年内使我国的脑科学处于国际前沿地位，并成立了两大脑科学研究基地。当前，脑科学领域相关疾病的药物创新成为各国战略布局的重要领域，也必将带动相关领域的药理学研究。

第三节 药理学学科的发展现状与发展布局

一、药理学学科的发展现状

（一）基金支持情况

"十三五"期间，我国在药理学研究中投入的经费显著增加。据统计，2016～2020 年，国家自然科学基金在药理学领域共资助 1660 项课题，累计资助金额 76 360.35 万元，平均每年资助 15 272.07 万元。总体来看，2016～2020 年，每年资助项目的数量维持在 300 项以上，且基本保持持续增加的趋势，且自 2020 年起已突破 350 项。

在重点项目布局上，2016～2020 年，药理学学科立项的重点项目领域涉及肿瘤生物标志物的发现及靶向治疗研究、心脑血管疾病防治新靶标研究、神经精神疾病防治新靶标及新药发现、炎症性疾病新靶点及新药发现、药物耐药性及药物毒性的基础研究、纤维化疾病病理机制及药物靶标研究等多个方面，共资助 32 项，资助金额为 9415 万元。

（二）总体成果情况

"十三五"期间，随着我国整体科研实力大幅度的提升，药理学科也取得了长足的进步。

1. 发表学术论文

学术论文尤其高水平的核心期刊论文是学科发展动态与科研现状的重要反映指标。"十三五"期间，无论是论文规模、增长速度还是高水平论文数量，我国药理学的水平和国际地位都位居全球前列。

从论文规模来看：2018 年，我国科学家在药理学核心期刊上发表的论文数量首次超过美国，之后一直高居全球首位，到 2020 年发文数量超过 1.6 万篇/年（Web of Science 数据库）。

从论文水平来看：通过比较反映论文影响力和质量水平的指标，包括学科规范化引文影响力（CNCI）、篇均被引频次、高被引论文比例，可以看出，我国药理学研究发文质量呈波浪式上升的态势。值得注意的是，各指标的国际排名均未列入前 20 名（InCites 数据库），提示我国发表的药理学核心期刊论文的影响力有待进一步提高。

从学科分布来看：我国药理学不同分支学科中发表 SCIE 论文最多的是抗肿瘤药理，相关论文远高于其他药理学分支学科；其次是药物代谢与药物动力学、神经精神药理、药物毒理等分支学科。不同分支学科的 SCIE 发文都呈现上升趋势，其中肿瘤药理和抗感染药理的增长幅度最大，明显高于其他分支学科（Web of Science 数据库）。

2. 创新药物发现

药理学是推动创新药物研究的关键学科。"十三五"前期，国家的战略布局和政策支持对我国自主新药研发的推动作用初见成效。盐酸安罗替尼、甘露特钠、泽布替尼等一批自主研发的新药获批上市。根据国家药品监督管理局（NMPA）药品审评中心（CDE）的统计数据，仅 2020 年，NMPA 就批准了 15 个 1 类新药上市，申报上市的 1 类新药达到 31 个，获得临床批件的 1 类新药达到 546 个。仅当前新药研发热点的肿瘤免疫检查点抑制剂已有特瑞普利单抗、信迪利单抗、卡瑞利珠单抗等 6 款新药获批上市，距离国际首款同类药物上市时间比以往大大缩短，体现了我国自主新药研发能力的显著提升。

（三）代表性成果

"十三五"期间，我国药理学研究的总体水平进一步提升，获得了一批高水平研究成果，国际影响力日益扩大。以下列举了部分代表性成果。

1. 新靶标发现

新靶标的发现是药物源头创新的重要驱动力量，也是药理学研究引领药物创新的重要途径。"十三五"期间，一系列具有治疗潜力的新靶标被相继报道。以肿瘤免疫、代谢这一热点领域为例，揭示了胆固醇代谢关键酶胆固醇酯化酶 ACAT1 是调控肿瘤免疫应答的代谢检查点[1]；发现抑制转录因子 NR4A1 可逆转 T 细胞功能性障碍，是增强 T 细胞功能的潜在治疗靶标[2]；通过系统分析急性粒细胞白血病患者整体代谢谱的特征，发现单糖转运体 GLUT5 是治疗急性粒细胞白血病的新靶点[3]；通过对中国人群早期肝细胞癌的多组学分层研究，发现甾醇-*O*-酰基转移酶 1（SOAT1）是预后最差亚型的潜在靶标[4]；发现人果糖二磷酸醛缩酶 A（ALDOA）的磷酸化可以增强肝癌细胞的糖代谢，是 *CTNNB1* 突变肝癌细胞潜在的治疗靶标[5]。上述进展为原创新药研发奠定了重要的理论基础。

2. 新靶向策略和活性化合物发现

围绕多类极具挑战的难靶靶标，发现了一系列新的靶向策略和活性分子。值得注意的是，这些进展具有极其显著的学科交叉的特点，是药理学和化学生物学、药物设计深度融合的研究典范。例如，从铜离子的伴侣蛋白入手，通过化学生物学结合计算机辅助设计，发现了首个作用于铜转运酶界面的抑制剂[6]。采用变构药物策略，设计合成了去乙酰化酶 SIRT6 的首个激动剂[7]；通过发展将难靶蛋白质转化成可靶蛋白质的新技术，发现了结肠癌恶性转移新靶标 APC-Asef 的首个抑制剂[8]。此外，发现了首个干预核蛋白 SPOP 与底物蛋白质结合的活性化合物[9]、RNA 去甲基化酶 FTO 的抑制剂[10]、肿瘤代谢酶 PGAM1 的新型别构抑制剂[11]等。上述成果是在靶向蛋白质相互作用、变构调节等极具挑战的药物发现策略中的成功范例，为国际首创药物的发现奠定了基础。

3. 药物生物标志物研究

精准医疗的理念革新了药物治疗的格局，但是当前大多数治疗药物仍缺乏患者遴选依据。我国药理学领域关于药物生物标志物的研究还相对较少，未能形成局面，但在理念创新方面已经体现出了引领领域的良好势头。例如，提出了区分响应人群、监控耐药发生、指导克服耐药"三位一体"的疗效监控标志物理念[12, 13]；针对肿瘤代谢抑制剂敏感群体不明的治疗困境，提出了从临床现有的分子分型入手，建立癌基因与代谢依赖性关系的研究策略，为肿瘤代谢领域的生物标志物研究提供了新思路[14]。

4. 耐药机制和克服耐药策略

耐药性的发生是药物治疗失败的重要原因，耐药机制研究是药理学研究的重要内容。随着我国药理学领域整体研究实力的提升，在个别领域，我国耐药机制的研究呈现出国际领先的局面。例如，针对抗肿瘤表观遗传药物在实体瘤治疗中广泛耐药的困境，揭示了组蛋白甲基转移酶 EZH2 抑制剂和组蛋白去乙酰化酶 HDAC 抑制剂的实体瘤耐药机制，取得了具有国际影响的重大进展，并提出了具有临床转化价值的克服耐药策略[15, 16]。

（四）薄弱之处

1. 源头创新能力有待提升

尽管我国的药理学论文从整体的体量和质量两方面均有显著提升，但总体而言，我国药理学工作者发现的具有国际影响力的新靶点、新治疗理念、新生物标志物屈指可数，研究工作的国际认可度不足。目前已被确证的药物靶标、临床上广为应用的生物标志物和代表性药物尚无源自我国的研究，这充分说明我国在药理学研究中的开拓性工作少，学科发展的引领性不足。

2. 基础研究与治疗转化脱节

药理学是重要的桥梁学科，但是我国药理学研究与临床研究和基础研究的结合均不紧密。一方面，生命科学和医学的最新基础研究成果未能及时向药理学研究转化，新发现的疾病病理机制和潜在治疗靶点未能向药理学及时对接，丧失了国际首创药物发现的机会；另一方面，临床治疗问题向药理学研究方向的转化不足，大多数药理学研究未能真正服务于临床药物治疗面临的问题，其研究价值和意义薄弱。

3. 药理学各学科发展不平衡

各疾病领域的药理学分支学科发展不平衡。例如，肿瘤药理学的工作具有绝对的主导地位，感染性疾病、特殊疾病药理学的工作相对较少，有待围绕我国人口健康的需求进一步优化布局；同时，经典药理学的研究仍占多数，整合新理念和新技术相对较慢，与个性化药物、药物靶标的发现与确证、结构药理学等的深度融合也有待加强。

4. 缺乏具有国际影响力的研究团队

药理学人才的发展未能赶上学科发展的脚步，大多数药理学团队仍停留于传统的研究理念、方法和技术层面，破局的创新能力不足，非常优秀的团队仅零星出现，厚积薄发的研发态势尚未形成，参与国际竞争的能力仍显不足，亟须培养一批具有国际影响力的创新研究团队。

二、药理学学科发展目标的发展布局

药理学研究将面向新时期国家健康战略的重大需求，实施慢性疾病防治与重大新发突发传染病治疗并举的战略。继续深化药理学优势前沿领域的基础理论研究并培育前瞻性基础研究方向，加大支持以药物临床治疗问题为导向、以服务临床实践为目标的临床与转化研究。进一步提升药物作用机制的研究水平，加强基于系统生物学的新靶标发现与确证工作，加强对复杂疾病的网络调控及其药物干预的机制研究，开展药物生物标志物研究，拓展针对药物个体化治疗与新治疗方案转化医学的基础研究，开展基于疗效机制的组合用药研究，开展多维度、多层次、更贴近临床病理特征的新模型、新技术和新体系的方法研究。药物代谢与药物动力学研究应发展贴近疾病病理特征的新方法和新模型，重点加强与药物靶标、药效、毒性、临床合理用药的融合研究，加强靶组织、器官、细胞内药物分子与靶标分子结合动力学研究，关注人体肠道菌对药物吸收、代谢和药物疗效及毒性的影响研究，关注药物与内源活性分子代谢处置的交互调控研究。临床药理研究应侧重于药物与人体相互作用规律、个体化用药的探索，关注临床用药面临的问题和特殊人群（如儿童、孕妇、老年人、高危人群等）的合理用药研究。药物毒理研究应加强药物及代谢物的毒性分子机制和干预策略研究，开展药物安全性评价的新模型、新方法的探索。

第四节　药理学学科的发展目标及其实现途径

一、药理学学科的发展目标

"十四五"期间，我国药理学发展的战略目标是面向国家重大需求，面向人民健康，服务于国家创新药物研究研发的总体战略，取得一批具有国际影响力的基础研究突破，推动药物治疗理念的革新；实现多项药理学技术创新，提升我国药物创新技术能力，达到国际先进水平；加强基础研究成果转化，推动原创新药的研发，完成以原始创新为主的历史性转型；加强中药在防病治病中的应用，形成中国特色治疗方案，提高中药的国际影响力；培养一批具有国际影响力、跨学科综合研究能力的药理学研究人才。

二、药理学学科的实现途径

1. 以基础理论研究为根基

基础研究是药物创新的核心推动力。药理学的发展要加强基础研究布局，结合自身特点，注重前瞻性部署药物研发和治疗相关的原创理论体系建设，以重大理论创新为目标，聚焦重大疾病的发生发展机制，发现和确证新机制、新靶点，围绕制约药物临床治疗获益的关键科学问题，提出基于原创机制的创新药物的研发理念，实现重大疾病基础理论和治疗的重大突破，推动原创新药的研发。

2. 以重大健康问题需求为导向

药理学战略布局应以满足尚未满足的临床用药需求为导向，聚焦人民关切的恶性肿瘤等重大疾病，聚焦中国疾病谱特有高发疾病，如由生活方式改变导致的各类代谢性疾病及其并发症、慢性呼吸系统疾病、神经精神系统疾病、感染性疾病，聚焦罕见病和儿童用药，聚焦可能产生重大影响的突发新发感染性疾病，聚焦有望产生中国原创新药和具有突破性治疗价值的领域，以新药创制为目标，注重药理学源头创新对新药创制的引领作用。

3. 以学科交叉融合为动力

药理学是基础医学和临床医学的重要桥梁，以往药理学的发展极大地得益于与生命科学和医学的高度融合。随着交叉学科在科学发展中的推陈出新作用日益凸显，药理学的发展必须进一步实现更广泛的学科融合，包括化学、信息学、环境生态学、人工智能等。同时，积极引入新技术手段和研究体系，形成尖端技术带动学科创新的良好局面。

第五节 药理学学科优先发展领域及重要的交叉研究领域

一、优先发展领域

1. 复杂疾病的共性病理机制与靶标发现

围绕恶性肿瘤、神经精神疾病、代谢性疾病、自身免疫性疾病等重大复杂疾病，探究以炎症免疫失衡、代谢应激、神经内分泌失调、机体微生态紊乱作为共性病理基础，参与复杂疾病发生发展的作用并探究其分子机制。关注免疫、代谢和神经内分泌网络介导的多器官间交互作用，实现复杂疾病病程防控的理论突破。

2. 衰老相关疾病机制及药物干预

研究衰老过程中重要器官的细胞和微环境调控机制，探索干预策略。建立器官衰老与相关疾病的机制联系，探索衰老与相关疾病的早期诊断与靶向治疗新策略。针对衰老机制的关键环节，开展药物发现研究，评价对衰老相关疾病的干预效果。

3. 针对肠道微生态的药物靶标发现

解析药物如何通过影响肠道菌群而发挥疗效，发现关键菌株、功能蛋白质、代谢产物和肠道靶点。全面解析肠道菌的物种、功能、代谢组以及肠道菌群与药物疗效及毒性之间的关系，发现能有效干预肠道微生态、产生治疗获益的新靶标。

4. 新靶标发现和功能确证研究

针对与重大疾病发生发展有密切关系的信号通路或关键分子，开展针对靶标及其与药物相互作用的结构生物学研究，探索药物与靶标的作用方式及分子机理，实现从新靶标发现到结构和功能确证的系统研究，为我国实现原创新药的突破奠定基础。

5. 慢性呼吸系统疾病的病理机制与靶标发现

加强慢性阻塞性肺疾病、支气管哮喘、肺动脉高压、肺部弥漫性间质纤维化及免疫低下性肺部感染等呼吸系统疾病的病理机制研究，探索疾病发生过程中慢性非特异性炎症的免疫学病理机制，发现新靶标和活性分子，为创新药物研发奠定基础。

6. 重大感染性疾病药物及克服耐药

围绕慢性肝炎、艾滋病、结核病等我国重点防治的感染性疾病及新发突发性感染性疾病，开展病原体感染机制和致病力机制研究，发现更优的抗感染途径，揭示耐药性机制和克服耐药治疗策略。加强针对新发突发传染病的疫苗、治疗性抗体和特效药物的研究。加强针对流感病毒变异、艾滋病等疾病的新型疫苗研发。

7. 常用中药、民族药的作用机制研究

解析中药、民族药的药效物质及体内过程，精准评估其治疗作用。阐明中药、民族药的药效物质基础和作用机制，解析多组分协同作用的机理。构建中药、民族药质量控制标准体系，推动中药国际标准的制定，提升中药的整体研究水平和国际认知度。鼓励人工智能等新兴技术与中药的融合创新。

8. 罕见病和儿童用药的药物机制研究

针对我国重要罕见病和孤独症等儿科疾病，加强致病机制研究，揭示药物靶标，开发有突破性治疗价值的新药。针对儿童药品临床试验数据缺乏、超说明书用药等用药安全问题，开展针对性研究，指导合理安全用药。

9. 药物毒理机制研究

围绕临床常用药物所致的肝脏、肾脏、心脏、免疫系统、生殖系统等常见毒性，发展能反映临床特征的药物安全性评价体系和研究模型，揭示毒性发生的机制，发现灵敏可靠、检测方便的毒性标志物，推动药物毒性的早期筛查。鼓励围

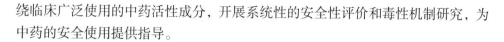

绕临床广泛使用的中药活性成分，开展系统性的安全性评价和毒性机制研究，为中药的安全使用提供指导。

10. 贴近临床特征的重大疾病模型研究

围绕恶性肿瘤、神经精神疾病、代谢和感染性等重大疾病，结合疾病的致病机制，充分利用新技术的突破，构建与人类疾病相关性好、系统完备、操作性强的动物模型，为疾病发病机制研究、药物靶标确证、候选药物发现及生物标志物的研究提供体系支撑。

二、重要的交叉研究领域

1. 基于人工智能的药物设计

充分利用生物医药大数据和人工智能技术，针对药物分子对机体的复杂作用过程进行模拟和预测，挖掘疾病-靶标-药物-机体之间的内在联系，发展基于大数据和人工智能的精准药物设计和药效学预测体系，开展药物分子和合成路线的设计与优化。

2. 药物作用大数据分析研究

运用大数据研究手段，系统整合药理学研究产生的研究数据（包括分子影像、多组学、行为表现等），建立药物疗效、副作用的计算模型，探索人工智能技术在大数据药物疗效/毒性预测等方面的应用，为药物研究提供强有力的大数据支持，为未来研究提供方向性指引。

3. 生物技术药物的药理学研究

紧密结合基因治疗、细胞治疗、再生医学疗法等新兴生物技术药物的作用特点，开展药物疗效和毒性机制研究，解析药物与复杂组织结构、器官及机体整体互动的分子基础，完善生物技术药物的药理学评价体系和质量控制标准，为临床使用规范的制定提供研究证据。

4. 基于非人灵长类动物模型的药效学机制研究

利用我国在非人灵长类动物克隆方面的技术优势，针对我国人群高发的重大复杂疾病，结合基于基因编辑的模式动物构建技术，构建能最大限度地模仿人体疾病、预测药物响应的药效学研究模型，开展相关药物的药理学评价及药效学机制研究，为复杂疾病药物研究突破提供体系支撑。

5. 基于分子成像技术的药理学研究

充分挖掘分子成像技术的应用潜力，将高分辨活体成像技术运用于药理学研究，开展药物动力学与体内分布、药物靶向输送与代谢特征、药物与靶标相互作用等研究，实现药理学研究的可视化升级。

主要参考文献

[1] Yang W, Bai Y B, Xiong Y, et al. Potentiating the antitumour response of CD8(+) T cells by modulating cholesterol metabolism. Nature, 2016, 531(7596): 651-655.

[2] Liu X D, Wang Y, Lu H P, et al. Genome-wide analysis identifies NR4A1 as a key mediator of T cell dysfunction. Nature, 2019, 567(7749): 525-529.

[3] Chen W L, Wang Y Y, Zhao A H, et al. Enhanced fructose utilization mediated by *SLC2A5* is a unique metabolic feature of acute myeloid leukemia with therapeutic potential. Cancer Cell, 2016, 30(5): 779-791.

[4] Jiang Y, Sun A H, Zhao Y, et al. Proteomics identifies new therapeutic targets of early-stage hepatocellular carcinoma. Nature, 2019, 567(7747): 257-261.

[5] Gao Q, Zhu H W, Dong L Q, et al. Integrated proteogenomic characterization of HBV-related hepatocellular carcinoma. Cell, 2019, 179(2): 561-577.

[6] Wang J, Luo C, Shan C L, et al. Inhibition of human copper trafficking by a small molecule significantly attenuates cancer cell proliferation. Nature Chemistry, 2015, 7(12): 968-979.

[7] Guo Z Q, Zheng T, Chen B E, et al. Small-molecule targeting of E3 ligase adaptor SPOP in kidney cancer. Cancer Cell, 2016, 30(3): 474-484.

[8] Jiang H M, Deng R, Yang X Y, et al. Peptidomimetic inhibitors of APC-ASEF interaction block colorectal cancer migration. Nature Chemical Biology, 2017, 13(9): 994-1001.

[9] Huang Z M, Zhao J X, Deng W, et al. Identification of a cellularly active SIRT6 allosteric activator. Nature Chemical Biology, 2018, 14(12): 1118-1126.

[10] Huang Y, Su R, Sheng Y, et al. Small-molecule targeting of oncogenic FTO demethylase in acute myeloid leukemia. Cancer Cell, 2019, 35(4): 677-691.

[11] Huang K, Liang Q, Zhou Y, et al. A novel allosteric inhibitor of phosphoglycerate mutase 1 suppresses growth and metastasis of non-small-cell lung cancer. Cell Metabolism, 2019, 30(6): 1107-1119.

[12] Shen A J, Wang L, Huang M, et al. c-Myc alterations confer therapeutic response and acquired resistance to c-Met inhibitors in MET-addicted cancers. Cancer Research, 2015, 75(21): 4548-4559.

[13] Liu H, Ai J, Shen A, et al. c-Myc alteration determines the therapeutic response to FGFR inhibitors. Clinical Cancer Research, 2017, 23(4): 974-984.

[14] Jin N, Bi A W, Lan X J, et al. Identification of metabolic vulnerabilities of receptor tyrosine kinases-driven cancer. Nature Communications, 2019, 10(1): 2701.

[15] Huang X, Yan J, Zhang M, et al. Targeting epigenetic crosstalk as a therapeutic strategy for EZH2-aberrant solid tumors. Cell, 2018, 175(1): 186-199.

[16] Zeng H L, Qu J, Jin N, et al. Feedback activation of leukemia inhibitory factor receptor limits response to histone deacetylase inhibitors in breast cancer. Cancer Cell, 2016, 30(3): 459-473.